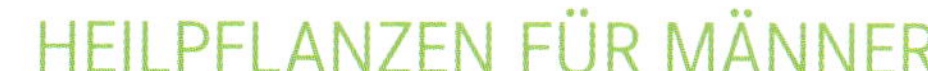
HEILPFLANZEN FÜR MÄNNER

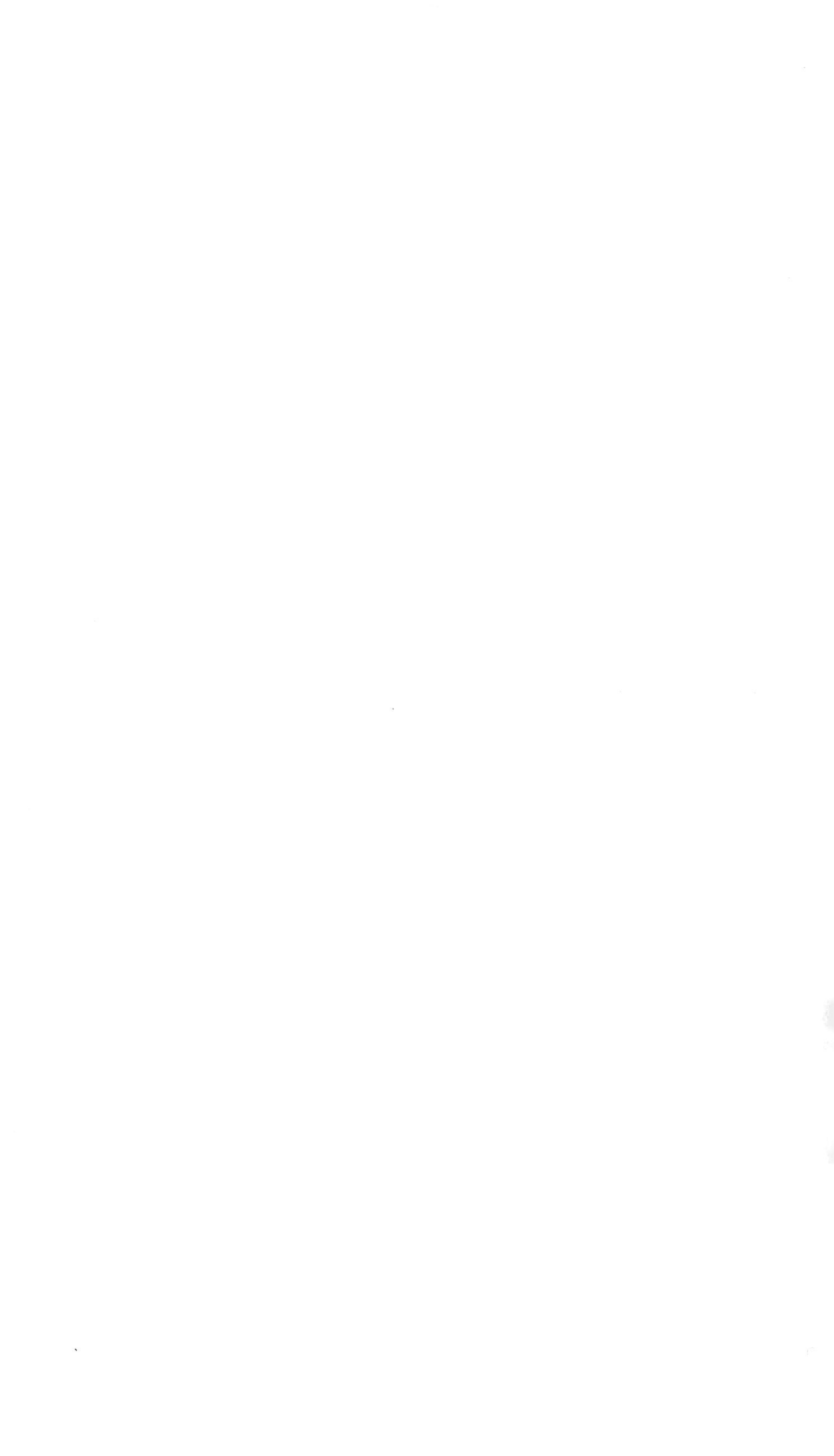

James Green

HEIL PFLANZEN FÜR MÄNNER

Rezepte, praktische Anwendungen
und Pflanzenporträts

Herausgegeben von Olaf Rippe

at VERLAG

Grundlage für die in diesem Buch enthaltenen Informationen sind die praktischen Erfahrungen und die Forschungen des Autors. Dieses Buch ersetzt nicht den Besuch bei einem Arzt/einer Ärztin, Therapeuten oder anderen Gesundheitsfachpersonen. Jede Diagnose und Behandlung einer Krankheit sollte unter Anleitung einer ausgebildeten Fachperson des Gesundheitswesens erfolgen. Weder der Verlag noch der Autor übernehmen die Verantwortung für irgendwelche nachteiligen Auswirkungen, die aus der Anwendung der in diesem Buch vorgeschlagenen Zubereitungen oder Verfahren entstehen könnten.

Aus dem Amerikanischen übersetzt von Gunther Seipel.

AT Verlag, Aarau und München
Lektorat: Petra Holzmann
Anatomische Zeichnungen: Elizabeth Morales-Denny
Grafische Gestaltung und Satz: Giorgio Chiappa, Zürich
Druck und Bindearbeiten: Printer Trento, Trento
Printed in Italy

ISBN 978-3-03902-030-0

www.at-verlag.ch

Der AT Verlag, AZ Fachverlage AG, wird vom Bundesamt für Kultur mit einem Strukturbeitrag für die Jahre 2016–2020 unterstützt.

Den Ältesten und meinen ersten Lehrerinnen gewidmet:
Großmutter Charlotte Wilkins
und der bezaubernden Oma Faye Green.
Jo Green, die mich aufzog und dabei mit dem Flair
ihres unbezähmbaren weiblichen Geistes umgab,
und John »Frank« Fox, weil er mir den Weg des Humors zeigte.
Medizinfrau Norma Myers aus Kanada und
dem Heilpflanzenkundigen Dr. John R. Christopher:
Ihr habt mit eurem Leben und eurem heilenden Geist
das Feuer der Leidenschaft in diesem männlichen Herzen entfacht.
Und natürlich gilt die Widmung auch unseren vertrauensvollen
Verbündeten und Begleitern, den Pflanzen und Tieren.

Inhalt

Prolog

Es ist mir ein Rätsel, warum wir Männer nicht schon früher ein Pflanzenbuch für Männer geschrieben haben. Dieses Werk soll das erste von vielen weiteren sein.

Als kleiner Junge rannte ich meist barfuß herum und trug schlabberige Pullover, die in ausgebeulten Kordhosen steckten. Ich fand mich selbst mindestens so großartig wie einen riesigen Grizzlybären. Natürlich wusste ich, dass ich im Vergleich dazu nur einen sehr kleinen Grizzlybären abgab, aber das war mir egal. Ich hatte das Gefühl, Menschen hätten das Potenzial, genauso prachtvoll und frei, mutig und unabhängig zu sein wie ein Grizzlybär, der einfach tun konnte, was er wollte: Er konnte spielen, wütend sein, Wildpflanzen fressen, sich herumwälzen, schlafen, brüllen, seine Wunden lecken und sie dadurch heilen. Er lebte in seinem Gebiet völlig autark und eigenständig. Ich liebte das. Wenn meine Freunde und ich Cowboy und Indianer spielten, war ich immer Broken Arrow, mein Lieblingskrieger unter den Indianern. Indianer verwendeten Wildpflanzen dazu, um wieder auf die Beine zu kommen, und damals schon hielt ich das für eine tolle Sache.

Männer und Frauen, die etwas reparieren konnten, bewunderte ich ebenso. Das waren Menschen, die für sich selber sorgen und anderen helfen konnten, die über einen gesunden Menschenverstand verfügten und dazu noch über alle Fertigkeiten, die man brauchte, um ein unabhängiges Leben zu führen. Sie wussten, wie man Feuer macht, wie man Gemüse anbaut, Nahrung einlagert und bei Verletzungen oder Krankheiten seinen Tieren hilft. Sie besaßen das Wissen und die Fähigkeiten, für ihre Familien zu sorgen, und benutzten auch heimische Arzneipflanzen dazu. Sie ruhten sich aus, wenn sie krank waren, und wussten, wann sie jemand anderem den Rat geben mussten, das ebenfalls zu tun. Sie erlaubten sich, laut aufzustöhnen oder sogar vor Schmerzen zu schreien. Warum auch nicht? Es schien das Natürlichste auf der Welt zu sein, obwohl … Broken Arrow hätte das natürlich nicht getan.

Heutzutage habe ich das Gefühl, dass den Menschen diese Art von Unabhängigkeit völlig verloren gegangen ist. Damit einher geht ein Verlust an Allgemeinwissen, an altem, überliefertem Wissen und einfachen Fertigkeiten. Und mit Trauer merke ich, wie auch der großartige Grizzlybär aus der immer weiter zusammenschrumpfenden Wildnis auf diesem Planeten verschwindet. Ich glaube, dass es eine Verbindung gibt zwischen dem Verschwinden der majestätischen Grizzlybären und dem parallel dazu ablaufenden Verschwinden der menschlichen Fähigkeit zu Eigenverantwortlichkeit und Selbstständigkeit.

Mit diesem Buch möchte ich dazu beitragen, dass beides erhalten bleibt und in seinem Wert noch gesteigert wird. Ich möchte helfen, gefährdete Pflanzen- und

Tierarten zu bewahren und die genauso bedrohte Unabhängigkeit meiner Mitmenschen bei der Pflege ihrer eigenen Gesundheit wiederherzustellen. Ich bin von Beruf ein ganzheitlich ausgerichteter Heilpflanzenkundiger – und damit ein Generalist und kein Spezialist. Bei der Spezialisierung muss man zu viel vergessen. Hauptsächlich verwende ich die Sprache und die Modelle der Gesundheitspflege aus den empirisch vorgehenden Wissenschaften und der klinischen Forschung, wie sie in der traditionellen Pflanzenheilkunde des Westens entwickelt wurden. Dabei beziehe ich mich auf Informationen, die auf den Erfahrungen und Einsichten moderner, ganzheitlich arbeitender Mediziner beruhen.

In meinem Herzen und meinem Denken sind Frauen, Männer und Familien am lebendigsten, die in punkto Gesundheit unabhängig sind und auf sich selbst vertrauen. Ein klares Empfinden von sich selbst und das Wissen sowie die Fähigkeiten, sich um die eigene Gesundheit kümmern zu können, ist meiner Meinung nach für ein Leben in dieser Welt von grundlegender Bedeutung.

Die Pflanzenheilkunde ist eine Kunst und Wissenschaft, die das Wissen darüber beinhaltet, wie sich wilde und kultivierte Pflanzen unabhängig und selbstständig für die persönliche Gesundheitspflege verwenden lassen. Das Pflanzenmaterial und pflanzliche Essenzen zu verwenden, ist ökologisch vollkommen unbedenklich – sofern die Pflanzen mit Verstand geerntet werden. Heilpflanzen sind unverzichtbare pflanzliche Nahrungsmittel und Medizin für alle Bewohner des Gebiets, in dem sie vorkommen. Pflanzliche Medizin ist überall. Sie ist in jedem Wald, in jedem Dschungel, an jeder Küste, selbst in jedem Hinterhof und in jedem Hausgarten zu finden – vorausgesetzt, wir wissen, wie wir sie identifizieren und verwenden können, und vorausgesetzt, die kulturelle Amnesie hat uns nicht befallen und so machtlos gemacht, dass wir uns nur noch als Opfer von Verletzungen und »Krankheiten« sehen, die nicht ohne die externe Expertise einer zu einer Elite gehörenden Autorität geheilt werden können, und der Auffassung sind, Gesundheit lasse sich nicht ohne diese Experten aufrechterhalten.

Irgendjemand stellte einmal weise fest: »Heilung ist eine Grundfunktion des Menschen; sie besteht weder aus der Berührung durch einen Mediziner, noch ist sie eine übernatürliche Kraft.« Heilung ist ein ganz natürlicher Vorgang in der persönlichen Entwicklungsgeschichte jedes Menschen; Krankheit ist das ebenso. Heilung ist ein Bestandteil von jedem, der einen lebendigen Körper sein Zuhause nennt; sie geht einher mit der Tatsache, über einen Körper zu verfügen. Doch wir sollten uns nicht täuschen lassen: Weder die Kraft, sich selbst zu heilen, noch der wirkungsvolle Gebrauch von Heilkräutern und Arzneipflanzen beruht auf dem Vorhandensein einer magischen, chemischen Substanz, die alles im Handumdrehen in Ordnung bringt, oder einer Art Wunderwaffe in Form einer Pflanze. Keine einzige medizinische oder technologische Errungenschaft kann das, obwohl viele mit großem Aufwand versuchen, uns davon zu überzeugen, dass sie das mit irgendetwas hinbekommen. Heilung ist ein sehr viel tiefgreifenderer Prozess und besteht nicht aus dem Kauf eines von irgendeinem Unternehmen fabrizierten pflanzlichen oder chemischen Präparats zur Erlangung von Gesundheit.

Die Fähigkeit, sich um seine eigene körperliche Verfassung zu kümmern, erzeugt auch ein Gefühl, das ich mit Würde bezeichnen würde. Wenn man in einer verständigen Beziehung mit seiner natürlichen Umgebung lebt, persönlich unabhängig ist und alle Fähigkeiten hat, um sich selbst mit natürlichen Heilmitteln und

Selbsthilfemaßnahmen zu versorgen, erreicht man eine Würde, die meiner Meinung nach besonders gut zum Wesen eines Mannes und zur männlichen Psyche passt.

Ach ja, die männliche Psyche! Klare Vorstellungen davon müssen irgendwo auf der dunklen Seite des Mondes vorhanden sein, vielleicht in Form eines Labyrinths, das noch mysteriöser ist als das der weiblichen Psyche. In diesem Buch geht es genau um dieses Mysterium. Dieses Buch ist die Frucht aus einem intensiven Austausch persönlicher Erfahrungen, Meinungen und Hypothesen über die männliche Seele und die Pflege der männlichen Gesundheit. Es ist weder ein Buch über Männer, noch ausschließlich an diese gerichtet. Es wurde von einem Mann verfasst, der sich mit anderen Personen seines Geschlechts unterhalten, sie befragt, beobachtet und mit ihnen gearbeitet hat. Die vorliegenden Ideen und Techniken zur ganzheitlichen, auf pflanzlichen Heilmitteln basierenden Gesundheitspflege sollen als Konzepte dienen, die Männer jeden Alters, aller Rassen, aller Länder und Kulturen in ihre Überlegungen einbeziehen können, um damit zu arbeiten und sie miteinander zu teilen. Das Buch richtet sich an alle Männer, mögen sie jung oder alt sein, in der Stadt oder auf dem Land leben, hetero- oder homosexuell sein. Unabhängig von meinen eigenen Vorlieben, die da und dort durchschimmern mögen, möchte ich jeden Mann dazu ermutigen, seinen eigenen Weg anzunehmen und ihm von ganzem Herzen zu folgen.

Bevor wir uns nun auf die Reise in die geheimnisvolle und faszinierende Landschaft aus Fragen begeben, die ganz spezifisch die männliche Gesundheit betreffen, würde ich gerne noch einiges für die Leserschaft und mich als Autor klären.

Wenn ein Individuum an die Öffentlichkeit tritt und ein Buch veröffentlicht, das seine Erfahrungen, Glaubensvorstellungen und Meinungen besonders in den Bereichen Gesundheit und persönlicher Machtbefugnis zur Diskussion stellt, ist es wichtig, Leserinnen und Lesern ihre eigenen Vorurteile aufzuzeigen. In unserer westlichen Kultur erzeugt allein die Tatsache, dass ich dieses Buch geschrieben habe, das dann auch noch veröffentlicht wurde, die Tendenz, mich als besondere Autorität darzustellen. Im Lichte dieses merkwürdigen kulturellen Phänomens wünsche ich mir, die kritischen Leser und Lernenden auf dem Gebiet der Pflanzenheilkunde in angemessenem Umfang mit aufschlussreichen Informationen zu versorgen, die ihm oder ihr dabei helfen, diese Autorität auch infrage zu stellen:

Nichts von dem, was ich sage, wird von mir als Wahrheit präsentiert. (Nur Broken Arrow sprach immer die Wahrheit.) Durch Ihre Augen wird die gedruckte Stimme dieses Buches mein Wissen, meine Beobachtungen und die auf meinen Erlebnissen aufbauenden Auffassungen mit Ihnen teilen. Immer wieder wird dabei aufleuchten, was ich dadurch an Weisheit erlangt habe. Jede Einzelperson hat einen Anteil an dieser Weisheit. Während Ihr Geist durch die Landschaft der von mir für Sie in diesem Buch entworfenen Ideen streift, sollten Sie nicht in einen passiven Zustand des Beobachtens verfallen. Hinterfragen Sie im Lichte Ihrer eigenen Erfahrungen meine Ansichten und lachen Sie ruhig mal laut über die Schlüsse, die ich ziehe. Das Risiko, dass man mir ihr Gegenteil beweist, nehme ich auf mich. Ich weiß, dass ich immer wieder den von meinem Verstand als Wirklichkeit getarnten eigenen Auffassungen aufsitze. Das Wohl des Menschen, dieses Planeten und all seiner unglaublichen Lebewesen sind mir ein großes Anliegen – der Grizzlybären und aller anderen, die diesen Planeten mit uns teilen. Zu diesen Themen, die uns gegenwärtig alle betreffen, habe ich selbstverständlich meine klare Meinung.

Wenn ich diese Meinung bisweilen mit der Eindringlichkeit eines Wanderpredigers vermittle, bitte ich um Nachsicht; das gehört wohl einfach zu meinem Charakter und ist wahrscheinlich auf meine geringe Körpergröße zurückzuführen. Gerne erfahre ich dann von Ihnen, womit Sie nicht übereinstimmen und lasse mich auf einen möglichen Irrtum hinweisen. Auf diese Weise können wir miteinander ins Gespräch kommen und als gemeinsam Suchende und gleichberechtigte Mitglieder der einen Spezies Mensch, die offensichtlich noch eine Menge zu entdecken hat, aufeinander einwirken und uns weiterentwickeln. Wir sind ein Menschengeschlecht im Transformationsprozess, das sich in seinen Erfahrungen und Ideen miteinander austauschen sollte, wenn es darum geht, auf dem einen kleinen Planeten zusammenzuleben, zu erfahren, was es heißt, gesund zu sein, und unser individuelles Leben in eine heilsame ökologische Balance zu bringen. Damit, dass einige Menschen Autoren immer als »Experten« ansehen, kann ich leben, solange wir dabei beachten, dass das einzige universelle Merkmal von Experten darin besteht, immer mit anderen Experten uneins zu sein. Für mich selbst hat dieser Begriff keine besondere Bedeutung. Mir ist die Bezeichnung *Künstler* oder vielleicht auch *Könner* lieber.

Vorwort

Gesundheit ist eine dynamische, lebendige Erfahrung und kein statischer Zustand, der entweder »gut« oder »schlecht« ist. Unsere Gesundheit ist immer vorhanden, auch wenn wir sie manchmal vorübergehend als geschwächt erleben. Unser natürlicher Zustand ist Gesundheit, und die Energie unseres Körpers wird darauf verwendet, lebenslang für bestmögliche Gesundheit zu sorgen. Jede normal funktionierende Körperzelle ist auf intelligente Weise auf Selbstheilung und die Aufrechterhaltung von Vitalität und Wohlbefinden ausgerichtet.

Wenn wir genauer darüber nachdenken, verstehen wir wahrscheinlich nur sehr wenig von unserer Gesundheit. Meistens beziehen wir uns auf sie, wenn wir die Erfahrung machen, dass wir scheinbar gerade nicht gesund sind. Folglich verfügen wir über unzählige Bezeichnungen für die Beschreibung von Krankheitssymptomen, aber befassen uns nur selten mit Symptomen von Gesundheit. Die meisten Leute würden wahrscheinlich schon den Begriff »Gesundheitssymptom« als Widerspruch in sich auffassen. Was soll ein Zeichen für Gesundheit, ein Gesundheitssymptom, also überhaupt sein? Wenn es uns gut geht, müssen unzählige solcher Merkmale in unserer Ausstrahlung sichtbar sein. Warum legen wir unseren Schwerpunkt also nicht auf diese Indikatoren für Gesundheit und geben ihnen ausgefeiltere Bezeichnungen? Vielleicht fallen uns sogar einige sehr eindrucksvolle lateinisch klingende Begriffe dafür ein – genauso wie für Krankheiten. Sind Sie jemals zum Arzt gegangen, um mit ihm über die Symptome Ihrer Gesundheit zu sprechen? Wahrscheinlich hätte er das schon als Zeichen einer Krankheit gewertet. Warum setzen wir uns nicht darüber hinweg? Warum gehen wir nicht zum Arzt und sprechen darüber, wie gut es uns geht, bekommen dann einige Pflanzen oder Arzneien, um damit unsere Gesundheit weiter zu unterstützen und uns noch gesünder zu fühlen? Wie viele Tage bekommen wir arbeitsfrei, weil wir überschäumen vor Schwung und Elan? Wo gibt es eine Klinik, in der Gesundheit vermittelt wird und in die wir gehen können, um uns im zwanglosen Zusammensein mit ausgesprochen fitten und lebendigen Menschen von ihrem Wohlgefühl anstecken zu lassen?

In unserer Kultur scheint in Bezug auf Gesundheit alles verdreht zu sein. Das liegt an einem »Gesundheitssystem«, das völlig in die Pathologie vernarrt ist und darin, Medikamente zu verschreiben, um Krankheiten zu bekämpfen. Daher hielt ich es für eine gute Idee, mit einem etwas anderen Ansatz zu beginnen. Es ist nur ein Anfang, und mit Sicherheit habe ich einen großen Teil eines »Nimm-ein-Kraut-für-dies-und-das«-Modells beibehalten, aber: Diese Informationen habe ich mit wahllos eingestreuten Gedanken zur Steigerung von Gelassenheit, gesundheitsförderlichem Jargon, unermüdlichem Erinnern ans Wassertrinken, Rezepten für pflanzliche Stärkungsmittel und Visionen von Wohlbefinden durchsetzt, die dann in Ihrem Kopf herumtanzen können und sollen.

Ein besonderes Kapitel befasst sich zudem mit einem westlichen, auf die Gesundheit ausgerichteten Konstitutionsmodell. Es ist Männern und Frauen gewidmet, die nicht länger in ein Schema gepresst werden wollen, in das sie über so lange Zeit von medizinischen Autoritäten und einem Großteil der gegenwärtigen alternativen Gesundheitsindustrie gesteckt wurden. Ich habe dieses relativ einfache Konstitutionsmodell geschaffen, das westliche Begrifflichkeiten und Archetypen verwendet (im Vergleich zu orientalischen bzw. asiatischen Modellen) und das Sie als Leser nutzen können, um die einzigartige Beschaffenheit Ihrer eigenen konstitutionsabhängigen »Ausformung« zu ermitteln. Dieses Modell kann Ihnen dabei helfen, sich mit mehr Hintergrundwissen für die richtigen Pflanzen, die passende Ernährung, geeignete Nahrungsergänzungsmittel und den für Sie angemessenen Lebensstil zu entscheiden, der auf wirkungsvolle Weise Ihren speziellen Körperbau, Ihre ganz besondere Energie und Ihr Temperament nährt. Sie können sich selbst als das Individuum behandeln, das Sie wirklich sind, und nicht als der allgemeine Typ von Mensch, dem das Gleiche gegeben wird wie allen anderen auch. Ein wie auch immer gearteter einheitlicher Standard ist hier nicht länger die Norm.

Nun: Haben Sie Spaß, gebrauchen Sie Ihren wissbegierig forschenden Verstand, und hinterfragen Sie Autoritäten, besonders beim Lesen von Büchern! Trinken Sie viel Wasser, weil Ihre Körperzellen durchfeuchtet sein müssen, um glücklich zu sein! Lassen Sie sich von den regenerierenden Kräften des Waldes unterstützen, und konzentrieren Sie sich frohgemut auf Ihre Gesundheit!

James Green

Vorwort zur deutschen Ausgabe

Haben Sie schon einmal versucht, als Mann einen Andrologen zu konsultieren? Sie könnten zu einem Urologen, Internisten, Nephrologen, Kardiologen, Endokrinologen oder zu einem anderen Spezialisten gehen, aber einen Arzt speziell für Männer hat man beim Spezialisierungswahn der modernen Medizin einfach vergessen – oder brauchen Männer vielleicht keine besondere Zuwendung, werden sie vielleicht überhaupt nicht krank?

Abgesehen davon, dass bei so vielen Spezialisten meistens der eine nicht weiß, was der andere so treibt, und es daher zu immensen Fehlern in der Therapie kommen kann, könnte die Idee, Männer seien nicht krank, durchaus zutreffen. Schon die griechischen Ärzte beklagten sich über die gesundheitliche Fahrlässigkeit der damaligen Männer, die sich als Helden sahen – und Helden werden natürlich nicht krank, bestenfalls bringen sie Verletzungen aus der Schlacht mit nach Hause.

Und der moderne Mann? Könnte es sein, dass Krankheit nicht in das Selbstbild des erfolgreichen Geschäftsmannes passt, der die Börsenschlachten zu bestehen hat, oder wie ist es mit dem Playboy, der von den Kämpfen an der Bar und mit schönen Frauen so manche Blessur davonträgt? Was ist mit dem PS-Freak und seinen Boliden auf vier Rädern – kennt dieser Männertyp Krankheit? Bleibt noch der wilde Mann, der einsame Wolf, der braungebrannt von seiner Weltumsegelung oder seiner Weltreise mit dem Motorrad heimkehrt – aber gerade der bringt vielleicht höchstens ein gebrochenes Bein mit nach Hause.

Natürlich sind die meisten Männer in der Realität weder erfolgreiche Geschäftsleute, Playboys oder Rocker, die meisten sind ganz »normale« Männer, was immer das heißen mag. Nach über 30 Jahren Praxiserfahrung mit Männern kann ich allerdings eines feststellen: Männer sind tatsächlich ungerne krank. Die Compliance bei Männern ist oft schwierig, das heißt, sie machen ungerne mit, nehmen ihre Mittel wenig sorgfältig bis überhaupt nicht und sie reden auch nicht viel, häufig werden sie sogar von ihren Frauen in die Praxis geschickt und fühlen sich dort wie Odysseus auf seiner Irrfahrt. Praxisgespräche sind oft wenig ergiebig, aber sie waren ja auch schon bei diversen Spezialisten und bringen brav ihre Blutwerte oder ein Spermiogramm mit, und ein Belastungs-EKG haben sie auch schon gemacht – aber auf die Frage: »Wie fühlen Sie sich« folgt meist Schweigen, oder sie beschreiben nochmals ihren Eindruck von den Blutwerten. – Der Zugang zu ihren Gefühlen fällt ihnen sichtlich schwer. Sie sind dabei keineswegs unsensibel, woran es eher fehlt, ist die Ausdrucksfähigkeit, sei es durch Sprache oder Gestik.

Da es kaum Männer-Heilkundige gibt, sucht man natürlich auch nach Literatur vergebens. Dies war am Anfang meiner Praxistätigkeit tatsächlich ein Problem, und ich war glücklich, als ich das Buch *Male Herbal* von James Green entdeckte, auf das mich eine Assistentin (!) aufmerksam gemacht hatte. In den USA, speziell in Kalifornien, gibt es schon länger eine »Männerbewegung«, in der Männer versuchen, sich miteinander neu zu definieren und ihre Sensibilität auf bisher unbekannte Weise zu erfahren, sei es in Gesprächskreisen, Wildniscamps oder beim Sonnentanz und in der Schwitzhütte – und natürlich schwappte diese Bewegung irgendwann zu uns. An Angeboten dieser Art herrscht jedenfalls hierzulande kein Mangel mehr.

Zudem gibt es inzwischen in allen westlichen Ländern haufenweise Zeitschriften und auch Bücher für Männer, aber eher voller Ratschläge zur Selbstoptimierung, zur Stressbewältigung für ausgelaugte Manager und mit Werbung für Augencremes, um morgens wieder adrett auszusehen. Eine ernst zu nehmende Literatur zur Gesundheit des Mannes und zu Behandlungsmöglichkeiten für ihn ist immer noch selten. So stand die Frage im Raum, selbst ein Buch hierzu zu schreiben oder aber das Buch von James Green zu übersetzen und in eine Form zu bringen, die auf den deutschsprachigen Raum zugeschnitten ist. Die Entscheidung fiel auf Letzteres, und ich freue mich, dass der AT-Verlag meine Anregung aufgegriffen hat und diesen Schritt in ein unbekanntes Land wagt. Schließlich ist die Frage berechtigt, ob es denn überhaupt einen Markt für das Thema Männergesundheit gibt, Bücher wollen schließlich verkauft und gelesen werden.

Ich denke ja! Was mich darin bestärkt, sind die zunehmend tiefsinnigen Gespräche mit meinen männlichen Patienten und die spannenden Männerseelen, die in meine naturheilkundlichen Kurse kommen. Es gibt einen Wandel, ganz sicher. Die Metamorphosen vom Jungen zum Mann, vom Sohn zum Geliebten, die unterschiedlichen Wege zum persönlichen Heldentum, zum König, Krieger und Seher in uns, sind eine spannende Reise durch das Leben, die uns Männer miteinander verbindet und für deren Feinheiten wir ganz langsam eine neue Sprache entwickeln.

James Green und ich und mit uns viele andere Männer erlebten jedoch darüber hinaus etwas, das uns in ein anderes geistiges Universum katapultierte – die Anwesenheit bei der Geburt unserer Kinder – hierzu findet James Green deutliche Worte. Was kulturgeschichtlich selbst bei Naturvölkern bisher ein Tabu war, ist heute fast schon selbstverständlich geworden. Nicht mehr nur zu schwängern, sondern wirklich anwesend zu sein, wenn neues Leben zum ersten Mal die Welt erblickt, hat mich als Mann direkt ins Herz getroffen. Der Blick meines Sohnes, sein Geruch, sein Geschrei, das Glück in den Augen meiner Frau, die großartige Erfahrung, dies gemeinsam erleben zu dürfen – all dies hat unauslöschliche Spuren in meiner Seele hinterlassen. Die Geburt öffnete mir die Augen für das Wunderbare dieser Welt. Diese seelische Offenheit, die Welt als Wunder wahrzunehmen und nicht nur als Maß, Zahl und Gewicht, ist eine wichtige Voraussetzung, um sich auch seelisch mit dem Thema Gesundheit zu befassen und nicht nur technisch. Natürlich muss man nicht unbedingt Vater sein, um dies zu empfinden – die Wege, auf denen das Herz berührt wird und das Eis darin zu schmelzen beginnt, sind vielfältig, aber sie gleichen sich in einem, der Liebe zum Leben.

Den Technokraten dieser Welt wird dieses Buch damit wohl nicht viel zu sagen haben – aber wenn nicht jetzt, dann vielleicht in Zukunft, Hauptsache, es besteht die Möglichkeit, und wenn der Zufall es will …

Für alle anderen wird es ein wichtiges Buch sein, da es auch Antworten auf Fragen jenseits von Prostata und Viagra gibt. Zudem vermittelt James Green ein Bewusstsein für Männergesundheit im kulturellen Kontext, denn der Autor bedient sich gleichermaßen aus dem Fundus der chinesischen, indischen, indigenen und europäischen Naturheilkunde, und in Zeiten des Globalismus ist die kulturelle Offenheit und Faszination für den anderen ein sicherer Garant für Glück.

Genießen Sie Ihr Mannsein!

Olaf Rippe

KAPITEL 1

Wo ist die Medizin für den Mann, die auf Allgemeinwissen und auf alter Weisheit beruht?

Oder: Warum kann ich keinen Männerarzt anrufen?

Über Heilpflanzen für die Gesundheit des Mannes gibt es in der Literatur unserer westlichen Kultur nur relativ wenige spezifische Informationen, die auf altem, überliefertem Wissen gründen. Meine eigenen Kenntnisse beziehe ich aus den Erfahrungen von Männern, die mich aufsuchen, weil ich sie zur Verwendung von Heilpflanzen für ihre Gesundheitspflege beraten soll, sowie von Frauen, die Hilfe für ihre männlichen Partner, ihre Söhne oder andere männliche Verwandte benötigen. Es ist so allerdings ziemlich schwierig, eine breite Palette an ganzheitlichen Informationen zur Gesundheitspflege für Männer zusammenzubekommen, weil sich bisher nur relativ wenige Männer mit ihren gesundheitlichen Problemen an Heilpflanzenkundige wenden. Ich persönlich bin dabei keine Ausnahme. Auch ich suche mir nur selten Hilfe, solange mir nicht etwas richtig wehtut. Wahrscheinlich würde ich auch dann keinen Männerarzt aufsuchen, wenn es einen solchen Spezialisten für Männermedizin tatsächlich gäbe. Der Hauptgrund dafür, dass ich keine Hilfe von außen suche, ist der, dass ich der Ansicht bin, mich gut zu ernähren, genug Wasser zu trinken, mich in ausreichendem Maß zu bewegen, meinem Körper genügend Ruhe zu gönnen und von einem glücklichen Geist belebt zu sein. Deswegen habe ich das Gefühl, mein Körper werde schon selbst mit den meisten Problemen fertig, vorausgesetzt, er hat genügend Zeit dafür und wird von außen durch nichts gestört. Das machen Männer im Allgemeinen so. Aus irgendeinem Grund haben viele von uns die Tendenz, auch sich abzeichnende Probleme mit der Gesundheit für sich zu behalten. Möglicherweise aus Stolz, aus Angst, aus einem Gefühl der Peinlichkeit oder aus einer durch Konditionierung entstandenen Scheu davor, eine Krankheit zuzugeben und Verletzlichkeit zu zeigen. Diese Eigenart ist bei einer großen Zahl von uns Männern anzutreffen.

Es hat jedoch den Anschein, als ob diese allgemeine und für das männliche Geschlecht typische Zurückhaltung bei vielen ein wenig an Kraft verliert, und vielleicht hat dies zum Aufkeimen einer »Männerheilkunde« beigetragen. Jedenfalls müssen wir Männer, wenn wir uns ein umfassenderes Wissen und ein größeres ganzheitliches Verständnis männerspezifischer Gesundheitspflege aneignen wollen, uns selbst beobachten, mehr auf unsere Ernährung achten (und kochen lernen!), Alternativen erkunden, uns Notizen machen und unsere Erfahrungen mit anderen teilen. Wichtig ist insbesondere auch: Wir müssen Wege finden, mit denen sich die Auswirkungen von Stress mildern lassen.

Meine Reise in den Bereich der männlichen Gesundheitspflege ähnelte einem Spaziergang im Schlenderschritt auf einer von Unkraut und wild wachsenden Gräsern gesäumten Landstraße. Etwa zwanzig Jahre lang lehrte ich Pflanzenheilkunde an der California School of Herbal Studies in Forestville, Kalifornien, und lebte auch dort. Mein Haus befand sich beim üppigen Kräutergarten der Schule, deren Grünfläche über dreißig Hektar Land umfasste. Aus dieser idyllischen Perspektive heraus betrachtete ich das Leben mit den Augen eines sehr stark mit den Pflanzen verbundenen Menschen und entwickelte so eine relativ einmalige Sichtweise zum Thema Mann.

Ich hatte davor eine ganze Reihe unterschiedlicher Systeme zur Pflege der Gesundheit erkundet (wobei ich der Auffassung bin, dass alle plausiblen Wissenschaften, die sich um Gesundheitsfürsorge kümmern, erwähnenswert und notwendig sind und gleichwertig nebeneinanderstehen). Dabei kam ich zu dem Ergebnis, dass die Pflanzenheilkunde für mich das schönste und die Gesundheit am besten unterstützende System von allen ist. Ich glaube, die einmalige Kraft und Weisheit der modernen Pflanzenheilkunde entfaltet sich insbesondere durch die fürsorgliche Beziehung, die damit zur Erde aufgebaut wird. Bei der Wiederherstellung dieser Beziehung werden wir von unseren pflanzlichen Verbündeten unterstützt, und über diese Verbindung werden dann beide Seiten wechselseitig genährt. Der beste Weg, das mitzubekommen, besteht darin, so viel wie möglich direkt mit Pflanzen zu arbeiten, besonders mit vor Ort wild wachsenden oder selbst angepflanzten Pflanzen. So können wir die Pflanzen betrachten, ihre Schönheit würdigen, sie berühren, riechen, schmecken, pflegen und ernten.

Dieses direkte Erleben der Pflanzen geht weit über den bloßen Kauf und das Konsumieren pflanzlicher Produkte hinaus. Es ergänzt und verbessert die Lebensqualität und führt zu mehr Mitgefühl, größerer Weisheit und einer mehr von Demut geprägten Beziehung zu den anderen Spezies auf diesem Planeten. So lernen wir, auch anderen Platz einzuräumen, den Raum und die natürlichen Ressourcen der Erde mit unseren Begleitern, den anderen Arten – den anderen Wesen, die hier leben – zu teilen. Durch diese Beziehung beschäftigt die Pflanzenheilkunde unseren Geist, berührt unser Herz und verringert definitiv die Auswirkungen von Stress.

Neun von zehn Personen, die etwas über Pflanzenheilkunde lernen wollen, sind Frauen. Ich vermute, dass es Männer im Allgemeinen weniger spannend finden, Pflanzen zu beobachten und von ihnen zu lernen, als Frauen. Wenn ein Mann es aber zulässt, sich Pflanzen zuzuwenden und mit ihnen zu kommunizieren, dann wird ihn das mit großer Kraft erfüllen und seine Empfänglichkeit für Pflanzenheilmittel beträchtlich verstärken. Von diesem Punkt des Begreifens und des Akzeptierens aus werden die Energie, die pharmakologischen Wirkungen und die Nährstoffkomponenten der Zubereitungen aus Heilpflanzen von seinem physischen Körper viel bereitwilliger und schneller empfangen.

Dass manche Menschen bezweifeln, dass etwas heilen kann, was sie als »wissenschaftlich nicht nachgewiesene« Wirkstoffe ansehen, kann ich verstehen. Doch die Materia medica, das Handwerkszeug und die Techniken der mit Heilpflanzen arbeitenden Therapeuten beruhen auf jahrhundertealter menschlicher Erfahrung, die die Wirksamkeit solcher Heilmittel untermauert. Pflanzenmedizin ist tatsächlich eine empirische Wissenschaft, deren Erkenntnisse sich durch die Erfahrungen und Beobachtungen der Menschen, die mit Pflanzen heilen, beweisen lassen. Sicherlich ist es klug, mit einer kritischen Haltung und Skepsis an die Dinge heranzugehen, aber gleichzeitig fordere ich Sie als Leser auf, mit Begeisterung und

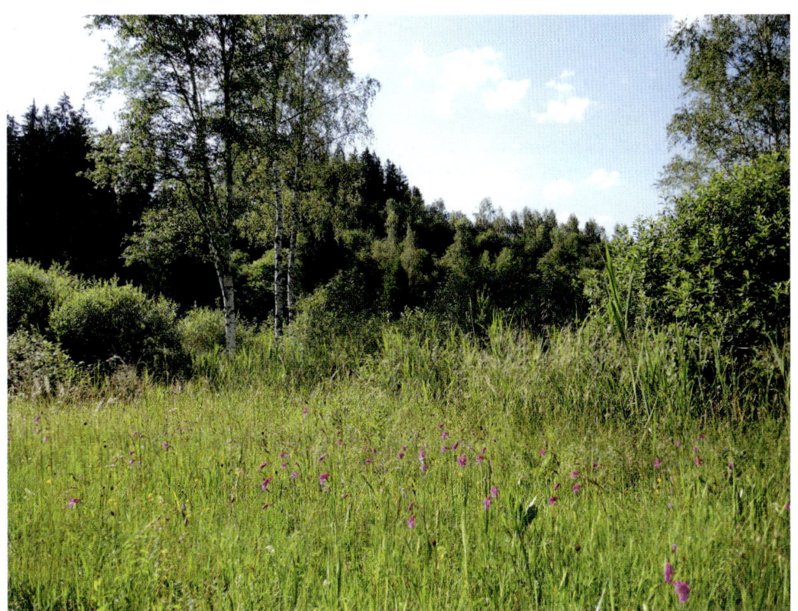

Das Wesen und die Heilkraft der Pflanzen erfährt man am besten in der Natur selbst.

einer positiven Haltung die Pflanzen für Ihre eigenen Pflanzenheilmittel und Tonika zu ernten, zuzubereiten und zu verwenden. Selbst seinen Beitrag zur Herstellung der eigenen Pflanzenheilmittel zu leisten (Heilpflanzen zu sammeln oder zu ernten, Tees aufzugießen, Tinkturen herzustellen usw.), ist – wie das Kochen für sich selbst – ein Unterfangen, das jemanden zu etwas befähigt und ermächtigt. Heilpflanzen oder häufig vorkommende und vor Ort vorhandene Arzneipflanzen wurden schon seit jeher zur Ernährung oder zur Heilung eingesetzt. Pflanzenheilmittel waren immer da für uns. Ihre Zubereitung ist einfach, die Verabreichung ebenso, und ihre wirkungsvolle Anwendung ist eine leicht abzurufende Begabung oder Fähigkeit. (Im fünften Kapitel finden Sie Informationen zu den Methoden der Zubereitung von Heilmitteln aus Pflanzen.)

Wie erwähnt, hat meine Suche nach überlieferten Kenntnissen zur Vorbeugung gegen Krankheiten und deren Behandlung bei Männern in unserer westlichen Kultur nicht viel an schriftlichen Informationen zutage gefördert. Ein entsprechend umfangreiches Wissen bezüglich der weiblichen Gesundheit mit dem entsprechenden reichhaltigen Erfahrungsschatz gibt es allerdings und sogar in Form von Allgemeinwissen, das für jeden zugänglich ist, der sich dem Studium der Heilpflanzentherapie und der ganzheitlichen Gesundheitsfürsorge widmet.

Warum haben die Männer in unserer Kultur nicht die gleiche Fülle an Techniken und natürlicher Weisheit hinsichtlich ihrer eigenen spezifischen Gesundheitsfürsorge und Behandlungsmethoden zur Aufrechterhaltung ihrer Gesundheit entwickelt? Liegt es daran, dass Männer nicht die gleiche Komplexität in der anatomischen Struktur und der Funktion ihrer Geschlechtsorgane haben? Oder liegt es daran, dass Männer nicht so offensichtlich einem mit ihren Geschlechtsorganen verknüpften Zyklus unterworfen sind, der sie dazu bringt, routinemäßig ihrem physischen

Körper besondere Aufmerksamkeit zu schenken – einem Zyklus, der sie für innere Prozesse und Veränderungen wach werden lässt? Ist das vielleicht der Grund dafür, dass Männer über die Jahrhunderte hinweg kein so offensichtliches und bewusstes Interesse an ihrer Gesundheit und ihrem Körper entwickelt haben, wie das bei den Frauen der Fall ist? Sind Frauen mehr auf Vorbeugung eingestellt als Männer, oder verfügen Männer über ein angeborenes Vertrauen in die natürliche Heilungskraft ihres Körpers und verlassen sich vollständig darauf?

Ärzte berichten häufig, dass Männer im Alter zwischen fünfundzwanzig und vierzig Jahren nur selten in ihre Praxis kommen, außer sie haben sich die Knochen gebrochen oder andere akute Verletzungen. Was immer der Grund dafür sein mag: Angesichts des auffälligen Mangels an überlieferten Kenntnissen über Heilpflanzen für Männer haben sich Männer im Westen anscheinend als Kollektiv jahrhundertelang nicht um spezifische Maßnahmen zur Aufrechterhaltung ihrer Gesundheit gekümmert.

Zu Beginn meiner Seminare über die Männergesundheit stelle ich häufig zunächst Fragen wie die gerade angeführten, was sowohl bei den teilnehmenden Männern wie Frauen lebhafte Diskussionen hervorruft. Aus der Vielzahl dieser Rückmeldungen bekam ich allmählich eine Ahnung davon, dass Männer möglicherweise doch ihr geschlechtsspezifisches medizinisches System und geschlechtsspezifische Techniken einer Gesundheitspflege selbst geschaffen haben. Allein schon dadurch, dass Männer sich viel mehr auf dem Schlachtfeld unter Beweis stellen mussten als Frauen, war die Bedeutung dieser Art »Kriegsmedizin« mit ihren äußeren Eingriffen natürlich für die Männer viel stärker. Methoden einer Gesundheitsfürsorge, die weniger auf einer »Krisenintervention« beruhten, wurden von den Männern aufgegeben oder als überhaupt nicht anwendbar angesehen. Auf diese Weise gingen diese anderen Methoden für die Männer verloren.

Vielleicht entsteht mit der heutigen allopathischen und technologischen Medizin des Westens gerade die Grundlage für ein Wissen über eine Medizin für den Mann, auf deren Überlieferung in der Zukunft zurückgegriffen werden kann. Allgemein hat der Mann bei unserer Spezies Unterstützung in seinen technischen, taktischen und intellektuellen Fähigkeiten erfahren. Er wurde weniger durch zyklische, mit dem Mond verknüpfte, hormonelle Gezeiten in ein Bewusstsein für seinen Körper hineingezogen, sondern eher durch unmittelbar aus einer Situation heraus erwachsene Erfordernisse. Der Mann behält lieber die Kontrolle; historisch gesehen hat er den Wettkampf, Kriege und andere Situationen mit einem hohen Potenzial für Krisen in die Welt gesetzt und gierig weiterverfolgt. Vielleicht sind es ja diese Vorlieben, die seine spezifischen hormonellen Gezeiten zum Ausdruck bringen.

Möglicherweise bevorzugt der Mann und fordert es auch ein, dass Medizin zu einer draufgängerischen und abenteuerlicheren Lebensweise passen muss. (Oder gilt ein kühner, abenteuerlicher Lebensstil in unseren modernen Zeiten als überholt? Einige haben dieses Gefühl und meinen, dass die Männer von heute anders sind – vielleicht haben sie ja auch recht damit –, aber ich selbst habe da meine Zweifel. Das Testosteron bleibt einfach ein Saft, der für das Draufgängertum gemacht ist, und damit kann jeder Mann auf die Weise umgehen, die ihm gefällt.) Vielleicht braucht der Mann eine Medizin, die »heldenhaft« ist und grandiose Taten vollbringt, und nicht eine, die ihn einfach nährt. Er sucht nach einer Medizin, die so gestaltet ist, dass sie in akuten Krisen unmittelbar wirkt, und nicht notwendigerweise nach einer Medizin, die vorbeugt und in den für ihre Wirkungen erforderlichen Zeitverläufen von der Natur selbst gesteuert wird. Es ist durchaus möglich, dass ihm eine Medizin lieber ist, die ihn dabei unterstützt, sein zielorientiertes »Getriebensein« weiterzuführen, oder die ihn wieder auf die Beine stellt, damit er draußen an seinem Platz das nach Kräften weiterverfolgen kann, nach dessen Vollendung er so unerbittlich strebt: »Stoppen Sie die Blutung! Schnell, sorgen Sie dafür, dass der Schmerz aufhört, und unterdrücken Sie die Symptome, damit diese mir nicht dauernd in die Quere kommen und meine Fortschritte gefährden! Ich habe zu tun. Bremsen Sie mich nicht aus, und versuchen Sie auch nicht, die von mir eingeschlagene Richtung zu ändern! Tun Sie, was nötig ist, aber tun Sie es schnell! Und reden Sie nicht mit mir darüber, wer ich bin oder dass ich irgendetwas in meinem Leben ändern sollte!«

Die »heroische«, durch dramatische Erfolge gekennzeichnete allopathische Medizin (auch die Chirurgie, Chemo- und Strahlentherapie) hat sich auf genau diese Dienstleistungen spezialisiert und kann diese wirksamer und effizienter an den Mann bringen als jedes andere Gesundheitssystem im Westen. Es ist eine ausgezeichnete Medizin in Krisen und in Notsituationen, bei Unfällen und auf dem Schlachtfeld. Heilpflanzen und natürliche, ganzheitliche Gesundheitssysteme erfüllen diese Kriterien bei Weitem nicht und sind viel ineffizienter. Und das ist in Ordnung so. Mit Sicherheit profitieren wir alle von der Verfügbarkeit einer großen Vielfalt an verschiedenen Spielarten für Heilung und für die Fürsorge für unseren Körper. Überschreiten wir Männer aber ein Alter von vierzig Jahren, beginnen wir anscheinend damit, in größerem Umfang ganz unterschiedliche Lebensstile und verschiedene Grundbedingungen für unsere Gesundheit mit in unsere Betrachtungen einzubeziehen und auch nach Mitteln zu suchen, mit deren Hilfe wir unsere Kraft, unser Können und unsere Potenz aufrechterhalten können.

In den letzten achtzig Jahren haben die Verkäufer einer Medizin der Krisenintervention und die Ärzte, die diese praktisch anwenden, leider ein politisches und auch bezüglich der Informationen beherrschendes Monopol errichtet, das die meisten anderen Heilsysteme als unorthodox abtut oder sie in der jüngeren Geschichte auch unverhohlen als illegal brandmarkt. Das wiederum hat die Auswahlmöglichkeiten zwischen Systemen, die sich um die Gesundheit kümmern (und von denen es immer eine große Vielfalt gab), für den Menschen drastisch eingeschränkt. Eine offene, forschende, zu Hause oder in den Schulen erfolgende Vermittlung von Kenntnissen einer alternativen Gesundheitspflege ist fast völlig verschwunden. Das hat zur Folge, dass die meisten Menschen in unserer Kultur, Männer wie Frauen, so gut wie nichts darüber wissen, wie sie selbst für ihre Gesundheit sorgen und dadurch die meisten chronischen und viele akute gesundheitliche Krisen verhindern können.

An dieser Stelle möchte ich den (bald aussterbenden) Hausärzten und Allgemeinärzten meine Anerkennung für ihre Verdienste zollen. Diese hingebungsvollen Vertreter der Ärzteschaft verbringen einen großen Teil ihrer für ihren Beruf aufgewendeten Zeit damit, den Menschen vorbeugende Maßnahmen zur Verhinderung von Krankheiten nahezubringen und ihnen bei der Krankheitsverhütung zur Seite zu stehen. Der Hausarzt gehört definitiv zu einer völlig anderen Spezies als die zahllosen medizinischen Fachärzte, die intensiv auf ihren engen Fachbereich fokussiert und davon so vereinnahmt sind, dass sie häufig die Haupttätigkeit eines Arztes aus dem Blick verlieren, nämlich den Patienten etwas beizubringen, sie etwas zu lehren. Das Wort »Doktor« stammt schließlich vom lateinischen Wort *docere*, »lehren«, ab. Im Mittelalter war der Doktorgrad der höchste akademische Rang in der Medizin, in den Rechtswissenschaften oder in der Theologie. Auch heutzutage belehrt jeder anständige Doktor oder Arzt seine Patienten weiterhin darüber, wie sie gesund leben können.

Das Problem, dem die Hausärzte täglich gegenüberstehen, besteht jedoch darin, dass nur wenige Personen bereit und gewillt sind, den Ratschlägen, die ihnen vom Arzt oder Doktor gegeben werden, auch zu folgen – also sich beispielsweise qualitativ hochwertiger zu ernähren, sich mehr zu bewegen und zu entspannen, mehr Wasser und weniger Alkohol zu trinken, weniger Genussdrogen zu konsumieren, den Nikotinkonsum einzuschränken und vieles andere mehr. Stattdessen haben sich unzählige Menschen in der westlichen Kultur dazu entschieden, sich von Medikamenten oder chirurgischen Eingriffen des allopathischen Gesundheitssystems abhängig zu machen, wenn es darum geht, die durch ihre Lebensgewohnheiten und den damit verbundenen Raubbau an sich selbst entstandenen Symptome zu behandeln oder zu unterdrücken. Und aus ihrer Unwissenheit heraus oder aufgrund der Propaganda der Medien glauben viele, dass dies das einzige tatsächlich durchführbare System einer Gesundheitsfürsorge sei. Dabei ignorieren sie das reichhaltige Erbe eines überlieferten Wissens über die Möglichkeiten, die wir selbst in der Hand haben, um uns um unsere Gesundheit zu kümmern. Dieses Wissen wurde von den Lehrern und den alten Heilern unter unseren Vorfahren an uns weitergegeben und für uns aufbewahrt, aber wir haben es innerhalb einer sehr kurzen Zeitspanne fast völlig aufgegeben und vergessen.

Wenn ich den Begriff »alternative Heilkunst« verwende, beziehe ich mich auf Techniken, die hauptsächlich auf empirischem Wissen beruhen. Im Wesentlichen geht es dabei um die Verwendung von Arznei- und Nahrungsmitteln, die uns die Natur zur Verfügung stellt, und darüber hinaus um die therapeutischen Behandlungsmethoden, die aus Jahrhunderten der Beobachtung und der wiederholten erfolgreichen Verwendung seitens unserer Vorfahren hervorgegangen sind. Dies sind alles legitime Heilverfahren, die nicht nur darauf abzielen, spezifische Krankheitssymptome zu beseitigen, indem sie künstlich hergestellte, synthetisch-pharmazeutische Medikamente einsetzen oder hoch technische Geräte und Apparaturen, Bestrahlung, Injektionsspritzen und Skalpelle verwenden. Ich beziehe mich auf die Heilmittel, die langsam und systemisch wirken und die Zeit als Verbündete für eine Heilung mit einbinden. Dabei handelt es sich um traditionelle Systeme, die Heilpflanzen und andere natürliche Ressourcen nutzen, um die unangenehmen Erscheinungen einer Krankheit oder Verletzung zu mindern, während sie gleichzeitig neu beleben, stärken und gesundes Körpergewebe wieder aufbauen.

Diese Verfahren versuchen, die natürlichen Abwehrkräfte und das Immunsystem des Körpers zu stärken und zu unterstützen. Sie wollen sie nicht durch die Einwirkung von Impfungen, Seren und künstlich hergestellten, synthetischen Wirkstoffen verdrängen oder ersetzen. Alternative Heilsysteme verlassen sich auf die dem Körper von Natur aus innewohnende Intelligenz und seine Selbstheilungsprozesse und unterstützen beides, damit der Körper auf diese Weise für seine eigene Gesundheit sorgen und seine Mechanismen zur Selbstreparatur anwenden kann. Alternative Heilverfahren streben danach, die Einzelperson zum Thema

Gesundheit anzuleiten, anstatt die Verantwortung für deren Gesundheit zu übernehmen. Sie versuchen, gesunde Lebensgewohnheiten zu fördern, die dabei helfen, chronische oder akute mit einem schlechten Gesundheitszustand zusammenhängende Notsituationen überhaupt erst zu verhindern.

Allopathische und alternative Gesundheitssysteme beruhen auf unterschiedlichen Sichtweisen und verschiedenen Konzepten der Wirtschaftlichkeit. Therapeutisch müssen sie sich aber nicht notwendigerweise gegenseitig ausschließen. Oft ergänzen sie einander, und ich glaube auch, dass sie unter den passenden Umständen in Kombination miteinander wirksam sein können. Wenn Operationen sinnvoll oder bei Unfällen und Naturkatastrophen Notmaßnahmen erforderlich sind, oder wenn die Verwendung natürlicher und weniger drastisch wirkender Verfahren eine zusätzliche Unterstützung seitens der allopathischen Medizin benötigt, sollte man, ohne zu zögern, auf die spezifische Technologie einer allopathischen Krisenintervention zurückgreifen.

Es ist der Beginn einer inspirierenden Zeit, in der Männer verstärkt den Wunsch und den Willen zum Ausdruck bringen können, Alternativen auf dem Gebiet der Gesundheitsfürsorge zu erkunden und eine Vielzahl an Wissenschaften und ganzheitlichen Einsichten in diesem Bereich zurate zu ziehen. Es ist eine Zeit, in der wir in der Lage sind, die traditionellen Anwendungsmöglichkeiten von Pflanzenheilmitteln und pflanzlichen Stärkungsmitteln vollumfänglich zu nutzen und sie auf eine Behandlung der Beschwerden, unter denen Männer leiden, auszurichten. Gemeinsam mit der Technologie der allopathischen Medizin können wir dabei helfen, dem männlichen Teil der Bevölkerung im Kindesalter und als Erwachsene eine bessere Fürsorge zukommen zu lassen.

KAPITEL 2

Die Wiederverwertung unseres Erbes

Eine Einführung in die Pflanzenheilkunde und verwandte Themenbereiche

Pflanzen

In jedem Gesundheitssystem, ganz gleich ob im Westen, im Osten, im Altertum oder in moderner Zeit, dienen Pflanzen als Grundlage für Pillen, Salben oder Heiltränke. Die therapeutische Kraft der etablierten Medizin des Westens beruht auf Heilmitteln, die hergestellt werden nach dem Muster organischer Moleküle, die auf geniale Weise von der Pflanzenwelt erschaffen werden und uns mehr als reichlich zur Verfügung stehen. Aus diesen Molekülmodellen wurde ein ganzes Arsenal an chemisch-pharmazeutischen Arzneimitteln, beispielsweise Aspirin und Amphetamine, entwickelt.

Der Planet Erde bietet uns eine ungeheuer vielfältige Pflanzenapotheke, die uns nährt und für unser Wohlbefinden sorgen kann. Allerdings können uns Pflanzen noch viel mehr schenken als nur ihre heilkräftige Chemie. Sie bieten uns an, in Gemeinschaft mit ihnen zu leben und still zu staunen. Sie fühlen die gleichen Dinge, die auch wir fühlen; sie bringen Nachkommen zur Welt, sie verbreiten sich, sie leben in Familien und sie sterben. Kein Begleiter bringt mehr Schönheit hervor, schenkt uns bereitwilliger Nahrung oder lebt und stirbt anmutiger als eine Pflanze.

»Das Schweigen ist die Sprache der Blätter
und die der großen Lehrer …
Stilles, sinnliches Wunder,
die Blume spricht, die Biene hört.«
T. Elder Sachs

Pflanzenheilkunde

Menschen, die sich intuitiv am Füllhorn pflanzlicher Nahrungsmittel und Arzneipflanzen bedienen, haben über Jahrhunderte hinweg die unterschiedlichsten Gesundheitssysteme und Heilmethoden ersonnen. Traditionelle Systeme einer auf der Nutzung von Heilpflanzen basierenden Gesundheitsfürsorge, von denen einige auch in den Ländern der westlichen Welt ihren Ursprung haben, sind selbst außerhalb der etablierten Hauptrichtung des relativ geschlossenen und engen Systems der Medizin weiterhin gültig.

Pflanzenmedizin ist Volksmedizin. Es ist der älteste Zweig einer den ganzen Planeten umspannenden Medizin, die nicht zuletzt auch Tiere instinktiv nutzen. Die Pflanzenheilkunde ist das Eigentum und das Erbe aller Kulturen und aller Spezies auf diesem Planeten. Sie umfasst weit mehr als nur das Sammeln oder Ernten von Pflanzen und die Einnahme von Tees oder in Kapseln abgefüllten Heilpflanzenpräparaten, um Krankheitssymptomen entgegenzuwirken. In der Tat versorgt uns die Pflanzenwelt mit einer unbegrenzten Vielfalt an natürlich vorkommenden Heilmitteln. Genauso versorgt sie uns aber auch mit nahrhaften Lebensmitteln, mit ätherischen Ölen, die unsere Sinne ansprechen und darüber hinaus medizinisch wirksam sind, mit Schönheitsmitteln, mit köstlichen (und auch nicht so köstlichen) Kräutertees, mit Aphrodisiaka und mit einer naturbelassenen, wilden, friedvollen Umgebung, die zutiefst belebend wirkt.

Die moderne Pflanzenheilkunde fordert, dass wir uns der ökologischen Zusammenhänge, die durch unsere moderne Zivilisation oft missachtet werden, wieder bewusst werden und uns wieder in die Gemeinschaft unseres Planeten, der Erde, einfügen. Sie fordert von uns, dass wir uns voller Mitgefühl wieder mit allen Spezies, die uns auf dieser Erde begleiten, verbinden. Sie will, dass wir Verantwortung übernehmen – Verantwortung für unsere Lebensweise, für unsere Beziehungen und unsere Umgebung. Sie fordert uns auf, Pflanzen nicht nur als bloße materielle Lebens- und Heilmittel, sondern auch als Verbündete, als planetarische Verbindung, als lebenswichtige Teile der Gesamtheit unseres Lebens wahrzunehmen. Dann verspricht die Pflanzenheilkunde im Gegenzug anhaltende Gesundheit und schenkt uns Schönheit und nicht versiegende Fülle.

Der Heilpflanzenkundige

Heilpflanzenkundige waren wahrscheinlich die ersten Mediziner der Menschheit. Die innovative Arbeit der heutzutage mit Pflanzen arbeitenden Fachleute ist die kreative Spitze einer Bewegung, die bis zu den Anfängen unserer Spezies zurückreicht. Die Heilpflanzenkundigen von heute treten auf intime Art und Weise mit den Pflanzen in Kontakt und sind begeisterte Hüter der Pflanzenwelt. Erfahrene Heilpflanzenkundige wissen sich in andere Menschen einzufühlen, verabreichen ihnen Pflanzenheilmittel und bringen ihnen bei, welche heilsamen Wirkungen Pflanzen haben, wie man sie auf ökologisch verträgliche Weise und mit der angemessenen Ehrfurcht sammelt und wie man daraus pflanzliche Heilmittel und Tonika zubereitet. Heilpflanzenkundige lassen sich in jedem Heilberuf finden. Das Wichtigste ist jedoch, dass sie in vielen Familien anzutreffen sind und solche Familien immer zahlreicher werden.

Die Sichtweise einer Sprache: Die Sprache der Pflanzenheilkunde

»Sprache ist Kultur … ein unerlässliches Medium für menschliches Wissen.« Das hält Mario Pei in seinem Buch *The Story of Language* fest, in dem er darlegt, welche Macht unsere Sprache auf die Ereignisse in unserem Leben ausübt. Pei zeigt, wie viele unserer ganz alltäglichen Aktivitäten auf die gleiche Weise weitergeführt werden, wie das schon seit Jahrhunderten der Fall ist, und zwar mithilfe der gesprochenen, geschriebenen, durch Gesten vermittelten und symbolischen Sprache. »Sprache ist für die gesellschaftlichen und wissenschaftlichen Unternehmungen des Menschen ein alles durchdringender Vermittler, Interpret und Former«, fügt er hinzu. »Sprache geht in jede Form menschlicher Aktivität ein, beeinflusst diese und wird wiederum von jeder Form menschlicher Aktivität beeinflusst. Der faszinierendste und geheimnisvollste Bereich der Sprache ist ihre Verknüpfung mit den geistigen Prozessen sowohl der Einzelperson als auch der gesellschaftlichen

Gruppe. Offensichtlich beeinflusst und verändert alles, was wir tun, denken und erschaffen, unsere Sprache. Nicht so offensichtlich ist vielleicht die Tatsache, dass Sprache im Gegenzug stark auf all unsere Handlungen und Gedanken einwirkt.«[1] Meiner Meinung nach bringt Sprache sogar unsere Intuition hervor. Die Sprache, die jeder Einzelne verwendet, spiegelt die von ihm gewählten Methoden zur Erkundung seiner Umgebung und zur Ansammlung seines Wissens. Die Sprache eines Menschen definiert seine Konzepte vom Leben, von der Gesundheit und vom Universum und auch seine Vorstellungen von der Ursache und Heilung einer Krankheit. Ebenso verwendet die Sprache jeder Wissenschaft ihre ganz eigenen und besonderen Worte, um ihr spezifisches »Glaubenssystem«, ihre Entdeckungen, ihre Techniken und die von ihr angewandten Untersuchungsmethoden zu bezeichnen, sie zu veranschaulichen und zu vermitteln.

Welche wissenschaftliche Sprache eine bestimmte Person annimmt und verwendet, zeigt die Art von Beziehung, die diese Person zwischen sich und dem Universum akzeptiert hat. Daraus ergibt sich, dass die von diesem Individuum benutzte wissenschaftliche Sprache eine beträchtliche Kontrolle über dessen Selbstbild ausübt, seine alltäglichen Lebensvorgänge und seine Einsichten kontrolliert. Die Sprache kann einen starken Einfluss auf die Methoden haben, mit denen die Person zukünftig weiteres Wissen ansammelt, und letztlich auch auf die Qualität dieses angesammelten Wissens einwirken. Es ist also wichtig, dass wir bei der Auswahl der wissenschaftlichen Ausrichtung als Grundlage für eine spezielle Gesundheitsfürsorge oder Krankheitspflege aufmerksam sind, denn wir entscheiden uns damit auch für die Sprache und die gedanklichen Konzepte, die wir dann weiterverfolgen. Diese Entscheidung wird unsere Sicht auf Gesundheit und Krankheit und unser Verständnis davon auf einer tiefen Ebene beeinflussen.

Worte sind Auslöser bestimmter Vorstellungen. Sobald das Wort ausgesprochen – und der Auslöser somit betätigt wird –, leiten unsere Sinne das abstrakte Wortsymbol zu unserem Gehirn weiter, wo es in unserem Geist eine Vorstellung lebendig werden lässt. Diese Vorstellung wurde teils durch unsere direkten Erfahrungen, teils durch unsere kulturelle Prägung und unsere Konditionierung mit Bedeutungen belegt. Einige Worte betätigen mehrere Auslöser auf einmal und lassen dadurch nicht nur eine bestimmte Vorstellung, eine Idee, entstehen, sondern rufen auch noch emotionale und sogar körperliche Reaktionen hervor: Zum Beispiel die Worte »Finanzamt«, »Donald Trump«, »Schokolade«. Merken Sie, was ich meine?

Die Verwendung der Worte aus der Sprache der jeweiligen Gesundheitssysteme funktioniert auf die gleiche Weise, um Ideen und Vorstellungsbilder zu transportieren: »Chi«, »Sternguckerei«, »Vata«, »Konstitutionsmittel«. All diese Worte werden von weltweit verbreiteten Wissenschaften und Systemen der Gesundheitsfürsorge benutzt. Einige bedeuten dem westlichen Leser vielleicht etwas, andere nicht, doch diese Worte vermitteln grundlegende Konzepte, die in den Sprachen verschiedener Gesundheitswissenschaften von wichtiger Bedeutung sind. Andere Beispiele wären: »Krankheit«, »Keim«, »Antibiotika«, »Arzt«, »Medikament«. Sie entstammen unserer westlichen Sprache der Gesundheitsfürsorge und Krankheitspflege, sie werden sofort verstanden und lösen auch gleich eine Reaktion aus. Durch die in jüngerer Zeit herrschende Dominanz der etablierten Schulmedizin in unserer Kultur wurde

1 Mario Pei: The Story of Language, New York: Plume 1984, S. 201

ihnen eine besondere Bedeutung verliehen. Häufig fällt es uns schwer, uns von diesem aus Gesundheit, Krankheit und therapeutischen Maßnahmen bestehenden Prozess außerhalb dieser im Westen für die Gesundheitsfürsorge verwendeten Begriffe eine Vorstellung zu machen.

Die Worte »ganzheitlich« oder »holistisch« (die auf die gesamte Person verweisen, zu der Körper, Geist, Gefühle und Seele gehören) stehen für ein Konzept, das in unserer modernen Gesellschaft langsam mehr Bedeutung erlangt. Die Sprache von alternativen und das gegenwärtige Gesundheitssystem ergänzenden Systemen der Gesundheitsfürsorge dringt so in unser kulturelles Bewusstsein vor. Damit jemand eine alternative Gesundheitswissenschaft auf überzeugende Weise vermitteln und anwenden kann, ist es erforderlich, deren einzigartige Ideen unvoreingenommen zu untersuchen, den neuen Worten und Konzepten dieser anderen Sprache eine neue Bedeutung zu geben und oftmals vorübergehend vorgefasste Konzepte und Glaubensvorstellungen loszulassen – also sozusagen seine Tasse zu leeren, damit frischer Tee eingegossen werden kann.

Die Sprache der Pflanzenheilkunde vermittelt wie die vieler anderer Systeme der Gesundheitsfürsorge eine Wissenschaft des Lebens, des Übergangs und der dynamischen Unterstützung der dem Körper innewohnenden, zur Selbstheilung fähigen Lebenskraft. Wer es mit dem Erlernen der Verwendung von Arzneipflanzen für eine ganzheitliche Pflege der Gesundheit ernst meint, muss sich auf ein Glaubenssystem einlassen, das sich deutlich von dem unterscheidet, das der etablierten, allopathischen, medizinisch-pharmazeutischen Wissenschaft zugrunde liegt. Die Pflanzenheilkunde vermittelt eine alternative Sichtweise auf die zwischen uns selbst und unserer Umgebung bestehende Beziehung und legt uns einen anderen Umgang mit unseren inneren Ungleichgewichten nahe.

Aus der Perspektive einer ganzheitlichen Wissenschaft der Pflanzenheilkunde heraus betrachten wir das Ganze wie durch ein Weitwinkelobjektiv. Wir sehen dann das ungeheure Panorama eines individuellen Lebens; wir erkennen, dass es normalerweise bei einer Person mehr Richtiges (Gesundes) als Falsches gibt, und geben ihr einen Vertrauensvorschuss und die Verantwortung für ihre gegenwärtige Erfahrung. Wenn die aktuelle Erfahrung eines spezifischen Leidens für diese Person unangenehm oder selbstzerstörerisch ist, muss sie erst einmal das Richtige bei sich erkennen und fördern und danach Veränderungen in ihrem Lebensstil vornehmen, die das verändern, was nicht richtig ist. Zur Ergänzung dieser Veränderungen liefert die Pflanzenheilkunde Wirkungen von Pflanzenzubereitungen an, die in den Organsystemen des menschlichen Körpers wirkende Lebenskraft unterstützen und fördern. Auf diese Weise hilft sie dabei, die Ökologie im Inneren des Körpers wieder ins Gleichgewicht zu bringen und die Mechanismen der Selbstregulierung wiederherzustellen.

Mit dem Erlernen der therapeutischen Sprache und dem Erwerb der Fertigkeiten der Pflanzenheilkunde wird deutlich werden, wie wir diese an uns selbst anwenden oder für die Mitglieder unserer Familie nutzen können. Wir dürfen dabei jedoch nicht vergessen, dass eine ganzheitliche Pflanzenheilkunde Pflanzen nicht nur als Heilmittel im Sinne der organischen Chemie gebraucht, sondern auch als Verbündete, die uns aufbauen und uns dabei unterstützen, unsere Leiden zu transformieren und uns wieder mit unserer inneren und äußeren Umgebung zu verbinden. In diesem Buch werden wir unseren Blick auf die Verbesserung unserer

Gesundheit und den Heilungsprozess richten und das mit den Augen und der Sichtweise einer Sprache tun, die sich von der für uns gewohnten Sprache der Wissenschaft einer allopathischen Medizin deutlich unterscheidet.

Die Sprache der Pflanzenheilkunde ist vor allem eine Sprache des Tuns, weniger eine Sprache, die erklärt, wie Heilmittel »funktionieren«. Die Pflanzenheilkunde spricht von den Wirkungen ganzer Pflanzen auf die verschiedenen Organsysteme des menschlichen Körpers. In diesen Wirkungen zeigen sich beispielsweise entzündungshemmende, harntreibende, zusammenziehende, bittere, windtreibende, schleimlösende, adaptogene und stärkende Eigenschaften. Die Sprache der Pflanzenheilkunde macht uns unabhängig und bietet uns einfache Werkzeuge und Techniken, die das eigene Leben und die Gesundheit verbessern. Die Sprache der Pflanzenheilkunde kennt auch das Nichtstun, wenn einfach Ruhehalten der notwendige Faktor ist, der es dem Körper erlaubt, sich um sich selbst zu kümmern. Ruhe und ein von Mitgefühl getragenes kontemplatives Nachsinnen über sich selbst, verbunden mit der Aufnahme von genügend Wasser und ohne weitere Interventionen von außen, kann im normalen menschlichen Körper zu neunzig Prozent der Fälle eine Selbstheilung bewirken. Andernfalls gebietet es die Pflanzenheilkunde, aktiv zu werden, die entsprechenden Heilpflanzen zu sammeln und die benötigten Heilmittel herzustellen. Dazu werden Aufgüsse, Tinkturen, medizinisch heilkräftige Weine, Einreibemittel und Wickel angefertigt, und es wird zugleich ein Anstoß zum Erleben des eigenen Prozesses der Gesundung gegeben.

Häufig weist uns die ganzheitliche Pflanzenheilkunde auch auf eine andere passende, der Gesundheit förderliche Spielart einer Heilkunst hin, durch die sich Einsichten gewinnen lassen können und deren Wissensschatz, deren Sprache und Fertigkeiten uns unterstützen können. Es gibt eine ausgesprochen vielfältige Gemeinschaft an Heilkundigen, die uns zur ganzheitlichen Unterstützung eine Vielzahl an Ansätzen, Verfahren, Fähigkeiten und Einblicken auf dem Gebiet der Gesundheitsfürsorge anbietet. Dazu gehören zum Beispiel Homöopathie, Schamanismus, Naturheilkunde, Ernährungsberatung, Yoga, Massage, psychosoziale Beratung, Chiropraktik, Meditation oder Handauflegen. Es kommt relativ selten vor, dass ein Körper tatsächlich einen dramatischen Eingriff von außen braucht. Ist das aber erforderlich, dann setzen wir auch auf die Wissenschaft und Technik der allopathischen Medizin. Alles wirkt zusammen, wenn es genau auf die einmaligen und veränderlichen Bedürfnisse der Einzelperson zugeschnitten wird.

Wenn eine Pflanze nicht länger eine Pflanze ist

Die Pharmakologie ist der Wissenschaftszweig der Arzneimittellehre. Sie beinhaltet die Lehre von Bestandteilen und Inhaltsstoffen von Arzneimitteln, ihre Verwendungsweisen, ihre Wirkungen und die mit ihnen zu behandelnden Krankheiten. Die Sprache der heute überwiegend reduktionistischen Pharmakologie und die Sprache der Pflanzenheilkunde artikulieren zwei völlig verschiedene Herangehensweisen. Diese beiden Wissenschaften bringen unterschiedliche Perspektiven und scheinbar unvereinbare Vorstellungen vom menschlichen Körper, von der Chemie der Pflanzen und der therapeutischen Beziehung zwischen beiden zum Ausdruck. Die eine Wissenschaft klammert die natürliche Organisation der kombinierten Bestandteile der Pflanze aus und studiert eine isolierte Einheit (vor allem den sogenannten Wirkstoff) der gesamten Pflanze, um deren pharmakologische Wirkungen auf den menschlichen Körper zu bestimmen. Die andere Wissenschaft tendiert dazu, die Beschaffenheit und die Energetik einer Pflanze als Ganzes wahrzunehmen und zu erforschen, wie sich ihre einzigartigen Wirkungen therapeutisch nutzen lassen.

Ich wähle an dieser Stelle als Beispiel die Rosskastanie *(Aesculus hippocastanum)*, um an ihr modellhaft aufzuzeigen, welche Überlegungen hinter den oft weit auseinanderklaffenden Schlussfolgerungen stehen, zu denen die beiden genannten Wissenschaften kommen. Dadurch soll der grundsätzliche Unterschied zwischen der Art und Weise verdeutlicht werden, wie Pharmakologie und Heilpflanzenkunde die therapeutischen Wirkungen von Pflanzen verstehen und anwenden.

Während man die grüne Außenschale der Kastanie bekanntermaßen nicht essen sollte, da dies zu Benommenheit und Magenbeschwerden führen kann, ist die Frucht der Rosskastanie, die Kastanie selbst, eine sichere und sanft wirkende Heilpflanze, die schon seit jeher als Mittel zur Linderung von Entzündungen und zur Verbesserung des Gewebetonus der Blutgefäße und zu deren Stärkung angewendet wurde, insbesondere für die Venen. Das liegt daran, dass die Rosskastanie eine Pflanze ist, die eine sehr spezifische und einmalige Kombination aus biochemischen Inhaltsstoffen aufweist, die durch die spezielle Art und Weise ihrer Organisation eine starke Affinität zum menschlichen Kreislaufsystem hat. Hauptsächlich hat die Rosskastanie eine zusammenziehende, stärkende und nährende Wirkung auf das Kreislaufsystem. Folglich ist die Rosskastanie auch der wichtigste Bestandteil in Rezepturen zur Behandlung von Krampfadern, Hämorrhoiden und Ähnlichem. Sie wird traditionell innerlich als Aufguss oder Tinktur angewendet; bei der äußerlichen Anwendung wird sie häufig mit Beinwell und einem Destillat der Zaubernuss kombiniert und dann als Kompresse oder Lotion verwendet. (Die innere Rinde des Baumes findet Verwendung als Tonikum und zur Senkung von Fieber.)

Aus der Perspektive und mit der Sprache einer reduktionistischen Wissenschaft nehmen Pharmakologen diese Pflanze ganz anders wahr. Sie neigen zu der Auffassung (wenn sie der ganzen Pflanze überhaupt irgendeine Heilwirkung zuschreiben), dass die pharmakologische Wirkung der Rosskastanie einfach von deren Gehalt an Tannin, Flavon und Saponin herrührt. Die Pharmakologie des Westens nimmt diese Inhaltsstoffe als »Wirkstoffe« wahr. Pharmakologen glauben, dass sich diese »wirksamen« Inhaltsstoffe aus dem Konglomerat der ganzen Pflanze isolieren lassen, die anderen Bestandteile der Pflanze werden als überflüssig und wirkungslos definiert. Pharmakologen nehmen an, dass sich die »wirksamen« Pflanzenbestandteile als molekulare Vorlage verwenden lassen und im Labor synthetisiert, also künstlich hergestellt werden können. Die daraus resultierenden isolierten synthetischen molekularen Formen gelten bei ihnen sogar als noch zuverlässigere Substanzen, die sich mit größerer Präzision verabreichen lassen und deren Nebenwirkungen ausgeschaltet werden können. (Um diese Behauptung zu bewerten, möge man die *Rote Liste* für Arzneimittel durchblättern und die endlose Auflistung der Nebenwirkungen praktisch aller pharmazeutischen Heilmittel auf sich wirken lassen.)

Pharmakologen beziehen sich einzig und allein auf diese abgesonderten »wirksamen« Bestandteile und warnen dann – vor allem auf der Grundlage von Laborstudien an Tieren zu den Wirkungen dieser isolierten Inhaltsstoffe – vor der Verwendung der Kastanie. Sie weisen darauf hin, dass sich bei Laborforschungen zu Saponinen (einem der in der Kastanie identifizierten Inhaltsstoffe) Hinweise darauf ergaben, dass diese eine Hämolyse hervorrufen können. (Wenn Saponin direkt in die Blutbahn gegeben wird, wirkt es wie Seife. Es verringert die Oberflächenspannung, und dadurch können die roten Blutkörperchen im Blutplasma platzen, wobei ihr Hämoglobin freigesetzt wird. Bestimmte Schlangengifte enthalten Saponine, dieses Zerplatzen der Blutzellen macht die tödliche Wirkung von manchen dieser Gifte aus.)

Die Saponine (Aescin und Aesculin) als Bestandteile des organischen Ganzen der Kastanie sind obendrein recht schwache Saponine. Bei empirischen Untersuchungen im wissenschaftlichen Rahmen der Pflanzenheilkunde und auf der Grundlage umfangreicher empirischer Erfahrungen kam man immer wieder zu dem Ergebnis, dass Saponine bei oraler Einnahme völlig sicher sind. Im wirklichen Leben verursachen Saponine nur dann eine Hämolyse, wenn sie mit einer entsprechenden Vorrichtung direkt in die Blutbahn injiziert werden, wie es durch Kanülen oder Giftzähne von Schlangen erfolgen kann. Der Mensch wandelt beim Verdauungsprozess diese Saponine recht effektiv in Rohmaterialien um, die der Körper als Bausteine für Reparaturen und zum Ausbalancieren von Strukturen erfolgreich einsetzen kann.

Den Pharmakologen zufolge enthalten auch Arzneipflanzen, die häufig als natürliche Geschmacksstoffe Verwendung finden, beispielsweise Süßholz und Sarsaparille, Saponine, ebenso Ginseng und Wilde Yamswurzel. Die chemische Struktur von Saponinen, die als Hormonvorstufen gelten (also als Rohmaterial, das der Körper zur Bildung von Hormonen benutzen kann) und in der Wilden Yamswurzel vorkommen, sind die pflanzliche Vorlage, die die pharmazeutische Industrie ursprünglich verwendete, um die Antibabypille zu kreieren. (Wegen des übermäßigen, kommerziellen Sammelns der Wilden Yamswurzel hat man später stattdessen Sojabohnen, Agaven und andere Pflanzen verwendet.) Vitamin A, das in Karotten und anderen Nahrungsmitteln vorkommt, ist giftig für die Leber, wenn es isoliert und dann gegessen wird. Bestimmte Inhaltsstoffe von Kartoffeln und Tomaten sind ebenfalls giftig, wenn man sie aus den Knollen und Früchten isoliert. Wie die meisten von uns aber empirisch, also durch eigene Erfahrung herausgefunden haben, schaden sie uns nicht, wenn wir sie als komplette Nahrungsmittel in ihrer ursprünglichen, »organisierten« Form essen.

Heilpflanzenkundige glauben, dass die meisten in einer synergistischen Matrix der ganzen Pflanze organisierten Pflanzenbestandteile sicher und wirksam sind und auch wegen der ihnen von Natur aus eigenen biochemischen Verträglichkeit weniger unvorhersehbare Nebenwirkungen aufweisen. Die scheinbar »wirkungslosen« Inhaltsstoffe von Heilpflanzen und Gemüse sind wesentliche Ballaststoffe und Substanzen mit ausgleichender oder dämpfender Wirkung und für den gesamten Körper bedeutsam. Heilpflanzenkundige glauben auch und haben es selbst immer wieder miterlebt, dass ein ganz neuer Schauplatz von grundsätzlich unvorhersehbaren Nebenwirkungen eröffnet wird, wenn wirksame chemische Substanzen in konzentrierter, isolierter Form verabreicht werden.

Wenn wir die voneinander getrennten und isolierten Pflanzenbestandteile einsetzen und die natürliche Organisation der Pflanzen stören, bekommen wir häufig Probleme. Heilpflanzenkundige auf der ganzen Welt wissen, was aus ganzen Pflanzen hergestellte Heilmittel bewirken können und wie sie am besten benutzt werden; sie verfügen über langjährige Erfahrungen, auch wenn sie nicht immer genau sagen können, wie Pflanzen »funktionieren«. Die Methode, einzelne Inhaltsstoffe von Pflanzen zu isolieren, ihnen Namen zu geben und sie zu kategorisieren, gibt einem

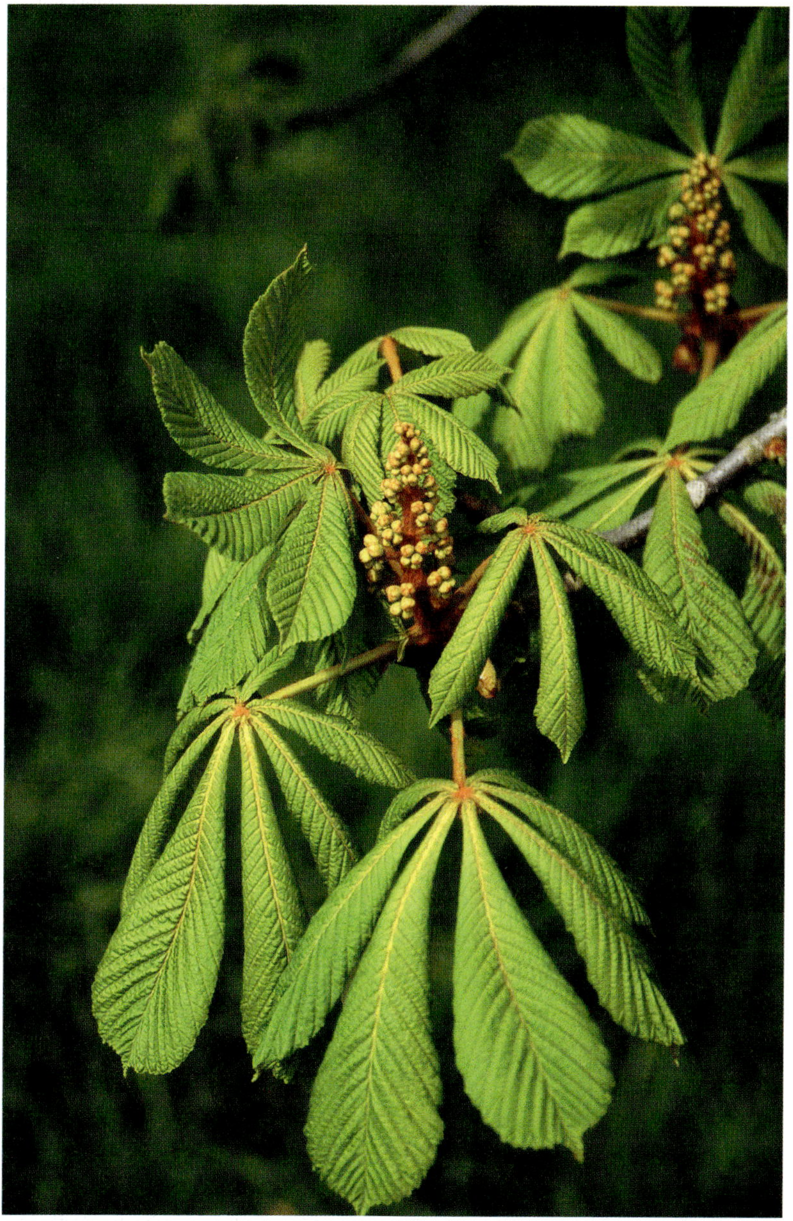

Rosskastanie *(Aesculus hippocastanum)*, Blatt und Blütenknospe

Heilpflanzenkundigen zusätzliche Informationen an die Hand, die seinen Wissensschatz und seine Erfahrungen mit therapeutischen Vorgehensweisen erweitern.

Eine reduktionistische Wissenschaft arbeitet unermüdlich daran, die therapeutischen Wirkungen von Pflanzen zu erklären und mit synthetischen Stoffen zu reproduzieren. Sicherlich wird unser größeres Wissen über die Art und Weise der

Wirkungen von Pflanzen und deren Ursachen auch die Fähigkeiten, die Intuition und die Effektivität der Klinikärzte verbessern. Allerdings hat in der Welt der Heilkünste auch das Mysterium einen Wert an sich. Das Mysterium macht weiter einen Großteil menschlicher Erfahrung aus. So wie der Flug der Hummel und der Libelle Luftfahrtexperten immer wieder verblüfft, so bringen häufig auch die synergistischen, therapeutischen Wirkungen der ganzen, naturbelassenen Pflanzen die rationalen Prinzipien der Pharmakologie und der allopathischen Pharmazie ganz schön durcheinander.

Die Pflanzenheilkunde und die etablierte Medizin

Ich habe tiefen Respekt vor den allopathischen, pharmazeutischen Medikamenten und bin aufrichtig dankbar, wenn sie auf die richtige Weise und mit der entsprechenden Vorsicht angewendet werden. Es sind sehr stark wirkende Heilmittel. Die moderne medizinische Chemie hat zu wundervollen Ergebnissen geführt, die besonders bei Kriseninterventionen, Katastrophen und notwendigen Operationen in hervorragender Weise zum Tragen kommen. Zweifellos hat die Wirkung pharmazeutischer Medikamente bei schweren Infektionen, massiven Verletzungen und lebensbedrohlichen Zuständen wie einem Herzversagen oder einer Lungenentzündung Menschenleben gerettet. Die allopathische Medizin kann sogar bestimmte chronische Leiden lindern.

Meiner Meinung nach werden die pharmazeutischen Arzneimittel allerdings häufig in unangemessener Weise verwendet. Ihre Wirkung ist viel zu spezifisch und viel zu stark für die meisten geringfügigen Beschwerden wie Erkältungen, grippale Infekte oder häufige Kinderkrankheiten. Das Gleiche gilt für chronische Leiden wie permanente Verdauungsstörungen, Verschleimungen und Verstopfungen im Bereich der Lunge, Kreislaufschwäche, Arthritis, häufige Nervenleiden oder Probleme mit dem Urogenitalsystem. Da chemischen Medikamenten jegliche Nährstoffe fehlen, eignen sie sich auch nicht für eine längere, vorbeugende gesundheitliche Einnahme. Die aggressiven Wirkungen der allopathischen Arzneimittel umgehen die normalerweise voll ausreichenden Abwehrmechanismen des Körpers, und die starken Nebenwirkungen können die dem Körper innewohnende Fähigkeit, sich selbst auf die richtige Art und Weise zu heilen, einschränken. Das hat zur Folge, dass der gesamte Zyklus an Aktivitäten, mit denen der Körper spontan seine natürliche Abwehrstrategie entfaltet, unterbrochen und gestört wird. Die normalen körperlichen Abwehrmechanismen werden bei häufiger Einnahme der Medikamente dauerhaft unterbunden und bleiben oft in einem Zustand der Trägheit zurück. Was ursprünglich eine akut auftretende Krankheit war, kann so erneut auftreten und zu einem chronischen Leiden werden. Ein effizienteres oder als Ergänzung gedachtes Heilmittel würde die Organsysteme des Körpers mit seinen Nährstoffen unterstützen und dem Körper die passenden organischen Stoffe zur Verfügung stellen, mit denen dieser seinen normalen Prozess einer Selbstheilung vollziehen kann.

Pflanzen und der menschliche Körper

Der menschliche Körper ist seit Langem biologisch mit Nahrungsmitteln und Heilmitteln vertraut, die aus der ganzen Pflanze bestehen, und auch von seinem Stoffwechsel her auf diese eingestellt. Der Körper verwendet solche Pflanzenbestandteile entweder als Nährstoffe und Baumaterial oder scheidet sie aktiv wieder aus. Dieser vorhersehbare und von verschiedenen Organen des Körpers vollzogene Vorgang der Ausscheidung ermöglicht es dem Menschen auch, die Wirkungen einzelner Pflanzen medizinisch zu nutzen. Harntreibende Pflanzen enthalten Stoffe, die dafür bekannt sind, von den Nieren schnell ausgeschieden zu werden; sie regen die Produktion von Harn an. Schweißtreibende Inhaltsstoffe werden durch die Haut ausgeschieden und regen den Schweißfluss und die Talgbildung an. Einige leberstärkende Pflanzen werden über die Leber ausgeschieden, haben eine stimulierende Wirkung auf die Leberfunktionen und verstärken auch den Gallefluss (siehe auch die Hinweise auf die Wirkungen einzelner Heilpflanzen in den Folgekapiteln).

Pflanzen sind aber keine Munitionsarsenale für Wundermittel. Die wie mit einem Tunnelblick erfolgende Verwendung von isolierten »Wirkstoffen« einer Pflanze einschließlich der Einnahme von isolierten Vitaminen, Mineralstoffen und Aminosäuren bewirkt einfach nicht das Gleiche wie die Nutzung der Komplexität der ganzen Pflanze. Albert Szent-Györgyi, Professor der Medizin und Nobelpreisträger für Physiologie und Medizin, sagt dazu Folgendes: »*Organisation* bedeutet, dass, wenn die Natur zwei Dinge auf sinnvolle Weise zusammenfügt, etwas Neues hervorgebracht wird, das nicht mehr mit den Begriffen der Eigenschaften seiner Bestandteile beschrieben werden kann. Das trifft für das gesamte Spektrum von Komplexität zu, das von den Atomkernen und Elektronen bis zu den Makromolekülen eines komplexen Individuums reicht. *Die Natur addiert nicht.* Wenn das so ist, dann ist aber auch das Gegenteil wahr. Wenn ich zwei Dinge voneinander trenne, werfe ich dabei das weg, was die Essenz, das Wesentliche dieses Systems, dieses Grades an Organisation, ausgemacht hat.« Die reduktionistische Wissenschaft der Medizin und die Therapie mit chemischen Arzneimitteln basieren darauf, dass bisher nur einzelne und aus ihrem Organisationszusammenhang entfernte Stücke von Pflanzen studiert und experimentell untersucht wurden. Es existiert jedoch ein riesiger Schatz an Erfahrungswissen darüber, wie diese Teile auf den menschlichen Körper einwirken, wenn sie sich in ihrer natürlichen Organisationsform innerhalb einer ganzen Pflanze befinden.

Ungiftige und naturbelassene Heilpflanzen, wie sie traditionell von Heilpflanzenkundigen verwendet werden, bestehen aus einer komplexen und ausgeklügelten Biochemie organisierter Substanzen, zu denen der menschliche Körper eine seit Langem bestehende biochemische Vertrautheit entwickelt hat. So benötigt der Körper des Menschen kontinuierlich von außen zugeführte Mineralstoffe. Diese müssen aus lebenden oder zumindest vorher lebendigen Zellen bezogen werden, also entweder aus Pflanzenzellen oder aus den Zellen eines Tieres, das kurz zuvor die Pflanze gefressen hat. Pflanzen besitzen die einzigartige Fähigkeit, mineralische Substanzen aus dem Boden aufzunehmen und sie auf eine Weise umzuwandeln, dass die Zellen und Organsysteme des menschlichen Körpers sie bei der Verdauung verwerten können. Die Evolution der Pflanzen erfolgte gemeinsam mit jener der Menschen, und Pflanzen enthalten diese nährenden Substanzen teilweise in derselben Zusammensetzung, wie die im Körper des Menschen vorhandenen sie aufweisen. Diese Verträglichkeit erlaubt die direkte Assimilierung oder Ausscheidung dieser pflanzlichen Substanzen im Verdauungsprozess.

Keine anderen mir bekannten chemischen Prozesse können die bemerkenswert hoch entwickelten Prozesse der organischen Chemie ersetzen, die in einer lebenden Pflanze und in lebendigen Tierzellen ablaufen. Die Wirkung der Chemie der ganzen Pflanze in den Organsystemen des menschlichen Körpers ist im Allgemeinen recht gut vorhersagbar, da sie seit Jahrtausenden von Menschen genutzt und beobachtet wird. Die alten Mediziner haben die Anwendungsgebiete und die Kontraindikationen von aus ganzen Pflanzen bestehenden Nahrungsmitteln und Pflanzenheilmitteln gut dokumentiert und wiederholt nachgewiesen. Vorausgesetzt, dass die verwendeten Heilpflanzen von guter Qualität sind, auf die richtige Weise gesammelt oder geerntet werden, gut zubereitet und zusammengestellt sind und mit Wissen und Einfühlung dem Zustand einer Person angemessen verschrieben werden, sind die Wirkungen einer Heilpflanze zu neunzig Prozent vorhersehbar. Erfahrene Heilpflanzenkundige wissen, was die einzeln oder in einer Rezeptur eingesetzten ganzen Pflanzen bewirken können und was sie nicht leisten. Dies ist unser Erbe und die Kunst und die Wissenschaft, die wir lehren. (Die zehn Prozent Abweichung kommen vor allem durch Faktoren in der Lebensweise der betreffenden Person zustande, die den Wirkungen der Heilpflanze entgegenstehen. So kann man nicht erwarten, dass eine lungenstärkende Heilpflanze bei regelmäßigem Tabakkonsum die gleiche kräftigende Wirkung auf die Lunge entfaltet wie bei einer nicht mit Teer belasteten Lunge.)

Ganzheitlichkeit und die Verwendung von Heilpflanzen

Heilpflanzen können bei ganz banalen Beschwerden lindernd wirken, beispielsweise wenn wir sie als pflanzliches Abführmittel bei Verstopfung einsetzen, als Beruhigungsmittel für die Nerven bei Nervosität oder wegen ihrer windtreibenden Eigenschaften gegen Blähungen. Die Verwendung von Heilpflanzen zur Abschwächung von Symptomen greift nicht in den normalen Heilungsprozess des Körpers ein und hinterlässt auch keine Giftstoffe, die dann im Körper verbleiben. Gleichzeitig können wir mit einer aus Heilpflanzen zusammengestellten Rezeptur daran arbeiten, die zugrundeliegende(n) Ursache(n) von immer wieder auftretenden Symptomen zu beseitigen, um uns auf Dauer von diesen Symptomen zu befreien. Solch eine Rezeptur lässt sich leicht zusammenstellen.

Wir sollten dabei jedoch im Hinterkopf haben, dass nicht alles auf jeden Körper auf die gleiche Weise wirkt, denn jeder Mensch wird von vielen Einzelfaktoren geprägt. Die Lebensweise, die Umgebung, die Ernährung, der Sex, Gewohnheiten, das Alter und Ähnliches wirken auf das Gesamtbild ein, in dem die Einnahme einer Heilpflanze nur ein Einzelfaktor ist, der in der Gesamtkombination therapeutisch wirksam ist. Weißdornbeeren beispielsweise, die für Heilpflanzenkundige das wirksamste Tonikum für die Herzkranzgefäße und allgemein für das Herz und die Blutgefäße sind, können niemals regelmäßige und im angemessenen Maß betriebene Bewegung ersetzen; auch wird ein pflanzliches Stärkungsmittel für die Nebennieren nie das für das endokrine Drüsensystem tun, was beispielsweise jener kreative Schwung bewerkstelligen kann, der durch eine endlich erfolgte Kündigung eines Depressionen hervorrufenden eintönigen Jobs hervorgerufen wird.

Ganzheitlich ausgerichtete Heilpflanzenkundige nehmen Menschen als komplexe, körperliche, geistige, emotionale und spirituelle Wesen wahr, die in einem Wechselgeflecht an ökologischen Beziehungen mit allem Leben verwoben sind und die angeborene Kraft besitzen, Krankheiten zu verhindern und Leiden zu heilen. Diese Art von Pflanzenheilkunde entwickelt ihre therapeutischen Maßnahmen auf

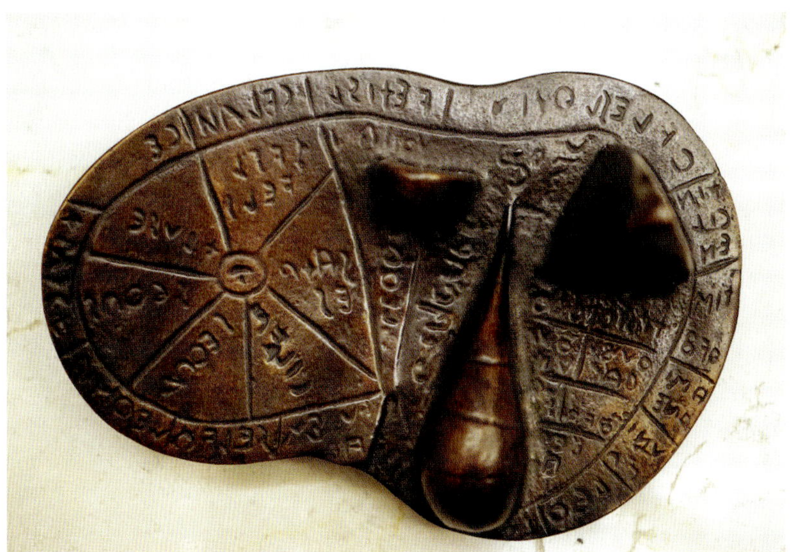

Abbild der Leber, von den Sehern der Etrusker zur Organschau verwendet.

der Grundlage der Arbeit mit der einzelnen Person, die im Kontext dieser Ganzheit steht. Der ganzheitliche Ansatz geht systematisch, sozial, gesellschaftlich und ökologisch an die individuelle Person heran und zielt nicht bloß darauf ab, zur Linderung von Beschwerden ein bestimmtes Symptom zu entfernen. Dafür Pflanzenheilmittel einzusetzen, ist ein bedeutsamer Teil dieser ganzheitlichen Therapie, doch keinesfalls alles.

Um bei einem bestimmten Menschen die Erfahrung seiner eigenen Gesundheit wieder lebendig werden zu lassen, wird die Rezeptur für seine Behandlung zweifellos einmalig sein. In diesem Buch ist es leider nicht möglich, auf die spezifischen Bedürfnisse einzelner Personen einzugehen. Allerdings werden die Konzepte erläutert, die hinter den ganzheitlichen therapeutischen Maßnahmen stehen, was grundsätzliche Hinweise gibt, und es werden Vorschläge für Pflanzenrezepturen gemacht, mit denen man bei bestimmten Symptomen für Erleichterung sorgen und der von Natur aus gegebenen Gesundheit wieder Schwung verleihen kann. Wenn man die Informationen nutzt, die die Wirkungen einzelner Heilpflanzen erklären, wird man in die Lage versetzt, eine eigene Rezeptur zusammenzustellen oder auf der Grundlage der eigenen Erkenntnisse einer bestehenden Rezeptur noch Heilpflanzen hinzuzufügen. Das wird die entstehende Mischung so verändern, dass sie den Bedürfnissen der betreffenden Person noch besser entspricht.

An dieser Stelle möchte ich warnend darauf hinweisen, dass bei dem Studium der Pflanzenheilkunde die Wissenschaft von den ganzheitlichen heilpflanzlichen vorbeugenden und therapeutischen Maßnahmen etwas ganz anderes ist als das, was die Sprache der heutigen massenhaften Vermarktung pflanzlicher Produkte uns glauben macht. Bevor jemand kommerziell vertriebene aus Heilpflanzen bestehende Produkte kauft, sollte er lernen, wie man Heilpflanzen ganzheitlich verwendet und wie man Heilpflanzen von guter Qualität erkennen kann (siehe dazu die Ausführungen des sechsten Kapitels über die Qualität von Heilpflanzen). Dann wird man auch nicht enttäuscht. Man sollte nicht alles glauben, was auf den verführerischen Verpackungen von kommerziellen Unternehmen in höchsten Tönen angepriesen wird. Dies gilt besonders dann, wenn schnelle Heilung und geheimnisvolle Allheilmittel angepriesen werden. Heilpflanzen, die auf der Basis eigener Erkenntnisse und eigenen Wissens Verwendung finden, unterstützen, fördern, inspirieren, stärken, nähren und beruhigen. Doch die Person selbst ist es, die die komplette Heilung vollbringt. Das geeignete Maß an Zeit dafür aufzuwenden, ist dabei ein wichtiger, ganzheitlicher und hilfreicher Faktor.

Auf zwei ganz einfache »Heilmittel« sei hier vorab noch hingewiesen: genügend klares Wasser und die Bedeutung des Humors. Wir sollten viel mehr Wasser trinken (es sollte Zimmertemperatur haben oder etwas wärmer sein), als wir das gewöhnlich tun. Wenn neunzig Prozent der unserem Körper zugeführten Flüssigkeit aus Wasser besteht, kann jede Körperfunktion auf bestmögliche und effektive Weise ablaufen. Und wie wir alle wissen, ist Lachen unsere beste Medizin. Lachen lindert Schmerzen, Wut und Trauer, feiert die Gesundheit und lässt Heilung beginnen.

Unsere Begleiter, die Tiere, und aktuelle Forschungen zu Heilpflanzen

Die Diskussion innerhalb der Gemeinschaft von Heilpflanzenkundigen über unsere Beziehung zu Pflanzen und Tieren und unsere Haltung zu Tierversuchen im Rahmen der Erforschung von Heilpflanzen ist schon seit Jahren ein Thema. Einige Heilpflanzenkundige sehen im Bestreben, Heilpflanzen als Heilmittel zu legitimieren, Tierversuche als Beweise dafür als wertvoll an. (Wohlgemerkt wollen sie damit die Glaubwürdigkeit der Pflanzenheilkunde für die etablierte Wissenschaft einer Auffassung von Medizin erhöhen, die sich um Krankheiten kümmert.) Wahrscheinlich ist es richtig, wenn wir versuchen wollen, die etablierte medizinische Wissenschaft von der Gültigkeit einer Pflanzenheilkunde zu überzeugen, dass wir dann auch die Sprache dieser medizinischen Wissenschaft verwenden. Jene medizinisch-pharmazeutische Wissenschaft hat sich darauf festgelegt, das aus Tierversuchen stammende Datenmaterial als die Hauptreferenz für Glaubwürdigkeit und Legitimität anzusehen.

Die empirisch bestätigende und die allgemeine Praxis der traditionellen Wissenschaft der Pflanzenheilkunde lässt sich aber nicht unbedingt auf Daten zurückführen, die durch Tierversuche und Vivisektion gewonnen wurden. Das wurde auch gar nicht erst versucht. Viele Heilpflanzenkundige haben auch nicht das Gefühl, sie müssten der etablierten Medizin die Gültigkeit ihrer Wissenschaft erklären – besonders dann nicht, wenn es dafür notwendig ist, Tieren Schaden zuzufügen. Es ist vielmehr ihr aufrichtiger Wunsch, in einer symbiotischen Beziehung zur etablierten Medizin und neben ihr tätig zu sein, und dies in einer verantwortlich handelnden und Mitgefühl zeigenden Gemeinschaft, die sich um Gesundheitsfürsorge kümmert. Irgendeine Art von Legitimität nach den Regeln anderer nachzuweisen, soll nicht durch den Verlust unserer Autonomie und zum Schaden unserer Ethik erkauft werden!

Mit genauso großer Sorge erfüllen mich die äußerst fragwürdigen Schlussfolgerungen, die die wissenschaftliche Forschung auf der Grundlage vager und aus Tierversuchen erhobener Daten zieht. Die einzigen verlässlichen Informationen, die uns Tierversuche immer wieder übereinstimmend liefern, besagen, dass sich Tiere nur als unzulänglicher Ersatz für eine Forschung am Menschen erwiesen haben. Die Testwerte variieren je nach der jeweiligen Tierart stark und tun dies sogar innerhalb der gleichen Spezies bei unterschiedlichen Belastungen sowie bei verschiedenen Geschlechtern, Altersgruppen und Temperamenten. Verlassen wir uns auf Daten, die aus Tierversuchen stammen, gehen wir ein nicht hinnehmbar hohes Risiko für die menschliche Gesundheit ein. Zu oft führen solche Daten in die Irre oder geben falsche Versprechungen, die dann Menschen beträchtlichen Schaden zufügen.

Nach allen Tierversuchen sind es letztlich immer Menschen, die als Versuchskaninchen herhalten müssen. Nur nachdem eine Substanz jahrelang an lebenden Menschen (in vivo) getestet und klinisch beobachtet worden ist, kann jemand wirklich ihren tatsächlichen Wert (und ihre Nebenwirkungen) für eine Verwendung zur Aufrechterhaltung der Gesundheit beim Menschen bestimmen. (Die traditionelle Pflanzenheilkunde hat das bereits getan.) Die Techniken für zuverlässige Alternativen zu Tierversuchen stehen uns zur Verfügung. Die Finanzierung entsprechender Organisationen und Präzedenzfälle – durch öffentlichen Druck eingefordert und unterstützt – müssen bei diesem Thema zu einer Neuausrichtung führen. Forscher muss man dafür begeistern, ihre Gewohnheiten zu ändern.

Die Vivisektion ist eine sehr junge und radikale Experimentiertechnik, die durch die Arbeit von Louis Pasteur eingeführt und als »wissenschaftliches« Verfahren populär wurde. Ich bin der Auffassung, dass Tierversuche eine arrogante und irreführende Vorgehensweise darstellen, die hoffentlich endlich bald ein Ende haben wird. Inhaltsstoffe von Pflanzen oder irgendeine andere Substanz an nichtmenschlichem Tiergewebe zu testen, kann einem Forscher bestenfalls Andeutungen dafür liefern, in welche Richtung und in welchem Ausmaß die pharmakologische Wirkung einen Einfluss auf das menschliche Gewebe ausübt. Heutzutage gibt es zuverlässigere Alternativen zu Tierversuchen, die sich sofort anwenden lassen und ebenfalls die gewünschten Informationen liefern und zugleich die Erfordernisse der Ethik im Bereich der Forschung erfüllen.

Grizzlybären waren die ersten Tiere, denen meine Liebe galt. Und der drohende Verlust ihrer Anwesenheit auf diesem Planeten besorgt mich zutiefst. Die Angst und das Leiden, das mir durch die flehenden Augen der Opfer von Tierversuchen entgegenschreit, schmerzt mein Herz allerdings noch tiefer. Eine größere Freundlichkeit uns selbst und allen Spezies gegenüber und eine intelligente Fürsorge für unsere Umwelt sowie ihre intelligente Nutzung wird sich als die beste Medizin für den Menschen erweisen. Ich bin nicht der einzige, der so empfindet. Mahatma Gandhi brachte einmal ganz ähnliche Gefühle zum Ausdruck, als er sagte: »Die Größe und den moralischen Fortschritt einer Nation kann man daran messen, wie sie ihre Tiere behandelt.« Achten wir gut auf unsere Begleiter, die Tiere; selbst das ist schon Medizin.

KAPITEL 3

Die Verbindung zwischen Mann und Frau

Die Pflege unserer Gleichheiten und Unterschiede

»Der Körper ist die nach außen gedrehte Seele …
das den Jahreszeiten zugewandte Gesicht der Seele.«
Jane Roberts

Neben den offensichtlichen Unterschieden gibt es zwischen dem männlichen und dem weiblichen Körper viel mehr Ähnlichkeiten, als äußerlich in Erscheinung treten. Der auffälligste Unterschied besteht jedoch darin, dass Männer bis zu zehnmal mehr vom Hormon Testosteron produzieren als Frauen (30 bis 200 Mikrogramm kreisen im Körper des Mannes, im Vergleich dazu sind es bei den Frauen 5 bis 20 Mikrogramm). Das gestattet es dem Mann, körperlich größer zu werden und mehr Muskelmasse zu entwickeln (allerdings kann es sich auch verheerend auf seine Haarpracht auswirken); Testosteron bringt zudem mehr kraftvolle Yang-Energie hervor. Dieses den Ehrgeiz anstachelnde Hormon, das vor allem in den männlichen Hoden produziert wird, ist auch die eigentliche Ursache dafür, dass der Mann gegenüber seinem Körper und der Pflege seiner Gesundheit gewöhnlich eine eher beiläufige und scheinbar desinteressierte Haltung zur Schau stellt und sich lieber mit anderen Dingen beschäftigt.

Außerdem ejakulieren Männer, während Frauen menstruieren und stillen (wobei hier angemerkt sei, dass auch Frauen ejakulieren können und das auch in Ekstase tun). Der auffällige Unterschied liegt darin, dass Männer Samen und Sperma ejakulieren. Die mit Sperma beladene Samenflüssigkeit ist eine biochemisch sehr kostbare und mit großem Aufwand produzierte flüssige Energie, die die meisten Männer überglücklich abgeben – wahrscheinlich ein wenig zu freigebig. Die verausgabte Energie und die in diesen Vorgang eingebundenen Nährstoffe sollten »überwacht« und müssen wieder ersetzt werden, andernfalls betreibt der Mann Raubbau an sich selbst, was zu Schwäche führen kann. Viele medizinische Schulen des Ostens empfehlen, Sex ohne Ejakulation zu praktizieren, damit Männer in ihren sexuell aktiven Jahren ihre Lebenskraft im Gleichgewicht halten und auch mit den ihnen zur Verfügung stehenden Nährstoffen sparsam umgehen. Diese Schulen weisen zudem darauf hin, dass sich auf diese Weise die sexuell aktive Zeit deutlich verlängern lässt. Das heißt überhaupt nicht, dass Sex mit Ejakulation ein für allemal ausgeschlossen werden soll; dieser Sex soll lediglich durch einen geschickten Einsatz der Beckenbodenmuskulatur ergänzt werden. Dadurch lässt sich auch die sexuelle Leistungsfähigkeit steigern; der Mann kann den Samen bei sich behalten (ohne dass dies die Lust und das Vergnügen mindert) und insgesamt die sexuelle Ausdauer erhöhen (siehe auch die Ausführungen im siebten Kapitel zu dieser uns eher fremden Praxis).

Auf der Grundlage der vorhandenen Ähnlichkeiten zwischen dem männlichen und dem weiblichen Körper und angesichts des eklatanten Mangels an Informationen zur Verwendung von Heilpflanzen für die männliche Gesundheitspflege möchte ich vorschlagen, die umfangreiche Überlieferung über Heilpflanzen zur Pflege der weiblichen Gesundheit zu Rate zu ziehen, um daraus möglicherweise ein Verständnis für die Rolle dieser Pflanzen für die männliche Gesundheit zu entwickeln. Dabei sollten wir uns der Ähnlichkeiten zwischen Mann und Frau bewusst sein, von denen ich einige nachfolgend aufliste. Diese Konzepte sollen nicht als unumstößliche Tatsache hingestellt werden, sie lohnen aufgrund ihrer Plausibilität aber eine Erwägung. Die von mir aufgedeckten Ähnlichkeiten umfassen bisher Folgendes (und ich bin mir sicher, dass da noch vieles nachkommt):

- Obwohl die männlichen und weiblichen Geschlechtsorgane völlig unterschiedlich aussehen, scheinen sie fast die jeweils umgekehrte Form zu haben. Bei ihrer vorgeburtlichen Entwicklung sind sich diese Geschlechtsorgane sehr ähnlich. Im sich entwickelnden Fötus sind sie aus homologen Geweben hervorgegangen; die Genitalien der zehn Wochen alten männlichen und weiblichen Föten sind identisch.
- Die Prostata (deren Anatomie und Physiologie wir später erörtern) lässt sich als männliche Gebärmutter deuten, die jedoch keinen deutlichen Monatszyklus aufweist und sich anscheinend auch nicht periodisch wieder auffrischt. Einige Physiologen interpretieren die Prostata als ein in gewisser Hinsicht von den endokrinen Drüsen abhängiges Organ und somit als Entsprechung zu den Brüsten der Frau. Doch so oder so ist die Prostata möglicherweise ein Organ, das nährt, das sensibel auf die eigenen Gedanken und Gefühle reagiert und auch von der Akzeptanz der eigenen Person und von der Art und Weise, auf die man sich um sich selbst kümmert, beeinflusst wird.
- Die Tätigkeit sowohl der Hoden als auch der Eierstöcke wird von den Hormonen der Hirnanhangdrüse (Hypophyse) gesteuert. Unfruchtbarkeit bei Männern und Frauen kommt oft durch einen Mangel an Hormonen aus dieser Drüse zustande, was signalisiert, dass das gesamte endokrine System mit allem, was es an Nährstoffen braucht, versorgt werden muss.
- Die Hoden produzieren sowohl das männliche Hormon Testosteron als auch das weibliche Hormon Östrogen. Ein Teil des im Körper des Mannes abgesonderten Östrogens kommt zwar auch aus der Nebenniere, aber ungefähr 80 Prozent stammen aus den Hoden. Auch die Eierstöcke produzieren Testosteron. Eierstöcke wie Hoden haben ungefähr dieselbe Größe und messen etwa vier Zentimeter.
- Die Hoden sind Eierstockgewebe, die außerhalb des Körpers nach unten gefallen sind. Wenn ein Mann einen Stoß auf die Hoden bekommt, dann wird ein Großteil dieses Schmerzes in der Nähe der Stellen verspürt, an denen bei der Frau die Eierstöcke liegen. Genau an diesen Orten liegen auch die Hoden beim ungeborenen männlichen Kind, bevor die Drüsen in den Hodensack hinabfallen. (Sie hängen dort außerhalb des Körpers, damit sie kühl bleiben. Die Körpertemperatur ist nämlich ein bisschen zu warm für die Produktion von wirkungsvollem Sperma, während sie für das Einnisten einer Eizelle perfekt ist.)

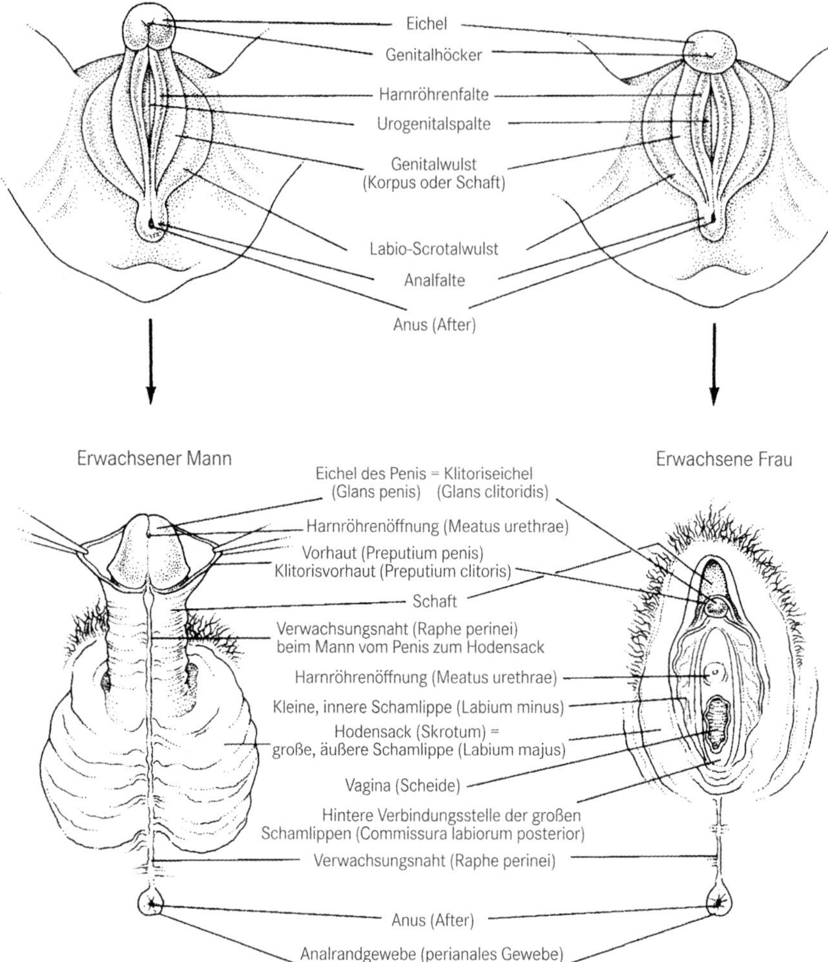

Ein Vergleich der Anatomie der männlichen und weiblichen Geschlechtsorgane verdeutlicht Ähnlichkeiten (homologe Gewebe) zwischen diesen Organen.

- Um die Scheidenöffnung herum und in der Klitoris hat man bei der Frau Schwellgewebe gefunden; beim Mann ist dieses Gewebe im Penis und bei beiden Geschlechtern in den Brustwarzen vorhanden.
- Die Klitoris und der Penis sind homologe Gewebe und neurologisch ähnlich, unterscheiden sich jedoch in der Gestaltung, in ihrem Temperament und in ihrer »Persönlichkeit«.
- Der Penis hat eine Eichel, und die Klitoris hat eine Klitoriseichel. Der Penis hat eine Vorhaut (zumindest kommt der Mann mit einer Vorhaut zur Welt) und die Klitoris hat eine Klitorisvorhaut. Die Eichel des Penis ist tatsächlich ein inneres

Organ, und die Vorhaut ist auf intelligente Weise so gestaltet, dass sie das ganze Leben eines Mannes hindurch die Eichel bedeckt, gleitfähig macht und schützt. Die Klitorisvorhaut schützt die Klitoris und sollte deshalb auf keinen Fall chirurgisch entfernt werden.

- Der Hodensack beim Mann und die großen, äußeren Schamlippen bei der Frau bestehen aus homologem Gewebe.
- Es gibt vereinzelt Berichte darüber, dass Männer Säuglinge stillen (siehe zum Beispiel *Anomalies and Curiosities of Medicine* von G. Gould und W. Pyle). Die männlichen Brustwarzen sind zwar ganz offensichtlich nicht so gut ausgestattet wie die weiblichen Brustwarzen, aber auch sie gibt es bestimmt aus irgendeinem noch zu erschließenden Grund.
- Warum gibt es eigentlich bei Männern und Frauen Schamhaare? Nun, sie nehmen den männlichen und weiblichen Duft auf, fangen ihn ein, behalten ihn und verbreiten ihn dann subtil bei der durch Pheromone gesteuerten Kommunikation der Geschlechter. Wahrscheinlich gilt das auch für die Achselhaare. Für diese Informationen kann ich zwar keine Veröffentlichung nennen, auf die ich mich berufe, aber es ist bis jetzt die einzige Erklärung, die mir zu Ohren gekommen ist und die von der praktischen Seite her gesehen Sinn ergibt. Wenn dem tatsächlich so ist, müsste das freiwillige Entfernen eines großen Teils der Körperbehaarung einschließlich der Schamhaare, das uns von der gerade herrschenden Mode diktiert wird, eigentlich einige interessante Folgeerscheinungen im Bereich der sexuellen Aktivität einer Gesellschaft haben.

KAPITEL 4

Greens Hypothesen

Über Heilpflanzen für den Mann, bitter schmeckende Nahrung sowie Väter

»Jeder von uns ist ein Mensch mit einer ungeheuren Würde, trotz aller unserer Missverständnisse.«
James Green

Erste Hypothese

Heilpflanzen, die traditionell dazu verwendet werden, um die weiblichen Geschlechtsorgane und die für die Fortpflanzung erforderlichen Strukturen bei der Frau zu nähren und zu kräftigen, können das Gleiche auch für die männlichen Geschlechtsorgane und die Fortpflanzungsfunktion des Mannes tun.

Tonika »für die Frau«, die die Gebärmutter kräftigen, sind beispielsweise die Beeren des Mönchspfeffers, Himbeere und Rebhuhnbeere *(Mitchella repens).* Diese Heilpflanzen haben eine kräftigende und tonisierende Wirkung auf das gesamte weibliche, für die Fortpflanzung zuständige Organsystem. Sie eignen sich für alle Beschwerden, bei denen sich Schwächen im Bereich des Fortpflanzungssystems im gesamten Körper als Schwächezustände manifestieren. Ich bin der Auffassung, dass sich ein geschwächtes Fortpflanzungssystem beim Mann (das auf subtile Weise noch weitaus komplexer ist und dem weiblichen Fortpflanzungssystem viel mehr gleicht, als allgemein anerkannt wird) auf seinen gesamten Körper auf die gleiche Weise schwächend auswirkt. Dieses Syndrom haben wir jedoch nicht in das Bild integriert, das wir im Westen vom Mann haben, und es taucht auch nicht in unseren medizinischen Regeln für den richtigen Umgang mit typischen Männerleiden auf und wird daher auch als wesentlicher Faktor, der zu anderen, auffälligeren Symptomen führt, übersehen.

In der traditionellen Literatur über Heilpflanzen werden Himbeerblätter dafür gerühmt, die Gebärmutter zu stärken. Sie werden für schwangere Frauen empfohlen, die vor, während und nach der Geburt täglich einen aus ihnen zubereiteten Tee trinken sollen. Nirgends habe ich aber einen Hinweis darauf gefunden, dass diese Pflanze auch zur Stärkung der männlichen Geschlechtsorgane verwendet wird – von einer Erwähnung in einem Klassiker der Pflanzenheilkunde in der Tiermedizin mit dem Titel *Herbal Handbook for Farm and Stable* von Juliette de Bairacli-Levy (deutscher Titel *Das Kräuterhandbuch für Stall und Weide*) einmal abgesehen. Dort schreibt die Autorin, dass Himbeerblätter wegen ihrer stärkenden Wirkungen auf alle männlichen Tiere und zur Behandlung bei Unfruchtbarkeit sehr geschätzt sind. Mir wurde auch berichtet, dass die Araber regelmäßig Himbeerblätter als Tonikum ihren wertvollen Hengsten verabreichen, und ich würde wetten, dass diese schlauen und listigen Wüstenreiter den Tee daraus auch selber trinken, um damit ihre Kräfte und ihre Ausdauer zu erhöhen. Ein heißer Himbeerblättertee schmeckt ein wenig nach qualitativ hochwertigem Grünem Tee, und die Himbeerblätter enthalten kein Koffein.

So könnte man auch auf die Idee kommen, bei der Behandlung von Problemen mit der Prostata und den Hoden neben der vernünftigen Empfehlung, Damiana und Sägepalme zu nehmen, auch auf Heilpflanzen zurückzugreifen, die regelmäßig für die Behandlung von Beschwerden mit den Eierstöcken empfohlen werden: Baldrian, Johanniskraut, Wilde Yamswurzel, Himbeere und Helmkraut (mehr zu genauen Rezepturen folgt später).

Männer wie Frauen können immer wieder Zeiten haben, in denen sie missmutig, verdrossen und launisch sind. Bei Männern könnte man das als PTS bezeichnen – was dann für Prätestrales Syndrom stehen würde. Männer reagieren auch auf ihre Weise auf Mondphasen. Wer sich selbst aufrichtig beobachtet, wird wissen, dass das stimmt. Wir führen nicht wie Frauen auf der Grundlage eines ungefähr achtundzwanzig Tage andauernden Zyklus Aufzeichnungen über unsere Stimmungen, über unsere unterschiedlichen Reaktionen auf Stress und über unser tägliches Energieniveau, denn bei uns gibt es kein Ereignis wie die Menstruation, das wir als Markierung für den Beginn eines solchen Zyklus nehmen könnten. Im Allgemeinen ignorieren wir also die Schwankungen und Veränderungen bei uns und tun sie als bedeutungslos ab. Das ist zwar in Ordnung, aber wir könnten uns auch mehr auf diese zyklische Energie einlassen und dadurch mehr Einblick in uns selbst gewinnen und besser verstehen, wie wir funktionieren. Nicht zuletzt könnten wir uns selbst gegenüber in diesen Zeiten mehr Toleranz und Akzeptanz entgegenbringen und vielleicht sogar einen oder zwei Tage jeden Monat um den Vollmond herum weniger arbeiten und mehr entspannen.

Eine solche zu mehr Einsicht führende Selbstwahrnehmung und Selbstakzeptanz hängt von einem Gleichgewicht zwischen unserer inneren Sensibilität und unserer Feinfühligkeit für äußere Vorgänge ab. Wie schon gesagt, ist sie angesichts des hohen Tempos, in dem viele Männer gefangen sind, schwierig zu erreichen. Wenn wir uns als Gruppe betrachten, werden wir feststellen, dass dieses Verständnis von uns selbst, unser Erkenntnisvermögen und unsere Akzeptanz von diesen zyklisch wiederkehrenden Zeiträumen besonderer Verletzlichkeit (was ja keine Form von Schwäche ist) den meisten Männern in unserer Kultur mit ziemlicher Wahrscheinlichkeit fehlen. Auch ein System gegenseitiger männlicher Unterstützung dürften gegenwärtig die meisten von uns vermissen. Meiner Meinung nach würde unser Leben viel erfreulicher und gesünder verlaufen, wenn wir durch die Aufforderung, uns gegenseitig zu helfen und uns zu verstehen, wachgerüttelt würden und sie als Männer akzeptieren. Bei Frauen ist das ja hinsichtlich ihrer Geschlechtsgenossinnen schon längst passiert.

Einer periodisch immer wiederkehrenden Launenhaftigkeit bei Männern und einer sich auffällig regelmäßig wiederholenden mürrischen Verstimmung, die der Anspannung von Frauen vor der Menstruation gleicht, liegt vielleicht ebenfalls die schwierige Phase eines subtilen hormonellen Zyklus bei den Männern zugrunde. Auch sie kann dann eventuell mit Pflanzen ins Gleichgewicht gebracht werden, die in der westlichen Pflanzenheilkunde üblicherweise als »Frauenpflanzen« gelten.

Betrachten wir doch einmal die Verwendung einer Heilpflanzenmischung, die normalerweise bei Launenhaftigkeit, bei nervöser Ängstlichkeit und einer gehemmten Menstruationsblutung für Frauen verschrieben wird. Selbstverständlich menstruieren Männer nicht, aber auch in den inneren Kanälen eines Mannes müssen die feinen Energien zyklisch fließen (denn wie bereits erwähnt, werden auch wir von den Mondphasen beeinflusst, genau wie die Frauen und die Gezeiten). Einige »Frauenpflanzen« haben sich mit ihren Wirkungen als geeignet erwiesen, dieses Fließen zu erleichtern. Dazu gehören Frauenwurzel *(Caulophyllum thalictroides)*, Schneeball, Polei-Minze und die Bitterpflanzen Beifuß und Schafgarbe. Die sekundären Wirkungen dieser Heilpflanzen unterstützen die männliche Energie während dieser (leicht oder stärker) stressigen Perioden. Schafgarbe beispielsweise stärkt das Urogenitalsystem, hat aber auch eine starke Affinität zum Herzen und zum Gefäßsystem und kann so auf hohen Blutdruck einwirken. Diese Pflanze eignet sich daher für die gleichzeitige Versorgung der Geschlechtsorgane und des Herzens mit den nötigen Nährstoffen. Neigt jemand zu schwacher Verdauung, ist Beifuß in Verbindung mit oder anstelle von Schafgarbe eine gute Wahl. Beifuß normalisiert auch die Funktionen der Geschlechtsorgane, regt aber vor allem das Verdauungssystem an und hilft bei der Linderung von Spannungen, die oft bei nervösen Verdauungsbeschwerden eine Rolle spielen. Außerdem kann Beifuß bei Depressionen die Stimmung aufhellen.

Wenn sich Heilpflanzenkundige um Frauen in den Wechseljahren kümmern, empfehlen sie die Verwendung einer Kombination aus den Beeren des Mönchspfeffers und Wilder Yamswurzel, um das Hormonsystem zu unterstützen, sowie Himbeere und Rebhuhnbeere, um das Gebärmuttergewebe zu tonisieren. Traubensilberkerze zur Entspannung und funktionellen Normalisierung und Johanniskraut als Nerventonikum. Möglich ist dann noch eine Ergänzung mit Damiana, Sägepalme oder Amerikanischem Ginseng, wenn das Fortpflanzungssystem und die

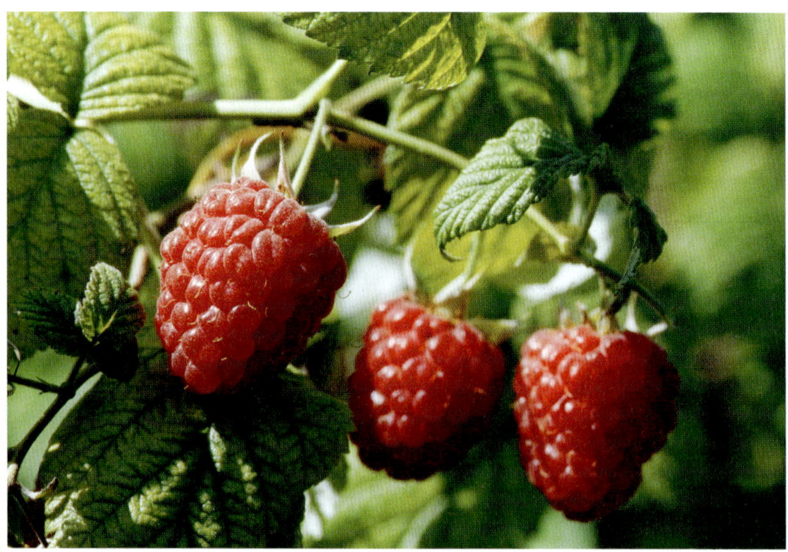

Himbeere *(Rubus idaeus)*

Energie der betreffenden Person leichte Anzeichen von Erschöpfung und Schwäche zeigen. Erleben auch Männer irgendwann Wechseljahre?

Beim Mann verringern die Wechseljahre seine sexuelle Anziehungskraft nicht und schwächen auch nicht seine Männlichkeit. Im Gegenteil: Sie sind eher eine Zeit der Verfeinerung und Reifung seiner Männlichkeit. Ich habe mit einer ganzen Reihe junger Frauen gesprochen, die mir erzählten, dass sie wegen dieses Grades an sexueller Reife lieber mit älteren Männern zusammen sind. Durch diesen ganz normalen Übergang wird die Manneskraft zu etwas, das das Leben ganz allgemein stärker unterstützt. Der Mann wird sanfter (wodurch seine Kraft auf souveräne Weise zum Ausdruck gebracht wird); er ist von vielen Regeln für traditionelle Männlichkeit befreit und kann bei sich mehr Verhaltensoptionen zulassen. Seine gereifte emotionale Stärke gestattet ihm eine klarere Wahrnehmung, erlaubt ihm, sich verstärkt auf seine Geduld zu verlassen, verständnisvoller zu sein und daher mit einer Haltung von viel größerer Akzeptanz an alles heranzutreten. Er positioniert sich neu, löst sich dabei von einem alles beherrschenden Fokus auf physische Kraft und Wettbewerb und betritt innere Gefilde, die aus praktischer Weisheit, Mitgefühl, Witz und Kompromissen bestehen – das heißt, wenn alles gut geht. Viele von uns Männern kämpfen hingegen die ganze Zeit gegen diesen Übergang an.

Der natürliche Reifungsprozess eines Mannes wird uns beim Erwachsenwerden nicht erklärt. Er wird den jungen Männern nicht als das zweite Kapitel des Bienchen-und-Blümchen-Themas vermittelt. Stattdessen drängt er sich wie der Schatten eines Fremden in unser Leben als Erwachsene. Man kümmert sich einfach nicht um die männliche Jugend, indem man Geschichten miteinander teilt oder Unterstützungssysteme aufbaut. Daher haben Männer häufig das Gefühl, durch diese körperlichen und emotionalen Veränderungsprozesse isoliert zu werden, und geraten in Verunsicherung und Verwirrung. Die facettenreichen Übergänge und den Wandel im »Innenraum« der männlichen Psyche zu begreifen, ist für die Menschheit eine ihrer letzten Pioniertaten.

Obwohl die Wechseljahre beim Mann, die Andropause, die Hormone nicht so stark verändern wie das bei den Wechseljahren der Frau, der Menopause, der Fall ist, kann es für den Mann angeraten sein, ganz ähnliche Heilpflanzen zu verwenden wie bei der Menopause, um während dieser Lebensveränderungen wieder ins Gleichgewicht zu kommen. Eine Kombination aus Heilpflanzen für Männer, die diese Veränderungen bei sich erleben, könnte umfassen:

- Wilde Yamswurzel, die den Prozess der Hormonbildung im Körper unterstützt.
- Die Traubensilberkerze zur Entspannung und zur Normalisierung der Sexualenergie.
- Damiana zur Kräftigung der Prostata, gegen Depressionen und als allgemeines Tonikum für die Geschlechtsorgane. Schon allein dadurch, dass diese Heilpflanze die Stimmung hebt und aphrodisisch wirkt, nimmt sie eine Schlüsselrolle ein.
- Johanniskraut und Hafer zur Nervenstärkung und zur Unterstützung beim Umgang mit Depressionen und anderem durch die Veränderungen hervorgerufenen Stress.
- Beeren des Mönchspfeffers. Normalerweise würde ich diese die Progesteron- und Östrogenbildung fördernde Heilpflanze für Männer nicht empfehlen (insbesondere nicht für junge Männer, die sich noch im Prozess der Entwicklung

ihrer physischen und emotionalen männlichen Körper befinden), aber in einigen Fällen ist der Mönchspfeffer bei älteren Männern, die eine Phase einer neuen Justierung ihrer Testosteron- und Östrogenwerte durchlaufen, hilfreich.

Die Heilpflanzenkundige Amanda McQuade Crawford, Mitglied des British National Institute of Medical Herbalists (MNIMH), hat mir einmal von einem Patienten berichtet, der seinen Veränderungsprozessen viel zu viel Widerstand entgegenbrachte. Der Gedanke, »alt zu werden«, lenkte ihn so stark ab, dass er übermäßig besorgt und reizbar sowie übertrieben kleinlich wurde. Nachdem er eine Weile die Beeren des Mönchspfeffers eingenommen hatte, war er bereit, sich durch diesen (für ihn) so schwierigen Übergang hindurchzuarbeiten.

Diese Beeren können einem Mann helfen, sich mit dem Übergang anzufreunden; dabei wird er auch mit seinen weiblichen Anteilen besser in Kontakt kommen und sich damit wohlfühlen. Das tun sie, indem sie ihn dabei unterstützen, zu einem passenden Arrangement seiner Hormone zu finden, sodass diese nächste Phase der Männlichkeit für ihn funktioniert. Wenn es passend erscheint, sollte diese Heilpflanze einige Wochen lang genommen werden, da sich ihre Wirkungen sanft und langsam entfalten.

Es ist vernünftig, Rezepturen aus Heilpflanzen so zusammenzustellen, dass sie so viel wie möglich das volle Spektrum der individuellen Erfordernisse einer Person abdecken. Bei der Behandlung eines Hauptsymptoms oder des im Vordergrund stehenden Leidens sollten darüber hinaus auch andere Organsysteme des Körpers berücksichtigt werden, insbesondere Herz, Gefäßsystem und Nervensystem. So benötigt eine bestimmte Person zur Unterstützung seines Herzens und seines Kreislaufs vielleicht Schafgarbe oder Weißdorn, Flug-Hafer *(Avena fatua)* oder Helmkraut zur Stärkung der Nerven und Beifuß als bitter schmeckende, die Verdauung fördernde Pflanze mit einer Affinität zu den Geschlechtsorganen.

Daher besteht eine Kombination aus Heilpflanzen, die sich ganz allgemein gut dafür eignet, die männlichen Geschlechtsorgane, die Verdauung, den Kreislauf und das Nervensystem zu nähren, zu stärken und dabei zu helfen, alles in ein Gleichgewicht zu bringen, aus den folgenden Bestandteilen (jeweils vom Gewicht her zu gleichen Teilen): Himbeerblätter, Flug-Hafer, Traubensilberkerze, Schafgarbe, Damiana, Wilde Yamswurzel, Johanniskraut, Sägepalme und Beifuß. Falls gewünscht, können wir den Geschmack dieser Zusammenstellung noch mit Süßholz und/oder Sassafrasbaum verbessern. Wir bereiten uns aus den Heilpflanzen einen Tee oder eine Tinktur, trinken von diesem Tee ein- oder zweimal täglich eine halbe Tasse oder mehr, tun dies an drei bis vier Tagen in der Woche, und führen das über ein paar Monate hinweg fort oder bis sich ein Gleichgewicht eingestellt hat. (Im fünften Kapitel wird genauer erklärt, wie sich Tees und Tinkturen zubereiten lassen.)

Zweite Hypothese

In der Ernährung des Westens vermeiden wir überwiegend einen bitteren Geschmack und erleben ihn daher nicht mehr als etwas Alltägliches. Dies ist tatsächlich einer der Faktoren, die zu den Schwächen im Bereich der männlichen und weiblichen Geschlechtsorgane sowie des Immunsystems beitragen.

Häufige kulturell bedingte und die Gesundheit beeinträchtigende Ungleichgewichte sind meiner Meinung nach zu einem großen Teil auf das fast vollständige

Fehlen von bitter schmeckenden Nahrungsmitteln in unserer Ernährung zurückzuführen. Zu den damit verknüpften Leiden gehören PMS, PTS und andere mit den weiblichen wie männlichen Geschlechtsorganen verknüpfte Leiden, hormonelle Ungleichgewichte, Migräne, Verdauungsstörungen, Funktionsstörungen der Leber- und der Gallenblase, Stoffwechselanomalien, Unterzuckerung und Diabetes. Die einzigen bitter schmeckenden Lebensmittel, die wir in unserer Kultur alle kennen, sind Kaffee und Schokolade bzw. Kakao (die aber häufig in stark gesüßter Form gegessen und getrunken werden) sowie der Hopfen im Bier (obwohl Biersorten wie bitteres Stout oder anderes bitteres, dunkles Bier weniger häufig getrunken werden). Salat, der ursprünglich jeden Tag zur Anregung des Appetits und der Verdauung in kleinen Mengen vor dem Essen serviert wurde und überwiegend aus bitteren Grünpflanzen bestand, ist heutzutage bei uns zu wässrigem, fadem Grünzeug ohne Bitteranteil geworden und wird dann mit süßen, salzigen und/oder geschmacksintensiven Saucen überdeckt. In den Feinschmeckerrestaurants der Großstädte verbreiten sich allerdings als letzter Schrei gerade wieder die bitter schmeckenden Salatpflanzen und gewinnen an Prestige.

Die Wahrnehmung des bitteren Geschmacks wird von den Rezeptoren und den sensorischen Nerven in der Zunge rasch an das zentrale Nervensystem weitergeleitet, wo es dann reflexartig die exokrinen und endokrinen Drüsen stimuliert. Unmittelbar darauf geraten die Verdauungssäfte von Magen, Leber, Bauchspeicheldrüse und Zwölffingerdarm ins Fließen, was dann den Appetit steigert, die Verdauung anregt und die Assimilation verstärkt. Als Begleiterscheinung scheint das Bittere auch so zu wirken, dass die Mechanismen zur Selbstreparatur der Darmwände in ihren Tätigkeiten unterstützt werden, was Schädigungen dort beseitigt.

Obwohl die Anregung der Magensäureproduktion durch das Bittere nicht immer wünschenswert ist (beispielsweise bei Übersäuerung, einer ohnehin schon hohen Sekretion von Magensäure oder Magengeschwüren ist Bitteres eher kontraproduktiv), beschleunigt die Wirkung von Bitterem Heilprozesse im Magen, sobald ein Magengeschwür erst einmal zu heilen begonnen hat. Auch der (häufig überstrapazierten) Leber hilft die Wirkung des bitteren Geschmacks bei ihren Entgiftungsfunktionen und steigert den Gallefluss, was dann wiederum auf direktem Wege das richtige Funktionieren des Darms unterstützt. Eine gesunde Leber fördert auch das richtige Ausmaß an Aktivitäten der Hormone. Die Bildung von Sekreten zur Regulierung des Blutzuckers in der Bauchspeicheldrüse wird ebenfalls durch die Wirkungen des bitteren Geschmacks beeinflusst. Auch ist eine deutliche antidepressive Wirkung durch die vielen durch diesen Geschmack angeregten physiologischen Vorgänge und Empfindungen im gesamten Körper belegt worden. Damit einher geht eine subtile Verankerung des Bewusstseins im Irdischen. Denn es ist schwer, bei den anregenden Wirkungen des bitteren Geschmacks in einer Depression zu verharren.

Den bitteren Geschmack aus unserem alltäglichen Erleben zu verbannen, stört die Harmonie genauso stark wie die Verbannung einer bestimmten Farbe aus dem Lichtspektrum. Es ist für die Ernährung wichtig und außerdem verblüffend genussreich, den bitteren Geschmack wieder zu kultivieren. Bitteres kann außerdem den übertriebenen und die Gesundheit bedrohenden Heißhunger auf Süßes verringern und auch den exzessiven Konsum von allem, was süß und salzig ist, einschränken. Meiner Meinung nach hat sich durch unsere Vermeidung bitter schmeckender Lebensmittel und Pflanzen eine chronische Fehlfunktion unserer Leber, unserer

Verdauungsorgane und unserer Assimilierungs- und Ausscheidungsprozesse entwickelt. Das hat dann sekundär Ungleichgewichte im Hormonsystem hervorgerufen. Folglich sind mittlerweile Schmerzen bei der Menstruation die Norm, ebenso bei den meisten Männern im fortgeschrittenen Alter Probleme mit der Prostata. All dies wird von allen möglichen anderen Symptomen begleitet, die durch eine schlechte Verdauung, eine unzureichende Assimilation von Nährstoffen und eine träge Peristaltik entstehen. Ich habe die Erfahrung gemacht, dass Probleme mit der Prostata Zeichen für einen Bedarf an Maßnahmen sind, mit denen die Leber gereinigt und gestärkt wird.

Die Traditionelle Chinesische Medizin (TCM) kennt fünf Geschmacksrichtungen: bitter, sauer, salzig, süß und scharf. Jedem Geschmack werden bestimmte physiologische Aktivitäten zugeschrieben, und jeder Geschmack soll eine Affinität zu einem bestimmten wichtigen Organ im Körper haben. Der bittere Geschmack hat nach Auffassung der TCM einen kühlenden Effekt, der ausleitet und trocknet. Bitter schmeckende Heilpflanzen werden häufig dazu verwendet, Leiden zu behandeln, die Ausdruck von feuchter Hitze sein sollen. Solche Krankheiten sind Verdauungsprobleme und Leberleiden, ferner Gallenkrankheiten und eine ganze Reihe von Entzündungen, Infektionen und mit Rötung einhergehenden und nässenden Hautleiden. In der TCM ist das mit dem bitteren Geschmack in Verbindung gebrachte Organ das Herz, das als Haus des Geistes und als Herrscher über die geistigen Fähigkeiten angesehen wird. Bittere Heilmittel, so heißt es, stärken die Psyche. Bestimmt will niemand mit einer kraftlosen, erschlafften Psyche sein Leben führen.

Wie bereits erwähnt, wirkt der bittere Geschmack durch eine von den Rezeptoren in der Zunge ausgelöste neurologische Reaktion reflexartig über das zentrale Nervensystem. Dafür *muss* der bittere Geschmack aber unbedingt *geschmeckt* werden. Nur eine geringe Menge an bitter schmeckenden Stoffen ist dafür nötig (zu viel davon kann einen gegenteiligen Effekt haben). Am besten nehmen wir fünfzehn bis zwanzig Minuten vor den Mahlzeiten etwas Bitteres zu uns, damit wir dessen appetitsteigernde und verdauungsfördernde Wirkung genießen können. Die meisten seiner Vorzüge entfaltet der bittere Geschmack nicht, wenn wir eine Bitterpflanze in Form einer Kapsel oder eines stark gesüßten Tees zu uns nehmen, die eine direkte Wahrnehmung des bitteren Geschmacks verunmöglichen. Wir können dazu ein Experiment durchführen: Beim nächsten Mal, wenn wir Lust auf Süßes verspüren, geben wir einen Tropfen eines bitter schmeckenden Heilpflanzenkonzentrats (in Form eines Tees oder einer Tinktur) auf die Zunge und beobachten dann, wie der Drang nach Süßem auf einmal weniger wird. Auf diese Weise lassen sich die entsprechenden Fressattacken unterbinden, und auch anfallartig auftretende Zustände der Unterzuckerung können verhindert werden. Unter Aufsicht eines erfahrenen Spezialisten durchgeführt, kann es letztlich sogar bei Diabetes die Notwendigkeit einer Einnahme von Insulin verringern. (Allerdings sollten Diabetiker, deren Gesundheit von der Einnahme von Insulin abhängt, bei der Verwendung von Bitterpflanzen natürlich sehr vorsichtig sein. Sie können dadurch das Gleichgewicht ihrer Blutzuckerwerte stören. Schwangere sollten ebenfalls darauf achten, nicht zu viel bitter Schmeckendes zu sich zu nehmen, da dessen Wirkung zu Gebärmutterkontraktionen anregen kann. Außerdem ist von Bitterpflanzen abzuraten, wenn die Menstruationsblutung sehr stark ist oder bei schmerzhaften Krämpfen bei der Menstruation.)

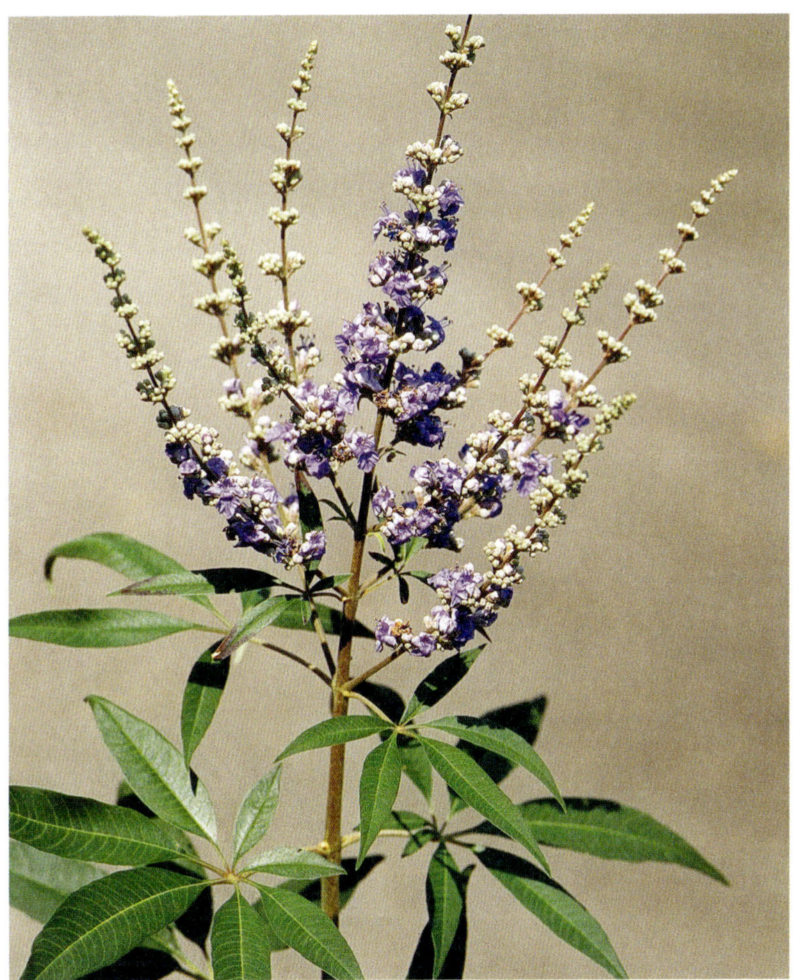

Mönchspfeffer (Keuschlamm, *Vitex agnus-castus*)

Wie die meisten guten Barkeeper wissen, besteht das beste Mittel gegen Kater aus einem oder zwei Spritzern eines Angostura-Bitters in einem kleinen Glas Wasser. Angostura ist ein aromatisches Getränk aus mehreren Pflanzen, in dem neben harmlosen Gemüseextrakten die Bitterpflanze Enzian enthalten ist. Wie viele erfahrene Helden und Heldinnen im Kampf mit ihrem Kater wissen werden, schafft dieser kleine, bittere Cocktail schnelle und wohltuende Abhilfe. Der bittere Geschmack regt nämlich den Fluss der Säfte im Körper an und hilft diesem dabei, sich schneller zu entgiften und sich wieder besser zu fühlen (um dann für den Fortgang der Feier gerüstet zu sein).

Neben Enzian sind als Bitterpflanzen weit verbreitet: Löwenzahnblätter, Beifuß, Benediktenkraut, Artischockenblätter, Chicorée, Kamille, Tausendgüldenkraut, Hopfen, Mutterkraut *(Tanacetum parthenium)*, Kanadische Gelbwurz *(Hydrastis canadensis)*, Schafgarbe, Wermut und Odermennig. Köstliche, bitter schmeckende

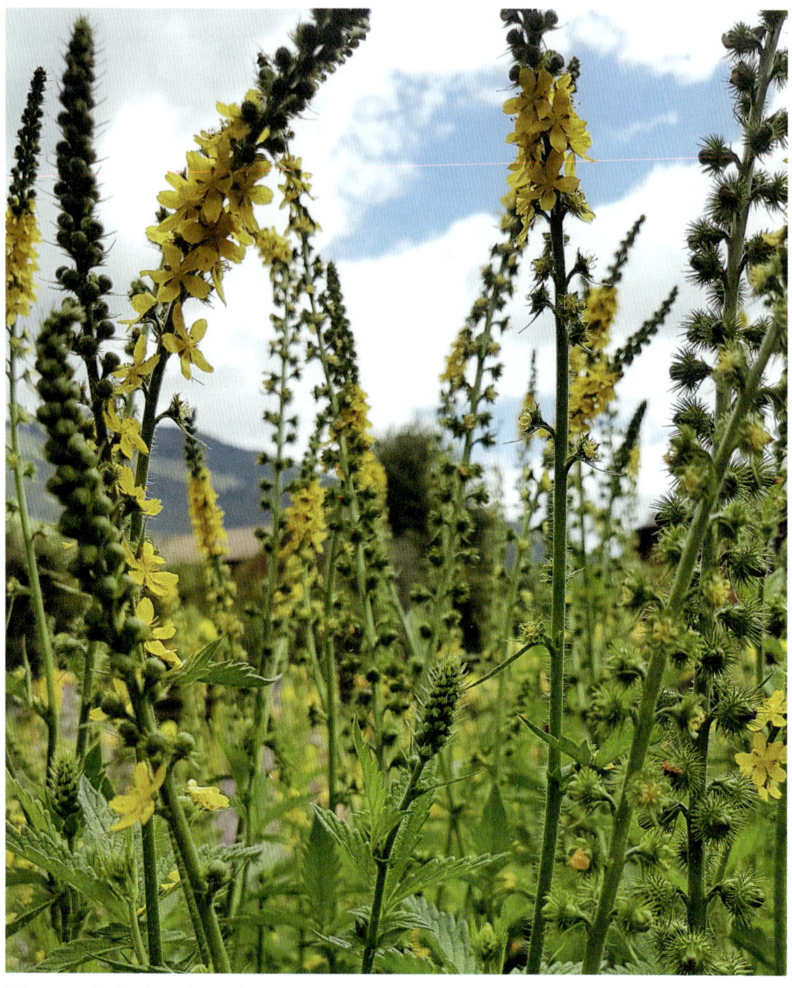

Odermennig *(Agrimonia* spp.)

Salatpflanzen sind Kresse, Endivie, junge Löwenzahnblätter, Lattich, Spinat und die Blätter von Roter Bete.

Mein Vater war der unbestrittene Salatmeister in unserer Familie, und als ich noch ein Junge war, sagte er mir immer, dass zu einem guten Salat ein kleines bisschen Salz, ein wenig Pfeffer sowie einige saure Salatpflanzen gehörten. Am wichtigsten sei jedoch, immer auch einige bitter schmeckende Salatpflanzen hinzuzufügen. Das war meine erste Lektion zum Thema Pflanzen.

Dritte Hypothese

»Den Augenblick der Geburt seines Kindes mitzuerleben, ist das Geburtsrecht eines Vaters.«

Diese Hypothese bezieht sich auf den Augenblick der Geburt eines Kindes. Wenn Sie ein Mann sind, der sicher weiß, dass er kein Kind in die Welt setzen will, dann ist es vielleicht empfehlenswert, zum nächsten Kapitel zu springen. Wenn Sie aber ein Mann sind, der Vater werden könnte, oder wenn Ihnen ein Mann nahesteht, auf den das zutrifft, könnte Ihnen dieses Thema durchaus einige interessante Ideen vermitteln. Diese haben an sich nichts mit Heilpflanzen zu tun, sind aber für eine ganzheitliche Betrachtung des Mannseins bedeutsam.

Ich habe zwei Töchter, und ich habe beide Geburten miterlebt. Ich gehörte mit zu den ersten Männern, die darauf bestanden haben, bei der Geburt ihres Kindes im Krankenhaus anwesend zu sein. Ich klammerte mich an die fahrbare Liege, auf der meine Frau in den Entbindungsraum gerollt wurde, und weigerte mich loszulassen. Das Personal hatte mir gesagt, sie würden mich in den Raum rufen, sobald die Entbindung kurz bevorstand. Ich fühlte mich auf dem Gang aber zu weit weg vom Geschehen und hatte auch das Gefühl, dass man mich leicht vergessen konnte, und so sorgte ich dafür, dass ich nicht außen vor blieb. Meine zweite Tochter wurde in einer kleinen Klinik auf einer abgelegenen Insel im Nordwestpazifik geboren, und der Arzt sah nach der Begleitung von Tausenden von Geburten bei den Ureinwohnern in diesem Wildnisgebiet das Ganze so entspannt, dass er zu mir meinte, wenn ich wollte, könnte ich von ihm aus auch die Nabelschnur durchbeißen. Das war schon ein seltsamer Standpunkt, aber für mich war das in Ordnung. Auf die Sache mit dem Durchbeißen verzichtete ich allerdings.

Jedenfalls wurde ich bei meinen beiden Töchtern Zeuge vom Augenblick ihrer Geburt. Ich beobachtete, wie jede dieser beiden prächtigen Seelen in der materiellen Welt ankam und Atem schöpfte. In diesen beiden Momenten der absoluten Verzückung ging ich völlig in meinen Töchtern auf – in meinem ganzen Leben kam nichts auch nur annähernd an diese Erfahrung heran. Jedes Mal fühlte ich mich wie von einem Wunder umarmt und auf unermesslich tiefe Art und Weise berührt vom Intimsten, das sich im Leben mit einem anderen Menschen teilen lässt. Mit Sicherheit war die Mutter auf einer noch intimeren Ebene Teil davon.

Ich kann nur jedem werdenden Vater – allen werdenden Vätern – dringlich ans Herz legen, darauf zu bestehen, bei der Geburt ihres Kindes dabei zu sein, und wenn möglich auch derjenige zu sein, der das Kind auffängt, wenn es in diese Welt kommt. Die sich daraus ergebende Verbindung ist unauflöslich und absolut einmalig. Dies nährt das männliche Herz in der Tiefe und entfaltet sich zur Liebe eines Vaters, die der Macht der Mutterliebe gleicht. Man ist nicht nur Zuschauer, sondern vollständig Vater. Man erlebt eine Liebesverbindung, die unmittelbar durch dieses Miterleben der Geburt des Kindes in das Leben hinein gezaubert wird – man wird verzaubert von diesem winzigen, zerbrechlichen Baby, das diese Liebe direkt aus der geistigen Welt überbringt.

Einige wenige Männer berichteten mir, dass sie Wut und Frustration empfunden hätten, als sich ihre Frau nach der Geburt ihres Kindes sexuell von ihnen zurückzog. Die Männer fühlten sich von den Frauen ausgeschlossen, von ihnen unbeachtet, nicht gewürdigt und verlassen. Manche gingen sogar so weit zu sagen, dass sie sich ausgenutzt vorkamen.

Biologisch gesehen ist das Hauptziel der Sexualität die Schwangerschaft. Sobald eine Frau schwanger ist, richtet sich ihre sexuelle Energie vor allem darauf aus, ein Kind heranwachsen zu lassen. Bei der Geburt des Kindes widmet sich die sexuelle Kraft der Mutter vor allem dem Ziel, ihr Kind zu beschützen und es mit Nahrung zu versorgen. Unsere Spezies hängt davon ab.

Ein Mann, der die Geburt seines Kindes miterlebt hat, verbindet sich mit dem Kind und auch mit seiner Partnerin als der Mutter des Kindes. Seine sexuelle Energie verwandelt sich. Er ist nicht mehr nur der Liebhaber einer schönen Frau, sondern ist auch zum liebenden Vater für ein wunderbares Kind geworden. War er bei der Geburt zugegen und hat an ihr teilgenommen, hat er den Duft der Geburt gerochen. Ich bin überzeugt davon, dass dieser Duft des neuen Babys über das limbische Gehirn auf eine Urebene der männlichen Psyche des Vaters gelenkt wird, wodurch dieser mit dem Kind als dessen Beschützer verbunden ist und dieses winzige, neue Wesen und seine liebende Mutter mit allem versorgt. Bei einer Hausgeburt erfüllt dieser feine Duft das Haus, und ich habe das Gefühl, dass dieser bleibende Duft nach neuem Leben bei jedem Mitglied der Familie die Kooperation und das Verständnis hervorruft, das nötig ist, um die Familieneinheit aufrechtzuerhalten und sie mit allem zu versorgen, was ihr Nahrung gibt. Dadurch erfahren dann auch die praktischen Neuausrichtungen der sexuellen Energie von Mann und Frau Unterstützung.

Der Mann wird die Sexualität seiner Partnerin mit ihrer aktuellen Rolle als ihr neues, gemeinsames Kind stillende und versorgende Mutter kennen und verstehen. Er wird sie nicht falsch deuten oder beleidigt sein oder sich durch sie bedroht fühlen. Er wird tun, was er kann, um das Nest zu wärmen, seine Partnerin als Mutter zu schätzen, mit dem Kind zu spielen und die Familie zu ernähren. Der Duft der Geburt ist ein mächtiger Verbündeter, der mit den Eltern und dem Kind auf einer ganz ursprünglichen biologischen Ebene kommuniziert. Er unterstützt jede Person darin, intuitiv an diesem Prozess teilzunehmen. Die Frau wird ihre Sexualität zur richtigen Zeit ihrem Liebhaber schon wieder zuwenden (unsere Spezies hängt davon ab), und das Baby wird so unabhängig werden, wie es ihm möglich ist, und dies auch so schnell wie möglich tun. Das ist meine feste Überzeugung und meine Hypothese.

»Im Geist eines vollkommenen Kusses,
glückliches Kind.«
T. Elder Sachs

KAPITEL 5

Eine Technologie der Unabhängigkeit

Ein Kurzlehrgang für die Zubereitung von Tees, Tinkturen und anderen Pflanzenextrakten

»Ein fröhliches Herz ist die beste Arznei.«
Spruch aus dem Alten Testament

Vor dem durch die industrielle Revolution ausgelösten Einsetzen der kollektiven Amnesie wussten die meisten Mitglieder einer Familie über die Verwendung von Heilpflanzen Bescheid. Die Materia medica der Pflanzenheilkunde ist ungeheuer umfangreich und steht uns umsonst zur Verfügung, sobald wir (wieder) lernen, die vor Ort wachsenden (und oft als Unkräuter bezeichneten) Arzneipflanzen zu erkennen und auch (wieder) lernen, wie man sie auf die richtige Weise sammelt und zubereitet.

Eine Heilpflanze ist einfach eine bestimmte Pflanze, die unsere Gesundheit fördert. Ein Heilpflanzenkundiger weiß, wie solche Pflanzen angewendet werden. Die Techniken für die Zubereitung pflanzlicher Heilmittel sind einfach geblieben, und die dafür nötige Ausstattung lässt sich auf wenige Sachen begrenzen. Es sind:

- ein Messbecher
- eine Teekanne aus Glas, Edelstahl oder Porzellan sowie ein paar Töpfe (aber keine aus Aluminium)
- eine elektrische Gewürz- oder Kaffeemühle (die elektrische Variante von Mörser und Stößel) zum Pulverisieren trockener Pflanzen oder eben Mörser und Stößel für alle, die es gemütlich nehmen
- ein elektrischer Mixer für Zubereitungen aus frischen Pflanzen
- Glasgefäße mit dicht schließendem Deckel (besonders solche aus Braunglas) für die Aufbewahrung der Heilpflanzen und Pflanzenzubereitungen
- feinmaschige Küchensiebe aus Edelstahl und Tücher aus natürlicher, ungefärbter Baumwolle oder Nesselstoff zum Abseihen und Filtern
- ein Sortiment an Trichtern, Gummispateln und Rührstäben
- eine Küchenwaage
- ein Dörrautomat für Nahrungsmittel und Heilpflanzen; dieser ist kein Muss, aber ungeheuer praktisch. (Wer einmal einen besessen und eine Zeit lang benutzt hat, wird ihn unentbehrlich finden.)

Zubereitungsformen

Aufguss (Tee) und Auszug (Extrakt)

Bei den empfohlenen Dosierungen von Aufgüssen gibt es bei einzelnen Heilpflanzen Abweichungen. Im Allgemeinen bereiten wir einen Aufguss (Tee) für eine medizinische Verwendung zu, indem wir etwa 30 Gramm der klein geschnittenen oder zerstoßenen Blätter und/oder Blüten der betreffenden Pflanze in einen Topf geben, der gut einen Liter fasst. Dabei sollten wir besonders die zarten und empfindlicheren Teile der Pflanze nehmen, die häufig wohlriechende ätherische Öle enthalten. Wir geben 1 Liter kochendes Wasser hinzu, rühren um, legen den Deckel auf den Topf und lassen alles 15 bis 20 Minuten ziehen. Dann seihen wir es ab und trinken es. (Das Wasser dient hier als Lösungs- oder Extraktionsmittel, auch Menstruum genannt. Alkohol, Wein, Glycerin, Essig, Fruchtsaft oder eine Kombination aus diesen oder alle zusammen sind weitere Lösungs- oder Extraktionsmittel für Aufgüsse oder Auszüge.) Ein solcher Aufguss sollte am besten innerhalb von 48 Stunden getrunken und gekühlt gelagert werden, da er schnell an Wirksamkeit verliert. Normalerweise trinkt man dreimal am Tag 1 Tasse davon; das ist die Standarddosierung. Wenn wir einen solchen Aufguss einfach als Getränk verwenden, werden wir wahrscheinlich, damit es uns besser schmeckt, bei seiner Zubereitung eine kleinere Menge der Pflanze verwenden wollen.

Einige schleimige Pflanzen wie Eibischwurzel und die Rinde des Amerikanischen Gelbholzbaums *(Zanthoxylum americanum)* eignen sich eher für Kaltwasserauszüge. Bei diesem Prozess wird den Pflanzen der größte Teil der Schleimstoffe entzogen, und in Kaltwasser als Extraktionsmittel werden diese Inhaltsstoffe nicht gerinnen, wie es sonst bei einem heißen Lösungsmittel der Fall wäre.

Für einen Kaltwasserauszug legen wir einfach die zerschnittene oder pulverisierte Pflanze in ein Gefäß mit kaltem (Zimmertemperatur reicht), eventuell destilliertem Wasser, rühren gut um, lassen alles fünf bis zwölf Stunden lang ziehen, bis das Wasser schleimig wird, und seihen es dann ab. Für einen etwas besseren Geschmack kann ein wenig Ahornsirup hinzugefügt werden.

Achtung! Bei Bitterpflanzen sind geringere Mengen der unverarbeiteten Pflanze nötig als bei anderen Heilpflanzen. Bei sehr intensiv wirkenden und schmeckenden Heilpflanzen wie beispielsweise Cayennepfeffer reicht schon eine Prise oder Messerspitze aus, um daraus einen wirksamen Aufguss zuzubereiten. Obwohl es auch Anleitungen mit deutlich höheren Dosierungen an Pflanzenmaterial gibt, bin ich der Meinung, dass die (energetischen) Qualitäten einer Heilpflanze wichtiger sind als eine hohe Dosierung. Viele Heilpflanzenkundige im Westen empfehlen heute geringere Dosierungen als die traditionell verabreichten, und dem schließe ich mich in diesem Buch an.

Abkochung (Dekokt)

Für eine Abkochung legen wir 15 bis 30 Gramm der zerkleinerten oder zerstoßenen Samen, Wurzeln, Rhizome (Wurzeltriebe) und/oder Rinde (die festeren, stärker verholzten und dichteren Pflanzenbestandteile) in einen Topf und fügen 1 Liter kaltes Wasser hinzu. Wenn genügend Zeit zur Verfügung steht, lassen wir diese Mischung einige Stunden einweichen. Dann erhitzen wir sie auf niedriger Temperatur, bringen alles zum Kochen, bedecken den Topf und lassen den Inhalt eine Viertelstunde lang vor sich hin köcheln. Danach seihen wir alles ab und trinken die Flüssigkeit. Wir haben uns auf diese Weise einen durch Abkochen gewonnenen Auszug hergestellt: eine Abkochung oder einen Dekokt. Im Kühlschrank lässt sich eine solche Abkochung bis zu 72 Stunden aufbewahren. Normalerweise trinken wir davon dreimal am Tag 1 Tasse.

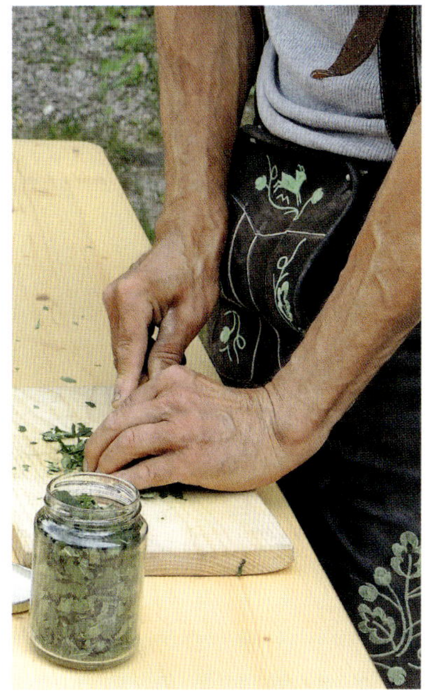

Zerkleinern von frischen Kräutern für Tee.

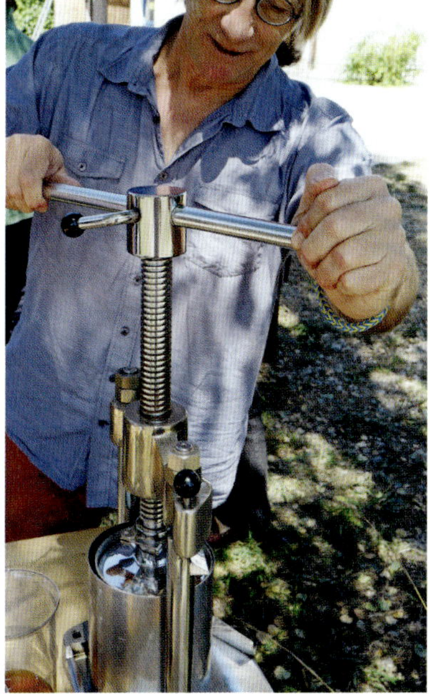

Abpressen einer Tinktur.

Die Kombination aus Abkochung und Aufguss

Zunächst machen wir aus den harten, stärker verholzten Bestandteilen einer Pflanze eine Abkochung. Dann stellen wir die Hitzezufuhr ab und geben die weicheren Pflanzenteile dazu. Diese zarteren Blüten und Blätter enthalten gewöhnlich ätherische Öle, die bei einer Abkochung verdunsten würden und verloren gingen. Wir bedecken die Mischung und lassen sie ziehen, bis sie fertig ist; dann seihen wir die Flüssigkeit ab.

Konzentrat

Eine fertige Abkochung können wir bei niedriger Hitze weiter köcheln lassen, wenn wir vorher die verbrauchten Pflanzen entfernt haben. Die breiige Masse aus aufgebrauchtem Pflanzenmaterial wird auch Trester genannt. Die Flüssigkeit lassen wir verdampfen, bis nur noch die Hälfte oder ein Viertel der ursprünglichen Menge übrig ist. Auf diese Weise entsteht ein Pflanzenkonzentrat. Konzentrate gelten wegen ihrer verdichteten Form als wirksamer, sie werden oft zur Anfertigung von Kompressen und zur Zubereitung von Sirup verwendet.

Sirup

Zur Herstellung eines Pflanzensirups stellen wir zunächst ein Pflanzenkonzentrat her. Dann fügen wir etwa einem halben Liter dieses Konzentrats 2 bis 4 Esslöffel naturbelassenen Honig und 2 bis 4 Esslöffel Pflanzenglycerin hinzu. (Abhängig von der gewünschten Konsistenz können diese Mengen auch abgeändert werden.) Auch Tinkturen können zu einem Sirup gegeben werden; dazu verteilen wir 2 Esslöffel der Tinktur auf 1 Tasse Sirup. Sirup sollte im Kühlschrank aufbewahrt werden. Durch den Honig und das Glycerin ist er etwa ein Jahr lang haltbar. Allgemein wird Sirup zur Behandlung von Husten und Halsschmerzen verwendet, weil er die Schleimhaut im Rachen überzieht und die Pflanzen im Sirup dann kontinuierlich in Kontakt mit dem Schleimhautgewebe kommen. (Man kann sich den Sirup dabei wie eine Art süßen, fließenden Wickel vorstellen.) Mit Sirup lassen sich auch Kindern und zimperlichen Erwachsenen Heilpflanzen auf angenehme Weise verabreichen. Üblicherweise wird ungefähr drei- bis viermal täglich 1 Esslöffel davon genommen. Wenn die Reizungen und die Beschwerden sehr stark und akut sind, nimmt man alle zwei Stunden 1 Esslöffel.

Tinktur

Wir geben etwa 30 Gramm der pulverisierten, getrockneten Heilpflanze (am besten in der elektrischen Mühle gemahlen) mit einem halben Liter 40- oder 50-prozentigen Alkohol in ein Glasgefäß (dafür eignen sich Wodka, Gin, Brandy oder anderer qualitativ hochwertiger Schnaps – was immer Sie bevorzugen). Dann rühren wir alles gründlich um und verschließen das Gefäß gut. Wenn wir uns für frische, ungetrocknete Pflanzen entscheiden, schneiden wir diese in kleine Stücke, legen sie in einen Mixer, gießen so viel 50-prozentigen Alkohol darauf, dass alles davon bedeckt wird und machen daraus eine breiartige Masse. Die Pflanzenmischung gießen wir in ein Glasgefäß und schütteln sie ein- oder zweimal am Tag kräftig durch. Dies machen wir zwei Wochen lang oder länger. Für einen möglichst intensiven Extraktionsprozess muss die Flüssigkeit jeden Tag geschüttelt werden. Nach zwei Wochen seihen wir die Flüssigkeit durch ein Tuch aus Nesselstoff ab und pressen damit so viel Flüssigkeit wie möglich aus dem zurückbleibenden Pflanzenbrei (dem Trester) heraus. Dieser Trester wird dann entsorgt; die kräftig gefärbte Flüssigkeit wird an einem dunklen, kühlen Platz in einem fest verschlossenen und entsprechend

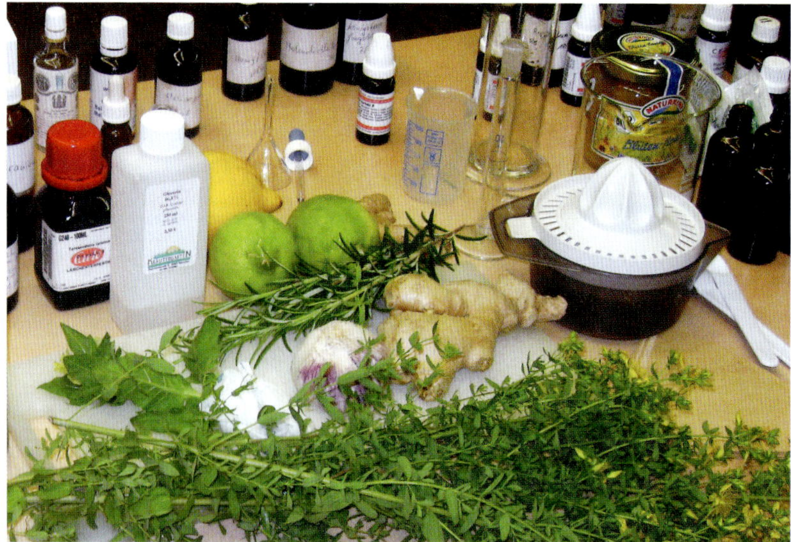

Herstellen von Tinkturen und Kräuterpräparaten.

beschrifteten Gefäß gelagert. Am besten eignen sich dafür die bereits erwähnten Braunglasgefäße, die den Inhalt vor Licht schützen. Wir haben jetzt eine Pflanzentinktur hergestellt, die jahrelang haltbar ist. Normalerweise nehmen wir dreimal am Tag 15 bis 40 Tropfen davon. Einige empfehlen, davon je nach Pflanze dreimal am Tag 1 bis 4 Milliliter einzunehmen. (Ein Milliliter entspricht ungefähr 25 Tropfen.)

Lösungsmittelaustausch

Bei einigen der in diesem Buch behandelten Heilpflanzen scheint sich der für die Herstellung einer Tinktur nötige Extraktionsprozess am effektivsten mit reinem, 95-prozentigem Äthylalkohol als Extraktionsmittel durchführen zu lassen. Zu diesen Pflanzen gehören die Samen der Mariendistel, Kreosotbusch, Myrrhe (für die Behandlung von Infektionen und Entzündungen im Mund und Hals geeignet), Baldrian und Ringelblume.

Wenn jemand solche Extrakte ohne Alkohol verwenden will, können wir mit der folgenden einfachen Technik den Alkohol entfernen und ihn durch Glycerin als Konservierungsmittel ersetzen.

1. Zunächst stellen wir aus der gewünschten Pflanze einen Extrakt her und verwenden dazu unverdünnten (ohne dass wir Wasser dazugeben) 95-prozentigen Äthylalkohol (also im Grunde genommen reinen Äthylalkohol) als Extraktionsmittel. (Bitte nie Reinigungsalkohol oder Franzbranntwein für die innerliche Anwendung benutzen!)
2. Wir notieren uns die genaue Menge an Alkohol, die wir für die Extraktion verwendet haben.
3. Den fertigen Extrakt gießen wir ab und pressen ihn aus.
4. Danach messen wir die Gesamtmenge dieses Extraktes.
5. Jetzt messen wir Glycerin in der Menge ab, die der von dem als Extraktionsmittel verwendeten Alkohol entspricht (und die wir im zweiten Schritt notiert haben).
6. Wir gießen das Glycerin in den Extrakt und geben die gesamte Mischung in einen Edelstahltopf oder Glastopf.
7. Bei niedriger Hitze erwärmen wir die flüssige Mischung aus Extrakt und Glycerin, bis ihr Volumen der ursprünglichen Menge des Extraktes im vierten Schritt entspricht. Wir sollten das Ganze nicht zu heiß werden lassen, da Glycerin bei einer Temperatur von 100 Grad Celsius verdampft. Der Alkohol wird durch das Kochen entfernt, und wir bekommen einen alkoholfreien, mit Glycerin versetzten Extrakt.
8. Dann lassen wir alles abkühlen, füllen es in Flaschen ab, verschließen diese gut und lagern die bernsteinfarbenen Flaschen. Die Anwendungsdosierung ist dieselbe wie die für Tinkturen.

Einreibemittel

Bei der Herstellung eines Einreibemittels aus Pflanzen verfahren wir genauso wie bei der Herstellung einer Tinktur. Der einzige Unterschied besteht darin, dass wir bei einem Einreibemittel auch Reinigungsalkohol oder Franzbranntwein statt trinkbaren (Äthyl-)Alkohol aus alkoholischen Getränken nehmen können. Wenn wir Reinigungsalkohol verwenden, sollte das Einreibemittel mit dem Warnhinweis »Nur für äußerliche Anwendung geeignet!« beschriftet werden.

Glyzerid

Um einen konzentrierten Extrakt zu bekommen, der einer Tinktur ähnlich ist, aber keinen Äthylalkohol enthält, können wir mit frischen oder getrockneten Pflanzen auch Glyzeride herstellen.

Verwenden wir frische, ungetrocknete Pflanzen, schneiden wir diese in kleine Stücke, geben sie in einen Mixer und fügen genügend reines Pflanzenglycerin hinzu, um alles Pflanzenmaterial damit zu bedecken. Dann mixen wir so lange, bis sich das Pflanzenmaterial gut mit dem Glycerin durchmischt hat. Zu Beginn ist es vielleicht nicht einfach, das Pflanzenmaterial richtig zwischen den Klingen des Mixers zu positionieren; dabei kann das stumpfe Ende eines Holzstabs oder eines Holzlöffels mit langem Griff und einige Ausdauer hilfreich sein. Um das sirupartige Glycerin zu verdünnen, müssen wir vielleicht eine geringe Menge destilliertes Wasser dazugeben (so wenig wie möglich). Bei der Verwendung frischer Pflanzen ist das normalerweise nicht erforderlich, da diese ja das in ihnen enthaltene Wasser mit in die Mischung bringen. Nach dem gründlichen Durchmischen verfahren wir genauso weiter wie bei der Herstellung einer Tinktur (siehe dazu Seite 56).

Haben wir getrocknete Pflanzen, zerstoßen wir sie gut oder pulverisieren sie mit der elektrischen Gewürz- oder Kaffeemühle; dann geben wir das Pflanzenpulver in einen Topf. Wir mischen 6 Teile Glycerin mit 4 Teilen Wasser und rühren alles gut durch, damit sich Glycerin und Wasser gut miteinander verbinden. Die entstehende Flüssigkeit gießen wir auf die pulverisierten Pflanzen, bis diese gut mit ihr durchtränkt sind. Danach rühren wir alles gründlich durch und verfahren wie bei der Herstellung einer Tinktur weiter.

Damit das Glycerin ein vollwertiges Konservierungsmittel ist, muss es in der fertigen Zubereitung nach dem Abseihen mindestens in einem Volumen von 50 Prozent vorhanden sein. (Das meiste handelsübliche Glycerin enthält ungefähr 5 Prozent Wasser; das sollte bei den Berechnungen berücksichtigt werden.) Das fertige Glyzerid lässt sich bei richtiger Zubereitung ein bis zwei Jahre aufbewahren. Als Standarddosierung gelten bei innerlicher Anwendung dreimal am Tag 20 bis 40 Tropfen. (Achtung! Im Allgemeinen eignen sich schleimige Pflanzen wie Beinwell und Eibisch und sehr harzhaltige Pflanzen wie Myrrhe und Gummikraut *[Grindelia* spp.*]* nicht für diese Form der Extraktion.)

Ölauszug (Warmauszug)

Hierzu werden die getrockneten, pulverisierten Pflanzen in qualitativ hochwertiges kalt gepresstes Olivenöl gegeben. Das Ganze wird gut umgerührt, bis die Mischung die Konsistenz eines matschigen Breis bekommt, der noch vom Löffel heruntertropft, aber nicht zu dünnflüssig ist. Wir stellen sie dann an einen warmen Ort (mit einer Temperatur von ungefähr 38 Grad), schütteln sie am Tag mehrere Male kräftig oder rühren sie gründlich durch und setzen das zehn Tage lang fort. Dann seihen wir das Öl durch ein Musselintuch ab und wringen alles verbleibende Öl aus dem Trester im Tuch heraus. (Dieser Schritt kann eine sehr ölige und schmierige Angelegenheit werden; man sollte also mit viel Geduld an die Sache herangehen und genügend Materialien zum Saubermachen bei der Hand haben.) Ölauszüge sollten in einem dicht verschlossenen Gefäß und an einem kühlen Ort aufbewahrt werden.

Salbe

Um eine Salbe herzustellen, geben wir zunächst 15 Gramm (etwa 2 Esslöffel) reine Bienenwachsspäne (keine großen, ganzen Stücke, da sonst das Pflanzenöl zu stark erhitzt werden müsste) und eine halbe Tasse Pflanzenöl (oder einen vorher hergestellten Ölauszug aus den entsprechenden Heilpflanzen) in einen kleinen Topf. Das erwärmen wir langsam bei niedriger Hitze, bis das Bienenwachs geschmolzen ist. Die gewünschte Konsistenz lässt sich ermitteln, indem wir einen Löffel in die Mischung tunken, wieder herausziehen und die Mischung daran hart werden lassen (dazu den Löffel eventuell in den Kühlschrank legen, um den Prozess zu beschleunigen). Ist die Mischung am Löffel nach dem Abkühlen zu hart, fügen wir der warmen Mischung im Topf noch ein wenig mehr Öl hinzu; ist sie zu weich, braucht es noch ein wenig mehr Bienenwachs. Dann überprüfen wir die Konsistenz erneut, bis sie so ist, wie gewünscht. Die fertige Öl-Bienenwachs-Mischung nehmen wir vom Herd und gießen sie in ein passendes Gefäß mit dicht schließendem Deckel.

Sollen der Salbe noch ätherische Öle hinzugegeben werden, kommen 10 bis 20 Tropfen dieser Öle in das Gefäß, kurz bevor wir die flüssige Salbe hineingießen. Dann alles abkühlen lassen. Dicht verschlossen, sind solche Salben lange Zeit haltbar. Am besten lagert man sie an einem relativ kühlen Ort.

Zäpfchen

Zäpfchen sind so beschaffen, dass sie sich zum Einführen in Körperöffnungen eignen. Sie enthalten die für eine Behandlung verwendeten Heilpflanzen und haben normalerweise die ideale Form, um ins Rektum eingeführt zu werden (um dort beispielsweise bei Beschwerden im Bereich des unteren Verdauungstraktes Linderung zu verschaffen oder auch auf die direkteste Weise auf die Prostata einzuwirken). Auch vaginal lassen sich Zäpfchen einführen. Häufig sind sie konisch geformt und haben eine abgerundete Spitze (wie ein Torpedo). In der Länge und Breite entsprechen sie in etwa den ersten beiden Gelenken des kleinen Fingers (und wiegen etwa 30 Gramm). Bei normaler Zimmertemperatur sollten sie ihre Form beibehalten; bei Körpertemperatur werden sie aber schnell weich, lösen sich auf und setzen so ihren Inhalt frei.

Kakaobutter ist ein hervorragendes Grundmaterial und Trägermittel für die Herstellung von Zäpfchen, da sie die genannten erforderlichen Eigenschaften besitzt und leicht erhältlich ist. Wer an einem Ort mit sehr warmem Klima lebt, muss der Kakaobutter vielleicht noch ein bisschen Bienenwachs (1 Teil Bienenwachsspäne auf 6 Teile Kakaobutter) hinzufügen, um den Schmelzpunkt der Kakaobutter zu erhöhen.

Um Zäpfchen mit pulverisierten Pflanzen herzustellen, formen wir Aluminiumfolie so, dass sie eine Hohlform in der Länge und dem Umriss des gewünschten Zäpfchens bildet. Das können wir leicht bewerkstelligen, indem wir die Folie um einen mittelgroßen Schreibstift wickeln, vorne zu einer Spitze zusammendrehen und dann den Stift am anderen Ende herausziehen. Dadurch haben wir die geeignete Form für ein langes Zäpfchen, das wir dann nach dem Abkühlen in den jeweils passenden Längen zurechtschneiden und dann weiter in Form bringen können.

Die Herstellung ist einfach: Die Pflanzen zu einem feinen Pulver zermahlen – eine elektrische Gewürz- oder Kaffeemühle eignet sich dafür am besten. Die Kakaobutter bei niedriger Hitze schmelzen, das Pflanzenpulver daruntermischen. Pflanzen haben jeweils unterschiedliche Beschaffenheiten; daher sind genaue Mengenangaben an dieser Stelle schwierig. Am besten nimmt man zu Beginn (vom Volumen her) gleiche Anteile vom Pflanzenpulver und von der zerschmolzenen Kakaobutter für die Zäpfchenmischung, also beispielsweise jeweils einen gestrichenen Esslöffel. Zusätzliches Pflanzenmaterial und zusätzliche Kakaobutter sollten für den Fall bereitstehen, dass wir die endgültige Konsistenz dieser Mischung noch verändern wollen.

Die fertige Mischung gießen wir in die Gussform(en) aus Aluminiumfolie. Das offene Ende der jeweiligen Form wird danach zusammengedreht, dann lässt man die Masse abkühlen. Das Zäpfchen hat jetzt die Länge des Schreibstifts. Davon schneidet man zwei bis drei Zentimeter lange Stücke ab und formt sie zur Zäpfchenform. Die Zäpfchen sollten in einem entsprechend beschrifteten Gefäß im Kühlschrank aufbewahrt werden.

Sollen bei der Herstellung der Zäpfchen Flüssigextrakte verwendet werden (also beispielsweise ein Aufguss, eine Abkochung oder Tinktur), müssen wir als Grundstoff statt der Kakaobutter eine Mischung aus 40 Teilen Flüssigextrakt, 15 Teilen Glycerin und 10 Teilen Gelatine nehmen.

Die Gelatine wird 30 Minuten im Flüssigextrakt eingeweicht, bevor wir sie bei sehr niedriger Hitze im Extrakt flüssig werden lassen. Dann geben wir das Pflanzenglycerin hinzu und rühren alles gut um. Im Wasserbad oder in einem Wasserbadtopf mit doppeltem Boden (auch Simmertopf oder Milchkochtopf genannt) wird alles erhitzt, bis das Wasser verdunstet ist. Die endgültige Konsistenz der Zäpfchen hängt von der Menge des verdampften Wassers ab; wenn das gesamte Wasser entfernt wurde, ist die Konsistenz sehr fest. Die fertige Mischung gießen wir dann in die Gießform aus Aluminiumfolie und lassen sie abkühlen. Diese Zäpfchen lassen sich für eine zukünftige Verwendung eine ganze Weile aufbewahren.

Kompresse (feuchter Umschlag)

Dafür tunken wir ein sauberes, frisch gewaschenes Baumwolltuch in einen warmen Pflanzenaufguss, eine Abkochung oder eine Tinktur (oder sogar in einen Ölauszug, wenn man sich nicht an der glitschigen Erfahrung stört). Überschüssige Flüssigkeit sollte ausgewrungen werden, danach legt man das Tuch auf die verletzten oder strapazierten Körperteile. Diese Kompresse bedecken wir dann mit einer Plastiktüte, wickeln ein Handtuch darum, um alles an seinem Platz zu halten, und sorgen im Bedarfsfall mit einer Decke, einem Wärmekissen oder einer Wärmflasche für zusätzliche Wärme. Eine solche Kompresse wird ein- oder zweimal am Tag aufgelegt, notfalls auch öfter. Sie sollte zwanzig Minuten bis eine Stunde an der entsprechenden Körperstelle verbleiben.

Wickel und Breipackung

Hierzu können wir frische Pflanzenteile zerdrücken, zerquetschen, zerstoßen, zerstampfen, zerkleinern, entsaften – im Notfall können wir sie auch einfach zerkauen – und dann direkt auf die verletzte, gestochene, gebissene oder anderswie gereizte Körperstelle auflegen. Damit die Pflanzenteile an der richtigen Stelle liegen bleiben, wickeln wir sie vorher in ein dünnes, sauberes Tuch. Ersatzweise können auch pulverisierte getrocknete Pflanzen mit heißem Tee oder einfach heißem Wasser befeuchtet und direkt auf den Körper aufgebracht werden. Diese Breipackungen sollten in einer dicken Schicht und nass (aber nicht tropfnass) aufgetragen werden.

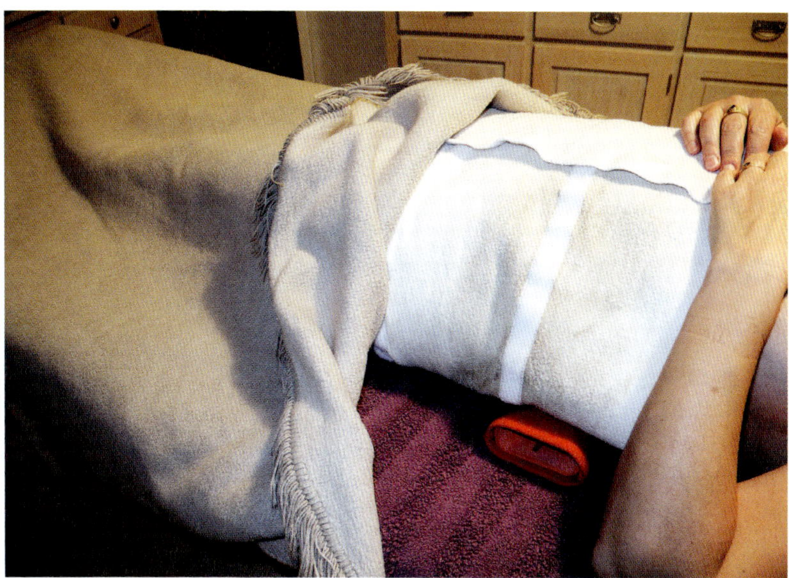

Kräuterwickel wirken regenerierend und entspannend.

So können sie am wirksamsten das gereizte Gewebe beruhigen und Schädliches aus dem Körper ziehen. Ein Wickel oder eine Breipackung sollte zwei- oder dreimal am Tag gewechselt werden; diese Prozedur setzt man etwa drei Tage lang fort.

Ein Teil als Maßeinheit in einer Rezeptur aus Heilpflanzen

In der Heilpflanzenkunde wird die Zusammensetzung von Rezepturen üblicherweise in Anzahl der einzelnen Bestandteile angegeben. Bei einem Heilmittel zur Behandlung einer gereizten Prostata beispielsweise werden 16 Teile Sägepalme, 8 Teile Sonnenhut *(Echinacea* spp.*)*, 8 Teile Damiana, 8 Teile Schafgarbe und 1 Teil Ingwer miteinander vermischt.

Häufig kommt dann die Frage auf, was mit einem Teil eigentlich genau gemeint ist. Ist es ein Tropfen, ein Gramm, ein Esslöffel, eine Schaufel voll oder eine Lastwagenladung? Die Antwort lautet, dass es jede dieser Maßeinheiten sein kann. Wichtig ist, das richtige Verhältnis der Bestandteile zueinander beizubehalten. Letztlich geht es darum, welche Menge der Gesamtmischung wir am Ende haben wollen. Wenn man nicht gleich eine ganze Fußballmannschaft einer Prostatakur unterziehen will, empfiehlt sich beispielsweise eine Maßeinheit von 30 Gramm als Grundlage zu nehmen oder bei der Mischung von Flüssigextrakten eine Maßeinheit von 30 Millilitern bzw. zwei Esslöffeln.

Bei Verwendung einer größeren Anzahl an Pflanzen sollte man vom kleinsten Teil hochrechnen. Bei oben genannter Beispielrezeptur könnten wir als Maßeinheit 4 g zugrundelegen. Das heißt, wir könnten circa 60 Gramm Sägepalme, 30 Gramm Sonnenhut, 30 Gramm Damiana, 30 Gramm Schafgarbe und 4 Gramm Ingwer miteinander vermischen. Das Ergebnis wären dann knapp 155 Gramm der Gesamtmischung. Sollten wir nur die Hälfte dieser Gesamtmenge benötigen, nehmen wir jeweils die Hälfte der angegebenen Einzelmengen.

Es ist völlig egal, welche Maßeinheit man verwendet; auch ein handelsüblicher Messlöffel ist als Maßeinheit (für ein Volumen) bestens geeignet; wir müssen dann nur immer den gleichen Messlöffel für jeden Bestandteil der Mischung verwenden.

Ein Tropfen

Was ist ein Tropfen? Der Begriff ist durchaus problematisch. Ein Tropfen Wasser wird als kleinste oder minimale Grundeinheit, in der Sprache der Pharmakologie als Minim, angesehen. Doch nur der Wassertropfen entspricht genau dieser Menge – und das auch nur dann, wenn das Wasser aus einer dem internationalen Standard entsprechenden Pipette heraustropft. Die Form und die Oberflächenqualität der Öffnung, aus der ein Tropfen heruntertropft, beeinflusst dessen Größe. Doch auch wenn wir eine Standardpipette nehmen, sind nicht alle Tropfen von Flüssigkeiten gleich. Dickflüssige, zähflüssige Flüssigkeiten wie Sirup erzeugen Tropfen, die fünfmal größer sind als der Tropfen einer schweren und leicht beweglichen Flüssigkeit wie Chloroform und dreimal so groß wie ein Alkoholtropfen. Nehmen wir 1 Milliliter einer Flüssigkeit als Grundmaß, stellen wir fest, dass diesem etwa 68 Tropfen Chloroform, 39 Tropfen Alkohol oder 35 bis 41 Tropfen eines wässrig-alkoholischen Auszugs oder eines Flüssigextraktes entsprechen. Die gleiche Menge Flüssigkeit enthält 28 bis 38 Tropfen Öl, aber nur 12 bis 30 Tropfen Sirup. Die oben verwendete Maßeinheit von 30 Millilitern enthält somit 960 bis 1200 Tropfen. Für alle praktischen Anwendungsbereiche (die etwas mit Dosierungen zu tun haben) können wir bei den gebräuchlichsten Tinkturen von dieser Größenordnung ausgehen. Solange wir nicht jemandem sehr intensiv wirkende oder giftige Extrakte verabreichen oder Kleinkindern, Welpen oder kleinen Kätzchen unsere Heilmittel geben, bereitet der geschilderte Sachverhalt aber keine Probleme. Wenn es auf genaues Abmessen ankommt, sind Maßangaben in Millilitern (ml) oder Kubikzentimetern (cm^3) jedenfalls zuverlässiger als die Angabe der Anzahl von Tropfen.

Die Berechnung der richtigen Dosierung

Wer beabsichtigt, selbst Extrakte herzustellen und Dosierungen zu ermitteln, sollte sich einen großen Gefallen tun und sich eine Waage besorgen.

Um sich über Dosierungen verständigen zu können sowie für die Zubereitung von Pflanzen in einer bestimmten Dosierung, werden auf jede einzelne Heilpflanze zugeschnittene spezifische Mengenangaben gemacht.

Die Dosierung für eine getrocknete Pflanze wird beispielsweise wie folgt angegeben: »Dreimal am Tag 3 bis 5 Gramm Damiana als Aufguss (Tee).« Das bedeutet, wir wiegen auf unserer Waage 3 bis 5 Gramm dieser Pflanze ab und bereiten daraus einen Tee zu, den wir anschließend trinken. Das tun wir dreimal am Tag. Bei stärker wirkenden Heilpflanzen nehmen wir vielleicht nur 1 bis 3 Gramm, bei einer weniger intensiv wirkenden Pflanze dagegen 4 bis 6 Gramm. Wie viel Wasser wir beim Aufguss dazugeben, ist relativ egal, solange wir genug Wasser verwenden, um die besonderen Inhaltsstoffe der Heilpflanze extrahieren zu können, was bei mehr oder weniger einer Tasse Wasser der Fall sein dürfte. Nur die Menge der Heilpflanze im Wasser, die wir zu uns nehmen, ist wichtig.

Wie schon erwähnt: Aus praktischen Gründen und unter Berücksichtigung des gesunden Menschenverstandes sind die Anleitungen für die Zubereitungsprozeduren in diesem Buch einfach gehalten. So sprechen wir beispielsweise davon, einen

Liter kochendes Wasser auf 30 Gramm einer Pflanze zu geben, das Ganze umzurühren und zehn Minuten ziehen zu lassen, dann abzuseihen und zu trinken, und zwar in Dosierungen wie zweimal am Tag eine Tasse oder drei- bis viermal am Tag eine halbe Tasse. Oder unabhängig von der Heilpflanze, die wir verwenden, bereiten wir uns beispielsweise einen Kräutertee zu, der ein festgesetztes Verhältnis von Gewicht zu Volumen (in Gramm pro Liter) aufweist. Durch die Menge des jeweils getrunkenen Tees lässt sich dann die Dosierung genauer justieren. Das ist einfacher und lässt sich auch viel besser befolgen. (Die in diesem Buch aufgeführten Heilpflanzen sind keine pharmazeutischen Arzneimittel, daher sind sie sicher und ungefährlich anzuwenden, und ihre Wirkung ist auch nicht so stark von einer ganz spezifischen Dosierung abhängig.)

Bezüglich der Maßangaben für Tee- und Esslöffel bin ich mir nicht sicher, ob man irgendwo auf der Welt einen Teelöffel findet, der der internationalen Norm entspricht. Teelöffel werden in allen möglichen Größen und ausgefallenen Gestaltungen verkauft – einige sind etwas kleiner, andere ein bisschen größer.

Wer siebzig Jahre alt oder älter ist, sollte bei Rezepturen für sich selbst vielleicht zu Beginn nur die Hälfte der angegebenen Dosierungen nehmen, um erst einmal zu prüfen, wie die Zubereitung in dieser Dosis wirkt und wie man sich fühlt. Allgemein rate ich sowieso jedem, Heilpflanzen, die er noch nie zuvor ausprobiert hat, in kleineren als den empfohlenen Dosierungen einzunehmen, um herauszufinden, wie die Wirkungen der Pflanzen auf den eigenen Körper sind.

Um die Dosierungen für Erwachsene in solche für Kinder umzurechnen, gilt folgende Faustregel: Wir ermitteln das Körpergewicht des Kindes in Kilogramm und teilen die Zahl durch 70 (was dem Durchschnittsgewicht eines Erwachsenen in Kilogramm entspricht). Durch diese Berechnung lässt sich der ungefähre Bruchteil der Dosierung für Erwachsene ermitteln, den man dem Kind verabreichen sollte. Wenn das Kind also 35 Kilogramm auf die Waage bringt, teilt man 35 durch 70 und erhält einen Wert von 0,5. Wird für Erwachsene eine Dosierung von 30 Tropfen des Extraktes der betreffenden Pflanze empfohlen, die dreimal am Tag eingenommen werden soll, bekommt das Kind die Hälfte (50 Prozent) davon, also dreimal am Tag 15 Tropfen.

Umrechnungstabelle

Flüssigkeitsmaße

1 Teelöffel = 5 ml = 5 cm^3

1 Esslöffel = 15 ml (oder cm^3) = 3 Teelöffel

1 Tasse oder 1 Glas = 250 ml

Kapseln

Widerlich schmeckende Pflanzen (Sägepalme, Kreosotbusch, Kanadische Gelbwurz) kann man in Kapseln abfüllen, sodass sie sich problemlos schlucken lassen.

Etwa 30 Gramm einer pulverisierten Pflanze lassen sich (natürlich letztlich immer abhängig von der jeweiligen Dichte des Pflanzenmaterials) in etwa 50 bis 60 kleine (Größe 0) und etwa 25 große Kapseln (Größe 00) füllen.

Wer schon mehr Erfahrungen mit Heilpflanzen mit einem bitteren, beißenden oder sehr strengen Geschmack gemacht hat, kann sie vielleicht in Form einer Tinktur einnehmen, was ich empfehlen würde. Denn Flüssigextrakte werden leichter vom Körper assimiliert.

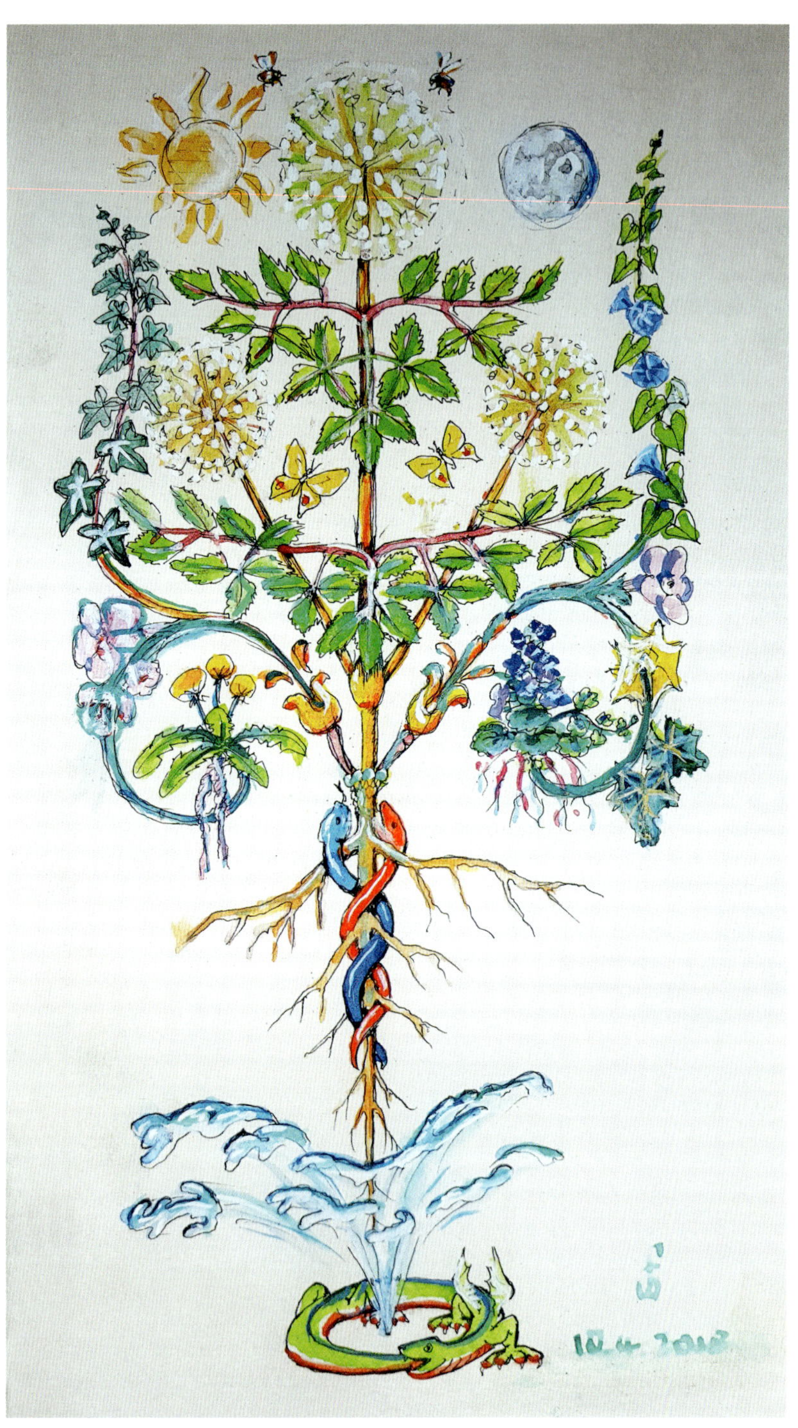

Die Engelwurz als Lebensbaum, umgeben von Heilpflanzen. Aquarell von Fred Weidmann, 2018.

KAPITEL 6

Die Auswahl der richtigen Heilpflanzen

Die Wirkungen von Heilpflanzen und die Sprache der Pflanzenheilkunde

In den nachfolgenden Kapiteln werde ich Fragen diskutieren, die speziell männliche Gesundheitsprobleme betreffen. Ferner gebe ich einen Überblick über Pflanzenrezepturen, die sich für deren Behandlung eignen. Auch Vorschläge für Änderungen des jeweiligen Lebensstils fehlen nicht. Anstatt jedoch bildlich gesprochen lediglich kleine erhellende Feuer aus Heilpflanzen zu entzünden, indem ich den Lesern Rezepturen für diese oder jene Leiden und Beschwerden an die Hand gebe, werde ich ein Konzept vorstellen, das eine ganzheitliche Grundlage für die Verwendung von Heilpflanzen im Rahmen eines westlichen Modells schafft. Hat man dieses einfache Konzept erst einmal begriffen, kann man sich selbst ganz nach Bedarf seine eigenen Feuer entzünden und erhält so eine viel größere Unabhängigkeit bei der Sorge für die eigene Gesundheit. Verstehen wir dieses Konzept, versetzt uns das in die Lage, bei der Verwendung von Heilpflanzen mit vielen eigenen Ideen ganz autonom vorzugehen. Die von mir angeführten Rezepturen, aber auch alle anderen Rezepturen, auf die wir stoßen, lassen sich dann so persönlich und passgenau gestalten, dass sie die eigene einzigartige Beschaffenheit und den aktuellen Zustand therapeutisch viel genauer und spezifischer ansprechen können. Das Wichtigste ist jedoch, dass wir mit einem solchen grundsätzlichen Verständnis in die Lage versetzt werden, Rezepturen zu entwerfen und zuzubereiten, bei denen Pflanzen Verwendung finden, die bei uns vor Ort wachsen oder die in der Nähe eingekauft werden können. Existieren in der Nähe keine geeigneten Bezugsquellen, kann man sich qualitativ hochwertige Pflanzenprodukte auch per Post bestellen. Es gibt kleine Firmen, die hervorragende Pflanzenprodukte selbst herstellen und vertreiben und von denen sich Heilpflanzen, Pflanzenextrakte, Rezepturen und Produkte (auch für Aromatherapie) in bester Qualität beziehen lassen.

Ausblicke

Die meisten Menschen wollen ganz einfach im Register eines Buches ihre Krankheitssymptome nachschlagen und dann auf der betreffenden Seite ein schnelles und einfaches Rezept zur Heilung ihrer Beschwerden finden. Das ist eine Gewohnheit, eine Hoffnung und eine Illusion, die wir uns durch unser Leben in einer Gesellschaft angeeignet haben, die fast ausschließlich ein auf Medikamenten beruhendes medizinisches System zur Behandlung von Krankheiten anbietet. Auch scheinen viele Männer vom einem Buch wie diesem zu erwarten, dass darin Maßnahmen und Techniken angeführt werden, die bei ihnen alles in Ordnung bringen und die ihnen zudem nur ein Minimum an eigener Anstrengung abverlangen.

Wer diese Erwartung hat, der sollte sich nicht weiter mit diesem Buch aufhalten. Denn ein System, bei dem es genügt, lediglich eine Nummer einzutippen und dann die entsprechende Heilung genannt zu bekommen, wird nicht funktionieren. Ich will auch gar keine wie auch immer geartete Illusion darüber fördern, dass es so funktionieren könnte. Hier geht es nicht darum, jemanden zu reparieren, sondern darum, die eigene, von Natur aus vorhandene, angeborene gute Gesundheit wiederzubeleben, indem wir die Mittel finden, die uns geistig, emotional und letztlich auch körperlich besser fühlen lassen.

Es gehört auch zum Prozess des Heilwerdens, dass man dieses Buch durchlesen muss, um die gesuchten Informationen zu bekommen. Mit diesem Buch will ich mehr als nur kurz und oberflächlich über das Thema Gesundheit und Heilpflanzen plappern. Ich bin überzeugt davon, dass die hier präsentierten Ideen für die Gesundheit des Mannes wichtig und es wert sind, dass man die dafür nötige Zeit aufbringt, um darüber nachzudenken und zu diskutieren.

Jahrelang wurden naiven Konsumenten nicht nur durch die Pharmaindustrie und ihre Vertreter einfache, durch die Einnahme einer Pille funktionierende Heilverfahren versprochen, auch Richtungen der Alternativmedizin taten das Gleiche, wenn sie nach der Art der Allopathie an das Thema Heilung herangingen, und als Ersatz für pharmazeutische Medikamente einfach »natürliche« Wirkstoffe verwendet wurden. Bisher habe ich noch nicht erlebt oder davon gehört, dass bei irgendeinem chronischen oder durch die Konstitution bedingten Gesundheitsproblem ein schnelles Heilverfahren irgendeiner Art zum Erfolg geführt hätte. Von Wunderheilungen einmal abgesehen, erfordern diese Leiden immer etwas Zeit und ein gewisses Maß an Engagement dafür, sich selbst um seine eigene Behandlung zu kümmern. Wunder geschehen tatsächlich, doch auch für sie ist irgendeine extrem wirksame Arbeit oder Tätigkeit erforderlich.

Ich werde mich in diesem Buch um Heilmittel aus Pflanzen und um andere segensreiche Möglichkeiten zur Linderung von Beschwerden und zur Pflege der Gesundheit kümmern. Diese Informationen müssen jedoch mit einem gewissen Verständnis für einen dabei in Gang gesetzten Regenerationsprozess verknüpft werden, mit dem man kooperieren muss. Anhaltendes Bemühen ist notwendig, damit dieser Prozess greift und funktioniert und die ganze Sache klappt. Bei einer qualitativ hochwertigen Gesundheitspflege gibt es keine durch irgendeine Wunderpille bewirkte Heilung. Allerdings gibt es durchaus eine Art Magie. Diese auf Erfahrungen beruhende Magie entsteht, wenn wir uns an unserer eigenen Heilung beteiligen. Dazu sind auch wir Männer in bemerkenswerter Weise fähig, wir müssen jedoch damit aufhören, Zeit und Energie darauf zu verschwenden, nach mühelosen Wegen der Heilung zu suchen oder danach, dass jemand anders uns diese Arbeit abnimmt. Die erforderlichen Veränderungen im Lebensstil durchzuführen, im Bedarfsfall Heilpflanzen und die Unterstützung durch einen kompetenten Heilkundigen in Anspruch zu nehmen sowie die persönliche Transformation Wirklichkeit werden zu lassen, sind Unternehmungen von besonders hohem Stellenwert. Die von mir angegebenen Rezepturen und Informationen zu Heilpflanzen sind nichts anderes als integrale Bestandteile dieses Prozesses. Jeder wird seine eigene Gesundheit stärker erleben, wenn er sich die Zeit nimmt, diese Kapitel durchzulesen und zu verstehen und die beschriebenen Techniken selbst anzuwenden. Dann wird er wieder die bewusste Kontrolle über die eigene Lebenskraft ausüben, was alle Facetten des männlichen Körpers und der männlichen Psyche bereichert.

Die mit Heilpflanzen verbundene Dynamik

Als ich damit begann, auf der Verwendung von Heilpflanzen basierende Therapien zu studieren, war mir noch nicht klar, dass ich dafür zuerst die Wirkungen jeder einzelnen Heilpflanze kennenlernen musste. Wie beim Erlernen einer neuen Sprache muss man sich zunächst einen bestimmten Wortschatz aufbauen. Danach kann man damit beginnen, die Sprache zu erkunden und damit zu spielen. Die Qualitäten und die energetischen Wirkungen von Heilpflanzen machen gewissermaßen den Wortschatz der Pflanzenheilkunde aus. Die Wirkungen beruhen auf den bekannten Eigenschaften und/oder dem allgemein stärkenden Einfluss einer Pflanze. Dabei geht es nicht um die Frage, welche Pflanze bei einer bestimmten Beschwerde hilft oder das Leiden heilt. Heilpflanzen lassen sich in der Praxis vielseitig einsetzen. Jede Heilpflanze hat Qualitäten, die zur Behandlung einer großen Vielfalt von Beschwerden und zur Aufrechterhaltung und Verbesserung der vorhandenen Gesundheit genutzt werden können.

Wie bereits im zweiten Kapitel dieses Buches kurz angesprochen wurde, sind die Wirkungen einer Pflanze auf den menschlichen Körper in der Regel gut bekannt und vorhersehbar. Diese Vorhersehbarkeit wurde möglich durch die unermesslich lange Geschichte der Beobachtung, wie jede Pflanze bei innerlicher oder äußerlicher Anwendung bei unzähligen Menschen wirkt. Diese gut dokumentierten Wirkungen werden zwar in den meisten Heilpflanzenbüchern in überschaubarer Weise umrissen, werden aber von heutigen Lesern nur selten verstanden und beiläufig als nebensächliche Informationen abgetan. Der durchschnittliche Leser tendiert dazu, nach einer Medizin Ausschau zu halten, die ihn auf einen Schlag von seinen Beschwerden befreit. Wir westlichen Menschen wurden darauf konditioniert, die Pflege unserer Gesundheit auf genau diese Weise vorzunehmen, doch es ist die Allopathie, die so mit Krankheiten umgeht. Die allopathische Wissenschaft verwendet ein sehr speziell wirksames Medikament, um damit einem bestimmten körperlichen Symptom entgegenzuwirken oder es zu beseitigen. Wer nach Alternativen zu den chemischen Medikamenten der Allopathie sucht, wendet sich der Pflanzenheilkunde und ihrer Materia medica zu, geht dann aber normalerweise so mit diesen Pflanzen um, wie es auch die Allopathie tun würde. Dies ist aber nicht die effizienteste Methode einer Verwendung von Heilpflanzen. Wir müssen die innere Beziehung zwischen den Qualitäten oder Energien der Heilpflanzen und den Bedürfnissen des menschlichen Körpers und damit eines selbstheilenden Organismus überprüfen. Normalerweise braucht der spontan heilende Körper nichts, was bei einer solchen Heilung an ihm vorgenommen werden müsste. Er verwendet jedoch bereitwillig eine verwandte und unterstützende Energie (Wirkungen von Heilpflanzen) und biochemisch passende (und leicht zu assimilierende) Nährstoffe, um diese ihm innewohnende, kompetente, selbstheilende Lebenskraft zu ergänzen.

Wenn wir die unterstützenden Wirkungen einzelner Pflanzen begreifen und anwenden (und beispielsweise stärkende, zusammenziehende, reizlindernde, windtreibende und andere Eigenschaften nutzen), dann ist das bereits ein großer Teil der therapeutischen Praxis der Wissenschaft der Pflanzenheilkunde. Der Rest der therapeutischen Heilkunst besteht aus dem Erlernen und Verstehen der Affinität eines bestimmten funktionellen Systems im Körper zur Energetik einer bestimmten Heilpflanze.

Jede Heilpflanze verkörpert eine Wirkung oder eine biomedizinische (Energie-) Qualität, die gewöhnlich aus vielen Wirkungen besteht. Zugleich besitzt jede Heilpflanze eine natürliche Affinität oder Verwandtschaft zu einem oder mehreren funktionellen Systemen im Körper, beispielsweise zum Kreislaufsystem, zum Harnsystem, zum Komplex des Immunsystems, zum Nervensystem, zum Stütz- und Bewegungsapparat und so weiter. Diese Wirkungen und Affinitäten sind es dann, durch die die Systeme des Körpers während des Heilungsprozesses auf die nutzbringendste Weise mit der sie unterstützenden Energie und den sie stärkenden Nährstoffen versorgt werden. Rufen wir uns zum Beispiel aus einem der vorangegangenen Kapitel noch einmal die natürliche Affinität der Rosskastanie zum Kreislaufsystem und zu den Blutgefäßen ins Gedächtnis zurück und erinnern wir uns an die durch altes, überliefertes Wissen identifizierten biochemisch stärkenden, zusammenziehenden und nährenden Wirkungen dieser Pflanze auf dieses funktionelle System und seine Organe. Genau das zu begreifen, macht das grundlegende Wissen aus, das den Heilpflanzenkundigen in die Lage versetzt, solche Pflanzen als verlässliche Werkzeuge zur Unterstützung der Heilung und zur Vorbeugung gegen Erkrankungen einzusetzen. Dieses intime Wissen über die Wirkungen und Affinitäten der Pflanzen auf unserem Planeten macht den Kern und die Seele unseres reichen Erbes an alter Weisheit aus, das von unseren Vorfahren an uns weitergegeben wurde.

Die Verwendung von Heilpflanzenbüchern

Zu den Wirkungen und Affinitäten von Pflanzen finden wir Informationen in Heilpflanzenbüchern. Heutzutage gibt es viele Buchveröffentlichungen zu Heilpflanzen und Pflanzenheilkunde, aber nur wenige von erfahrenen, kenntnisreichen Fachleuten verfasst. Ich rate dringend dazu, aus der gegenwärtigen Schwemme an Büchern über Heilpflanzen, die wirklich sorgfältig zusammengestellten ausfindig zu machen. Im Literaturverzeichnis am Ende des Buches habe ich einige Heilpflanzenbücher angeführt, die ich selbst verwende und schätze.

Wenn jemand ein Buch über Heilpflanzen zurate zieht, wird er mit einer Mischung verschiedenster Informationen konfrontiert, ausgewählt je nach dem besonderen Schwerpunkt des jeweiligen Buches. Einige Heilpflanzenkundige betonen die Botanik und den Anbau der Pflanzen, andere wiederum konzentrieren sich mehr auf die therapeutischen und medizinischen Aspekte der Pflanzen; wieder andere stellen den ursprünglichen Lebensraum, das Sammeln der Pflanzen und die Zubereitung der Heilmittel in den Mittelpunkt ihrer Ausführungen.

Doch unabhängig vom jeweiligen Fokus werden die Informationen üblicherweise in einer bestimmten allgemein gültigen Struktur angeordnet: vom botanischen Namen, der Pflanzenfamilie, den verwendeten Pflanzenteilen, ihrer botanischen Beschreibung (mit Angaben zum makroskopischen und oft auch dem mikroskopischen Aufbau der Pflanze), Blütezeit, Sammelzeit, Anbau und Standort bis zu den Wirkungen und der medizinischen Verwendung der Pflanze, ihren Qualitäten (kühl, trocken, bitter, zusammenziehend usw.) und den von ihr beeinflussten Organsystemen, spezifischen Indikationen, Kombinationsmöglichkeiten mit anderen Pflanzen, ihren Inhaltsstoffen sowie den üblichen Zubereitungsformen und Dosierungen.

Von all diesen Informationen über eine Pflanze interessieren uns hier besonders die Wirkungen der Pflanze. Die wichtigen empirischen Informationen, die hier angeführt werden, sind häufig auch die für Laien verwirrendsten und am meisten missverstandenen. Häufig hat es den Anschein, als ob eine bestimmte Pflanze als Heilpflanze für fast alles geeignet ist, was einen dann eher entmutigt. Und häufig werden das jeweilige Organsystem im Körper oder die Organsysteme, zu denen die betreffende Pflanze eine natürliche Affinität besitzt, nicht genau beschrieben (wie beispielsweise das Verdauungssystem, das Atmungssystem oder das Lymphsystem). Das wäre aber wichtig zu wissen, denn in einigen Fällen haben die verschiedenen Teile einer bestimmten Pflanze (Blatt, Wurzel, Blüte, Samen usw.) unterschiedliche Wirkungen und auch nicht die gleichen Affinitäten zu verschiedenen Organsystemen im Körper. In vielen Heilpflanzenbüchern werden alle diese Informationen jedoch in eine einzige Aufstellung hineingepackt, die dann als Anleitung für die praktische Verwendung einer Pflanze fast nutzlos wird.

Die Wirkungen von Pflanzen in Beziehung zu ihren natürlichen Affinitäten zu funktionellen Systemen im Körper zu studieren und zu erkennen, ist für einen Anfänger auf dem Gebiet der Pflanzenheilkunde extrem hilfreich. Diese Affinitäten zwischen einer Heilpflanze und einem Organsystem lassen sich auch als eine biochemische Verwandtschaft begreifen, als eine natürliche, spontane Beziehung oder eine wechselseitige Anziehungskraft. Während jahrhundertelanger Beobachtungen durch den Menschen hat eine Pflanze gleichbleibend und vorhersagbar ihre Affinität zu einem bestimmten Organsystem im Körper und ihre Wirkungen auf dieses unter Beweis gestellt. So wird der Ginkgobaum beispielsweise auf das Gefäßsystem an der Peripherie des Körpers und andere außen liegende Körperregionen einwirken, die Blutgefäße erweitern und dadurch wird letztlich – voilà! – mehr Blut und Sauerstoff ins Gehirn gelangen. Währenddessen kräftigt ein Rosskastanienextrakt mit seiner natürlichen Affinität zum Kreislaufsystem die Blutgefäße und verstärkt ihren Tonus, während ein Extrakt aus der Rinde dieses Baumes schnell im Bereich des Rektums seine zusammenziehende (adstringierende) Wirkung entfaltet und dadurch bei Hämorrhoiden wirksam helfen kann.

Es ist daher unerlässlich, dass jemand, der zur persönlichen Gesundheitspflege oder für die der Familie Heilpflanzen einsetzen will, sich mit den Begriffen der Pflanzenheilkunde vertraut macht, die auf die Wirkungen der einzigartigen Eigenschaften jeder einzelnen Pflanze verweisen, und den entsprechenden Sprachgebrauch kennt. Dann kann eine Pflanze auf die angemessenste Weise und am effizientesten verwendet werden. Es ist möglich, Kombinationen aus verschiedenen Pflanzen zu finden, die im Rahmen eines ganzheitlichen Ansatzes synergistisch zusammenwirken und nicht nur die offensichtlichen Symptome behandeln, sondern gleichzeitig auch das gesunde Funktionieren aller anderen Systeme im Körper unterstützen. Jede Pflanze verfügt über eine ganze Palette an Wirkungen und Affinitäten, sodass jemand, der sich damit auskennt, Pflanzen so miteinander kombiniert, dass sie ihre Wirkungen untereinander verstärken und auf diese Weise gegen eine ganze Reihe von Leiden wirken und die Gesundheit allgemein aufbauen. Ein derart umfassendes Verständnis einiger weniger Pflanzen reicht schon aus, um eine spezifische Strategie zur Stärkung, Harmonisierung und Reinigung der Organsysteme zu entwickeln, durch die gleichzeitig die Lebenskraft gesteigert wird und sich Ursachen wie Symptome behandeln lassen.

Ein Beispiel für eine Rezeptur zur Behandlung einer Infektion der Prostata soll diese Herangehensweise verdeutlichen. Man achte besonders auf die Wirkungen der nachfolgenden Heilpflanzen:

- Die Beeren der Sägepalme haben eine stärkende, nährende und antiseptische Wirkung. Diese Pflanze hat eine starke Affinität zu den Geschlechtsorganen und zum Nervensystem. Sie nährt und stärkt die Nerven und hat die gleiche Wirkung auf die männlichen Geschlechtsorgane, insbesondere auf die Prostata.
- Der Sonnenhut *(Echinacea* spp.*)* ist eine allgemein den gesamten Körper mit all seinen funktionellen Systemen stärkende Heilpflanze. Sie hat antimikrobielle, lymphanregende, alterierende (umstimmende, zustandsverändernde) und das Immunsystem stärkende Wirkungen.
- Damiana ist ein Nerventonikum, ebenso kräftigt diese Pflanze die Prostata; sie ist ein speziell auf das Harnsystem wirkendes Antiseptikum und wirkt gegen Depressionen. Sie wirkt leicht abführend und hat ebenfalls eine Affinität zu den männlichen Geschlechtsorganen und zum Nervensystem.
- Die Schafgarbe hat eine zusammenziehende Wirkung, einen bitteren Geschmack und wirkt im Bereich des Harnsystems antiseptisch. Außerdem wirkt sie harn- und schweißtreibend, unterstützt den Körper bei Fieber und hat eine Affinität zum Kreislaufsystem. Die Pflanze bietet sehr schnelle Hilfe, wenn es darum geht, den Blutdruck zu normalisieren.

Wenn wir die Wirkungen dieser vier Heilpflanzen kombinieren und auf einmal einsetzen, haben wir ein starkes Tonikum für die Drüsen allgemein, das zusammenziehend und kräftigend auf eine geschwächte und höchstwahrscheinlich angeschwollene Prostata einwirkt. Bei allen Infektionen ist die natürliche Widerstandskraft des Körpers irgendwie beeinträchtigt. Ursachen dafür können Stress, Verstopfung oder eine falsche Ernährung sein. Daher habe ich auch Bitterpflanzen in diese Rezeptur aufgenommen, die den Appetit anregen und die Sekretion der Verdauungssäfte steigern. Auch sind Pflanzen dabei, die das Immunsystem stärken, ferner Pflanzen, die auf das Urogenitalsystem eine antiseptische (keimtötende) Wirkung haben. Das unterstützt die Abwehrkräfte des gesamten Körpers, zielt aber auch direkt auf die Prostata ab. Indem eine Pflanze mit alterierender Wirkung hinzugefügt wird, werden Kreislauf und Nerven gestärkt. Diese Pflanzen unterstützen den Kreislauf, verbessern die Qualität der Nervenimpulse und der Beschaffenheit des Blutes und ergänzen das im Bedarfsfall auch noch mit einer leicht abführenden Wirkung.

Auf diese Weise nutzen wir die spezifischen Wirkungen und Systemaffinitäten dieser Heilpflanzen zu unserem Vorteil, sprechen damit die Hauptsymptome an, nämlich die Infektion der Prostata, verbessern aber gleichzeitig auch die Gesundheit von Nerven-, Kreislauf- und Verdauungssystem. Ebenso werden die Abwehrkräfte des gesamten Körpers gestärkt. Wenn es zu weiteren Beschwerden und Schmerzen kommt, ist Schneeball eine gute Ergänzung dieser Rezeptur. Der Schneeball wirkt nervenstärkend, schmerzstillend und krampflösend und besitzt eine Affinität zu den Geschlechtsorganen. Sollte der Geschmack problematisch sein, können wir der Rezeptur noch Fenchelsamen (eine angenehm schmeckende, aromatische Pflanze mit windtreibender und krampflösender Wirkung) hinzufügen. Fenchel hat eine Affinität zum gesamten Verdauungstrakt, regt den Appetit an und fördert die Verdauung, während er gleichzeitig bei Blähungen Erleichterung verschafft.

Ein pflanzliches Heilmittel zur Behandlung von Infektionen des männlichen Urogenitalsystems, das gleichzeitig Organsysteme nährt und stärkt, die seine Wirkung unterstützen, setzt sich wie folgt aus den oben genannten Pflanzen zusammen:

2 Teile Sägepalme
2 Teile Sonnenhut *(Echinacea* spp.*)*
1 Teil Damiana
1 Teil Schafgarbe
1 Teil Schneeball

Ich schlage vor, Sägepalme und Sonnenhut bei der Rezeptur in einer Menge von 2 Teilen zu verwenden, weil diese beiden Pflanzen die für die Behandlung von Prostatainfektionen erforderlichen Haupteigenschaften besitzen.

Bei der Zubereitung einer Kanne Tee wird ein gehäufter Teelöffel dieser Rezeptur auf eine Tasse Wasser gegeben. Davon wird dreimal am Tag 1 Tasse getrunken. Statt eines Tees lassen sich die Pflanzen auch als Tinkturmischung einnehmen, wobei die einzelnen Pflanzentinkturen zu den jeweils oben angegebenen Teilen miteinander kombiniert werden. Von dieser Mischung aus Einzelpflanzentinkturen werden dreimal am Tag 30 bis 50 Tropfen eingenommen.

Zusammen mit einer gesunden Ernährung, genügend Wasser, regelmäßiger Bewegung und ausreichender Ruhe können ähnliche Heilpflanzenmischungen den Mann dabei unterstützen, eine Prostatainfektion wieder loszuwerden und die Geschlechtsorgane betreffende Schwächezustände zu beheben. Zur Vorbeugung können regelmäßige Beckenbodenübungen (wie sie im siebten Kapitel erläutert werden) und eine kontinuierliche Verwendung von Pflanzen, die die Prostata stärken, gehören. Zu solchen Pflanzen zählen Sägepalme, Brennnesselwurzel und Himbeerblätter. All dies zusammen wird zum Schlüssel für eine gute Gesundheit werden.

Die Wirkungen von Heilpflanzen

Da es so wichtig ist, über die Wirkungen und Affinitäten der verwendeten Heilpflanzen Bescheid zu wissen, möchte ich in den folgenden Abschnitten einige der Hauptwirkungen von Heilpflanzen anführen und erörtern. Die reduktionistische Wissenschaft hat komplizierte Forschungen durchgeführt, um die Inhaltsstoffe einer Pflanze zu bestimmen, die für diese Wirkungen verantwortlich sind. Diese Wirkstoffe wurden dann anhand ihrer Zugehörigkeit zu chemischen Gruppen und aufgrund ihrer physiologischen Eigenschaften oder Wirkungen klassifiziert. So waren es zum Beispiel zähflüssige, gummiartige, schleimige Pflanzenstoffe, die zu Beginn der Entwicklung von Substanzen mit beruhigenden, reizlindernden und weichmachenden Wirkungen verwendet wurden; aus den Tanninen wurden Mittel mit zusammenziehenden und blutstillenden Wirkungen entwickelt; einige Saponine haben Mittel mit entzündungshemmenden und schleimlösenden Wirkungen ermöglicht. Wenn wir diese auf Reduktionismus beruhenden Einsichten und Techniken nutzen, um die chemischen Bestandteile von Pflanzenheilmitteln zu bestimmen, können wir wertvolle Hinweise auf die Wirkungen von neuen Pflanzen bekommen, auf die uns das aus den Ursprungsgebieten der jeweiligen Pflanzen stammende traditionelle, regionale Wissen über diese Pflanzen und deren Gebrauch bereits hingewiesen hat. Gleichzeitig meine ich, dass es wichtig ist, die Perspektive eines Heilpflanzenkundigen beizubehalten, wenn wir die therapeutischen Möglichkeiten dieser Pflanzen erforschen. Aus dieser Perspektive heraus bleiben nämlich die Integrität und der therapeutische Wert einer von ihren biomedizinischen Eigenschaften her einzigartigen Arzneipflanze nur dann gewahrt, wenn die dieser Heilpflanze eigenen Bestandteile im Umfeld der natürlichen Organisation von Hunderten synergistisch aufeinander einwirkenden biochemischen Stoffe der gesamten Pflanze verbleiben.

Im Laufe der Zeit wurden etwa 120 verschiedene Wirkungen identifiziert. Nur ein Drittel davon wird jedoch üblicherweise bei der Beschäftigung mit Heilpflanzen berücksichtigt. Im spezifischen Kontext einer für Männer gedachten Gesundheitspflege müssen wir mit den folgenden Wirkungen und ihren Funktionen vertraut sein:

abführend: Pflanzen mit abführender Wirkung stimulieren die Darmtätigkeit und fördern dessen Entleerung. Zu ihnen gehören: Amerikanischer Faulbaum, Krauser Ampfer und Rhabarberwurzel. Leicht abführend wirken beispielsweise folgende Pflanzen: Löwenzahnwurzel, Durchwachsener Wasserdost *(Eupatorium perfoliatum)* und Rote Bete.

adaptogen: Dies ist ein neues und erst seit Kurzem in der Pflanzenheilkunde bekanntes Konzept einer bestimmten Kategorie von Wirkungen, bei denen durch Abwandlungen und Veränderungen der Prozesse im Hormonsystem die Widerstandskraft des Körpers gegenüber einer breiten Palette an schädlichen Einflüssen gesteigert wird. Diese negativen Einflüsse können durch physikalisch, chemisch, biologisch und emotional bedingten Stress hervorgerufen werden. Pflanzen mit adaptogener Wirkung unterstützen die Fähigkeit des Körpers, mit diesen ungünstigen Einflüssen umzugehen, sie zu bewältigen und sich an sie anzupassen. Adaptogene sind ungiftig und normalisieren Zustände, beispielsweise hohen oder niedrigen Blutdruck, übermäßige oder zu geringe Aktivitäten der Nebennieren und möglicherweise anderer endokriner Drüsen und hohe oder niedrige Blutzuckerwerte. Die adaptogene Wirkung scheint auf die hormonelle Steuerung der Stressreaktion einzuwirken, wodurch dann das menschliche Immunsystem verändert wird. Zu Pflanzen mit dieser Wirkung gehören: Sibirischer Ginseng, Asiatischer und Amerikanischer Ginseng, Chinesisches Spaltkörbchen *(Schisandra chinensis)* und Ashwagandha.

alterierend: Pflanzen mit dieser Eigenschaft gelten oft als Blutreinigungsmittel. Sie bauen allmählich Gesundheit und Vitalität wieder auf, indem sie dem Körper dabei helfen, Nährstoffe zu assimilieren, Abbauprodukte aus Stoffwechselprozessen auszuscheiden und intakte Körperfunktionen wiederherzustellen. Zu den alterierenden Pflanzen gehören: Klette, Rotklee, Brennnessel, Klettenlabkraut und Mahonie.

amphoter: Sowohl übermäßig als auch zu gering ausgeprägte Prozesse im Körper werden durch amphotere Pflanzen normalisiert. Pflanzen mit dieser Wirkung sind:

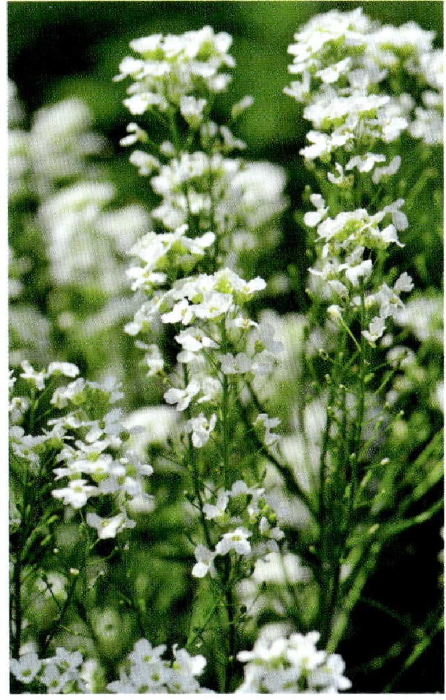

Meerrettich *(Armoracia rusticana)*

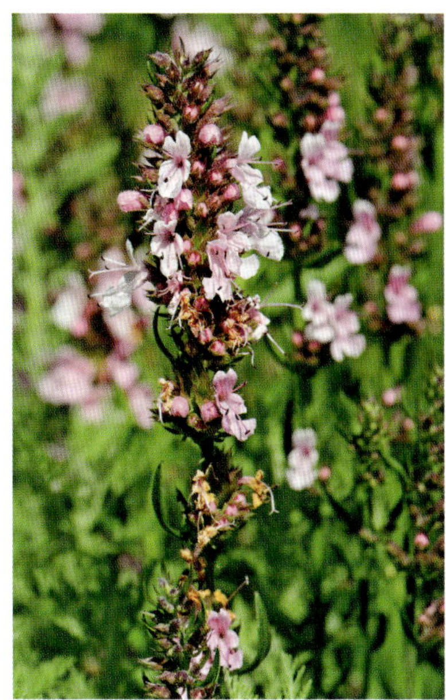

Thymian *(Thymus* spp.*)*

Knoblauch (der sowohl zu hohen als auch zu niedrigen Blutdruck normalisiert), Mönchspfeffer, Lobelie, Holunder, Königskerze und Chinesisches Spaltkörbchen *(Schisandra chinensis).*

anregend (stimulierend): Anregende Pflanzen wärmen den Körper, beschleunigen den Kreislauf, lösen Verstopfungen auf und beseitigen Blockierungen. Sie steigern die Energie und besitzen selbst eine auffallend intensive Qualität. Dazu gehören: Cayennepfeffer, Ingwer, Meerrettich, Senf und Wermut.

antimikrobiell: Wenn das Immunsystem des Körpers dabei unterstützt werden soll, pathogene Mikroorganismen zu zerstören oder seine Widerstandskraft gegen sie zu steigern, dann sind die Pflanzen dieser Kategorie hilfreich. Zu ihnen gehören: die unreifen Schalen der Schwarzen Walnuss (Schwarznuss), Sonnenhut *(Echinacea* spp.*)*, Kreosotbusch, Knoblauch, Kanadische Gelbwurz *(Hydrastis canadensis)*, Wermut; ferner Pflanzen mit einem hohen Anteil an ätherischen Ölen wie Anis, Kümmel, Gewürznelken, Eukalyptus, Myrrhe, Pfefferminze, Rosmarin und Thymian.

aphrodisisch: Aphrodisiaka helfen bei Impotenz meistens dadurch, dass durch sie die sexuelle Erregung und das sexuelle Verlangen gesteigert wird (siehe auch die entsprechenden Ausführungen in Kapitel 7). Das sexuelle Durchhaltevermögen und die Standfestigkeit beim Mann werden allerdings weniger erhöht. Werden diese aphrodisisch wirkenden Pflanzen mit Pflanzen mit alterierender Wirkung kombiniert, kann diese Kombination dazu beitragen, die sexuellen Funktionen wiederherzustellen. Zu der recht umfangreichen Liste von Aphrodisiaka unter den Heilpflanzen gehören: Damiana, Yohimbe, Tongkat Ali, Maca und Muira Puama (Potenzbaum).

aromatisch: Aromatische Pflanzen riechen normalerweise angenehm, was wiederum das Verdauungssystem anregt (siehe auch Stichwort »windtreibend«). Sie werden häufig verwendet, um das Aroma und den Geschmack von Heilmitteln und Nahrungsmitteln zu verbessern. Beispiele dafür sind: Lavendel, Pfefferminze, Engelwurz (Angelika), Kardamom, Zimt, Dill und Zitronenschale.

beruhigend (sedierend): Bei dieser Wirkung wird das Nervensystem beruhigt, indem die funktionellen Aktivitäten eines Organs oder Stress und Nervenreizungen verringert werden. Zu diesen Pflanzen gehören: Baldrian, Helmkraut, Passionsblume und Traubensilberkerze.

bitter: Bitterpflanzen regen die Sekretion von Verdauungssäften an und sind gut für die Verdauung und die Assimilierung von Nährstoffen. Sie stimulieren auch die Lebertätigkeit und die Bauchspeicheldrüse und fördern die Ausscheidung von Giftstoffen. Zu ihnen gehören: Enzian, Hopfen, Artischocke, Beifuß und Löwenzahn.

blutdrucksenkend: Solche Pflanzen lassen sich zur Senkung eines zu hohen Blutdrucks verwenden. Zu ihnen gehören: Schneeball, Zwiebel, Knoblauch, Schafgarbe und Weißdornbeeren sowie -blüten.

blutstillend (äußerlich): Diese Pflanzen stoppen äußere Blutungen oder schwächen sie ab, indem sie eine zusammenziehende Wirkung auf die Blutgefäße haben. Es sind Pflanzen wie: Schafgarbe, Ackerschachtelhalm, Cayennepfeffer, Wachsmyrte und Wegerich.

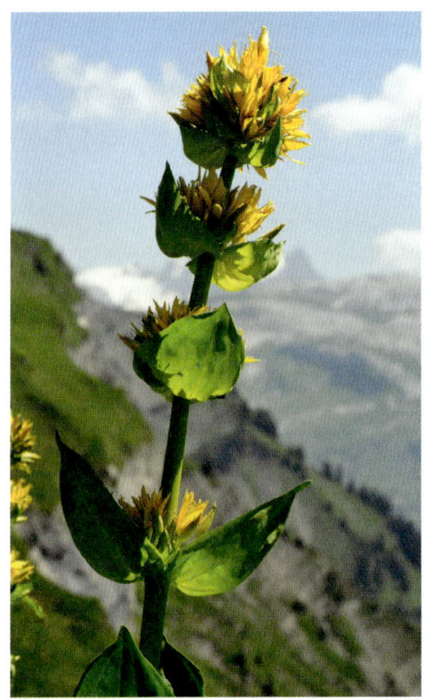

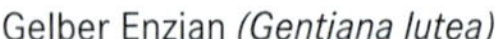

Gelber Enzian *(Gentiana lutea)*

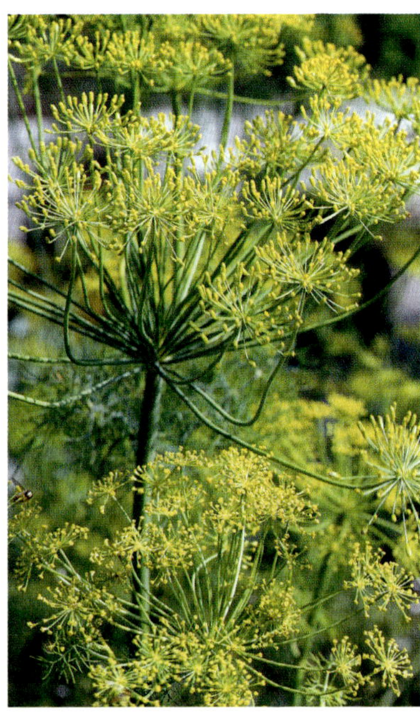

Dill *(Anethum graveolens)*

blutstillend (innerlich): Solche Pflanzen wirken innerlich zusammenziehend und stoppen so innere Blutungen. Es sind: Wachsmyrte, Brombeere, Cayennepfeffer, Hirtentäschel und Kanadische Gelbwurz *(Hydrastis canadensis).*

brechreizerregend (emetisch): Diese Pflanzen helfen dabei, dass der Magen durch Erbrechen geleert wird. Um das zu bewirken, müssen sie in hohen Dosierungen genommen werden. Es sind Pflanzen wie: Lobelie, Brechwurzel (Ipecacuana) und Durchwachsener Wasserdost *(Eupatorium perfoliatum).*

brechreizhemmend: Diese Pflanzen verringern Übelkeit und helfen dabei, den Brechreiz abzuschwächen oder gar nicht erst aufkommen zu lassen. Es sind: Melisse, Pfefferminze, Ingwer, Fenchel, Dill, Enzian und Mädesüß.

durchblutungsfördernd: Wenn Pflanzen mit dieser Wirkung äußerlich an den betreffenden Stellen auf die Haut aufgetragen werden, verursachen sie sanfte Reizungen, fördern die Weitung der Kapillaren und eine erhöhte Blutzirkulation in der Haut. Das Blut gelangt dabei aus den tiefer liegenden Regionen des Körpers in die Außenbereiche. Dies schwächt in diesen Bereichen Entzündungen ab, vermindert dort Blutandrang und lindert dadurch oft die damit verbundenen Schmerzen. Bei der Behandlung akuter Verstauchungen und Verrenkungen, bei chronischer Arthritis, Rheuma und bei anderen Gelenkleiden sind diese Pflanzen nützlich. Durchblutungsfördernde Pflanzen sind: Brennnessel, Senfsamen, Cayennepfeffer, Meerrettich und Schwarzer Pfeffer.

entzündungshemmend: Eine leichte Entzündung ist die angemessene Reaktion des Körpers auf eine Infektion, auf eine Verletzung oder eine Reizung. Sie führt dazu, dass sich die Instandsetzung von Gewebe beschleunigt und der Befall durch Infektionserreger eingedämmt wird. Eine solche Entzündungsreaktion will man gar nicht immer abschwächen. Häufig ist es viel wirksamer, sie zu verstärken, beispielsweise mit einer Pflanze mit durchblutungsfördernder oder gefäßerweiternder Wirkung (siehe dazu die entsprechenden Ausführungen weiter unten). Die entzündungshemmende Wirkung wird eingesetzt, um eine zu starke oder zu schmerzhafte Entzündung zu bekämpfen. Unter den entzündungshemmenden Pflanzen befinden sich auch Pflanzen mit reizlindernder, weichmachender und wundheilender Wirkung, die äußerlich angewendet werden, beispielsweise Johanniskraut, Ringelblume, Kurkuma, Arnika, Süßholz, Kamille und Wilde Yamswurzel.

fiebersenkend: Diese Pflanzen helfen dem Körper dabei, Fieber abzuschwächen. Es sind: Katzenminze, Holunderblüten und Schafgarbe.

fiebersenkend und entzündungshemmend: Pflanzen dieser Kategorie unterstützen eine Abschwächung des Fiebers und vermindern Entzündungen. Das sind: Mutterkraut *(Tanacetum parthenium),* Durchwachsener Wasserdost *(Eupatorium perfoliatum),* Schafgarbe, Holunder und Katzenminze.

galleflussfördernd (galleanregend, galletreibend): Pflanzen mit dieser Wirkung fördern die Absonderung und den Fluss von Gallenflüssigkeit (oder Galle) in den

Dünndarm hinein, was bei der Behandlung von Problemen mit der Gallenblase von Nutzen ist. Die Galle hilft dabei, den Stuhlgang zu desinfizieren, und kann auch eine abführende Wirkung haben, da diese Flüssigkeit normalerweise die Darmperistaltik anregt und dadurch Ausscheidungsvorgänge beschleunigt. Galleflussfördernde Pflanzen sind beispielsweise: Berberitze, Kanadische Gelbwurz *(Hydrastis canadensis),* Löwenzahn, Mahonie und Wilde Yamswurzel.

gefäßerweiternd: Eine gefäßerweiternde Wirkung belebt den Kreislauf und verbessert die Durchblutung. Pflanzen mit dieser Wirkung sind: Ginkgo, Mutterkraut *(Tanacetum parthenium),* Ingwer, Cayennepfeffer und Wachsmyrte.

harntreibend (diuretisch): Solche Pflanzen beschleunigen Ausscheidungsprozesse und regulieren den Harnfluss. Harntreibende Pflanzen wirken am besten, wenn während ihrer Verwendung viel Wasser getrunken wird. Zu ihnen gehören: Löwenzahn, Quecke, Bärentraube, Wegerich und Ackerschachtelhalm.

hustenlindernd und lungenstärkend: Pflanzen mit dieser Wirkung kräftigen ganz allgemein das gesamte Atmungssystem und sind für dieses sehr heilsam. Es sind: Alant, Huflattich, Beinwell, Königskerze, Santakraut *(Eriodictyon* spp.*)* und Kalifornischer Eidechsenschwanz (Yerba Mansa).

husten- und schleimlösend: Diese Pflanzen wirken gegen Entzündungen, die übermäßige Schleimansammlungen und exzessiven Schleimfluss aus den Nebenhöhlen oder anderen Teilen des oberen Atmungssystems auslösen. Zu diesen Pflanzen gehören: Augentrost, Sonnenhut *(Echinacea* spp.*),* Knoblauch, Schwarzer Pfeffer, Cayennepfeffer, Salbei, Ysop, Goldrute, Schafgarbe und Santakraut *(Eriodictyon* spp.*).*

leberstärkend: Die stärkende Wirkung auf die Leber durch diese Pflanzen erfolgt dadurch, dass die Leber zu einer verstärkten Absonderung ihrer Sekrete angeregt wird und auch eine Steigerung des Gallenflusses bewirkt wird. Pflanzen dieser Art sind: Mahonienwurzel, Löwenzahn, Kanadische Gelbwurz *(Hydrastis canadensis)* und Wilde Yamswurzel.

lymphanregend: Das gesunde Funktionieren des Lymphsystems wird durch Pflanzen mit lymphanregender Wirkung gefördert. Zu ihnen gehören: Klettenlabkraut, Ringelblume und Sonnenhut *(Echinacea* spp.*).*

nervenstärkend: Diese Pflanzen wirken auf das Nervensystem ein und haben entweder einen nervenstärkenden Effekt (Hafer, Damiana), wirken entspannend auf die Nerven (Kamille, Hopfen) oder stimulieren sie (Kaffee, Grüner Tee, Matetee).

reizlindernd: Diese Wirkung führt dazu, dass das Gewebe des Verdauungstraktes bei direktem Kontakt mit den betreffenden Pflanzenstoffen beruhigt und die jeweiligen Beschwerden gelindert werden. Reflexartig werden dabei Mechanismen in Gang gesetzt, die über die Nerven des Rückenmarks weitergeleitet werden und so Entzündungen und Reizungen im Atmungssystem und im Harnsystem positiv

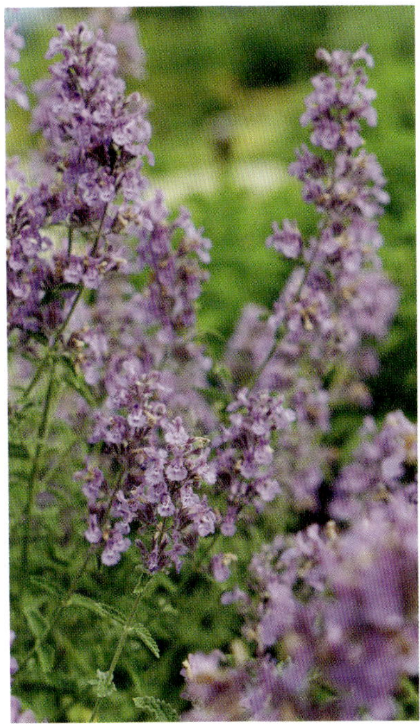
Katzenminze *(Nepeta cataria)*

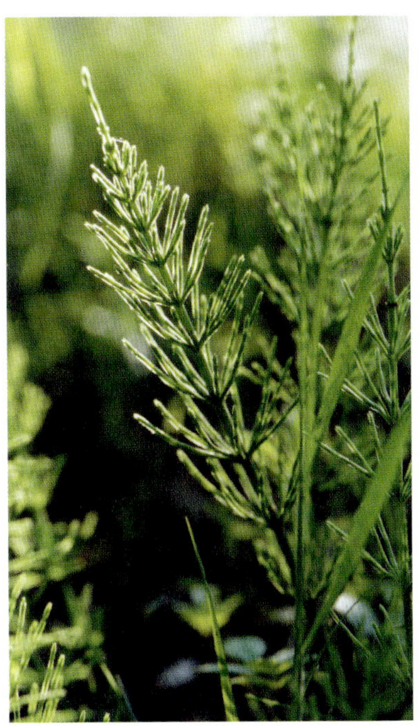
Schachtelhalm *(Equisetum arvense)*

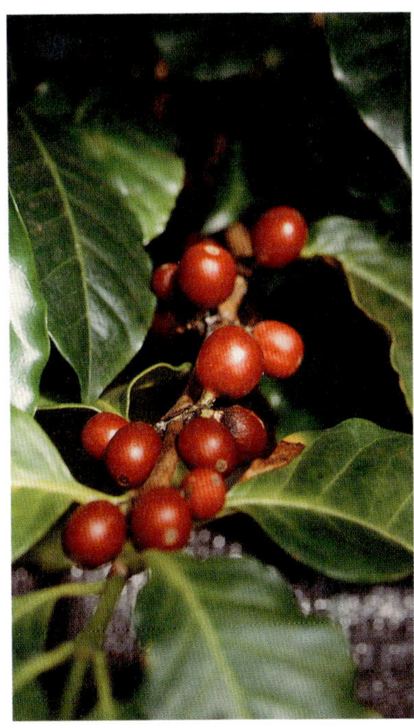
Kaffeestrauch *(Coffea arabica)*

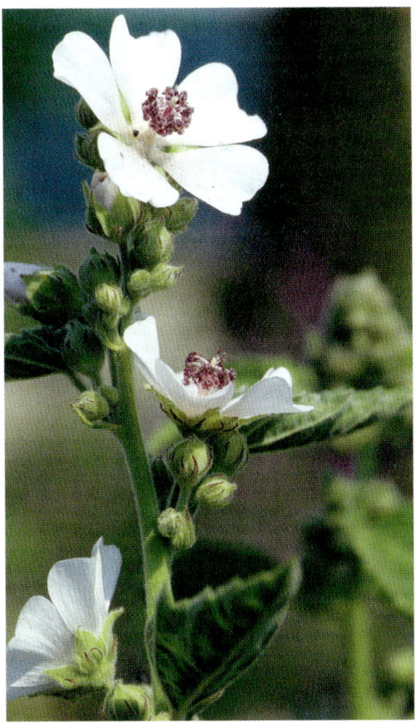
Eibisch *(Althaea officinalis)*

beeinflussen. Diese schleimigen, gallertartigen Pflanzenstoffe beruhigen und schützen Gewebe. Zu den reizlindernden Pflanzen gehören: Beinwell, Eibisch, Rotulme, Königskerze und Maisgrannen.

säurebindend: Diese Heilpflanzen neutralisieren ein Übermaß an Säure im Magen-Darm-Trakt. Pflanzen mit dieser Wirkung sind: Fenchel, Katzenminze, Löwenzahn, Rotulme, Königskerze, Umeboshi (Japanische Salzpflaume) und Mädesüß (das Symptome von Übersäuerung beseitigt).

schlaffördernd: Diese Pflanzen haben eine starke entspannende und beruhigende Wirkung und helfen dabei einzuschlafen. Es sind: Hopfen, Baldrian und Giftlattich.

schleimlösend: *Anregende* schleimlösende Pflanzen, zu denen Alant und (Weißer) Andorn gehören, stimulieren die Nerventätigkeit und die Muskeln des Atmungssystems. Diese Pflanzen unterstützen, dass sich Schleim löst und lockert und letztlich als Auswurf aus dem Körper herausgelangt. *Entspannende* schleimlösende Pflanzen, beispielsweise Huflattich (hervorragend für Kinder geeignet), Gummikraut *(Grindelia* spp.*)*, Süßholz und Ysop, verringern Anspannung und Verspannungen in der Lunge und ermöglichen das natürliche Abhusten und einen guten Schleimfluss. *Amphotere* schleimlösende Pflanzen schließlich, zu denen Lobelie, Königskerze, Andorn, Huflattich, Holunder und Knoblauch gehören, können das Atmungssystem anregen oder entspannen, je nachdem, was die dem Körper innewohnende Intelligenz für nötig hält.

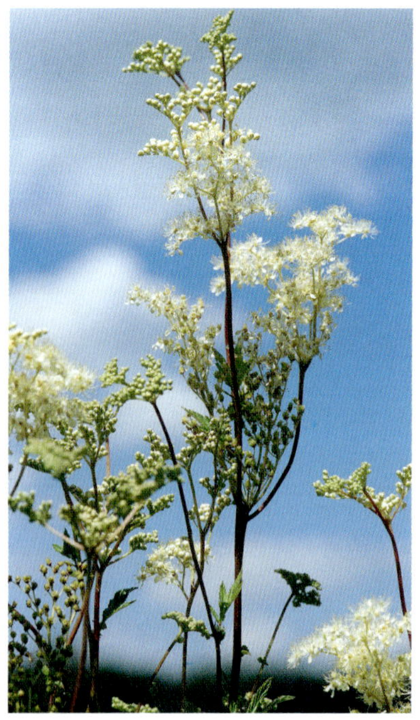

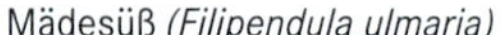
Mädesüß *(Filipendula ulmaria)*

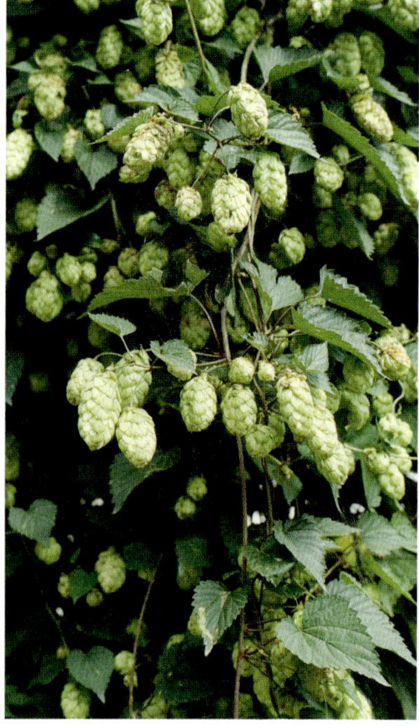

Hopfen *(Humulus lupulus)*

schmerzstillend: Diese Pflanzen lindern Schmerzen, wenn sie oral verabreicht oder äußerlich angewendet werden. Heilpflanzen dieser Art sind: Helmkraut, Baldrian und Passionsblume.

schweißtreibend (diaphoretisch): Fieber ist bei einer Infektion eine sehr angemessene Reaktion des Körpers. Im Widerspruch zur in der Medizin üblichen Vorgehensweise ist es häufig sehr vorteilhaft, den Körper zu Fieber anzuregen. Die betreffende Person muss dabei nur viel Wasser trinken. Ein solches Verfahren führt dann zu vermehrter Schweißbildung, was die Hitze und die Entzündung nach außen an die Hautoberfläche bringt, die Haut dann durch Verdunstung abkühlt und die Ausscheidung von Abbauprodukten aus Stoffwechselprozessen erleichtert. Schweißtreibende Pflanzen leiten ein stärkeres Schwitzen ein, weiten die Kapillaren und steigern die Ausleitungsprozesse durch die Haut hindurch. Sie sollten auch erhitzt eingenommen werden. Solche Pflanzen sind: Holunder, Osha-Wurzel, Ingwer und Pfefferminze.

speichelanregend: Die Absonderung von Speichel aus den Speicheldrüsen und der Speichelfluss werden durch diese Pflanzen verstärkt. Es sind: Sonnenhut *(Echinacea* spp.*)*, Jambu (Prickelblume), Amerikanischer Gelbholzbaum *(Zanthoxylum americanum)* und Schwarzer Pfeffer.

stärkend (tonisierend): Zusammen mit den Adaptogenen ist die stärkende Wirkung vielleicht der umfassendste Beitrag der Pflanzenmedizin für die natürlichen Heilverfahren. Stärkungsmittel (Tonika) regen die Aufnahme von lebenswichtigen Nährstoffen an, indem sie deren Assimilierung durch die Organe und den Tonus der Gewebe im Körper verbessern. Das verleiht mehr Vitalität und Energie und kräftigt die Gewebe spezifischer Organe oder des gesamten Körpers. Wenn wir eine heilkräftige und therapeutisch wirksame Rezeptur entwickeln wollen, dann ist diese Wirkung von wesentlicher Bedeutung und sollte immer bedacht werden. Sind die Organsysteme im Körper genügend gereinigt worden, sind die anderen Wirkungen der Pflanze auf symbiotische Weise mit dieser Stärkung verknüpft und gestatten so die Entfaltung vollständiger Heilung. Jede Heilpflanze mit stärkender Wirkung hat eine besondere dynamische Beziehung zu einem bestimmten funktionellen System im Körper. In der langen Liste von Heilpflanzen mit dieser Wirkung lassen sich aufführen: Hafer, Weißdorn, Sägepalme, Brennnessel, Knoblauch, Kanadische Gelbwurz *(Hydrastis canadensis)*, Löwenzahn, Vielblütiger Knöterich (He Shou Wu), Dong Quai, Ashwagandha, Ginseng, Himbeere und Schafgarbe.

steinbildungshemmend: Sowohl die Auflösung als auch der Abgang von Harn-, Nieren- und Gallensteinen sowie Harn-, Nieren- und Gallengrieß werden durch Pflanzen mit dieser Wirkung unterstützt. Außerdem helfen sie dabei, dass Steine und Grieß dieser Art gar nicht erst entstehen. Pflanzen, die bei Nieren- und Blasensteinen helfen, sind: Gewöhnlicher Wasserdost *(Eupatorium cannabinum)*, Wald-Hortensie, Löwenzahn, Klettenlabkraut, Bukkostrauch *(Agathosma betulina)*, Goldrute, Maisgrannen und Bärentraube. Besonders gut für die Gallenblase sind: Mahonie und Kreosotbusch.

weichmachend: Auf die Haut aufgetragen, beruhigen und schützen diese Pflanzen von außen und machen die Haut weicher. Ihre Wirkung ähnelt der von reizlindernden Pflanzen, nur dass diese von innen her wirken. Zu den weichmachenden Pflanzen gehören: Beinwell, Sternmiere, Wegerich, Rotulme und Eibisch.

windtreibend (blähungstreibend, karminativ): Bei dieser Wirkung wird die Darmperistaltik angeregt, der Ausstoß von Gasen beschleunigt, der Bauch beruhigt und die Verdauung gefördert. Eine windtreibende Pflanze kann auch Beschwerden im Bereich des Magen-Darm-Trakts bei starken, schmerzhaften Krämpfen lindern. Pflanzen dieser Art sind: Anis, Fenchel, Kamille, Pfefferminze, Kümmel und Ingwer.

wundheilend: Diese Pflanzen helfen bei äußerlicher Anwendung dem Körper dabei, Wunden, Blutergüsse und Schnittwunden zu heilen. Zu ihnen gehören: Beinwell, Ringelblume, Sternmiere, Johanniskraut und Eibisch.

wurmtötend: Pflanzen dieser Kategorie machen Würmern den Garaus oder treiben sie aus dem Verdauungstrakt heraus. Es sind: Knoblauch, Zwiebel, Wermut, Weinraute und Thymian.

zusammenziehend (adstringierend): Diese Wirkung fördert eine größere Verdichtung und Festigkeit von Körpergeweben. Pflanzen mit dieser Wirkung veranlassen, dass Protein ausfällt und die Zellstruktur der Gewebe gedrängter wird. Das festigt schlaffe, geschwächte Gewebe wie bei Hämorrhoiden oder bei einem Prolaps. Die zusammenziehende (adstringierende) Wirkung kann eine übermäßige Absonderung von Flüssigkeiten wie im Darm bei Durchfall, in Lunge oder Nieren bei Blutungen und im Bereich der Haut bei übermäßiger Schweißbildung verringern. Zu Pflanzen mit dieser Wirkung gehören: Amerikanische Weißeiche, Doldiges Wintergrün, Rosskastanie, Echte Rebhuhnbeere *(Mitchella repens)* und Zaubernuss.

Die Affinität der Organsysteme zu bestimmten Heilpflanzen

Für jedes Organsystem des Körpers gibt es besonders gut zu ihm passende Heilpflanzen. Diese Pflanzen haben dann eine natürliche Affinität zu diesem Organsystem. Wir stellen fest, dass es innerhalb jeder der oben angeführten Wirkungskategorien Pflanzen gibt, denen genau die Wirkung innewohnt, die ein ganz bestimmtes Organsystem beeinflusst. Um solche Affinitäten zu veranschaulichen, möchte ich Organsysteme auflisten und dort einige Heilpflanzen nennen, die mit ihren entzündungshemmenden, reizlindernden, bitteren oder zusammenziehenden Eigenschaften auf diese Systeme einwirken und an ihnen ihre Wirkung entfalten.

Folgende Heilpflanzen wirken auf die nachstehend aufgeführten Organsysteme **entzündungshemmend** (und vermindern so dort Schmerzen und Beschwerden):

- Atmungssystem: Süßholz und Huflattich
- Geschlechtsorgane: Frauenmantel und Frauenwurzel
- Harnsystem: Maisgrannen, Goldrute und Eibisch
- Haut: Johanniskraut, Ringelblume, Sternmiere, Arnika und Wegerich
- Kreislauf: Weißdornbeeren, Rosskastanie, Schafgarbe und Limonenblüte

- Nervensystem: Johanniskraut
- Stütz- und Bewegungsapparat (Muskeln und Skelett): Weide und Mädesüß
- Verdauungssystem: Kamille, Pfefferminze, Fenchel und Ingwer

Folgende Heilpflanzen wirken **reizlindernd** auf die nachstehend aufgeführten Organsysteme:

- Atmungssystem: Königskerze, Eibischwurzel, Wegerich und Süßholz
- Geschlechtsorgane: Eibischwurzel, Königskerze, Süßholz und Huflattich
- Harnsystem: Maisgrannen, Quecke, Bärentraube und Eibisch
- Haut: Eibischwurzel, Beinwell, Wegerich und Sternmiere
- Kreislauf: Im Allgemeinen braucht das Kreislaufsystem keine reizlindernden Einwirkungen, allerdings haben Rosskastanie und Lindenblüten bei äußerlicher Anwendung eine beruhigende, weichmachende Wirkung auf die Blutgefäße.
- Nervensystem: (Reizlindernde Pflanzen haben für das Nervensystem nur dann einen direkten Nutzen, wenn sie bei Beschwerden, die mit den Nerven verbunden sind wie beispielsweise bei der Gürtelrose, auf die Haut aufgetragen werden.) Rotulme und Eibisch.
- Verdauungssystem: Rotulme. (Die entzündungshemmenden Pflanzen haben auf dieses Organsystem eine direktere therapeutische Wirkung als reizlindernde Pflanzen.)

Die folgenden **Bitterpflanzen** beeinflussen die nachstehend aufgeführten Organsysteme:

- Atmungssystem: (Weißer) Andorn und Kanadische Gelbwurz *(Hydrastis canadensis)*
- Geschlechtsorgane: Kanadische Gelbwurz und Schafgarbe
- Haut: Kanadische Gelbwurz und Myrrhe
- Harnsystem: Odermennig, Klette und Bärentraube
- Kreislauf: Schafgarbe, Enzian und Kanadische Gelbwurz
- Nervensystem: Kamille, Hopfen und Beifuß
- Stütz- und Bewegungsapparat (Muskeln und Skelett): Fieberklee
- Verdauungssystem: Enzian, Artischocke, Kanadische Gelbwurz und Schafgarbe

Die folgenden Heilpflanzen haben eine **zusammenziehende** (und damit den Gewebetonus verstärkende und kräftigende) Wirkung auf die aufgeführten Organsysteme:

- Atmungssystem: Salbei, Goldrute und Schafgarbe
- Geschlechtsorgane: Himbeere
- Harnsystem: Bärentraube, Ackerschachtelhalm und Schafgarbe
- Haut: Zaubernuss und Eichenrinde
- Kreislauf: Wachsmyrte (innerlich); Schafgarbe, Rosskastanie und Arnika (äußerlich)
- Nervensystem: Rosmarin
- Stütz- und Bewegungsapparat (Muskeln und Skelett): Odermennig
  Verdauungssystem: Odermennig und Eichenrinde

Mit diesen vier Wirkungskategorien kann ein Heilpflanzenkundiger den größten Teil seiner therapeutischen Arbeit bestreiten und hat alles an der Hand, was er oder sie dafür braucht (besonders, wenn es um das Verdauungssystem geht). Die entzündungshemmende Wirkung hilft dabei, Entzündungen abzuschwächen und die jeweiligen Beschwerden und Schmerzen zu lindern; die reizlindernde Wirkung beruhigt, nährt und schützt Gewebe; das Bittere regt die Sekretbildung im Darm an und normalisiert diese und wirkt auch Depressionen entgegen. Die zusammenziehende Wirkung kann übermäßige Absonderungen verringern und den Tonus der Körpergewebe verstärken und sie allgemein kräftigen.

Natürlich ist es genauso wichtig, auch die vielen anderen Wirkungen und Affinitäten unserer Materia medica der Heilpflanzen zu verstehen und zu lernen, wie man sie verwendet. Der Anwendungsbereich und die Absicht dieses Heilpflanzenbuches für Männer besteht aber nicht darin, alle Wirkungen der Pflanzen und ihre Affinitäten zu den einzelnen Organsystemen in allen Einzelheiten zu besprechen. Ich empfehle vielmehr, sich eine kleine Sammlung praktisch anwendbarer Pflanzen zusammenzustellen, die eine Vielfalt von Informationen und Erfahrungen bietet und so dazu beiträgt, die Grundlagen unseres Wissens über Heilpflanzen in ausgewogener Form abzurunden. Im elften Kapitel sind einzelne Heilpflanzen aufgeführt, dort finden sich auch Beschreibungen darüber, wie sie in dieses System von Wirkungen und Affinitäten hineinpassen.

Heilpflanzen für ganz spezifische Anwendungsbereiche

Dem Wesen der Naturwelt entsprechend gibt es jene Pflanzen, die auch völlig außerhalb ihrer anerkannten Wirkungen und Systemaffinitäten auf den Organismus einwirken. So machte man die Erfahrung, dass die Wilde Yamswurzel beispielsweise als ein spezifisches Heilmittel bei mit einer Divertikelentzündung verbundenen Schmerzen und Beschwerden eingesetzt werden kann (also für die Behandlung einer Entzündung in den Ausstülpungen der Dickdarmschleimhaut). Die Kenntnisse über diesen Verwendungsbereich der Pflanze basierten nicht auf dem Studium ihrer normalen Wirkungen, sondern auf altem, bei den einfachen Leuten vorhandenem Wissen; und dieses Wissen war es denn auch, das Heilpflanzenkundige auf die genannten, außergewöhnlich guten spezifischen Heilwirkungen der Wilden Yamswurzel stießen ließen. Der Odermennig ist bei rechtzeitiger Einnahme spezifisch für die Behandlung von Blinddarmentzündungen geeignet. Bei Aphthen hilft innerlich angewandt Salbeitee, auch als Mundspülung eignet sich Salbei dafür. Das Gummikraut *(Grindelia* spp.*)* wirkt krampflösend im Bereich der Atmungsorgane; der Beifuß ist eine Bitterpflanze, die besonders auf das Verdauungssystem und die Geschlechtsorgane einwirkt. Die Kombination dieser beiden Heilpflanzen ist hingegen in äußerlich anzuwendenden Zubereitungsformen ein spezifisches Heilmittel von Allergiesymptomen, die vom Eichenblättrigen Giftsumach *(Toxicodendron pubescens)* herrühren. Diese Erkenntnisse über die Verwendung bestimmter Pflanzen als spezifische Heilmittel sind ein Geschenk des alten, überlieferten Wissens unserer Vorfahren an uns.

Das Licht der Intuition und die Heilpflanzen

Die uns innewohnende Fähigkeit, etwas spontan zu erkennen, haben wir dank unserer Intuition. Wir müssen ihr Vertrauen schenken, wenn wir Pflanzen auswählen, die wir für unsere Gesundheit nutzen wollen. Je größer das therapeutische Wissen wird, das wir uns durch das Studium und die Arbeit mit Heilpflanzen und Menschen aneignen, und je größer auch die damit verbundene Erfahrung wird, desto häufiger lässt unsere Intuition beides zusammen zu einem Erfolgserlebnis werden. Der praktische Gebrauch unserer Intuition ist eine Qualität, die wir allerdings tendenziell verlieren, wenn wir uns dem Ansturm von mit großer Autorität vorgebrachten Informationen aussetzen, mit denen wir unaufhörlich bombardiert werden. Unsere Intuition sollten wir uns jedoch nie absprechen lassen. Zu allen wissenschaftlichen Erkenntnissen und Hypothesen werden wir durch die sprichwörtlichen Gedankenblitze inspiriert. Wie die Heilung ist auch die Intuition eine Grundfunktion des Menschen. Vertrauen wir ihr!

Über »Heilpflanzen für Männer«

Der Asiatische (oder Koreanische) Ginseng *(Panax ginseng)* ist wahrscheinlich in Asien die berühmteste »Heilpflanze für Männer«. Der Ginseng hat allerdings auch Wirkungen, die unter den passenden Bedingungen bei der Behandlung von Beschwerden bei Frauen genauso wirksam sind. Historisch gesehen war die Verwendung der exotischen und teuren Ginsengwurzel im alten China ausschließlich den Männern vorbehalten. Im Laufe der Zeit erwarb sie sich weltweit den Ruf, eine Heilpflanze für Männer zu sein. Auf ganz ähnliche Weise kam Dong Quai, die Chinesische Engelwurz, zu dem Ruf, eine »Heilpflanze für Frauen« zu sein.

Den zeitlosen Erkenntnissen der chinesischen Pflanzenheilkunde zufolge wird die Ginsengwurzel vor allem als Stärkungsmittel für das Chi (oder Qi) angesehen (siehe die Ausführungen im Glossar unter dem Eintrag »Chi«). Die Verwendung von Ginseng ist daher vor allem bei Fällen von Chi-Mangel angezeigt. Dong Quai gilt hauptsächlich als Bluttonikum, es soll bei Blutmangel genommen werden. Bei beiden Pflanzen gilt das sowohl für Männer als auch für Frauen. Allerdings erleben Männer durch ihr »Getriebensein« und ihre Tendenz, sich zu überarbeiten, häufiger einen Chi-Mangel als Frauen; bei Frauen wiederum kommt es durch ihre zyklische Menstruationsblutung häufiger zu Blutmangel als bei Männern. Im Laufe der Zeit wurde dann die bittersüße Ginsengwurzel zu einem Heilmittel, das Männern neue Vitalität verleiht, während die süße, wärmende Wurzel des Dong Quai als ein Heilmittel galt, das wunderbare Wirkungen auf die weiblichen Fortpflanzungsorgane hat. Wir sollten allerdings dabei im Hinterkopf behalten, dass auch ein Mann gelegentlich Anzeichen für Blutmangel haben kann und in der heutigen Zeit auch immer mehr Frauen einen Chi-Mangel aufweisen.

Es gibt auch eine Heilpflanze im Westen (auch wenn Ginseng übrigens ebenfalls im Westen heimisch ist), die häufig als Heilpflanze für Männer angesehen wird. Sie heißt Sägepalme *(Serenoa repens)*. Auch ihre Wirkungen eignen sich genauso gut zur Förderung der Gesundheit von Frauen. Diese von den nordamerikanischen Indianern hochgeschätzte Heilpflanze, die auch sehr häufig von den eklektischen Ärzten des 19. Jahrhunderts verwendet wurde, hat auch bei den heutigen Männern (und den heutigen Frauen) als nährende Heilpflanze eine überragende Bedeutung, derer wir uns bewusst sein und die wir deshalb auch einsetzen sollten. Im elften Kapitel finden sich ausführliche Informationen zur Sägepalme, zum Ginseng und über Dong Quai.

Die Qualität der Heilpflanzen

Wenn wir für unsere therapeutischen Maßnahmen und zur Aufrechterhaltung unserer Gesundheit die richtigen Heilpflanzen auswählen oder pflücken, dann ist ihre Qualität von großer Bedeutung. Die genaue Auswahl eines pflanzlichen Produktes ist oberstes Gebot. Dass es sich einfach um die richtige Pflanze handelt, reicht nicht. Um wirksam zu sein, muss sie qualitativ hochwertig sein. Viele Menschen glauben, dass alle Heilpflanzen biologisch angebaut und auf die richtige Weise geerntet werden, aber das ist nicht der Fall. Viele werden für den Handel kommerziell angebaut, wobei die allgemein üblichen Techniken der Landwirtschaft und auch chemische Düngemittel verwendet werden. Häufig werden die Heilpflanzen auch auf unangemessene Weise geerntet, getrocknet und abgepackt. So sind es beispielsweise oft die Blütenspitzen, die die medizinisch wichtigen Inhaltsstoffe einer Pflanze enthalten, aber die geernteten und verkauften Pflanzen enthalten häufig einen großen Prozentsatz an Blättern und Stängeln, in denen diese Wirkstoffe überhaupt nicht vorkommen. Das ganze Pflanzenmaterial wurde vielleicht maschinell auf die falsche Weise geerntet oder bei zu hohen Temperaturen in großen Mengen im Ofen getrocknet und dann über einen langen Zeitraum gelagert. Bei der Ernte und der Verarbeitung von Pflanzen muss man sehr sorgfältig vorgehen, um sicherzustellen, dass die Qualität ihrer Inhaltsstoffe erhalten bleibt. Pflanzen verlieren außerdem allmählich ihre Wirksamkeit, wenn sie zu lange oder unter ungeeigneten Bedingungen gelagert werden.

Nur wenn wir unsere frischen Heilpflanzen selbst richtig gepflückt und verarbeitet haben, wissen wir, dass sie in einem qualitativ hochwertigen Zustand sind. Sich seine Heilmittel aus Pflanzen zuzubereiten, die man selbst gesammelt oder geerntet und getrocknet hat, ist immer das Beste – aber aus offensichtlichen Gründen nicht immer möglich.

Bei der Auswahl einer Pflanze, die fremden Ursprungs ist, sollten wir zur Bestimmung ihrer Qualität unsere Sinne verwenden. Die typische Färbung der Heilpflanze muss deutlich erkennbar sein; die Pflanze sollte stark und aromatisch riechen und einen starken Geschmack haben. Das bedeutet nicht unbedingt, dass sie gut schmecken muss, aber der Geschmack sollte intensiv sein. All dies sind Anzeichen für die Kraft einer Pflanze. Wenn sie wie glanzloses Heu aussieht, kaum irgendeinen Geruch von sich gibt und nach nichts schmeckt, dann ist ihr Wert als wirksames Heilmittel zu bezweifeln. Und natürlich sollten wir biologisch angebaute Heilpflanzen kaufen. Sie kosten ein bisschen mehr, aber dafür bekommen wir qualitativ hochwertige Pflanzen, und das ist für ihre Verwendung als Heilpflanzen sehr wichtig. Flüssigextrakte sollten ebenfalls genau geprüft werden, und wir sollten von ihnen erwarten, dass sie die gleichen mit unseren Sinnen vorgenommenen Tests bestehen.

Wenn wir von jemandem hören, dass Heilpflanzen unwirksam sind, können wir uns sicher sein, dass die betreffende Person entweder die für ihre Konstitution und ihr Leiden falsche Pflanze verwendet hat, eine sofortige und wie durch ein Wunder geschehende Heilung erwartete oder, was das wahrscheinlichste ist, Pflanzen von schlechter Qualität genommen hat.

KAPITEL 7

Die spezifisch männliche Gesundheitspflege

Der Wald sei mit euch!

»Wenn du dich nicht um deinen Körper kümmerst, wo willst du dann leben?«
Mickey Spillane

Gebrochene Herzen sind die häufigste Todesursache bei Männern. Um zu verhindern, dass uns das Herz gebrochen wird, müssen wir beginnen, einige Regeln für Männer zu brechen.

Ein gesundes Herz

Das Herz ist ein Organ, das empfängt und das Stress bewältigt. Es beherbergt die Gefühle – Gefühle uns selbst gegenüber und Gefühle gegenüber anderen Wesen. Es gibt eine etwas düstere Statistik, die das Gerücht nährt, dass kleine Jungen sechzig bis achtzig Prozent weniger umarmt und gehalten werden als kleine Mädchen. Die Tatsache, dass Männer emotional zurückhaltender agieren und nicht so spontan andere umarmen wie Frauen, hat vielleicht etwas damit zu tun. Durch das sinnliche Mittel der Umarmung Zuneigung auszudrücken und zu empfangen, drückt gleichzeitig aus, wie sich das Herz fühlt, und nährt letztlich diesen sensiblen Muskel.

Man sollte seine Tränen als Nektar des Herzens würdigen. Tränen können emotionalen Durst stillen. Sie werden in Augenblicken des Glücks geerntet und beim Erleben von Frustration, Trauer und Schmerz losgelassen. Sie sind eine gesunde Reaktion auf die anregenden Reize des Lebens und helfen uns dabei, emotionale und körperliche »Rückstände« von Stress loszuwerden. Das Weinen als Befreiung und Loslassen hat eine positive Auswirkung auf die Aufrechterhaltung eines gesunden inneren Gleichgewichts. Es gibt Theorien, nach denen sich die Anfälligkeit für Krankheiten erhöht, wenn Tränen unterdrückt werden. Mit Sicherheit ist die für eine Unterdrückung des Weinens notwendige Abtrennung von den eigenen Gefühlen ein Faktor, der hohen Blutdruck fördert und zu anderen Komplikationen mit dem Herzen beiträgt. Außer beim Zwiebelschneiden sind Männer seit Jahrhunderten »groß« und »erwachsen« und »weinen nicht« wie »kleine Jungs«. Die statistischen Daten bezüglich Herzkrankheiten bei Männern zeigen, dass diese Rolle ihren Tribut fordert. Gegenwärtig schließt das von unserer Kultur verschriebene Rollenbild für »echte Männer« die grundsätzliche Erlaubnis zum Weinen nicht mit ein, nicht einmal im privaten Rahmen. Es ist aber dringend erforderlich, dass wir die für das Testosteron zuständigen Organe einmal zusammenrufen und uns diese Erlaubnis geben. Sich gegenseitig kameradschaftlich unterstützende Männer können dies ebenfalls anderen Männern zugestehen. Wenn ich einen anderen Mann weinen sehe, wird mein Herz oft stark berührt von dem Ausdruck der Herzenskraft dieses Mannes und von der Wertschätzung, die er damit sich selbst gegenüber zeigt. Wir alle wissen, wie es sein kann, wenn wir uns gefühlsmäßig isolieren, um den Schein von Männlichkeit zu wahren. Ich habe das Gefühl, dass das Weinen bei sehr starkem Stress, Mitgefühl, tiefer Freude oder Trauer eine wirklich männliche Reaktion ist.

Sechs Grundsätze, die uns dabei helfen, unser Herz zu schützen

1. Das Gefühlsleben ins Gleichgewicht bringen!

Man sollte alle seine Gefühle zum Ausdruck bringen, und zwar sowohl die positiven als auch die sogenannten negativen. Alle Gefühle sind es wert, gezeigt zu werden. Wir sollten das besonders bei den Gefühlen, die Ausdruck unserer Wertschätzung und Zugewandtheit sind, tun. Gefühle wie Wahrhaftigkeit, Mitgefühl, Empörung, Verständnis, berechtigte Wut, Frustration, Sanftheit, Vergebung, Liebe, romantisches Schwärmen und Freude und ihr Ausdruck sind die Lieder unseres Lebens.

2. Häufig lachen und spielen!

Man sollte sich über diese Erfahrungen freuen, so wie wir es früher getan haben, und eine Balance finden zwischen produktiver, kreativer Arbeit und entspannenden, spielerischen Aktivitäten, ohne alles zu ernst zu nehmen. Spielen schärft den Verstand und normalisiert den Blutdruck. Es ist letztlich genauso produktiv wie Arbeit – Kinder würden sogar behaupten, es sei viel produktiver. Statt das Leben immer wieder mit häufigen Episoden losgelöster Leichtigkeit zu feiern, erliegen wir der gesellschaftlich anerkannten Droge des ununterbrochenen Arbeitens, um Spontaneität, Intimität und anderen Freuden des Lebens aus dem Weg zu gehen.

Wenn wir um zwölf Uhr mittags tanzen, dann geben wir damit unseren eigenen Pessimismus auf. Und dadurch könnten wir einen Teil des Panzers unseres Erwachseneins von uns abwerfen und in unsere Sitten und Gebräuche ein wenig Gekicher zurückbringen. Meiner Überzeugung nach sind wir am engsten mit unserem wahren Selbst in Kontakt, wenn wir wirklich einen Riesenspaß haben – sei es bei der Arbeit oder beim Spiel. Wir fühlen uns gut, und sich gut zu fühlen, bedeutet, gesund zu sein.

> *»Unter welchem Papierstapel*
> *liegt nur unsere Verzauberung verborgen?«*
> **T. Elder Sachs**

Lachen ist einfach sehr gut für unsere Gesundheit. Wie der Duft von Blumen löst Lachen Ärger oder Wut auf, vermindert Ängste, hebt die Stimmung bei Depressionen und bereichert alle Beziehungen. Lachen ist wirklich die allerbeste Medizin für uns Menschen.

Norman Cousins dokumentiert in seinem Buch *Der Arzt in uns selbst,* wie er wieder gesund wurde, als unter einer normalerweise sich immer weiter verschlimmernden, sehr schmerzhaften und mit großen Einschränkungen verbundenen Erkrankung der Wirbelsäule litt, die Spondylitis ankylosans (Morbus Bechterew) heißt. Er schildert, wie tägliche Dosen selbst verschriebenen Lachens seine Heilung unterstützten. Cousins berichtet in seinem Erfolgsbuch, dass nur zwanzig Minuten herzhaftes Lachen aus dem Bauch heraus (beispielsweise mithilfe von Filmausschnitten mit den Marx Brothers) ihm zwei Stunden schmerzfreien Schlaf schenkten und dies ganz ohne irgendwelche unerwünschten Nebenwirkungen. Medizinische Tests bestätigten ihm, dass nach jedem längeren Lachen seine Entzündung ein bisschen mehr nachließ. Er beschreibt die physiologischen und psychologischen Wirkungen des Lachens als eine Form einer im Sitzen durchgeführten Aerobic-Übung oder als etwas, was ich als »inneres Joggen« bezeichnen würde.[2]

Lachen verstärkt die Atmung, den Sauerstoffaustausch und die Muskeltätigkeit und stimuliert anscheinend auch die Absonderung von Hormonen, die Wachheit hervorrufen. Diese sogenannten Katecholamine wiederum lösen die Freisetzung von Endorphinen im Gehirn aus. (Das sind Wirkstoffe, die ein Empfinden von Glück hervorrufen und beispielsweise für das euphorische Gefühl von Langstreckenläufern verantwortlich sind.) Offensichtlich begünstigen diese Endorphine ein Gefühl der Entspannung und des Wohlbefindens und dämpfen die Schmerzwahrnehmung. Katecholamine verbessern außerdem die Durchblutung, was den Heilungsprozess beschleunigt und Entzündungen abschwächt.

Es gibt auch einige Belege dafür, dass Lachen die Reaktion des Immunsystems verbessert, indem es die Konzentration der Hormone verringert, die die Abwehrkräfte unterdrücken. Forscher halten es für durchaus vorstellbar, dass wir beim Lachen das Signal zum Gehirn aussenden, Endomorphine freizusetzen, die Rezeptoren aktivieren, die wiederum andere chemische Stoffe freisetzen, zu denen vielleicht sogar Stickstoffmonoxid gehört (vergleiche auch die Ausführungen zum Thema pflanzliche Helfer bei Erektionsstörungen in diesem Kapitel). Stickstoffmonoxid (Stickoxid, NO) führt direkt zu einer Erweiterung der Blutgefäße, was das Leben nicht nur für das Herz viel einfacher macht, sondern auch für alle mit einer Erektion verknüpften Gewebe von wesentlicher Bedeutung für die Erfüllung ihrer Aufgaben ist. Es ist leichter, sich zu lieben, wenn wir glücklich sind. Also, meine Herren, liebt euer Lachen und lacht, um zu lieben!

Dieses Leben ist nur von vorübergehender Dauer – und dies gilt umso mehr, wenn wir uns nicht besonders gut um unser Herz gekümmert haben. Also: Nicht zu ernst sein, sonst verpasst man den ganzen Spaß. Spielen und Lachen sind die beste Medizin für das Herz und am wirksamsten, wenn wir sie häufig verwenden.

3. Gewalt aus vollem Herzen ablehnen!

Gewalt ist Stress. Sie ist das schlimmste Gift für den Menschen. Sie ist der wichtigste Faktor bei der Erzeugung negativer Gefühle, insbesondere von Hass, Wut, Niedergeschlagenheit und Bedauern. Wenn solche Gefühle länger andauern, dann schädigen sie uns und machen uns anfälliger für Krankheiten, erhöhen die Wahrscheinlichkeit, dass sich bestehende Leiden verschlimmern, verringern die Wahrscheinlichkeit auf schnelle Genesung oder überhaupt die Chancen auf eine

2 Norman Cousins: Anatomy of an Illness as Perceived by the Patient, New York: Bantam 1991, auf Deutsch unter dem Titel »Der Arzt in uns selbst. Anatomie einer Krankheit aus der Sicht des Betroffenen« 1981 im Rowohlt Verlag erschienen sowie 2008 unter dem Titel »Der Arzt in uns selbst. Wie Sie Ihre Selbstheilungskräfte aktivieren können« im Schirner-Verlag, Darmstadt neu herausgegeben,

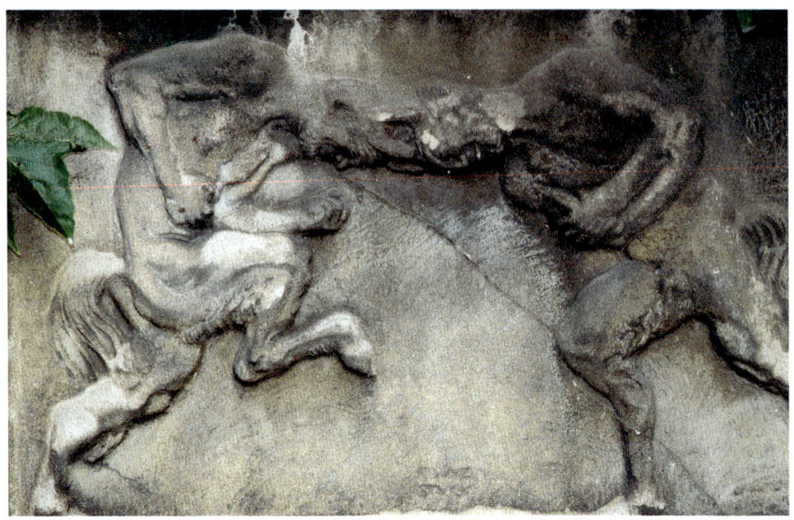

Gewalt, Stress und negative Gefühle meiden! Faune beim Wettstreit, Villa Stuck, München.

Erholung. Gewalt zu meiden, ist ein heroischer Akt und der einzige Weg, auf dem wir Männer die Gefängnisse entvölkern und die Kriegsmaschinerien ins Leere laufen lassen können. Es ist der Weg, die ermüdenden, künstlichen Grenzen aufzulösen, die unser unterschiedliches Zuhause, unsere Länder (und Religionen) voneinander trennen. Es nährt unser Herz, gegen die üblen Regeln zu verstoßen, wie Männer zu sein haben. Dadurch befreien wir unsere Söhne letztlich vom Joch des Krieges und können sie lehren, wirklich freie Männer zu sein.

4. Sich bewegen!

Bewegung könnte schon für sich die wirkungsvollste Methode sein, das heißt ohne die Verwendung irgendwelcher Heilmittel, mit der sich der Blutdruck normalisieren lässt. Bewegung hilft dabei, keine übermäßigen Pfunde Fett anzusetzen, entwickelt die Muskeln und unterstützt das Herz, indem sie für die rhythmischen Kontraktionen und Entspannungsphasen der Skelettmuskeln sorgt, durch die der Blutfluss und das Fließen der Lymphe gefördert werden. Wir sollten nicht vergessen, dass jedes zusätzliche Pfund auch zusätzliche Meter an Blutgefäßen erforderlich macht, die das Herz dann bedienen muss. Bewegung erfordert keinerlei Ausrüstung, nur unsere Muskeln, Knochen und Bindegewebe und vielleicht einen Zeitaufwand von zwanzig Minuten für eine Runde, die gute Wirkungen erzielt. Systematische Dehnübungen sind ebenfalls ausgesprochen wohltuend. Sie fühlen sich gut an und halten den Körper geschmeidig. Viele Bücher bieten genaue Ausführungen zu diesem Thema und schildern die entsprechenden Abläufe beim Yoga und anderen Übungsreihen mit Dehnübungen.

5. Einfache, köstliche, naturbelassene Nahrung essen und entsprechende Flüssigkeiten trinken!

Man sollte eine der Gesundheit förderliche Ernährung genießen, deren Grundlage verschiedene Eiweiße (Proteine) und komplexe Kohlenhydrate sind, zum Beispiel in Form von frischem Obst und frischem Gemüse. Der Preis für die qualitativ beste Nahrung, die man sich gegenwärtig leisten kann, lohnt sich. Wenn man sein Geld nicht für gute Nahrung ausgibt, die den Körper bei guter Gesundheit hält und ein gutes Gefühl vermittelt, wie kann man dann wirklich irgendetwas anderes genießen, für das man sein Geld ausgibt? Im zehnten Kapitel über die verschiedenen Konstitutionstypen lassen sich Vorschläge für eine auf die eigene spezifische Konstitution zugeschnittene Ernährung finden.

Genauso wichtig ist es, sich anzugewöhnen, viel klares Wasser zu trinken. Mindestens einen bis eineinhalb Liter pro Tag. Andere Getränke wie Kaffee, Tee oder Limonade dürfen nach aktuellen Studien (zum Beispiel DGE) in diese Menge einberechnet werden. Die Theorie, dass sie dem Körper letztlich mehr Wasser entziehen, als sie ihm zuführen, gilt heute als überholt. Erfrischend und belebend ist Wasser mit ein wenig frischer Minze, Zitronenmelisse oder Zitronenkraut darin oder auch mit einem kleinen Stück Zitrone oder Limone. Zur Bedeutung von Wasser für unsere Gesundheit gibt es inzwischen auch eine Reihe guter Bücher.

Ich habe auch herausgefunden, dass im Gegensatz zur allgemeinen Auffassung sich Öl doch mit Wasser mischt – zumindest dann, wenn es uns in Verbindung mit einem Fisch und als Bestandteil einer bestimmten Ernährungsweise begegnet. Fischöl ist reich an langkettigen Omega-3-Fettsäuren. Zwei dieser Fettsäuren wurden mit besonderen Namen versehen – Eicosapentaensäure und Docosahexaensäure, in Kurzform EPA und DHA. Es gibt noch Fettsäuren zu ihrer Unterstützung, aber die beiden sind die beiden Superstars unter den Fettsäuren.

Essenzielle Fettsäuren sind bemerkenswert wirkungsvolle Nahrungsbestandteile, die unsere Gesundheit fördern und endlich auch von der Wissenschaft und den Medien die Beachtung finden, die sie verdienen. Sechsunddreißig klinische Studien sowie entsprechende Erklärungen des Council on Responsible Nutrition, der American Heart Association und sogar der amerikanischen Behörde für Lebens-

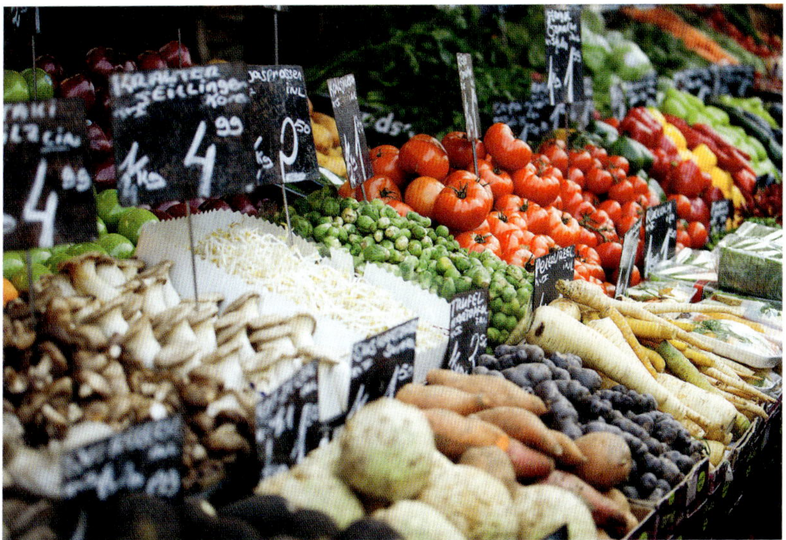

Sich gesund ernähren und viel trinken!

mittelsicherheit und Arzneimittelzulassung (FDA) kommen übereinstimmend zu dem Schluss, dass alle Omega-3-Fettsäuren und insbesondere die in Fischöl vorkommenden ausgesprochen positiv auf die Gesundheit des Herzens einwirken und das Risiko von Erkrankungen dieses Organs senken. Diese Wirkungen werden sogar schon nach kurzer Zeit beobachtet.

Essenzielle Fettsäuren reduzieren die Triglyceridwerte, steigern die Konzentration von HDL im Blut (dem guten Cholesterin), regulieren den Herzschlag und machen die Bildung von Blutgerinnseln unwahrscheinlicher. Diese Wirkungen haben alle einen positiven Einfluss auf die Herzfunktion, stärken den Kreislauf und verbessern die Durchblutung.

Es ist interessant zu erfahren, wie die Omega-3-Fettsäuren dies bewerkstelligen: Sie ermöglichen den Zellmembranen, Flüssigkeit zu behalten und flexibel zu sein (so wie es die Kochsalzlösungen mit den Kontaktlinsen tun). Diese Funktion erlaubt dann einen ungehinderten Fluss von Glukose und Nährstoffen in die Zelle hinein und nachfolgend eine effiziente Freisetzung von Stoffen, die die Zelle nicht mehr benötigt. Man stellte auch fest, dass EPA und DHA den Prozess der Übermittlung bioelektrischer Botschaften erleichtern, was die Kommunikation zwischen den Zellen unterstützt.

Leider produziert unser Körper keine Omega-3-Fettsäuren, wir müssen also genügend große Mengen von ihnen mit unserer Nahrung aufnehmen. Fischöl ist der beste Lieferant für Omega-3-Fettsäuren. Natürlich bringt uns das zur Frage, woher wir guten Fisch bekommen und was schlechter Fisch ist (hinsichtlich des Geschmacks und seiner Belastung mit Schwermetallen). Beides könnte Einfluss darauf haben, ob wir nicht stattdessen zu einem gereinigten Ersatzstoff greifen.

Ich persönlich esse eigentlich lieber Fisch (weil ich auch das Eiweiß nutzen kann). Meine Nachforschungen ergaben, dass Lachs, Seezunge, Garnelen, Flunder und Königskrabben zu den eher guten Meerestieren gehören, die wir essen können, und Hai, Schwertfisch und Thunfisch zu denen gehören, die wir meiden sollten. Wenn wir uns für Nahrungsergänzungsmittel mit Fischöl entscheiden, mit denen wir Omega-3-Fettsäuren in ausreichenden Mengen aufnehmen können, sollten wir die Herstellerfirma sorgfältig auswählen und nicht zu sehr auf den Preis schauen. Außerdem sollte das Fischöl von Fischen stammen, deren Bestand nicht gefährdet ist und die aus Gewässern stammen, die nicht überfischt werden.

6. Die das Herz und die Gefäße stärkenden Heilpflanzen in die tägliche Ernährung mit einbeziehen!

Unsere Spezies isst Heilpflanzen und reibt sie sich auf die Haut, seit unsere primitiven Vorfahren aus der Ursuppe herausgekrochen sind. Die Gewebe des menschlichen Herzens sind von ihrer Biologie her mit den organischen Stoffen dieser pflanzlichen Helfer vertraut und reagieren positiv auf ihre nährenden Eigenschaften. Heilpflanzen sind sichere Nahrungsmittel mit spezifischen Wirkungen, die den Herzmuskel stärken und feinjustieren können und die gleiche Wirkung auf unser Nervensystem und das unübersichtliche Geflecht an Blutgefäßen haben. Zu den besten Heilpflanzen mit einer besonders starken Wirkung zur Kräftigung des Herzens und der Gefäße gehören Weißdornbeeren und -blüten; das Herzgespann beruhigt das Herz und verringert Herzklopfen; Ginkgo erweitert die Blutgefäße in der Peripherie unseres Körpers ungewöhnlich gut; Passionsblume beruhigt einen ängstlichen Geist; Schafgarbe kräftigt die Gefäße und kann außerdem übermäßige Blutungen stoppen; Knoblauch normalisiert den Blutdruck und drängt das LDL (das schlechte Cholesterin) aus dem Körper heraus; mögen wir es scharf, können wir mit Ingwer und Cayennepfeffer unseren Kreislauf anregen.

Verdauungsstörungen und Blähungen üben Druck auf das Herz aus, sodass alles, was die Verdauung unterstützt und Blähungen vermindert, auch dem Herz seine Funktionen erleichtert. Bitterpflanzen und unter ihnen besonders die mit einer entspannenden Wirkung wie Hopfen, Baldrian, Kamille (die alle auch windtreibend wirken) sowie Beifuß haben für die Unterstützung eines gesunden Herzens ebenfalls ihre spezifischen Funktionen (siehe auch im elften Kapitel bei den Ausführungen zu den entsprechenden Pflanzen, wo sich weitere Informationen über andere, die Gesundheit fördernde Wirkungen dieser Heilpflanzen finden).

Hoher Blutdruck und gesunder Blutdruck

Hoher Blutdruck ist einer der wichtigsten Risikofaktoren für Erkrankungen des Herzens oder der Gefäße. Also ist die Kontrolle des Blutdrucks für die Aufrechterhaltung eines gesunden Herzens von wesentlicher Bedeutung. Etliche Sparten einer Behandlung mit allopathischen Medikamenten stehen uns für die Behandlung hohen Blutdrucks zur Verfügung, aber die meisten von ihnen haben Nebenwirkungen, die von Müdigkeit bis Impotenz reichen. Als eine Alternative bei der Aufrechterhaltung der Gesundheit für den Mann (neben einem angemessenen Lebensstil und möglicherweise auch beruflichen Veränderungen) helfen Heilpflanzen mit blutdrucksenkender Wirkung dabei, zu hohen Blutdruck auf ein Normalmaß zurückzuführen und auch die systolischen und diastolischen Rhythmen beim Herzschlag zu normalisieren.

Aus einer ganzen Reihe von Gründen, die teilweise auf seine schmackhaften und teilweise auf seine eher störenden Eigenschaften zurückzuführen sind, fällt Knoblauch als blutdrucksenkendes Mittel bei Bluthochdruck besonders aus dem Rahmen. Neben dieser Wirkung (und auch der den Blutdruck normalisierenden Wirkung bei Menschen mit niedrigem Blutdruck) hat Knoblauch noch eine Menge mehr zu bieten: Er wirkt alterierend, also umstimmend oder zustandsverändernd, husten- und schleimlösend, antimikrobiell, krampflösend, galleflussfördernd, schweißtreibend und stärkend. Wenn wir diese Heilpflanze verwenden, können wir einerseits Bluthochdruck vorbeugen oder behandeln und gleichzeitig viele andere Organsysteme des Körpers unterstützen. (Außerdem ist er ein wesentlicher Bestandteil für ein leckeres Pesto. Ein Rezept dafür findet sich weiter hinten in diesem Kapitel.)

Andere Heilpflanzen mit stärkenden und blutdrucksenkenden Wirkungen können je nach den Bedürfnissen der Einzelperson miteinander kombiniert werden. Dazu zählen Schafgarbe (mit zusammenziehender, schweißtreibender und harntreibender Wirkung sowie bitterem Geschmack), Zwiebeln (mit husten- und schleimlösenden, antimikrobiellen, schweißtreibenden, leberstärkenden, kräftigenden und wundheilenden Wirkungen), Weißdornbeeren und -blüten (die herzstärkend und verdauungsfördernd wirken), Sibirischer Ginseng (der adaptogen wirkt und damit die Anpassungsfähigkeit des Körpers und seine Widerstandskraft bei außergewöhnlichen Belastungen erhöht, sowie allgemein stärkt) und Eisenkraut (mit krampflösender, schweißtreibender, leberstärkender und nervenstärkender Wirkung).

Andere Möglichkeiten, die uns dabei helfen, das Herz und die Gefäße kräftig und den Blutdruck im entspannten Normalbereich zu halten, und die nicht auf der Einnahme von Heilpflanzen oder deren Zubereitungen beruhen, sind die folgenden:

- Wir sollten die Zufuhr von Natrium begrenzen. Der moderne Mensch nimmt ungefähr zehnmal so viel Natrium zu sich wie seine primitiven Urahnen; und offensichtlich hatten diese Verwandten von uns keine Probleme mit zu hohem Blutdruck. Sie aßen auch ungefähr das Fünfzehnfache der Menge des konsumierten Natriums an Kalium. Heute essen wir viel mehr Natrium als Kalium. Eine natriumarme Kost mit viel Kalium scheint einfach die bessere Ernährungsweise darzustellen. Frisches Obst und Gemüse, Wegerich- und Löwenzahnblätter sowie Meeresgemüse wie Kelp (eine Braunalge) enthalten alle viel Kalium.
- Der Konsum von Öl sollte auf ein Minimum beschränkt werden. Dies trifft insbesondere auf gesättigte Fettsäuren zu. Das bedeutet jetzt nicht, alle gesättigten Fettsäuren aus unserem Speiseplan zu verbannen. Allerdings sollten wir daran denken, die Zufuhr von gesättigten Fettsäuren mit der von ungesättigten Fettsäuren auszugleichen. Der Körper benötigt eine ausgewogene Zufuhr von beiden Fettsäuren, um die Effizienz seiner Stoffwechselfunktionen aufrechtzuerhalten. Dies können wir dadurch unterstützen, dass wir bei unserer Ernährung auf möglichst naturbelassenes (Färber-)Distelöl, Rapsöl, Sesamöl, Sonnenblumenöl, Weizenkeimöl, Mandelöl oder Erdnussöl zurückgreifen. Diese Öle sind hervorragende Lieferanten von ungesättigen Fettsäuren. Margarine sollte völlig aus Küche und Esszimmer verschwinden, da sie auf extreme Weise nur vortäuscht, ein gutes Nahrungsmittel zu sein. Sie sollte zusammen mit Aspartam ganz weit weg in der Garage landen. Stattdessen ist eine Mischung aus Distelöl oder Sesamöl und Butter für eine ausgewogene Ernährung eine viel bessere Grundlage. Wir sollten auch beachten, dass Schmalzöl, Palmöl und Palmkernöl einen extrem hohen Anteil an gesättigten Fettsäuren aufweisen. Anstelle von Butter ist es eine gute Idee, ein wenig Sesamöl mit Gewürznelken und einer kleinen Menge Apfelweinessig auf unsere gebackene Kartoffel zu geben. Ich habe allmählich immer mehr Gefallen an diesem Geschmack gefunden, und mittlerweile verwende ich diese Mischung sehr häufig. Wenn ich dann, was selten passiert, Butter auf meine Kartoffel gebe, ist das jetzt ein ganz besonderer Genuss. (Es ist wichtig, bei jeder strikten Diät ein bisschen zu schummeln. Unnachgiebige Starrheit ist nicht gut für gesundes Essen.)
- Wenn es nötig ist, sollten wir unser Gewicht reduzieren und uns genügend bewegen oder irgendeine regelmäßige Aerobic-Übung in unseren Tagesplan einfügen. Körperliche Bewegung an sich reicht schon aus, um den Blutdruck zu senken, und zwar unabhängig von allen Veränderungen in der Ernährung und beim Gewicht. Wer unbedingt im Schnellimbiss einen Burger und Fritten essen muss, der sollte den Weg dorthin und zurück zu Fuß gehen, und zwar mit schnellen Schritten hin und gemächlich zurück.
- Der Konsum von Alkohol sollte eingeschränkt werden. Alkohol ist anscheinend der häufigste Grund für heilbaren Bluthochdruck.
- Wir sollten das Rauchen ganz lassen und unseren Kaffeekonsum einschränken. Also: Zigaretten wegwerfen und sich gelegentlich eine angenehme Tasse heißen Kaffee gönnen. Weder Kaffee noch Zigaretten scheinen zwar Bluthochdruck zu

verursachen, aber Nikotin bewirkt andere krankhafte Veränderungen, die zu Herzerkrankungen führen können, und weggeworfene Zigarettenstummel sind Gift für Vögel und auch für Wasserlebewesen nichts anderes als eine Verunreinigung. Eine rituelle Tasse Kaffee (ein Hauch von bitterem Geschmack) scheint die Ernährungssünde mit den geringsten negativen Folgen zu sein. Kaffee ist eine die Nerven stimulierende Substanz und in geringer Dosierung für all jene von Nutzen, die von dieser Wirkung profitieren können. Wenn unser Nervensystem allerdings eine Gier nach dieser Droge entwickelt, tun wir gut daran, unseren Körper auch mit nervenstärkenden Mitteln zu versorgen wie beispielsweise Flug-Hafer *(Avena fatua)* und Helmkraut. Auf diese Weise geben wir unseren Nerven die Nährstoffe, die sie in ihren Funktionen unterstützen, während wir sie gleichzeitig mit Koffein bedrängen.

Arteriosklerose und gesunde Arterien

Arteriosklerose ist zwar als Verhärtung der Arterien bekannt, aber eigentlich nicht ein Zustand, in dem das Gewebe der Arterien tatsächlich hart wird. Arterien sind aus verschiedenen Gewebeschichten aufgebaut. Der erste Impuls zu einer Verhärtung oder Versteifung wird durch den erhöhten Blutdruck einer Person gegeben, der das Blut durch die Arterien treibt. Dieser gesteigerte Puls führt schließlich zu Entzündungen und Verletzungen des Arteriengewebes. Über diese verletzten Bereiche legt sich dann ein Belag aus arteriosklerotischer oder atheromatöser Plaque, der dann letztlich hart wird. Um mit dieser Entzündung fertig zu werden, legt der Körper schließlich noch eine schützende Schicht aus Kalziumablagerungen darüber, und zu diesem Zeitpunkt könnte man sagen, dass die Arterien sich tatsächlich verhärten.

Arteriosklerose entsteht also dann, wenn sich eine Art klebrige Schmiere (das wäre mein eher nicht so feines Wort für den wissenschaftlichen Begriff *atheromatös*) auf die inneren Oberflächen der Arterien legt. Diese Schmiere verhärtet sich dann, und dieses Atherom ist ein Belag, der aus einer Kombination aus Cholesterin und vielen anderen schmierigen Stoffen gebildet wird und sich überall im Körper ablagern kann. Die durch Stress abgesonderten Nebennierenhormone, die nicht ausreichend aufgebraucht werden, tragen ebenfalls stark zur Bildung dieses Belages bei. Mit der Zeit wird dieses Atherom hart und spröde.

Sklerose bedeutet »Verhärtung«; daher ist *Atherosklerose* der Name für einen krankhaften Prozess, der überall im Körper stattfinden kann, und der auf eine Verhärtung dieses Atheroms verweist. Arteriosklerose ist der Begriff, der eine Atherosklerose bezeichnet, die in den Arterien stattfindet und diese tunnelartigen Gefäße blockiert. Der Blutdruck wird durch die Verringerung des Innendurchmessers der Arterien direkt beeinflusst, und auch der Blutfluss wird dadurch stark gehemmt. Durch den Verlust an Elastizität dieser Blutgefäße muss das Herz zusätzliche Arbeit leisten. Entscheidend für die erfolgreiche Behandlung einer Arteriosklerose sind wie bei den meisten degenerativen Erkrankungen die Ernährung, Heilpflanzen, Stressreduzierung und eine Veränderung der Lebensweise.

Zusammenfassend lässt sich zur Ernährung bei Arteriosklerose sagen, dass der übermäßige Konsum von Fleisch, Milchprodukten, Salz und Ölen, Tabak und Alkohol zu vermeiden ist. Eine Ernährung, die viele komplexe Kohlenhydrate enthält, reich an Ballaststoffen, fettarm und reich an qualitativ hochwertigem Eiweiß ist und viel Obst und Grüngemüse umfasst, und das Trinken von viel Wasser wird eher empfohlen. Ferner natürlich tägliche Bewegung in ausreichendem Maße (die dem Körper dabei hilft, die Sekrete der Nebennieren aufzubrauchen). Wahrscheinlich wird das bereits allgemein bekannt sein. Vielleicht ist aber nicht bekannt, dass Phytosterine, wie sie in großer Menge in allen grünen Pflanzenblättern vorkommen, den Aufbau von Cholesterin im menschlichen Körper stark verringern und gleichzeitig eine gesunde Form darstellen, ausreichend Ballaststoffe aufzunehmen. Nach körperlicher Bewegung ist der regelmäßige Verzehr einer Vielzahl unterschiedlicher grüner Blattgemüse hoher Qualität vielleicht die beste Medizin zur Vorbeugung.

Außerdem sollten wir bei unserer Ernährung Knoblauch verwenden. Drei Knoblauchzehen am Tag halbieren die Menge an Cholesterin, das gebildet wird und sich ablagert. Leider wird diese Maßnahme vermutlich auch unsere sozialen Kontakte um die Hälfte reduzieren, sodass man vielleicht den Wunsch verspürt, Knoblauch entweder zu kochen oder ihn einzulegen, um so seinen hartnäckigen Geruch zu beseitigen. Das Kochen von Knoblauch beeinträchtigt die positiven Wirkungen dieser Heilpflanze bezüglich der Eindämmung der Atherombildung nicht; allerdings zerstört es die antimikrobiellen Wirkungen dieser Pflanze. Knoblauch einzulegen, verringert den der Geselligkeit schadenden Geruch, hat aber keinen negativen Einfluss auf die antimikrobielle Wirkung. Frischen Knoblauch kann man mit der folgenden Methode auf köstliche Weise einlegen:

½ Tasse frisch geschälte ganze Knoblauchzehen
½ Tasse Tamari-Sojasauce (wenn möglich eine natriumarme Variante)
¼ Tasse naturbelassener Honig
¼ Tasse klares Wasser

Alle Zutaten in ein Glasgefäß geben und fest verschließen. Das Gefäß in den Kühlschrank stellen und mindestens einen Monat lang dort stehen lassen. Der Inhalt ist unbegrenzt haltbar. Von den ganzen, eingelegten Knoblauchzehen sollte man mindestens drei Stück am Tag essen. Sie schmecken auch mit grünen Oliven und Käse gut.

Frischen Knoblauch kann man auch als Zutat zu einem Pesto zu sich nehmen. Dabei kommt die das Immunsystem stärkende Wirkung von frischem Basilikum noch zu den Wirkungen des Knoblauchs hinzu. Das Ganze wird ergänzt durch die Nährstoffe des Olivenöls und der Pinienkerne. Von solch einem Pesto kann man auch im Freundeskreis auf sozial verträgliche Weise größere Mengen genießen. Für seine frische Zubereitung werden die folgenden Zutaten kombiniert:

1½ Tassen frische Basilikumblätter (fest zusammengedrückt); ganz nach Vorliebe kann man ½ Tasse Basilikumblätter auch durch ½ Tasse frischer Brennnesselblätter ersetzen – mit der entsprechenden Behutsamkeit – und/oder durch Petersilie in der gleichen Menge.

3 bis 5 frische, geschälte Knoblauchzehen (oder mehr)
¼ Teelöffel Meersalz
⅓ Tasse (von den Schalen befreite) Pinienkerne (oder Walnüsse)
½ Tasse geriebener Romano- oder Parmesankäse
⅓ Tasse natives Olivenöl extra

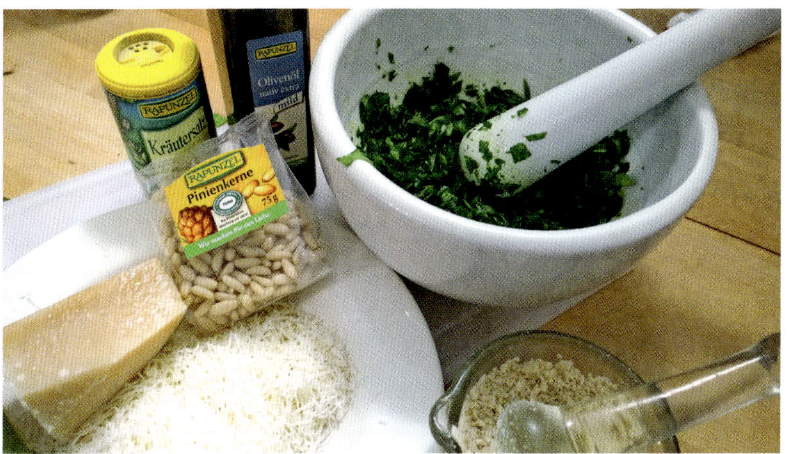

Senföle wie in Knoblauch oder Bärlauch sind gut für die Gefäße, zum Beispiel als leckeres Pesto.

Alle oben angeführten Zutaten (bis auf das Olivenöl) werden in einen Mixer oder eine Küchenmaschine gegeben und miteinander vermischt, bis eine dickflüssige Paste entsteht. Dann wird (während die Maschine noch arbeitet) das Olivenöl der Mischung hinzugefügt. Dieses Rezept ergibt ungefähr 1 Tasse Pesto. Pesto ist ein intensiv schmeckendes Nahrungsmittel mit einem hohen Anteil an Öl. Man »sollte« sich bei seinem Verzehr mäßigen. Allerdings ist mir das nie gelungen.

Man kann Arteriosklerose mit Heilpflanzen behandeln oder mit ihnen dazu beizutragen, dass sie erst gar nicht entsteht. Hierbei sind die folgenden vier Heilpflanzen angezeigt, deren Wirkungen eine starke Affinität zum Herzen und zu den Blutgefäßen aufweisen: Weißdorn, Linde, Ginkgo und Schafgarbe. Eine Rezeptur aus diesen vier Pflanzen kann dabei helfen, einer Verhärtung der Arterien entgegenzuwirken, insbesondere wenn man dabei noch andere Heilpflanzen einsetzt, die sich hier als Stärkungsmittel eignen.

Während man gegen die Symptome angeht, ist es wichtig, die betreffende Person zu nähren. In dieser Situation ist Weißdorn für Herz und Gefäße das Tonikum der Wahl. Die Blüten und Beeren dieser Heilpflanze kräftigen den Herzmuskel und das Gewebe der Arterien. Sie verleiht auch dem Kreislauf als Ganzem die Kraft zur Bewältigung dieses Leidens.

Die Linde ist ebenfalls ein Stärkungsmittel für das Herz und die Gefäße und ein spezifisches Heilmittel für Arteriosklerose. Lindenblüten erweitern die Gefäße und wirken gleichzeitig so auf die Nerven ein, dass sich die Arterienwände entspannen, die Blutgefäße weiter werden und der Blutdruck sinkt. Durch diese Wirkungen tragen sie dazu bei, dass ein größeres Volumen an Blut fließen kann.

Auch Ginkgo ist ein spezifisches Heilmittel für die Behandlung von Arteriosklerose. Die Heilpflanze wirkt als Tonikum und erweitert die Gefäße in der Körperperipherie, was die Wirkungen der oben erwähnten Pflanzen verstärkt.

Schafgarbe schließlich ist die vierte Heilpflanze, die diese Grundrezeptur noch weiter verbessert. Sie ist eine sanfte Bitterpflanze und eine Pflanze mit vielen Vorzügen und mit Affinitäten zu zahlreichen Organsystemen im Körper. Sie hat eine wohltuend kräftigende, zusammenziehende und harntreibende Wirkung.

Aus den vier Pflanzen lässt sich die folgende Grundrezeptur zusammenstellen:
2 Teile Weißdornbeeren und -blüten
1 Teil Lindenblüten
1 Teil Ginkgoblätter
1 Teil Schafgarbenblüten

Damit die Rezeptur noch besser auf die Konstitution einer Person abgestimmt werden und mit ihren Wirkungen die ganze Vielfalt ihrer Symptome vollständig abdecken kann, lassen sich der Rezeptur noch weitere Heilpflanzen hinzufügen (siehe auch die Ausführungen im elften Kapitel).

Stress und das Immunsystem

Obwohl Stress kein spezifisch männliches Problem ist, scheint er doch bei unserem Geschlecht besonders verbreitet zu sein. Das Wort »Stress« stammt vom lateinischen Wort *stringere* ab, was so viel wie »anspannen« bedeutet. Stress ist die Reaktion unseres Geistes und unseres Körpers auf eine Anforderung und das Ergebnis einer Interaktion einer Person mit seiner Umgebung. Die betreffende Person nimmt diese Interaktion als etwas wahr, was ihn sehr belastet oder seine Anpassungsfähigkeiten übersteigt und sein Wohlbefinden gefährdet. Das an dieser Dynamik beteiligte Element der Wahrnehmung ist ein Hinweis darauf, dass die verschiedenen Reaktionen auf Stress auch Unterschiede in der Persönlichkeit spiegeln sowie Unterschiede der körperlichen Kraft oder des allgemeinen Gesundheitszustands.

Die Ursachen für Stress können all das sein, was jemand als Bedrohung für seine Belastbarkeit oder seine Reserven empfindet. Andere Stressfaktoren beinhalten extreme Angst oder Wut, Gewalt, Gefühle der Hilflosigkeit oder Hoffnungslosigkeit, des Zynismus und des Misstrauens gegenüber anderen. (Dabei können einem auch Regierungen oder Ölfirmen einfallen.) Ein gewisses Maß an Stress ist normaler Bestandteil des Lebens, da wir immer auf die unausweichlichen Veränderungen in unserer körperlichen, emotionalen, wirtschaftlichen und sozialen Umgebung reagieren. Sowohl positive als auch negative Ereignisse können Stress hervorrufen – zu viel von etwas Gutem kann auch Stress bedeuten. Mit Stress verknüpfte Krankheiten sind das Ergebnis übermäßiger und lang andauernder Anforderungen an die eigenen Reserven zur Bewältigung von Belastungen. Chronischer Stress, der sich nicht auflöst, kann und wird schließlich jemanden erschöpfen. Es wurde ausgerechnet, dass etwa 80 bis 90 Prozent aller Krankheiten, die Männer und Frauen bekommen, etwas mit Stress zu tun haben.

Stress tritt in unterschiedlicher Intensität auf, die von unserem grundsätzlichen, mit unserer Konstitution verknüpften Temperament und vom gegenwärtigen Zustand unseres persönlichen und sozialen Wohlbefindens abhängt. Wenn wir damit beginnen, irgendetwas als Anforderung an uns oder Bedrohung für uns wahrzunehmen, erleben wir zunächst sowohl eine physiologische als auch eine psychologische Reaktion, was zu einem Adrenalinschub führt und damit verknüpfte physiologische und psychologische Reaktionen bewirkt, die von den spezifischen Merkmalen des jeweiligen Stressfaktors abhängen.

Auf der physiologischen Ebene finden Aktivitäten im Nervensystem und die Freisetzung von Adrenalin/Noradrenalin aus dem Nebennierenmark in den Blutstrom statt. Der Körper reagiert auf diese beiden Hormone, indem er unter anderem den Herzschlag beschleunigt, den Blutdruck ansteigen lässt, die in der Leber vorhandenen Energiereserven mobilisiert und die Blutgefäße in der Körperperipherie zusammenzieht. Das stellt Blut für die erforderlichen Muskeltätigkeiten zur Verfügung – und ist die berühmte Kampf-oder-Flucht-Reaktion. Auf der psychologischen Ebene wird diese Reaktion von Gefühlen der Besorgnis und/oder Angst begleitet; außerdem werden Mechanismen zur Bewältigung der Situation aktiviert.

Im Allgemeinen werden zwei grundsätzliche Methoden zur Bewältigung einer stressigen Situation angewandt, wenn diese über längere Zeit hinweg andauert: Veränderung und Linderung. Dabei wird die Beziehung zu der Umgebung, die den Stress auslöst, entweder verändert, indem man ihr entkommt (sofern das möglich ist), oder indem Vorbereitungen getroffen werden, um die Wirkungen des erwarteten mit Stress verbundenen Ereignisses abzumildern. Diese Methoden können Strategien zur Linderung beinhalten, wie Verleugnung und Intellektualisierung, damit die Auswirkung des Stresses, wenn er eintritt, nicht so groß ist. Hat man mit diesen Strategien zur Bewältigung Erfolg, wird die Angst tendenziell schwächer. Hat man keinen Erfolg damit, kann das zu einer großen Bandbreite an psychologischen Reaktionen führen, die abhängig vom jeweiligen Temperament aus Rückzug, Zorn oder einer Depression bestehen kann. Natürlich reagiert jeder auf einen ähnlichen Stress anders, denn viele Faktoren beeinflussen die Reaktion des Einzelnen, beispielsweise frühere Erfahrungen, Informationen oder das Fehlen von Informationen zu einem bestimmten Problem, die Beschaffenheit der Konstitution und die psychologischen und physiologischen Unterschiede, die verfügbaren gesellschaftlichen Unterstützungssysteme und das Ausmaß der persönlichen Kontrolle.

Der Körper erholt sich normalerweise vom ersten Auftreten von Stress, indem er seine inneren Ressourcen mobilisiert (zu denen eine stärkere Aktivität der Nebennieren gehört, ferner die oben angeführten Reaktionen der Leber und des Nervensystems), indem er sich also um das Problem kümmert, und wieder einen Zustand der Erleichterung entstehen lässt. Dann macht er mit seinen Lebensvorgängen weiter.

Der ganze Mensch kommt aus dieser schwierigen Situation möglicherweise stärker als zuvor heraus (unabhängig vom tatsächlichen Ausmaß der Schwierigkeiten) und ist auf alle Fälle dann erfahrener im Umgang mit dem, was das Leben an unterschiedlichen Angeboten zu bieten hat.

Wenn es jemand aber nicht schafft, das Problem aufzulösen und wieder in einen Zustand der Erleichterung zu kommen, und wenn er dem Stressfaktor weiter ausgesetzt bleibt, dann hat dieser lange, unverminderte Stress eine aufreibende Wirkung auf die betreffende Person. Irgendwann geraten die Nebennieren in einen Zustand der Erschöpfung und haben sich verausgabt. Der Leber und dem Nervensystem geht es genauso, und das komplexe System bricht zusammen. Das normale gesunde Erleben einer Person von seinem körperlichen und psychischen Vertrauen in das Leben und einem damit verknüpften Gefühl der Leichtigkeit wandelt sich zu einem krankhaften Fehlen dieser Unbeschwertheit. Häufig birgt das Berufsleben ein Risiko für Stress, besonders bei Schichtarbeit, langen Arbeitsstunden, körperlich ungünstigen Bedingungen, langweiliger, monotoner Arbeit oder zu viel Verantwortung, bei zu wenig Schokolade und dem Druck von Abgabeterminen (wie für das Abliefern eines Buchmanuskriptes).

Kurzfristige therapeutische Maßnahmen zur Stressbewältigung

Die therapeutischen Maßnahmen, mit denen wir mithilfe von Heilpflanzen für eine kurzfristige Verminderung der durch den Stress bewirkten Auswirkungen sorgen können, schwächen die entsprechenden körperlichen Symptome ab und helfen dabei, anstrengende und sich immer wiederholende Zyklen zu durchbrechen.

Heilpflanzen, die entspannend auf das Nervensystem wirken, wie Traubensilberkerze, Kamille, Helmkraut und Lavendel, helfen dabei, die körperlichen Reaktionen auf das Erlebnis von Angst abzumildern. Wenn jemand jedoch körperliche Angstzustände erleidet, die auf die unerwartet auftretende Kraft der Sekrete der Nebennieren zurückzuführen sind, dann ist wahrscheinlich körperliche Bewegung die beste Medizin. Heilpflanzen mit entspannender Wirkung wären in diesem Fall kontraproduktiv.

Pflanzen mit schlaffördernden Wirkungen helfen dabei, einen tiefen, heilsamen Schlaf herbeizuführen. Das hat nichts mit Trance oder den Wirkungen von Opiaten zu tun. Baldrian, Passionsblume, Eisenkraut und Hopfen sind hier eine gute Wahl. (Bei Kindern eignen sich besonders Katzenminze, Goldmohn, Zitronenmelisse, Kamille und Rotklee.)

Wenn Verdauungsstörungen wie Koliken, Krämpfe oder Blähungen zu den körperlichen Begleiterscheinungen von Stress gehören, sind die folgenden windtreibenden und krampflösenden Heilpflanzen hilfreich, die eine Affinität zum Verdauungssystem und zum Nervensystem haben: Kamille, Zitronenmelisse, Pfefferminze, Wilde Yamswurzel, Fenchel und Eibisch.

Wirkt sich der Stress auf Herz und Kreislauf aus, sollten Tonika wie Weißdornblüten und -beeren sowie Ginkgo eingesetzt werden. Diese lassen sich auch gut mit krampflösenden, blutdrucksenkenden und nervenstärkenden Heilpflanzen mit einer Affinität zum Kreislaufsystem verwenden wie beispielsweise Herzgespann und Lindenblüten.

Atemlosigkeit kann sich bis zu asthmatischen Problemen steigern. Zur Linderung von Symptomen im Bereich des Atmungssystems, die mit Stress verbundene Angstzustände begleiten, sind die krampflösenden und besonders auf die Lunge einwirkenden Wirkungen von Heilpflanzen wie Gummikraut *(Grindelia* spp.*)*, die Rinde der Traubenkirsche, Lobelie oder Giftlattich *(Lactuca virosa)* zu empfehlen.

Wenn die Haut auf den Stress mit Rötungen oder Ekzemen reagiert, kann zur örtlichen Anwendung eine Mischung der folgenden Bestandteile verwendet werden:

10 Tropfen ätherisches Lavendelöl
1 Teil destillierte Zaubernuss
(Alle ätherischen Öle müssen in Glasbehältern gelagert werden!)

Therapeutische Maßnahmen zum Umgang mit lang anhaltendem Stress

Therapeutische Maßnahmen, die darauf abzielen, dem zermürbenden Einfluss von lang anhaltendem Stress etwas entgegenzusetzen, benötigen normalerweise mindestens zwei Wochen oder mehr Zeit, bis sie ihre Wirkung entfalten und eine Erleichterung herbeiführen.

Erleichterung kann aber auch ganz unmittelbar erlebt werden. Sie beginnt in dem Augenblick, in dem jemand sich aufrichtig dazu entscheidet, Veränderungen einzuleiten, von denen er weiß, dass sie ihm helfen. Dann heilt man sich wirklich selbst, und das bewirkt wahre Wunder.

Idealerweise unterstützen therapeutische Techniken jemanden bei der Bewältigung der den Stress auslösenden Situation, indem sie ihm dabei helfen, diese Situation zu verändern. Sie zu verbessern (und die Stressfaktoren aufzulösen), ist dabei von allergrößter Wichtigkeit. Währenddessen können therapeutische Maßnahmen mit Heilpflanzen die Person dabei unterstützen, Stress auf eine gesündere Weise zu durchstehen und Krankheiten während und nach diesem Übergang zu verhindern. Es sind keine Zaubermittel, die einem erlauben, Stress für immer auszuhalten, aber es sind kraftvolle Helfer im Verlauf der eigenen Entdeckungsreise.

Weil etwa 80 bis 90 Prozent aller Krankheiten wahrscheinlich etwas mit Stress zu tun haben, behaupte ich, dass das 21. Jahrhundert wahrlich das Zeitalter der Adaptogene sein wird. Diese gesegneten Heilpflanzen (denn Heilpflanzen sind die einzigen Lieferanten für medizinisch wirksame Stoffe, die diese adaptogenen Eigenschaften aufweisen) bewirken, dass die Widerstandskraft gegen die schädlichen Auswirkungen von lange andauerndem Stress gestärkt wird. Adaptogene sind die Fronttruppen aus dem Pflanzenreich, die ausgeschickt werden, um den gesunden Bereich des menschlichen Körpers zu besetzen und zu sichern. Ihre adaptogenen Wirkungen verstärken die lebensnotwendige Infrastruktur und arbeiten daran, sie immun gegenüber potenziellen Schäden zu machen, die durch die Invasion der Stressfaktoren entstehen. Diese Pflanzen helfen dabei, einen Zustand einer unspezifischen Widerstandskraft herbeizuführen, der grundlegende, durch Stressfaktoren verursachte Ungleichgewichte unabhängig von ihrer spezifischen Beschaffenheit (in chemischer, physischer, gesellschaftlicher, psychologischer Hinsicht) abändert.

Die Adaptogene Sibirischer Ginseng (auch Taigawurzel oder Eleuthero genannt), Amerikanischer Ginseng und Asiatischer Ginseng, ferner Ashwagandha, Shatavari, Tulsi (Indisches Basilikum), Rosenwurz und Glänzende Lackporlinge (Reishi-Pilze) sind die bekanntesten dieser grünen Helden. Ich habe jedoch das Gefühl, dass auch Pflanzen, die häufiger vor Ort wachsen, wie die Brennnessel, und in den USA vorkommende Pflanzen wie Süßholz, Kalifornische Aralie oder Igelkraftwurz adaptogene Eigenschaften haben, ferner die exotischen Pflanzen Maca (Peruanischer Ginseng), Suma (Brasilianischer Ginseng) sowie Dang Shen *(Codonopsis pilosula),* ein chinesischer Ersatz für den Asiatischen Ginseng.

Um gegen die psychologischen Probleme von länger anhaltenden Angstzuständen anzugehen, lassen sich Heilpflanzen mit nervenstärkender Wirkung gut verwenden und sind sehr zu empfehlen. Zu ihnen gehören Flug-Hafer *(Avena fatua),* Eisenkraut und Damiana. Das praktische Kriterium für die Auswahl der passendsten Heilpflanze sind ihre Sekundärwirkungen und das Ausmaß, in dem diese die betreffende Person unterstützen. Neben seinen nervenstärkenden Eigenschaften wirkt Flug-Hafer auch gegen Depressionen und heilt Wunden. Johanniskraut ist zusätzlich zur Primärwirkung entzündungshemmend und beruhigend; Eisenkraut hat auch noch eine krampflösende und leberstärkende Wirkung; Damiana wirkt zudem gegen Depressionen und als Aphrodisiakum.

Wenn sich als ein Symptom lang anhaltenden Stresses eine Depression entwickelt, sind Heilpflanzen, die als Antidepressivum eingesetzt werden können, eine gute Wahl, Zu solchen Pflanzen gehören Johanniskraut, Damiana, Lavendel und Zitronenmelisse. Solche Pflanzen können dabei helfen, diesen Kreislauf zu durchbrechen. Darüber hinaus regen Bitterpflanzen wie Beifuß und Eisenkraut die innere Lebenskraft an, was bei der Linderung von Depressionen von Nutzen sein kann.

Normalerweise wird das Immunsystem durch die langfristige Reaktion auf Stress belastet. Das Immunsystem stärkende Heilpflanzen wie Tragantwurzel, Sonnenhut *(Echinacea)*, Pau d'Arco *(Tabebuaia* spp.*)* und Myrrhe sind dann eine große Hilfe. Auch die Verwendung von Adaptogenen wie Sibirischem Ginseng, Süßholz oder Suma zur Unterstützung der Nebennieren und des Immunsystems insgesamt ist für die Bewältigung von Stress und den Prozess der körperlichen Wiederherstellung extrem wichtig.

Es gibt zahlreiche therapeutische Techniken, die keine Heilpflanzen verwenden, aber ebenso darauf abzielen, die Auswirkungen von Stress zu vermindern. Sie sind alle ausgesprochen angenehm:

- Massage, die therapeutische Berührung mit menschlichen Händen, ist zur Verringerung von Verspannungen in der Tiefe und an der Oberfläche des Körpers fast unverzichtbar. Sie ist auch eine einzigartige Therapie für den Geist und die Gefühle. Wenn einem eine Ganzkörpermassage nicht besonders anziehend erscheint, kann man mit einer Fuß- und Handmassage beginnen. Diese Erfahrung ist schon an sich einfach himmlisch; danach kann man mit einer Massage des Rückens, des Nackens und der Schultern fortfahren. Sehr bald wird man seine Massagetermine nicht mehr jeden Monat, sondern wöchentlich buchen.
- Meditation ist eine einfache Disziplin, die sich leicht erlernen lässt. Wahrscheinlich ist sie die wirkungsvollste Praxis zur Förderung von erhabener innerer Ruhe und körperlicher Entspannung. Es gibt viele, die diese Technik zur Verringerung von Stress lehren, und viele Bücher, die uns mit der Kraft der Meditation vertraut machen. Eine tiefe, erholsame und Stress auflösende Meditation erfordert jedoch keine Vermittler, die uns durch ihre Mysterien hindurchgeleiten. Es ist ganz einfach: Schließe deine Augen und konzentriere deine ganze Aufmerksamkeit auf deinen Atem. Wenn du merkst, dass deine Gedanken hin und her wandern, bring einfach deine Aufmerksamkeit wieder zu deinem Atem zurück. Zu Beginn wirst du dies wahrscheinlich häufig tun, denn der Verstand ist wie ein ruheloser, schnatternder Affe, der sich unaufhörlich von einem Gedanken zum nächsten schwingt. Du kannst den Geist aber befrieden und ruhig werden lassen und wirst merken, dass das eine sehr angenehme Erfahrung ist … sehr, sehr angenehm … Bring einfach deine Aufmerksamkeit wieder zu deinem Atem zurück.
- Schwierigkeiten aufzudecken, die Familie nach Ideen zu deren Lösung zu fragen und sie um Hilfe zu bitten, wenn es darum geht, mit dem Stress in der Familie oder den stressigen Seiten des familiären Zusammenlebens und auch mit finanziellen Angelegenheiten verbundenem Stress umzugehen – das wirkt in vielerlei Hinsicht wie ein wahres Wunder. Ängste und Befürchtungen bei den engsten Familienangehörigen zum Ausdruck zu bringen, gilt in der Dynamik einer Familie normalerweise nicht als die passende Technik und Strategie für den männlichen Ernährer. Aber es kann tatsächlich zu einer großen Unterstützung führen, wenn wir die Familie in schwierigen Zeiten um Hilfe und Rat bitten, und hinsichtlich einer Verminderung von Stress und Isolation sehr positive Auswirkungen haben. Gleichzeitig erlaubt es den anderen Familienmitgliedern, eine gesunde, intime Verbundenheit als funktionierende Einheit zu erleben.
- Dehnübungen, Tai Chi, Qi Gong und Yoga-Übungen helfen dem Körper dabei, noch verbliebene Spannungen loszulassen. Diese Praktiken erweitern die

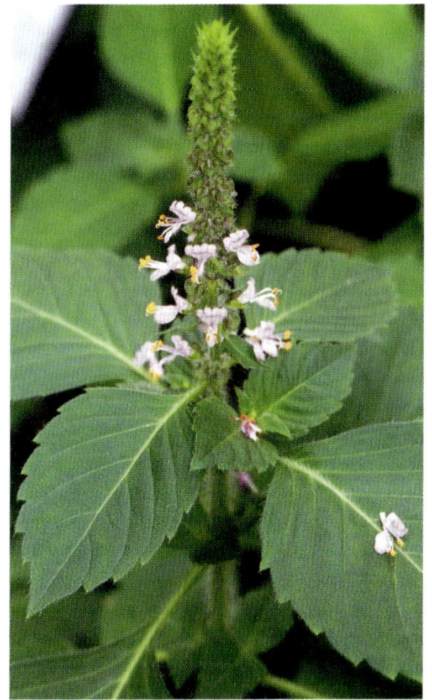

Tulsi, Indisches oder Heiliges Basilikum *(Ocimum sanctum)*

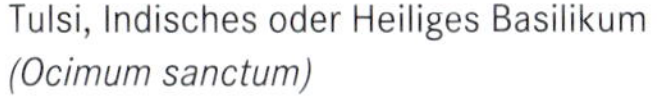

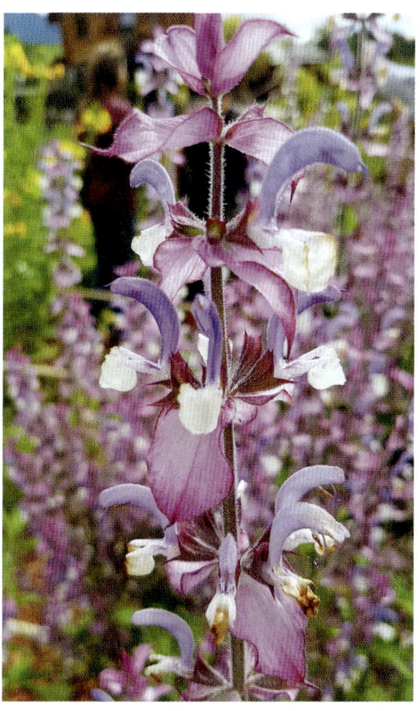

Muskatellersalbei *(Salvia sclarea)*

Beweglichkeit von Muskeln und Gelenken und ermöglichen dem Körper eine größere Flexibilität, was Verletzungen vorbeugen kann, und gestattet, dass die Erfahrung des physischen Lebens sich für uns besser anfühlt.

- Aromatherapie badet den ganzen Körper in entspannenden, sinnlichen Düften und setzt ihn den Wirkungen reiner, ätherischer Pflanzenöle aus – was noch mit der beruhigenden Wirkung warmen Wassers kombiniert werden kann. Dazu muss man nur lediglich jeweils 2 oder 3 Tropfen Majoranöl, Rosenholzöl, Ylang-Ylang-Öl und Sandelholzöl direkt in das Vollbad mit warmem Wasser geben. Bevor man in das Badewasser steigt, vermischt man die Öle gut mit dem Wasser. Dann legt man sich zur Aromatherapie in die Badewanne, lässt seinen Körper darin etwa zwanzig Minuten genießen und fühlen, wie die Wirkungen des Stresses aus dem Körper heraussickern. Sucht man hingegen eine angenehm anregende Wirkung, nimmt man stattdessen die ätherischen Öle von Rosmarin, Geranium, Muskat-Salbei *(Salvia sclarea)* oder Zitrone für das Bad.
- Gartenarbeit heilt den Gärtner und die Umgebung, während es auch den menschlichen Geist vom Unkraut mentaler und emotionaler Ängste befreit. Auf meinem Schreibtisch steht eine Grußkarte mit den Worten: »Wir kommen von der Erde, wir kehren wieder zur Erde zurück und dazwischen gärtnern wir.« Dies ist wahrscheinlich in diesem gesamten Buch das Rezept aus dem Bereich der Pflanzenheilkunde, das den Ansatz der Ganzheitlichkeit am weitesten vorantreibt. Gärtnern bringt uns buchstäblich wieder in Kontakt mit Mutter Erde, und die wachsame Berührung ihres Körpers hilft uns dabei, unsere Sorgen und Wunden zu heilen. Sogar in der Stadt ist das Gärtnern mit Tontöpfen und

Pflanzkästen eine Pflanzentherapie, die gut gegen Stress wirkt. (Wer ein Zimmer gemietet hat, kann sich einfach um ein paar spezielle Zimmerpflanzen kümmern. Auch das funktioniert.)
- Sinnlichkeit ist eine ganz wichtige Methode zur Verringerung von Stress und verwendet die in großer Fülle vorhandenen und kostenlosen therapeutischen Kräfte der Natur. Ich habe bereits die Vorzüge einer Massage durch menschliche Hände angeführt, aber Massage funktioniert nur bei jemandem, der sie auch aufnimmt, indem er die Berührung genießt, aber diese intime menschliche Verbindung löst bei manchen Menschen Unbehagen aus. Bei wem das der Fall ist, der zieht einfach abends, wenn er nicht schlafen kann, seine Schuhe und Socken aus und schlurft barfuß im Gras herum (besonders zu empfehlen ist das bei Abendtau). Das wirkt gut gegen Schlaflosigkeit. Genauso könnte man an der Küste auf nassem Sand entlangspazieren oder auf glatten, warmen Steinen herumlaufen, um die sinnliche Berührung der Füße zu erleben, die so starke therapeutische Wirkungen haben kann wie eine Massage und auch genauso gut Stress reduzieren kann. Oder man kann seine Kleidung ausziehen und der warmen, von Sonnenlicht erfüllten Luft erlauben, seine Haut zu berühren, sich die kühlende Brise durch die Haare wehen oder die glänzende Kopfhaut liebkosen lassen. Man kann seinen Körper in warmem, heilsamem Wasser einweichen oder sich auf einen warmen Sandstrand legen, um sinnliche Erfahrungen zu machen, die entspannen und das bewusste Wesen im eigenen Inneren nähren. Man kann die exotischen Düfte der Wälder, Wüsten, Auen und Feuchtgebiete riechen; der Musik der wilden Tiere und der rauschenden Bäche und Flüsse um einen herum lauschen und die prächtige Schönheit der so unterschiedlichen und in so großer Fülle vorhandenen Naturwunder dieses Planeten Erde betrachten. Man kann sich dadurch daran erinnern lassen, warum man hier auf diesem bezaubernden, exotischen kleinen Planeten ist und wie man ein paar Dinge ändern kann, um das Leben noch mehr zu genießen. Umgeben von den gewohnheitsmäßigen Ablenkungen und den Annehmlichkeiten einer sitzenden Lebensweise mit den üblichen elektronischen und mechanischen Technologien vergessen wir einfach, welche Freiheit und welche frei verfügbare Heilkraft in der sinnlichen Berührung mit unverfälschter Natur liegt.

»Um ein noch vollkommeneres Auto zu entwerfen,
zog ich mir die Schuhe aus
und machte einen Spaziergang.«
T. Elder Sachs

Wir sollten auch häufige Erfahrungen innerer Sinnlichkeit nicht aus den Augen verlieren. Eine der wichtigsten Kennzeichen der Erfahrung von Liebe, Freude, Humor und Lachen besteht darin, dass sich das alles *so gut anfühlt.*

Magengeschwüre, Zwölffingerdarmgeschwüre und ein gesundes Verdauungssystem

Mit der Zeit kann sich lange Zeit andauernder Stress deutlich auf den Magen und den Dünndarm auswirken und zu starken Störungen der Funktionen der Schleimhäute dieser Organe führen. Diese schützenden Auskleidungen verlieren dann ihre

Fähigkeit, mit dem emotionalen und über die Ernährung hervorgerufenen Stress umzugehen, das heißt, die Säuren und Verdauungsenzyme in diesen Organen erreichen deren Wände, sodass sich schmerzhafte Magen- und Zwölffingerdarmgeschwüre entwickeln können. Heilpflanzen können diese Beschwerden zwar schnell heilen, aber die Geschwüre können wiederkommen, wenn die stressige Umgebung, die zur Entstehung dieser Symptome geführt hat, nicht verschwunden ist oder sich gewandelt hat.

Obwohl sich die Bedingungen, die zur Entstehung von Magengeschwüren führen, ein wenig von denen unterscheiden, durch die Zwölffingerdarmgeschwüre entstehen, ist die Behandlung beider Leiden recht ähnlich. Es ist wichtig, in der akuten Phase der Erkrankung bei der Ernährung darauf zu achten, nur wenig Ballaststoffe zu sich zu nehmen. Auch der Anteil an Eiweißen (Protein) in der Nahrung sollte verringert werden. (Allerdings sollten Eiweiße nicht völlig fehlen.) Diese Veränderung wird die Belastung des Magens verringern, sodass dieses Organ wieder mehr Energie zur Verfügung hat, um seine Heilungsprozesse und das Reparieren von Schädigungen in Gang zu bringen. Sobald die Symptome abgeklungen sind, können langsam wieder ballaststoffreiche Nahrung und unterschiedliche Eiweiße Eingang in die Ernährung finden. Es ist jedoch wichtig, Alkohol und Nikotin und am besten auch Kaffee zu meiden. In der akuten Phase sind auch Bitterpflanzen ganz allgemein alles andere als förderlich, da sie die Absonderung der Magensekrete anregen. Nachdem alles eine Weile abgeheilt ist, kann man aber auch solche Heilpflanzen wieder verwenden. Der bittere Geschmack wird sich dann positiv auswirken, indem dadurch die Schleimhäute gekräftigt und gestrafft und ihre lebendigen Funktionen verstärkt werden und die Heilung des Magens und des Darms unterstützt wird.

Neben einer die Heilung unterstützenden Ernährung und einer systematischen Verringerung von Stress können die Wirkungen von pflanzlichen Heilmitteln auch die Beschwerden an den Schleimhäuten im Darm rasch lindern und eine Erneuerung der Darmschleimhaut fördern. Reizlindernde, wundheilende Heilpflanzen wie Eibischwurzel, Beinwellwurzel und Rotulmenrinde führen bei Geschwüren zur Besserung und können bei ihnen und bei dem entzündeten Gewebe um sie herum Heilung bewirken.

Eine Schleimabkochung aus der Rotulme (oder Rotulmentabletten) ist ein gutes Mittel zur Linderung der Beschwerden und zur Kräftigung und sollte zu diesem Zeitpunkt mit in die Behandlung aufgenommen werden. Rotulme hat eine willkommene, reizlindernde und schmerzstillende Wirkung auf Geschwüre an den Magenwänden und an den Wänden des Zwölffingerdarms. Außerdem ist sie leicht verdaulich, bekömmlich und nahrhaft. Um diese Schleimabkochung zuzubereiten, mischt man 1½ bis 1 gehäufte Teelöffel pulverisierter Rotulmenrinde mit 1 Tasse kaltem Wasser und lässt die Mischung etliche Stunden oder über Nacht einweichen. (Ein wenig Ahornsirup kann natürlich hinzugefügt werden, wenn das dazu führt, dass man diese Schleimabkochung tatsächlich zu sich nimmt.) Von ihr sollte man dann 1 bis 3 Tassen am Tag trinken.

Die Kanadische Gelbwurz *(Hydrastis canadensis)* mit ihren spezifischen stärkenden Wirkungen auf die Schleimhäute und ihre heilenden Eigenschaften auf die genannten Beschwerden ist für deren Behandlung ebenfalls ein Mittel der Wahl. Diese Pflanze kräftigt die Schleimhäute im gesamten Körper. Wenn man sie käuflich erwirbt, sollte man aber im Hinterkopf haben, dass es sich hierbei um eine vom

Aussterben bedrohte Pflanze handelt, sodass man nur biologisch angebaute (und niemals in der Natur gesammelte) Pflanzenprodukte davon kaufen sollte.

Die zusammenziehende Wirkung bei Beinwell, Odermennig, Geflecktem Storchschnabel, Wachsmyrte oder Mädesüß wirkt ebenfalls kräftigend auf die Gewebe und hilft darüber hinaus dabei, eventuelle Blutungen im Magen zu stoppen. Mädesüß wirkt auch bei Magenverstimmungen beruhigend und verringert die Auswirkungen einer Übersäuerung.

Die windtreibenden und nervenstärkenden Wirkungen von Hopfen, Baldrian oder Kamille können die Verdauung weiter unterstützen und eignen sich auch zur Beruhigung bei Stress und Nervosität.

Um vor Infektionen sicher zu sein, die durch ein geschwächtes Immunsystem oder eine verringerte Vitalität wahrscheinlicher werden, sind die alterierenden und das Lymphsystem stärkenden Wirkungen des Sonnenhuts *(Echinacea)* eine zuverlässige Hilfe.

Eine gute Therapie auf der Basis der Pflanzenheilkunde zur Behandlung von Darmgeschwüren könnte aus der Verwendung von einer der nachfolgend aufgeführten beiden Grundrezepturen bestehen.

Rezeptur Nr. 1

2 Teile Eibischwurzel
1 Teil Beinwellwurzel

Der Kaltauszug aus diesen reizlindernden Heilpflanzen enthält viel mehr Schleimstoffe und hat eine viel stärker lindernde Wirkung als ein heißer Aufguss (Tee) oder eine Tinktur. (Wie ein Kaltwasserauszug hergestellt wird, kann im fünften Kapitel nachgeschlagen werden.) Von diesem Auszug trinkt man dreimal täglich 1 Tasse.

Rezeptur Nr. 2

1 Teil Kanadische Gelbwurz
4 Teile Wegerich
4 Teile Gefleckter Storchschnabel
8 Teile Sonnenhut *(Echinacea)*
4 Teile Kamille
4 Teile Mädesüß

Aus dieser Heilpflanzenmischung bereitet man einen Tee zu, von dem man dreimal täglich vor den Mahlzeiten 1 Tasse trinkt. Von einer Mischung aus den gemäß oben stehenden Angaben miteinander kombinierten Einzeltinkturen nimmt man dreimal täglich vor den Mahlzeiten 15 bis 40 Tropfen.

Zusammen mit diesen Pflanzen sollte man dreimal täglich etwa 120 Milliliter reinen Aloe Vera-Saft (kein Gel; gut schmeckende Aloe-Säfte sind im Handel erhältlich) trinken. Man kann statt Aloe-Saft auch Kohlsaft nehmen. Beides hat eine beruhigende und heilsame Wirkung auf Magen und Darm.

Diese Heilpflanzen werden die Geschwüre heilen, aber man sollte unbedingt auf die Signale achten, die einem der Körper gibt. Ein Geschwür ist ein intensives (und unsere Aufmerksamkeit erregendes) Zeichen dafür, dass wir uns an irgendeiner Stelle vernachlässigt haben. Es ist daher sehr wichtig, noch einmal genau zu überprüfen, welche Ziele wir verfolgen und welche Gewohnheiten wir an den Tag legen und sofort die entsprechenden Änderungen unserer Lebensweise vorzunehmen. Dafür stehen uns viele wertvolle Techniken zur Unterstützung zur Verfügung. Weitere Informationen darüber, wie man Stress unter Kontrolle bringt und mit welchen pflanzlichen Heilmitteln man therapeutisch darauf einwirken kann, finden sich in David Hoffmanns Buch *Mit Kräutern gegen Stress,* in dem der Autor in hervorragender Weise ganzheitlich an dieses Thema herangeht.

Eine gesunde Prostata

Man sagt, dass Männer ihre Sorgen in die Prostata schieben, in unsere einzigartige männliche Kammer des Schweigens, in der wir unsere persönlichsten und intimsten Sorgen aufbewahren. Doch was ist eine Prostata – häufig auch Vorsteherdrüse genannt? Wo liegt sie und warum ist sie da? Wie können wir für sie sorgen? Nur wenige können diese Fragen beantworten. Die meisten Männer stellen sich diese Fragen auch gar nicht, solange sie nicht im wahrsten Sinne zu brennenden und schmerzhaften Fragen werden. Doch irgendwann in ihrem Leben haben anscheinend die meisten Männer Ärger mit dieser Drüse.

Die Prostata ist eine kastanienförmige Drüse, die teils aus Muskelgewebe und teils aus Drüsengewebe besteht. Es gibt äußere und innere Gewebe. Die normale Prostata misst in der Breite etwas über 4 Zentimeter und ist auch etwa genauso lang; sie hat also ungefähr die Größe einer Walnuss. Sie ist an den Bläschendrüsen befestigt, sitzt direkt unterhalb der Blase, nicht weit vom Rektum entfernt und umschließt die Harnröhre (den Ausgangskanal für den Urin) im Urogenitalsystem. Die Prostata ist ein vom endokrinen System abhängiges Organ, allerdings zeichnet die Wissenschaft nur ein sehr nebulöses Bild von der Beziehung zu diesem System, die bisher unklar blieb. Bei einer Kastration oder dem Ausbleiben der Androgene (der männlichen Geschlechtshormone) schrumpft die Drüse. Die Verabreichung von Androgenen nach einer Kastration zögert den Prozess einer solchen Schrumpfung hinaus; die Verabreichung von Östrogen, dem weiblichen Geschlechtshormon, hat den gleichen Effekt. Für dieses Phänomen einer von gegensätzlichen hormonellen Einflüssen ausgelösten ähnlichen Wirkung auf diese männliche Drüse gibt es bis jetzt keine zufriedenstellende Erklärung.

Die offensichtlichste Funktion der Prostata besteht darin, beim Ausstoß der Samenflüssigkeit eine milchige, eiweißhaltige Flüssigkeit in die Harnröhre abzusondern, die sich während der Ejakulation mit der Samenflüssigkeit vermischt und so den Transport des Spermas aus dem Körper heraus unterstützt. Vor der Pubertät sondert die Prostata keine Flüssigkeit ab. Wenn dann die Geschlechtsreife eintritt, wird dieses Sekret der Prostata jedoch ununterbrochen gebildet, und auch in Zeiten sexueller Inaktivität gelangt jeden Tag eine kleine Menge dieser Prostataflüssigkeit in die Harnröhre und wird zusammen mit dem Urin ausgeschieden. Einige vermuten, dass sich die Prostata während der Ejakulation zusammenzieht, damit keine Samenflüssigkeit in die Bläschendrüsen zurückfließt.

Wenn sich die Prostata aus irgendeinem Grunde vergrößert und anschwillt, wird die in einem »Loch« durch sie hindurchführende Harnröhre abgeklemmt (so als ob man einen Strohhalm zusammendrückt), was den Harnfluss behindert und bewirkt, dass der Urin stockt, sich aufstaut und die Blase dehnt. Auch Nierenkomplikationen können entstehen, wenn sich der Urin bis zurück in die Nieren staut. Dies sind alles mögliche Probleme, die von einem Organ verursacht werden, das für eine Funktion verantwortlich ist, die für den Körper von recht geringer Bedeutung zu sein scheint. Die Prostata muss noch eine verborgene, von unseren Naturwissenschaften bisher unentdeckte Funktion besitzen – und es müssen Therapien für dieses Organ entwickelt werden, die über die übliche allopathische Prozedur des chirurgischen Ausräumens mit Stahlgeräten hinausgehen.

Die gutartige Vergrößerung der Prostata

Ein häufiges Problem für Männer im fortgeschrittenen Alter ist eine Vergrößerung der Prostata, die zu Beschwerden und Schmerzen beim Harnlassen und zu Beeinträchtigungen des Harnflusses führt. Diese Vergrößerung entwickelt sich sehr langsam und allmählich, und die meisten Männer sind sich gar nicht bewusst, dass sich dieser Prozess vollzieht, bis die Prostata so groß geworden ist, dass sie Beschwerden verursacht. Eine Vergrößerung der Prostata kommt im Alter zwischen 40 und 49 Jahren bei etwa 50 bis 60 Prozent aller Männer vor und wird häufig als gutartige Prostatavergrößerung oder Benigne Prostatahyperplasie (BPH) bezeichnet. *Hyperplasie* bedeutet »übermäßige Ausbildung«. Dieses Leiden scheint sich fortlaufend zu verschlimmern, allerdings nicht immer.

Eine Vergrößerung der Prostata kann während einer routinemäßigen Vorsorgeuntersuchung entdeckt werden oder wenn ein Mann beim Doktor über Symptome klagt. Neben der Frage nach Details zu den Symptomen wird der Arzt normalerweise eine rektale Untersuchung mit dem Zeigefinger vornehmen. Dazu führt er einen sehr gleitfähig gemachten Finger im Handschuh in das Rektum ein, um so die Größe und die Form der Prostata zu ertasten. Viele Ärzte machen diese Untersuchung im Rahmen routinemäßiger Kontrolluntersuchungen bei allen Männern über 50; manchmal beginnen sie auch schon früher damit. Man sollte jedoch nicht vergessen, dass man immer auch das Recht hat, Nein zu einer solchen Untersuchung zu sagen.

Scheinbar findet die Vergrößerung der Prostata in drei Phasen statt. Die erste Phase ist dadurch gekennzeichnet, dass der Harnstrahl immer dünner wird und der Harndrang steigt. Einige Männer werden feststellen, dass sie mehr Zeit benötigen, bis sich ihr Schließmuskel entspannt, was es erst ermöglicht, dass der Urin ausgeschieden werden kann. Viele Männer bleiben für den Rest ihres Lebens in dieser Phase. Eine Prostata in dieser Phase der Vergrößerung reagiert sehr gut auf eine Behandlung mit Heilpflanzen. In der zweiten Phase verstärkt sich die Harnverhaltung, und die Blase wird nicht mehr vollständig entleert. Der in der Blase verbleibende Urin wird als Resturin bezeichnet. Auch in dieser Phase sprechen die Organe sehr gut auf eine Behandlung mit Heilpflanzen an. In der dritten Phase steigt die Menge an Resturin an, bewegt sich kaum noch und weitet die Blase. Das übt Druck auf den Rücken aus und kann schließlich Schädigungen der Nieren und eine Harnvergiftung (Urämie) verursachen. In diesem Stadium wird üblicherweise ein chirurgischer Eingriff empfohlen.

Die Mediziner verwenden den Begriff »Prostatismus«, um den ganzen Komplex unangenehmer Symptome zu beschreiben, die eine gutartige Prostatavergrößerung hervorrufen kann. Zu diesen Symptomen gehören:

- starker Harndrang (ein extrem starkes Gefühl, sobald wie möglich urinieren zu müssen);

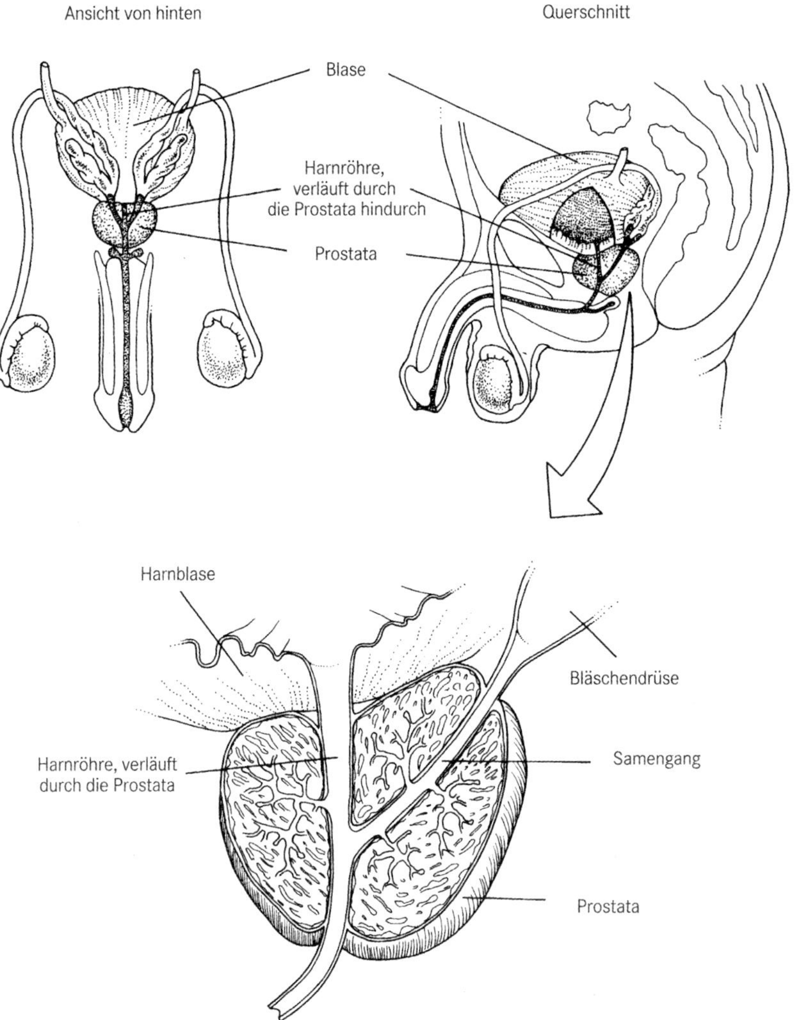

- zögerlicher Harnabgang (man hat Schwierigkeiten, den Harn fließen zu lassen – ähnlich wie an einem öffentlichen Urinal, wo man versucht loszulassen, während eine ganze Reihe Männer hinter einem Schlange steht und wartet, bis man fertig ist);
- schwächerer und dünnerer Harnstrahl (man ist nicht länger ein Kandidat für Wettbewerbe, bei denen es darum geht, wer am weitesten pinkelt);
- unterbrochener Harnfluss (im einen Moment fließt der Harn, im nächsten Moment stockt er);
- Harntröpfeln, das nach dem Urinieren andauert;
- unvollständige Blasenentleerung (das unbefriedigende Gefühl, dass sich nach dem Urinieren noch Urin in der Blase befindet);

- Harnverhaltung (völlige Unfähigkeit zu urinieren);
- häufiger Harndrang (man hat viel häufiger den Drang zu urinieren als früher);
- nächtlicher Harndrang (das Bedürfnis, nachts aufzustehen und zu urinieren);
- Harninkontinenz (die Unfähigkeit, den Urin so lange zurückzuhalten, bis man die Toilette erreicht hat, häufig vom Gefühl starken Harndrangs begleitet).

Häufig wird empfohlen, dass Männer, die milde Symptome einer gutartigen Prostatavergrößerung bei sich feststellen, bestimmte Arzneimittel meiden sollen, beispielsweise Antihistamine und abschwellende Mittel, und auch auf Alkohol verzichten sollen, der die Beschwerden verschlimmern kann.

Eine der medizinischen Theorien besagt, dass eine gutartige Prostatavergrößerung durch einen Testosteronstau in der Prostata hervorgerufen wird, also durch einen Stau des Hormons, das dabei hilft, eine gesunde Aggression aufrechtzuerhalten. In der Prostata wird dieses Testosteron in eine chemische Verbindung namens Dihydrotestosteron (DHT) umgewandelt, die wiederum bewirkt, dass sich Zellen dort übermäßig vermehren, was schließlich die Prostata vergrößert.

Wenn ein Mann in den Ruhestand geht und nicht länger seinen Beruf ausübt, verliert er häufig die Arena für seine normale, konstruktive, aktive Aggression, sodass er eine aktive Lebensweise haben sollte, um zu verhindern, »zu sehr zum Rentner zu werden«. Das kann ihm dabei helfen, den Stau an übermäßigem Testosteron in der Prostata zu verhindern.

Die entzündete Prostata

Eine Entzündung der Prostata kann zu einer Infektion dieses Organs führen, sie kann auch auf die Harnröhre im Bereich der Prostata übergreifen und schließlich die Blase erreichen. Die allgemeinen Symptome einer entzündeten, infizierten und/oder vergrößerten Prostata sind alle ähnlich: Der Bereich der Prostata tut unspezifisch weh, schmerzt beim Sitzen und wird von häufigem Harntröpfeln begleitet. Das Urinieren kann zu einer Herausforderung werden; der Beginn der Harnentleerung verzögert sich, und es fällt schwer, die Blase zu entleeren. Manchmal erscheint Blut im Urin, und es kommt auch zu Schüttelfrost. Ursachen für die Beschwerden sind letztendlich Stress (normalerweise, aber nicht immer, in Verbindung mit Sexualität entstanden), die übermäßige Aufnahme bestimmter Nahrungsmittel oder Getränke (besonders der übermäßige Konsum von Alkohol und koffeinhaltigen Produkten) sowie fehlende körperliche Bewegung). Es kann sich auch um eine Sekundärinfektion handeln, die durch eine andere Infektion verursacht wurde, beispielsweise durch einen Zahnabszess oder durch eine sexuell übertragbare Krankheit. In diesem Fall muss man sich natürlich gleichzeitig auch um die Primärinfektion kümmern; außerdem muss das Immunsystem gestärkt werden.

Neben einer Behandlung mit geeigneten Heilpflanzen und einer passenden Ernährungstherapie, auf die wir weiter unten noch zu sprechen kommen, können die Stauungszustände einer vergrößerten Prostata auch dadurch gelindert werden, dass man gut auf einem Stuhl mit einer nicht nachgiebigen Sitzfläche sitzt und dabei einen festen Halt hat. Man sollte es vermeiden, auf kalten, feuchten Oberflächen oder harten Fahrradsätteln und möglichst auch nicht lange im Auto, im Zug oder Ähnlichem zu sitzen. Wer an einer solchen Entzündung leidet, sollte auch keinen Alkohol trinken. (Das gilt besonders für Männer, die viel Bier trinken, da bei ihnen das reine Flüssigkeitsvolumen und das auf Festen vorkommende Hinauszögern des Wasserlassens das Problem verschärfen kann.) Auch Koffein, gekochte scharfe Gewürze (die die Harnröhre im Bereich der Prostata zu reizen scheinen) und sexuelle Exzesse verschlimmern die Probleme.

Dem Harndrang sollte sofort nachgegeben werden, und alle paar Stunden sollte ein Versuch unternommen werden zu urinieren, da die Blase möglichst nicht zu stark gedehnt werden sollte. Extreme Schwierigkeiten beim Wasserlassen lassen sich lindern, wenn man sich in eine Wanne mit warmem Wasser setzt, um zu urinieren. Etliche Male am Tag Wasser zu trinken, verdünnt den Urin, was dabei hilft, den Ausgang der Blase frei zu spülen.

Eine Behandlung dieser Prostataleiden ohne Medikamente und ohne einen chirurgischen Eingriff erfordert Konzentration und Ausdauer. Eine natürliche Heilung dauert länger, aber sie ist die Zeit und die Selbstverpflichtung wert. Wir sollten daran denken, dass wir bei der systematischen Behandlung der genannten Symptome Heilpflanzen verwenden, die Ernährung beachten und uns bewegen und gleichzeitig den gesamten physischen Körper mit Nährstoffen versorgen und in den Normalzustand zurückführen. Und darüber hinaus kümmern wir uns um uns selbst – was etwas sehr Gutes ist. Die moderne allopathische chemische Therapie und die allopathische Chirurgie kümmern sich um das Symptom, aber nicht um die Mängel oder das Übermaß, das das Problem verursacht hat. Jeder Mann, der ein Problem mit seiner Prostata hat, muss seine eigene Entscheidung treffen, auf welche Weise er seine Beschwerden behandeln will und sich ihnen widmet.

Für eine Behandlung der Prostataleiden mit Heilpflanzen bzw. über die Ernährung möchte ich folgende Vorschläge machen:

1. An erster Stelle steht die Entspannung. Dr. Ira Sharlip, Professorin für Urologie an der University of California in San Francisco hat bedeutsame Belege dafür gesammelt, dass die Entspannung der Körpermuskulatur für eine erfolgreiche Behandlung einer chronischen und nicht durch Bakterien hervorgerufenen Entzündung der Prostata wesentlich ist. Sharlip weist darauf hin, dass Stress für eine abnorme Zunahme des Muskeltonus in den Blasenschließmuskeln verantwortlich ist (wir speichern unsere Sorgen in der Prostata) und eine Ursache für die mit der Prostata verbundenen Probleme darstellt. (Wir benutzen diese Blasenschließmuskeln, um den Harnfluss zu beenden.) Techniken der Stressbewältigung zu erlernen, sich vergnügt den passenden Körperübungen hinzugeben, die Sorgen wieder aus dem Bereich der Prostata herauszunehmen und im Bedarfsfall Heilpflanzen zu verwenden – beispielsweise Baldrian, Kava-Kava, Schneeball und Helmkraut –, die mit ihrer Wirkung dabei helfen, die Muskeln zu entspannen, hilft bei der erfolgreichen Anwendung dieser Behandlungsmethode.
2. Wir sollten täglich viel klares Wasser trinken und gleichzeitig auf den Genuss von kaltem Bier verzichten.
3. Leichte Kost ist zu bevorzugen. Unsere Ernährung sollte aus Vollkorngetreide, frischem und gedünstetem Gemüse, frischem Obst, mit Miso zubereiteten Suppen und Meeresalgen wie Kelp, Nori und Hijiki (Beerentang) bestehen. Das versorgt unseren Körper mit einer Vielzahl von Lebensmitteln, die relativ leicht verdaulich sind, sodass uns eine große Palette an Vitaminen, Mineralstoffen und anderen lebenswichtigen Nährstoffen zur Wiederbelebung und Heilung der Prostata zur Verfügung steht.

4. Gut gekaute Samen und Körner sind eine ausgesprochen wertvolle Nahrung für die Gesundung der Prostata. Über den Tag hinweg können wir bis zu eine halbe Tasse voller Kürbiskerne *(Cucurbita pepo)* kauen, die eine mit natürlichen Schleimstoffen versehene Quelle für Zink und Linolsäure sind. Diese Quelle ist für die Zellatmung der inneren Organe wichtig und unterstützt das Auflösen von Stauungszuständen im Bereich der Prostata. Außerdem verringert sie die Menge an Resturin. Andere wichtige Samen für die Ernährung sind Mohnkörner (die am besten in Form eines Vollkorn-Mohnkuchens gegessen werden können), Sonnenblumenkerne und Sesamkörner. Sie lassen sich alle ohne Mühe in Form von Sonnenblumenkernbutter oder Sesamkornbutter dem Speiseplan hinzufügen. Wir sollten sichergehen, dass diese Samen und Körner und auch die mit ihnen hergestellte Butter beim Kaufen sehr frisch ist. Alle diese Produkte müssen im Kühlschrank gelagert und in einem fest verschlossenen Gefäß aufbewahrt werden, damit die Öle nicht oxidieren und ranzig werden.
5. Unsere tägliche Ernährung sollte durch folgende Nahrungsergänzungsmittel erweitert werden: 800 IE (Internationale Einheiten) Vitamin E (in einer Mischung aus Tocopherolen), 400 bis 600 Milligramm eines Kalzium/Magnesium-Präparates sowie 20 bis 50 Milligramm Zinkpicolinat oder Zink-Aminosäurechelat.
6. Im Bereich der Prostata (das ist der Bereich zwischen Hodensack und Anus) sollten heiße und kalte Umschläge aufgelegt werden. Mit zerstoßenen Eisstückchen, die in ein kleines Handtuch eingeschlagen werden, kann man sich selbst einen guten Kaltumschlag herstellen. Die heißen und kalten Umschläge sollten im Verhältnis 4:1 verwendet werden (also zum Beispiel den heißen Umschlag vier bis acht Minuten lang auflegen, dann unmittelbar danach ein bis zwei Minuten lang den kalten Umschlag anbringen). Diese Prozedur sollte man während einer Sitzung zwei- oder dreimal durchführen, pro Tag sind zwei Sitzungen dieser Art wünschenswert. Diese Anzahl kann man nach Belieben steigern. Mit dieser Technik wird die Entzündung deutlich schwächer und die Beschwerden gehen stark zurück. (Sie funktioniert nicht nur bei Entzündungen der Prostata, sondern auch bei anderen Entzündungen überall im Körper.) Die damit verbundene Zeit und der Aufwand lohnen sich.
7. Aus Heilpflanzen zubereitete Tees und Tinkturen können mit ihren reizlindernden Wirkungen die mit einer entzündeten und/oder geschwollenen Prostata verbundenen Beschwerden ebenfalls lindern. Gleichzeitig können sie die männlichen Geschlechtsorgane mit wertvollen Nährstoffen versorgen und kräftigen, die Durchblutung im Genitalbereich fördern, wirkungsvoll Reinigungsprozesse in Gang setzen und auch eine antimikrobielle Wirkung entfalten. Wie die folgenden Rezepturen zeigen, sollte man bei der Behandlung der mit einer vergrößerten Prostata verbundenen Symptome die folgenden Wirkungen von Heilpflanzen in die Behandlungsstrategie einbeziehen:
   - Die männlichen Geschlechtsorgane und die Prostata werden durch Sägepalme, Brennnesselwurzeln und Suma gestärkt.
   - Das Urogenitalsystem kann durch Heilpflanzen mit tonisierenden und zusammenziehenden Wirkungen insgesamt gekräftigt und geheilt werden. Am besten eignen sich die Pflanzen, die neben den genannten Wirkungen auch noch antimikrobielle und wundheilende Qualitäten besitzen. Dazu

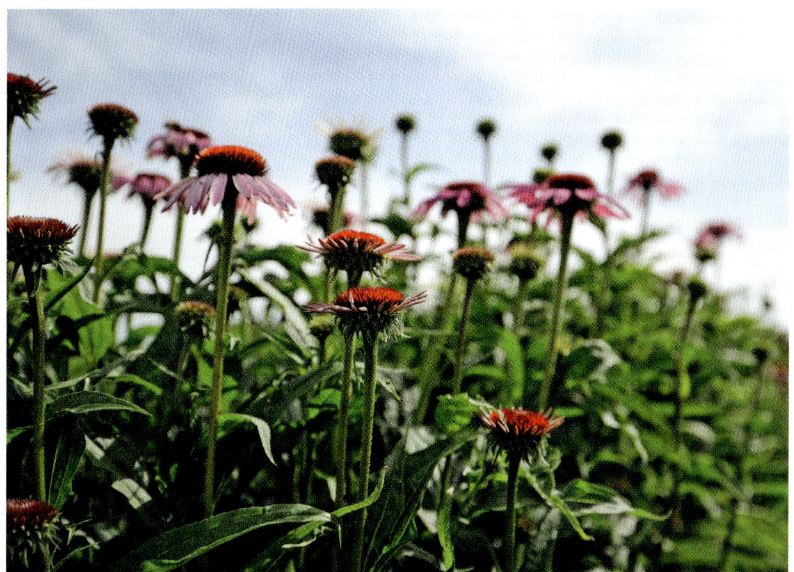

Sonnenhut *(Echinacea* spp.*)*

gehören Schafgarbe, Ackerschachtelhalm, der Bukkostrauch *(Agathosma betulina)* und Löwenzahn.

- Harntreibende Pflanzen verhindern durch eine vergrößerte Prostata hervorgerufene übermäßige Urinansammlungen in der Blase und beugen so auch gegen einen möglichen Rückstau bis in die Nieren hinein vor. Heilpflanzen mit diesen Wirkungen sind Wald-Hortensie, Quecke, Klettenlabkraut, Maisgrannen und Wassermelonenkerne.
- Heilpflanzen, die das Immunsystem stärken, helfen dem Körper dabei, seine Abwehrkräfte aufzubauen und seine Widerstandskraft zu steigern. Sonnenhut *(Echinacea)*, Tragantwurzel und Sibirischer Ginseng sind solche Pflanzen.
- Auch wenn keine klaren Symptome für eine Infektion vorhanden sind, lassen sich Heilpflanzen mit antimikrobieller Wirkung auf die Harnwege verwenden. Sie helfen dabei, dass diese Organe gar nicht erst durch eine Infektion belastet werden. Mahonie, Sonnenhut und Bärentraube sind dafür empfehlenswert.
- Heilpflanzen mit reizlindernder Wirkung beruhigen und schützen das Harnsystem. Dazu gehören Quecke, Maisgrannen, Eibisch und Beinwell.

Jeden Tag kann man sich einen Tee nach den folgenden zwei Rezepturen zubereiten und abwechselnd 1 bis 2 Tassen von jedem davon trinken:

Aus den folgenden Zutaten bereitet man einen *Aufguss* zu:

1 Teil Maisgrannen (wirken harntreibend und reizlindernd)

1 Teil Quecke (wirkt reizlindernd, zusammenziehend und harntreibend)

1 Teil Wassermelonenkerne (lindern und hemmen Entzündungen und wirken harntreibend)

Aus den folgenden Zutaten stellt man eine *Abkochung* her (wie bei einem Tee, den wir bei niedriger Hitze köcheln lassen):

3 Teile Sonnenhut (*Echinacea;* die Pflanze stärkt das Immunsystem und wirkt antimikrobiell)

2 Teile Sägepalme (stärkt und nährt die Prostata)

1 Teil Eibischwurzel (fördert die Gewebeheilung)

1 Teil Bärentraube (wirkt antiseptisch und zusammenziehend)

1 Teil Ackerschachtelhalm (wirkt zusammenziehend und ist ein spezifisches Heilmittel bei einer gutartigen Prostatavergrößerung)

1 Teil Wald-Hortensienwurzel (löst Steine auf und hemmt deren Bildung, wirkt zusammenziehend)

Häufig ist auch die Lebensenergie eines Mannes geschwächt, wenn er eine Zeit durchlebt, in der die Prostata Probleme bereitet. Das liegt an den damit einhergehenden Schwächen im Bereich des Verdauungssystems und/oder des Kreislaufsystems. Sind solche Schwächen nicht zu übersehen, dann sollte man den oben aufgeführten Rezepturen noch Weißdornbeeren und -blüten sowie Schafgarbe hinzufügen (jeweils 1 Teil). Diese Pflanzen weisen Affinitäten zu beiden Organsystemen auf und lassen sich therapeutisch verwenden.

Bekommt die betreffende Person die mit der Prostata und den Harnwegen verbundenen Symptome anscheinend nicht in den Griff, ist wahrscheinlich eine tiefgreifende Stärkung des Immunsystems erforderlich, die dieses mit Nährstoffen versorgt und auch eine Unterstützung bei der Stressbewältigung durch eine adaptogene Wirkungskomponente liefert. Heilpflanzen mit solchen Wirkungen sind Tragantwurzel, Sibirischer Ginseng, Sonnenhut und Suma, die alle die Abwehrkräfte stärken. Sie lassen sich für solche Fälle gut mit Tonika für die Geschlechtsorgane kombinieren wie Sarsaparille und Damiana.

Wenn eine Infektion der Prostata des Urogenitalsystems vermutet wird (was sich typischerweise als Brennen beim Wasserlassen sowie vor, während und nach dem Urinieren auftretenden Schmerzen in der Leistengegend bemerkbar macht), ist eine Kombination aus Sägepalme mit Mahonienwurzel und Sonnenhut eine gute Wahl. (Um den Geschmack dieser Zusammenstellung zu verbessern, könnte man noch Fenchel hinzufügen.) Von dieser Mischung bereitet man einen Tee zu, von dem man drei- bis viermal am Tag 2 bis 3 Tassen trinkt, oder man nimmt ebenfalls drei- bis viermal täglich 25 bis 40 Tropfen der entsprechend miteinander kombinierten Tinkturen ein.

Deutsche Phytotherapeuten empfehlen, vor dem Schlafengehen ein Zäpfchen ins Rektum einzuführen, das aus Sägepalmenbeeren und Sonnenhutwurzel (zu jeweils gleichen Teilen) besteht und mit dem sich eine gereizte oder entzündete Prostata behandeln lässt. Sie berichten bei dieser Methode von außergewöhnlichen Erfolgen. (Informationen zur Herstellung von Zäpfchen aus Heilpflanzen finden sich im fünften Kapitel.) Diese Zubereitungsformen von Pflanzenpräparaten können sich als sehr hilfreich erweisen.

8. Zum Schluss, aber bestimmt nicht als unwichtigste Maßnahme, möchte ich den Lesern Übungen für den »PC-Muskel« (den Schambein-Steißbein-Muskel oder Pubokokzygeus-Muskel = Pubococcygeus-Muskel) nahebringen. Diesen können wir am besten trainieren, wenn wir Beckenbodenübungen erlernen.

Beckenbodenübungen

In den 1940er-Jahren entwickelte der Gynäkologe Arnold Kegel ein Übungsprogramm, das Frauen mit Problemen bei der Kontrolle der Blase helfen sollte. Bald entdeckte man, dass diese Übungen nicht nur der Beckenregion Gesundheit schenkten sowie bei der Kontrolle über die Ausscheidungen aus Darm und Blase halfen, sondern auch den gesamten Bereich der männlichen wie weiblichen Geschlechtsorgane bei seiner Gesunderhaltung und seiner Versorgung mit Nährstoffen unterstützten. Es sich zur Gewohnheit zu machen, dieses Beckenbodentraining zu absolvieren, ist eine der besten Methoden zur Verbesserung der Gesundheit der Geschlechtsorgane.

Ein gut entwickelter PC-Muskel ist für eine gesunde Sexualität bei Mann und Frau von wesentlicher Bedeutung. Der Muskel verläuft vorne vom Schambein bis nach hinten zum Steißbein. Um ihn zu finden, sollte man mit einem starken Harnstrahl urinieren und dann den Harnfluss unterbrechen. Der Muskel, den man dabei automatisch zusammenzieht, ist der PC-Muskel.

Übungen kräftigen Muskeln, und ohne die entsprechenden Bewegungen erschlaffen sie, das gilt auch für den PC-Muskel. Er muss gut entwickelt und gut trainiert sein, wenn er einem dabei helfen soll, die Kontrolle über die eigene Sexualfunktion aufrechtzuerhalten und die Prostata nichts an ihrer Geschmeidigkeit verlieren zu lassen. (Außergewöhnlich gute Liebhaber sind sich auch außergewöhnlich gut ihres PC-Muskels bewusst.) Wird dieser Muskel trainiert, fließt mehr Blut in die Genitalien und in die diese unterstützenden Organe und versorgt sie mit allem, was wie für ein einwandfreies Funktionieren benötigen. Wenn dann die trainierten Muskeln kräftiger werden, kommt es leichter zu Erektionen, das sexuelle Durchhaltevermögen steigert sich, die Orgasmen werden intensiver und länger. (Männer und Frauen auf der ganzen Welt erwägen, den guten Dr. Kegel als St. Kegel, den Schutzpatron der sexuellen Befriedigung, heiligzusprechen.) Die Prostata wird durch diese Übungen gestärkt und gewinnt neue Kraft.

Ein Mann oder eine Frau kann Beckenbodenübungen überall und jederzeit durchführen, beispielsweise beim Stehen in der Schlange vor der Kinokasse, beim Warten auf den Teenager, der das Badezimmer blockiert, im Verkehrsstau (als Alternative zum Fluchen), beim Warten darauf, dass der Computer hochfährt, oder wenn sie einfach herumhängen und Comics lesen. Der wahrscheinlich beste Zeitpunkt für diese Übungen ist gekommen, wenn man kurz vor dem Einschlafen im Bett liegt. (Wir können unsere Beckenbodenmuskeln im Rhythmus der Schäfchen, die wir beim Einschlafen zählen, bewegen.) Wenn man still daliegt, kann man sich auf bequeme Weise konzentrieren, kann visualisieren und miterleben, wie der ganze Bereich der Geschlechtsorgane trainiert wird.

Man kann fast spüren, wie diese Beckenbodenübungen bis nach unten reichen und die Prostata berühren und dieser oft trägen Region im Bereich der Drüse des reifen Mannes eine belebende Massage und gute Durchblutung schenken. Damit bestellt man gewissermaßen den Boden der Prostata, damit es den therapeutisch wirksamen Nahrungsmitteln und Rezepturen aus Heilpflanzen leichter fällt, dort Wurzeln zu schlagen und diese männliche Drüse zu nähren. Man kann sich das Ganze wie ein genitales Joggen vorstellen.

Diese Übungen sind wahrscheinlich die wichtigste, einfachste, am besten zur Selbstheilung taugliche und kräftigende Einzelmaßnahme, die wir durchführen und mit der wir unserer Prostata, unserer Fruchtbarkeit und unserer sexuellen Potenz etwas Gutes tun können.

Zu den drei Hauptbestandteilen dieser Beckenbodenübungen gehören:

- das langsame Zusammenziehen des PC-Muskels, den wir zusammenpressen, als ob wir unseren Harnstrahl unterbrechen wollten, währenddessen wir langsam bis drei zählen und dabei die Anspannung halten und erst danach entspannen;
- das schnelle Zusammenziehen des PC-Muskels, den wir so schnell wie möglich immer wieder zusammenziehen und entspannen;
- den Muskel nach außen zu schieben, wobei wir ihn mit mäßigem Druck nach unten pressen, als ob wir Urin aus dem Körper herausdrücken oder den Stuhlgang unterstützen. (Dieser Schritt bewegt neben dem PC-Muskel auch noch eine Menge anderer Muskeln im Unterleib.)

Wie bei jedem anderen Muskel auch ermüdet der PC-Muskel am schnellsten, wenn er schwach ist. Also sollten wir mit einer geringen Zahl von Wiederholungen anfangen und dann die Anzahl allmählich steigern. Bevor wir den PC-Muskel zu sehr ermüden, hören wir auf. Allerdings sollten wir ihm täglich seine Übungszeit geben. Zunächst werden wir vielleicht feststellen, dass wir unseren PC-Muskel während des langsamen Zusammenziehens nicht stramm genug halten können oder dass wir nicht in der Lage sind, die schnellen Bewegungen beim Zusammenziehen besonders geschmeidig durchzuführen. Das liegt daran, dass der PC-Muskel noch schwach ist. Dann ist das genau der richtige Zeitpunkt, um mit diesen Übungen anzufangen. Für einige könnte es am besten sein, die Übungen mehrmals über den ganzen Tag verteilt durchzuführen, anstatt sie alle auf einmal zu machen.

Beginnen wir einfach damit, den PC-Muskel ein wenig zu konditionieren, indem wir ihn zehnmal langsam zusammenziehen, dann diese Bewegung zehnmal schnell ausführen und schließlich zehnmal nach außen pressen. Das gilt als eine Runde dieser Übungen; für die erste Woche sind fünf solcher Runden am Tag eine gute Anzahl. In der zweiten Woche können wir bei jeder Runde die einzelnen Schritte fünfzehnmal durchführen und fünf Runden am Tag absolvieren. Das setzen wir dann fort und steigern die Anzahl der Runden um fünf weitere Wiederholungen jeder Übung und führen in einer Runde die einzelne Übung jeweils dreißigmal durch. Irgendwann ist der Muskel gekräftigt, und wir können das Training abschwächen. Wir sollten dann aber mindestens fünf Runden am Tag beibehalten, damit wir die Muskelkraft aufrechterhalten und der Prostata weiterhin eine Massage gönnen. Auf diesem Wege ist garantiert, dass wir bald gesunde Veränderungen an uns wahrnehmen.

Die bösartige Vergrößerung der Prostata

Ganze Bände von medizinischen Statistiken wurden von medizinischen Autoritäten veröffentlicht, die sich mit Krebs, seiner Ursache, seinem Fortschreiten, seinem Abklingen, den Auswirkungen von Therapien und mit vielem anderen mehr beschäftigen. Die Bilder und Implikationen, die sich durch dieses vergleichende Zahlenmaterial tief in unserem von der westlichen Kultur geprägten Gedankengebäude eingenistet haben, haben auch unser kollektives Glaubenssystem stark beeinflusst. Es bleibt jedem Einzelnen überlassen, sich durch diese emotionalen Vorkonditionierungen seinen Weg zu bahnen, wenn er diesen gebieterischen Statistiken ausgesetzt wird. Die Veröffentlichung medizinischer Statistiken informiert uns alle darüber, in welchem Alter wir für etliche Formen von Krebs anfällig werden (oder für irgendeine andere Krankheit, die gerade in Betracht kommt). Wir wissen dann auch, wie die Krankheit sich zu immer bedrohlicheren Ausprägungen entwickelt, je weiter wir durch die Jahrzehnte voranschreiten. (So heißt es beispielsweise, dass mehr als 41000 Männer im Jahr einen bestimmten Krebs entwickeln, oder sich einer von drei Männern in einem bestimmten Alter diese oder jene Krankheit zuziehen wird.)

Was soll ein Mann mit diesen Informationen nur anfangen? Er kann sich eigentlich nur darüber Sorgen machen und sich schlecht fühlen, nicht wahr? Das ist nicht gesund und hilft auch nicht dabei, einer Krankheit vorzubeugen. Und es sieht ganz danach aus, als ob wir bald auch mit Statistiken versorgt werden, die uns über in unserer Genetik verankerte Risikofaktoren informieren, die uns möglicherweise auslöschen könnten, als ob wir in einem Körper mit einem vollendet gestalteten Selbstzerstörungsmechanismus inkarniert wären. Die Wissenschaft der Genetik wird uns (mittels statistischer Erhebungen) davon berichten, wo wir die Auslöser für diesen Mechanismus versteckt haben (was sich ein wenig wie das fortgeschrittene Stadium der medizinisch verbrauchten und völlig veralteten Keimtheorie anfühlt). Ein weiteres Mal stelle ich die Frage, was wir denn mit diesen Informationen machen sollen, wenn wir älter werden?

Worum geht es mir? Wir sollten uns weder von medizinischen Statistiken (die nicht der Mühe wert sind, sie zu lesen) noch von den etablierten Glaubensvorstellungen der breiten Masse hinsichtlich Prostatakrebs oder irgendeiner anderen Form von Krebs oder einer anderen Krankheit beeinflussen lassen. Stattdessen sollten wir unsere Aufmerksamkeit auf die Wertschätzung unserer Gesundheit und unsere Freude darüber richten. Verbringen wir lieber unsere Zeit damit, uns gut um uns selbst zu kümmern, indem wir dafür sorgen, dass wir uns an jedem einzelnen Tag mit jedem Gedanken und jeder Entscheidung über unser Leben so gut wie möglich fühlen. Man sollte sich sehr bewusst sein, dass es den Nocebo-Effekt gibt – die negative Zwillingsschwester des Placebo-Effekts.

Ein Placebo (das Wort kommt aus dem Lateinischen und heißt »Ich werde gefallen«) ist eine Substanz (oft eine spezielle Zuckerpille), bei der vorgetäuscht wird, sie sei eine wirksame Medizin. Erweitern wir dieses Konzept, ist es die Zusicherung eines vertrauenswürdigen Experten oder eines nur zum Schein stattfindenden chirurgischen Eingriffs. Weder enthält die Pille irgendeinen physisch vorhandenen Wirkstoff irgendeines Arzneimittels, noch hat sich irgendein chirurgischer Eingriff tatsächlich ereignet. Trotzdem jedoch wird offensichtlich eine Heilung gefördert.

Ein Nocebo (übersetzt »Ich werde verletzen«) enthält ebenfalls keinen physisch vorhandenen Wirkstoff und besitzt die gleiche Kraft (die auch auf die gleiche Weise im eigenen Geist entsteht). Der Nocebo-Effekt ist die Einwirkung negativer Erwartungen, die alles von Übelkeit bis zum Tod bewirken kann (was auch bei rituellen Verwünschungen der Fall ist, die von »Hexendoktoren« gemurmelt werden und von denen Anthropologen berichten, dass sie manchmal innerhalb weniger Tage Wirklichkeit wurden).

Der Nocebo-Effekt wirkt in unserer Kultur regelmäßig während der alljährlichen Grippe-Epidemie und lässt sich auch bei denen beobachten, die meinen, dass sie eine Herzerkrankung haben, weil sie Nahrungsmittel essen, von denen sie glauben, sie würden bei ihnen die Cholesterinwerte ansteigen lassen. Ebenso sichtbar wird er bei den Personen, die gegenüber Rosen allergisch sind und in einem Zimmer mit Plastikrosen anfangen zu niesen. (Werden die künstlichen Rosen entfernt, hören sie auf zu niesen.) In der Zeitschrift *Psychosomatic Illness* wird von einem klassischen Experiment berichtet, bei dem von vierzig Asthmatikern, die reinen Wasserdampf inhaliert hatten, über den man ihnen später erzählt hatte, dass er Allergene enthalte, fast die Hälfte ein Engegefühl in der Brust erlebte. Zwölf dieser Personen hatten einen Asthmaanfall. Kurz darauf hatten die gleichen Leute das Gefühl, dass sich ihre Symptome besserten, als ihnen erzählt wurde, sie inhalierten etwas, das ihnen helfen würde. Auch dieses Mal handelte es sich nur um Wasserdampf, aber der reichte aus, um sie zu beruhigen und ihre Symptome zu lindern.[3] Der Nocebo-Effekt hatte sich abhängig von dem, was den Einzelpersonen erzählt wurde und was diese glaubten, als genauso wirksam erwiesen wie der Placebo-Effekt.

Unabhängig davon, was die medizinische Wissenschaft vorschreibt oder was andere Leute von diesen Erklärungen glauben, ist Prostatakrebs in keinem Alter unvermeidlich. Das Gleiche gilt für irgendeine ethnische Gruppe oder auch hinsichtlich des genetischen Abdrucks einer Person. Prostatakrebs ist vermeidbar und er ist heilbar. Die medizinischen Statistiken können sehr kraftvolle Nocebo-Effekte ausüben. Ich schlage vor, sie zu ignorieren. Sie haben keine ihnen innewohnende Aussagekraft für die eigene zukünftige Wirklichkeit. Ganz gleich, wie sehr sie Unheil verkünden und wie glaubwürdig sie auch präsentiert werden, sie haben nichts mit uns zu tun – natürlich nur, solange wir ihnen nicht glauben und uns nicht mit ihren abgeleiteten Unausweichlichkeiten identifizieren. Gesundheit ist unser natürlicher und sehr belastbarer Zustand. Es ist wichtig, dass wir das verstehen.

Es wird gelehrt, dass es grundsätzlich zwei biologische Formen von Prostatakrebs gibt: eine örtlich begrenzte Form, die am häufigsten ist und aus einem kleinen, eher zufällig entstandenen Krankheitsherd besteht; daneben gibt es noch eine fortgeschrittene Form, die viel seltener vorkommt, möglicherweise Metastasen gebildet hat und weiteren (und potenziell lebensbedrohlichen) Schaden anrichten kann. Die etablierte allopathische Ärzteschaft mutmaßt – ohne aussagekräftige Beweise dafür anzuführen –, dass die örtlich begrenzte Form irgendwann unweigerlich zu einem klinisch bedeutsamen Krankheitsherd wird. Wie bei verantwortungsbewussten Rechtsanwälten ist es die Aufgabe der Ärzte, ihre Patienten über das schlimmstmögliche Szenario zu informieren. Das Problem, das daraus resultiert, besteht darin, dass es für die meisten Leute fast unmöglich ist, ihren Geist von dieser in sie eingepflanzten, mit Angst belasteten, negativen Idee zu lösen. Dieses durch ärztliche Einwirkung entstandene Szenario allein bringt eine medizinische Prognose bereits auf negative Weise in eine Schieflage und ist ein Krankheiten förderndes Nocebo. Man sollte also klug entscheiden, auf »welchen Doktor« man hört!

Wird Prostatakrebs diagnostiziert, sollte man nicht vergessen, dass es sich dabei um einen langsam wachsenden Krebs handelt. Es ist bestimmt vernünftig, sich erfahrene Hilfe zu suchen. Vielleicht ist die koordinierte Unterstützung einer gan-

---

3 Thomas Luparello et. al.: »Influences of Suggestion on Airway Reactivity in Asthmatic Subjects«, in: Psychosomatic Medicine, 30 (1968), S. 819–825

zen Reihe von medizinischen Helfern erforderlich (abhängig vom Temperament des Betroffenen), die dazu beiträgt, dass sich als erster Schritt zu einer fortgesetzten Selbstheilung ein Abklingen der Erkrankung manifestiert. Bei den großen Schwankungen des den Tumoren innewohnenden Wachstumspotenzials sind viele der kleinen, örtlich begrenzten Krankheitsherde vielleicht schon einige Zeit vorhanden und werden vielleicht auch weiterhin über Jahre hinweg als solche fortbestehen.

Wir sollten meiner Meinung nach durchaus in Erwägung ziehen, selbst ernsthafte Krankheiten ganzheitlich zu behandeln oder zumindest zu begleiten – mit einer passenden Ernährung, mit Heilpflanzen, der Beachtung der psychologischen Faktoren, einer starken Betonung des Aufbaus und der Aufrechterhaltung der allgemeinen Gesundheit und einer Stärkung des Immunsystems. Wir sollten die alternativen Wissenschaften, die sich um die Pflege der Gesundheit kümmern, für uns nutzen und auch mit Veränderungen der Lebensweise an die Behandlung herangehen.

Bei einem bösartigen Prostataleiden sollte man Kontakt zu einem klinisch arbeitenden Heilpflanzenkundigen aufnehmen oder zu jemanden, der eine medizinische Heilkunst aus dem Osten praktiziert, zu einem Naturheilkundler oder zu jemandem, der einen anderen, natürlichen Therapieansatz verfolgt. Man sollte eine zweite, dritte oder vierte Meinung bezüglich einer Behandlung einholen. Man sollte in Ruhe seinen Behandlungsweg auswählen. Sachkundige Hilfe steht zur Verfügung, und man hat einen eigenen kreativen Geist und sehr kraftvolle Fähigkeiten zur Heilung, auch bei dieser Erkrankung. Sie ist ein Weckruf, um die Strukturen des Lebens besser mit der eigenen wahren Natur in Einklang zu bringen. Irgendetwas im Leben ist in Schieflage geraten und hat sich fortschreitend zu einem körperlichen Symptom entwickelt (das man heilen kann). Die gegenwärtige Lage ist vielleicht ein Vorzeichen dafür, dass sich ein Erleben der eigenen Gesundheit entfaltet, und treibt einen dazu, glücklicher zu werden und sich auf einer tieferen Ebene zu nähren, anstatt bloß ein Merkmal statistischer Vorherbestimmung zu sein. Das Leben ist eine sich fortwährend wandelnde Erfahrung; es gehört uns, und wir können mit ihm machen, was wir wollen, und haben in jeder Hinsicht die Möglichkeit, die Richtung zu bestimmen.

Prostatakrebs bei Männern hat einige Ähnlichkeiten mit Brustkrebs bei Frauen. Beide Formen von Krebs können in manchen Fällen durch eine Ernährung mit wenig Fett, komplexen Kohlenhydraten und vielen Ballaststoffen verhindert, unter Kontrolle und zum Abklingen gebracht werden. Sich qualitativ hochwertig zu ernähren, ist zur Ergänzung jeder Form einer spezifischen Behandlung wichtig und dann am wirkungsvollsten, wenn man dazu noch rotes Fleisch vom Speiseplan streicht. Fett verursacht an sich keine Krankheiten, aber es kann die Entwicklung von Krankheitsherden oder Tumoren auslösen und auch deren Wachstum beschleunigen. In Ländern, in denen allgemein fettärmer gegessen wird, scheinen weniger Männer Prostatakrebs zu bekommen als anderswo. Das ließ einige Forscher zu der Überzeugung gelangen, dass das Wachstum von Krebsgeschwulsten beim Prostatakrebs gehemmt oder verhindert werden kann, wenn man sich mit viel Tofu, Sojamehl und Sojamilch ernährt und das mit ballaststoffreichen Nahrungsmitteln wie Linsen, Tomaten, Karotten, Erbsen und Hafermehl kombiniert.

Soja wird als möglicherweise am stärksten vor Prostatakrebs schützendes Nahrungsmittel angesehen. Diese schützende Funktion kann mit den zwei Inhaltsstoffen Daidzein und Genistein in der Sojabohne zusammenhängen, die wie schwache Östrogene wirken, was bedeutet, dass sie die Entwicklung von Prostatakrebs hemmen. (An dieser Stelle kommt die Verbindung von Östrogen zur Prostata erneut zum Vorschein.) Es wird auch angenommen, dass der hohe Konsum von Grünem Tee bei Asiaten teilweise erklärt, warum es weltweit so große Unterschiede beim Auftreten von Prostatakrebs gibt.

Lycopen ist ein rotes Karotinoid, das in Tomaten, Wassermelonen, rosa Grapefruits, Guaven und Hagebutten vorkommt. Es ist ein starkes Antioxidans und hat sich als ein hervorragendes Mittel zur Vorbeugung gegen Erkrankungen des Herzens und der Blutgefäße sowie Krebs – und dabei besonders Prostatakrebs – erwiesen. Es hat auch eine auffallend positive Wirkung auf die männliche Fruchtbarkeit. Hitze wirkt sich auf Lycopen nicht aus, sodass gekochte Tomaten und Tomatenprodukte (Tomatensauce, Tomatensuppe, Ketchup und Ähnliches) eine konzentrierte Menge an biologisch verfügbarem Lycopen bereitstellen können. Vitamin D hat sich ebenfalls als eine sehr vielversprechende Substanz herausgestellt, die Prozesse unterstützt, durch die sich Prostatakrebs unter Kontrolle bringen und verhindern lassen kann. Milchprodukte mit einem reduzierten Fettgehalt und fettreichen Fisch wie Lachs und Thunfisch zu essen, wird ebenfalls empfohlen. Zink ist ein lebenswichtiger Mineralstoff zur Aufrechterhaltung eines wirkungsvollen Immunsystems und einer gesunden Prostata; Austern, Kürbiskerne, Geflügel, fettarmer Joghurt und gebackene Bohnen sind hervorragende Nahrungsmittel, um uns über die Ernährung mit Zink zu versorgen.

Wie wir alle wissen, ist Bewegung für die Erhaltung der Gesundheit generell von wesentlicher Bedeutung. Offensichtlich haben Männer, die sich regelmäßig bewegen, ein viel kleineres Risiko, Prostatakrebs zu entwickeln, als Männer, die das nicht tun. Bei einer Studie an der Universität Harvard an 17 719 Männern kam heraus, dass das Risiko, an Prostatakrebs zu erkranken, bei denjenigen, die 4000 Kalorien in der Woche verbrannten (was ungefähr einer Stunde sportlicher Übungen am Tag entspricht) im Vergleich zu den Personen, die weniger als 1000 Kalorien in der Woche verbrannten, um 47 bis 88 Prozent niedriger war.[4]

Ärzte empfehlen Männern über fünfzig, einmal im Jahr zu einer Kontrolluntersuchung zu gehen, bei der unter anderem ein Bluttest zur Messung des prostataspezifischen Antigens (PSA) durchgeführt wird. (Solche prostataspezifischen Antigene sind Proteine, die von den Zellen der Prostata produziert werden.) Dieser PSA-Test misst die Konzentration von PSA in einer Blutprobe. Normalerweise haben Männer in ihrem Blut nur geringe Konzentrationen von PSA. Bei Prostatakrebs jedoch und auch bei gutartigen Veränderungen wie der gutartigen Prostatavergrößerung können die PSA-Werte ansteigen. Dieser Test wird seit 1986 durchgeführt, aber die Diskussion in der medizinischen Gemeinschaft darüber, was für und was gegen eine umfassende Vorsorgeuntersuchung spricht, hält an.

Krebs dann aufzuspüren, wenn er sich noch im Inneren der Prostata befindet, macht eine Behandlung erfolgversprechender. Sobald sich der Krebs außerhalb der Prostata zeigt, wird er zu einem größeren Problem. Kein einzelnes Teil ist von der Gesamtheit abgetrennt. Wir sollten also neben der Prostata auch die anderen Funk-

---

4 I-Min Lee et. al.: »Physical Activity and Risk of Prostate Cancer Among College Alumni«, in: American Journal of Epidemiology, 135, 2 (1992), S. 169–179

tionen der Harnwege im Blick behalten, die vielleicht ebenfalls unsere Aufmerksamkeit erfordern. Bei unserer Wahl der geeigneten Heilpflanzen sollten wir uns für die entscheiden, die das gesamte Urogenitalsystem modifizieren, nähren und dort Stauungen auflösen. Solche Heilpflanzen sind beispielsweise der Lebensbaum (Thuja), Kanadische Grießwurzel *(Collinsonia canadensis),* Ocotillo (Jakobsstab) und Rotklee-Tee. Für diejenigen, die einen bösartigen Tumor behandeln wollen und von ihrer Konstitution her zum Übermaß und zu Exzessen neigen (also Personen, die extrovertiert, kontaktfreudig und aufgeschlossen sind, entschlossen und hitzig, die hohen Blutdruck haben, deren Herz und deren Arterien von Natur aus stark sind, die aggressiv und körperlich und häufig viel zu heftig auf Stress reagieren und bei denen sich entzündete, gerötete, gereizte Gewebe zeigen), sollte bei der therapeutischen Verwendung von Heilpflanzen die in der »Hoxsey-Formel« aufgeführte Kombination nicht fehlen. Diese Mischung besteht aus Pflanzen mit stärkenden, alterierenden (umstimmenden, zustandsverändernden) und gegen Tumoren helfenden Wirkungen. Sie besteht hauptsächlich aus Rotklee, Kreuzdornrinde, Berberitze, Amerikanischer Kermesbeere *(Phytolacca americana);* Klette, Stillingia *(Stillingia sylvatica),* Amerikanischem Faulbaum *(Rhamnus purshiana),* Süßholzwurzel und Amerikanischem Gelbholzbaum *(Zanthoxylum americanum).* Männer mit Konstitutionen, bei denen eher der Mangel eine auffällige Konstante ist (häufig Personen, die introvertiert und feinfühlig sind, ein übermäßig aktives und in seinen Zuständen sehr veränderliches Nervengerüst haben, häufig über wenig körperliche Reserven verfügen und weniger stark in der Lage sind, den Stress des Lebens von sich fernzuhalten), tun besser daran, stattdessen auf Tragantwurzel und den Glänzenden Lackporling (Reishi-Pilze) zurückzugreifen.

»Und begebt euch in die Sonne«, rät der Männerarzt. Ganz gleich, was der Hautarzt erzählt, ist Sonnenlicht immer noch sehr gesund und nährend. Einige Forscher haben zunehmend Vitamin D und seine Wirkung auf die Gesundheit der Prostata im Blick. Sie fanden heraus, dass bei ultravioletter Strahlung (der Hauptursache für die Produktion von Vitamin D in der Haut) das Risiko eines Prostatakrebses sinkt. Möglicherweise ist die höhere Rate an Prostatakrebs bei älteren Männern teilweise darauf zurückzuführen, dass sie weniger Zeit im Freien verbringen und das Sonnenlicht ihre Haut berühren lassen.

Ältere Männer können aber, wie schon aufgeführt, auch dadurch dazu beitragen, ihr Risiko für Probleme mit der Prostata zu verringern, dass sie einfach auf die Toilette gehen, sobald sie den Drang zum Wasserlassen verspüren, übermäßigen Alkohol- und Koffeinkonsum sowie Antihistamine und abschwellende Mittel meiden (weil diese dafür bekannt sind, die Symptome einer gutartigen Prostatavergrößerung zu verschlimmern), regelmäßig ihre Beckenbodenmuskeln trainieren (siehe die Ausführungen dazu auf Seite 113), Stress reduzieren und Heilpflanzen mit adaptogener Wirkung verwenden (deren Wirkung die Anpassungsfähigkeit des Körpers und damit auch seine Widerstandskraft bei außergewöhnlichen Belastungen erhöht).

Und jetzt – das Beste habe ich mir bis zum Schluss aufgehoben – komme ich zu den aufregendsten Neuigkeiten überhaupt. Weltweit erkennen Ärzte es als medizinische Tatsache an, dass das wirkungsvollste Mittel zur Gesunderhaltung der Prostata und für eine Verbesserung des Zustandes einer kränkelnden Prostata regelmäßiger Geschlechtsverkehr ist. Ich weiß: Als Medizin ist das natürlich ganz schön schwer anzuerkennen, aber tatsächlich hält die körperliche Liebe die Prostata mit ihren Funktionen in Gang und veranlasst, dass sie gut funktioniert – und ist auch noch mit großem Vergnügen verbunden. Geschlechtsverkehr verstärkt die Durchblutung und hat eine gesundheitsfördernde Wirkung auf die Prostata. So viel auch zu der Theorie, dass Männer weniger dazu neigen, vorbeugende Medizin zu verwenden als Frauen.

Die Aromatherapie zur Behandlung einer entzündeten Prostata

Es ist durchaus hilfreich, Heilpflanzen und ätherische Öle direkt auf die entzündeten Bereiche der Prostata aufzubringen. Bei einer Methode, die Pflanzen an die Prostata heranzuführen, wird zu diesem Zweck mittels einer Klistierspritze die entsprechende Pflanzenzubereitung ins Rektum eingeführt.

Die folgende Mischung lässt sich einfach zubereiten und hat auf eine entzündete Prostata und/oder bei Hämorrhoiden hervorragende Heilwirkungen.

Sie hat folgende Zutaten:

60 Gramm gemahlene Leinsamen
1 Liter destilliertes Wasser
¼ Teelöffel reines, dampfdestilliertes ätherisches Lavendelöl

Leinsamen und Wasser lassen wir 10 Minuten lang köcheln, dann seihen wir die Flüssigkeit ab und lassen sie so lange abkühlen, bis wir einen Finger für 10 Sekunden darin eintauchen können, ohne dass es unangenehm wird. Danach pressen wir alles Schleimige und das Öl aus der Mischung heraus und füllen sie in einen Behälter.

Dieser schleimigen, öligen Flüssigkeit fügen wir das ätherische Lavendelöl hinzu, das sich von seiner Qualität her auch für Aromatherapien eignen würde. (Wir sollten nie synthetische ätherische Öle verwenden, da diese nicht die von uns gewünschten medizinischen Wirkungen haben.) Diese Mischung gießen wir in ein fest verschlossenes Glasgefäß und schütteln sie kräftig. (Das sollten wir mit dieser Mischung vor ihrem Gebrauch immer tun.) Zur Anwendung legen wir uns auf die Seite und injizieren uns mit einer Klistierspritze, die aus einem kleinen Gummiball mit einer Spitze daran besteht und in vielen Geschäften erhältlich ist, etwa 250 Milliliter bis zu einem halben Liter dieser Abkochung ins Rektum. Dort halten wir die Flüssigkeit so lange ein wie möglich. Die ganze Prozedur wiederholen wir zwei- oder dreimal täglich. Die unverbrauchte Flüssigkeit bewahren wir im Kühlschrank in einem fest verschlossenen Gefäß auf, damit das (flüchtige) ätherische Lavendelöl nicht verdunsten kann. Bevor wir die Mischung erneut verwenden, sollten wir sie aufwärmen. Insgesamt sollte sie innerhalb von zweiundsiebzig Stunden verbraucht werden.

Die ätherischen Öle (die von ihrer Qualität her ebenfalls auch für Aromatherapien tauglich sein sollten) der Heilpflanzen Blaue Kamille, Lavendel und/oder Blaue Mallee *(Eucalyptus polybractea)* wirken entzündungshemmend und verschaffen auf sehr angenehme Weise bei dem durch eine Entzündung der Prostata verursachten Stress Erleichterung. Auch bei Entzündungen und Schwellungen von Weichteilbrüchen (Hernien) wirken sie sehr wohltuend.

Wir verwenden eine 5-prozentige Verdünnung einer Mischung aus diesen ätherischen Ölen bester Qualität und bereiten zusammen mit anderen Zutaten die folgende Ölmischung zu:

50 Tropfen ätherische Öle, entweder eine Mischung aus dem ätherischen Öl der Blauen Kamille, ätherischem Lavendelöl und dem ätherischem Öl der Blauen Mallee oder nur eines der genannten ätherischen Öle aus dieser Mischung.

60 Milliliter Haselnussöl, Mandelöl, Weizenkeimöl oder Olivenöl oder irgendein anderes fettes Öl

Die auf diese Weise zubereitete Ölmischung reiben wir auf den Damm (das Perineum) ein, also auf die Stelle zwischen Anus und Hodensack, ferner auf den unteren Rücken und den Unterbauch. Das wiederholen wir drei- bis viermal am Tag. (Ich weiß, ich weiß, aber das ist besser als einmal am Tag den Finger des Urologen in Anspruch zu nehmen.) Diese ätherischen Öle lindern die Beschwerden, wirken im Bereich des Unterkörpers entzündungshemmend, nervenstärkend und antimikrobiell. Ätherische Öle dringen innerhalb weniger Minuten in die Haut ein und sind ein hervorragender Weg, Nährstoffe pflanzlichen Ursprungs an entzündete innere Organe heranzubringen.

Der häufige Konsum von Alkohol, Nikotin, Koffein und weißem Zucker hemmt allerdings die Wirkung dieser Heilmittel und kann bei den entsprechenden Organen auch noch weitere Reizungen hervorrufen.

Noch eine letzte Anmerkung

Bevor wir jetzt den Bereich der Prostata hinter uns lassen, möchte ich noch einen interessanten Punkt ansprechen. Es geht dabei um eine Theorie, die besagt, dass ein Faktor, der potenziell zu einer chronischen Vergrößerung der Prostata führen kann, ein lebenslanger, keinen Ausdruck findender und häufig nicht aufgelöster Zustand sexueller Erregung und dessen Auswirkungen sein kann. Man ist dann sozusagen durch einen dauerhaften sexuellen Kitzel völlig überlastet. Einige Therapeuten gelangten auf der Grundlage ihrer Beobachtungen und der Beratungsgespräche mit ihren männlichen Klienten zu der Auffassung, dass das in unserer Kultur weithin sehr beliebte und häufig praktizierte Konsumieren und Anschauen sexuell erregender Bilder und Filme im Bereich der männlichen Geschlechtsorgane eine sexuelle Energie entstehen lässt, die kein Ventil findet und mit der Zeit zu Problemen führen kann. Auch die passive Wahrnehmung entsprechenden Bildmaterials in Magazinen, im Internet, in der überall präsenten Bilderwelt der Massenmedien, auf Werbetafeln und bei allen möglichen Formen erotischer Unterhaltung führt zu diesem Phänomen.

Junge Leute im Teenageralter haben für die Ergebnisse einer sexuellen Dauererregung die passenden Begriffe geprägt: Man hat dann »dicke Eier« oder »blaue Hoden« oder etwas feiner ausgedrückt »Kavaliersschmerzen«. (Eine kurze Anmerkung an die Adresse dieser Gentlemen: Nachdem du deine Lady nach Hause gebracht hast, pack die Stoßstange an deinem Wagen oder ein anderes relativ unbewegliches Objekt, halte es mit beiden Händen fest und versuche dann dreimal hintereinander, den Wagen mit den Beinmuskeln – nicht mit den Rückenmuskeln – anzuheben; dazwischen jeweils ungefähr fünf Sekunden lang innehalten. Wenn du es tatsächlich schaffst, den Wagen anzuheben, könntest du in Erwägung ziehen, diese Frau zu heiraten. Diese Übung vertreibt ein eventuell noch verbliebenes Gefühl der Frustration und öffnet während der Ausführung die Venen für einen verstärkten Blutfluss. Das gestaute Blut kreist wieder zurück ins Becken, und das unangenehme Gefühl im Bereich der Geschlechtsorgane verschwindet wie ein verblassendes Fantasiegebilde.)

Bestimmt werden ein paar Wochenenden sexueller Frustration keinem schaden. Allerdings hat anscheinend die lebenslange Einwirkung unterschiedlicher Formen einer gestauten sexuellen Erregung einen Einfluss auf die Prostata, die dann schließlich mit Ausdehnung darauf reagiert und sich als Folge davon entzündet. Regelmäßig diese durch die Stimulierungen angeregte Energie nach außen zu bewegen, scheint notwendig zu sein, wenn eine vergrößerte, entzündete Prostata und die damit einhergehenden Beschwerden verhindert werden sollen. Herzliche, erfüllende sexuelle Beziehungen stehen auf der Liste der bevorzugten Methoden einer Vorbeugung gegen Prostatabeschwerden ganz oben, aber wenn eine solche Beziehung nicht Teil unseres Lebens ist, kann auch die Selbstbefriedigung (so einsam sie auch sein kann) auf der Liste der vorbeugenden Maßnahmen stehen.

Speziell einige Richtungen der traditionellen Medizin Asiens empfehlen jedoch, es dabei nicht zu übertreiben und in dieser Hinsicht eine gewisse Zurückhaltung zu üben. In diesen medizinischen Schulen wird großer Wert darauf gelegt, das Sperma und die Samenflüssigkeit im Körper zu behalten oder es zumindest nicht übermäßig aufzubrauchen. Bei diesem Ansatz wird häufig auch Sex ohne Ejakulation empfohlen, und diese Technik wird uns im Kontext der Aufrechterhaltung einer Balance zwischen der aufgenommenen und abgegebenen Energie und einer ausgeglichenen Bilanz hinsichtlich der jeweiligen Nährstoffe nahegebracht. (Für die Bildung von Sperma werden große Mengen an Nährstoffen benötigt, und auch die Lebenskraft wird beansprucht.) Um unserer männlichen Gesundheit und unserer Lebenskraft willen sollte dieses kostbare Gut nicht bedenkenlos verschleudert werden.

Gemäß der Traditionellen Chinesischen Medizin ist das Sperma die physische Manifestation des Yin oder der Essenz. Wenn wir wirklich in der Tiefe begreifen, was Yin ist, verstehen wir auch das Grundprinzip, das den Körper mit einer wahren Empfindung des Lebendigseins erfüllt. Das lässt sich einfacher erklären, wenn wir die Erfahrungen beschreiben, die mit einer sich auf angemessene Weise vollziehenden Verkörperung des Yin verknüpft sind. Ist es reichlich vorhanden, ist der betreffende Mensch ausgelassen und überschwänglich, das Haar ist üppig, die Augen leuchten und funkeln, der Gang ist federnd, alle Sinne sind geschärft und ein langes und gesundes Leben folgt daraus. Die Hauptursachen für einen Mangel an Yin sind Überarbeitung, Stress, anhaltende Sorgen und übermäßiges Ejakulieren beim Sex.

Auch die Zeit zwischen den Ejakulationen muss Beachtung finden, damit der Körper die richtigen Nährstoffe aufnehmen kann, um das ejakulierte Sperma und die Samenflüssigkeit erneut zu produzieren (und das Yin zu erhalten). Das Alter ist ein maßgeblicher Faktor für die Zeit, die gebraucht wird, um diese Nährstoffe in effizienter Weise zu ersetzen. Um zu bestimmen, wie viele Tage zwischen zwei Ejakulationen vergehen sollten, gibt es die Regel, dass ein Mann dazu sein gegenwärtiges Alter mit 0,2 multipliziert. Für einen dreißigjährigen Mann wäre es demnach das Beste, ein Minimum von sechs Tagen zwischen seinen Ejakulationen einzuhalten ($30 \times 0{,}2 = 6$). Ein Fünfundsechzigjähriger sollte idealerweise dreizehn Tage bis zur nächsten Ejakulation verstreichen lassen – was den vierzehnten Tag zu etwas ganz Besonderem werden lässt. Bei einem fünfundneunzigjährigen Mann … Der sollte es einfach machen, wann immer er dazu in der Lage ist!

Nach dem erwähnten chinesischen System, das sich um die Pflege der männlichen Gesundheit kümmert, wird, wie schon gesagt, sehr empfohlen, Sex ohne Ejakulation zu praktizieren (was übrigens ausgesprochen befriedigend sein kann – und zwar für beide Partner), wenn »sexuelle Beziehungen auf unwiderstehliche Weise verfügbar sind« und der als Minimum geltende Zeitraum zwischen den Ejakulationen noch nicht vorbei ist.

Auch die Beckenbodenübungen sollten wir in diesem Zusammenhang nicht vergessen. Das ebenfalls aus dem Osten stammende System des Tantra-Yoga empfiehlt eine Umwandlung der Samenflüssigkeit und das Hochsteigen dieser Energie in den Chakren, anstatt die Samenflüssigkeit aus dem Körper heraus nach außen zu ejakulieren. Wer sich genauer über dieses System des sexuellen Yoga informieren möchte, findet auch dazu reichlich Literatur und Kursangebote.

Wichtig hierbei ist es, sich vor Augen zu führen, dass es beim Hervorrufen sexueller Erregung in unserem ureigenen Interesse ist, diese Energie auf irgendeine Weise entweder physisch oder auch energetisch in Bewegung zu bringen. Sie in einem Zustand gestauter Frustration festzuhalten, kann potenziell zu Problemen mit der Prostata führen.

Gesunde Geschlechtsorgane

Der Penis

Der Penis ist ein berühmt-berüchtigtes Organ, dem niemand vertraut. Beständig fällt im Fernsehen der Anblick dieses fleischigen Körperteils unter die Zensur. In Hollywood ist der Penis der Akteur, der am seltensten fotografiert wird. Für den Chirurgen ist er das erste Ziel, das er beim Mann ins Blickfeld nimmt. Der Penis gehört zu den mit der größten Wertschätzung bedachten Körperteilen, über die der Mann verfügt. *Phallus officinalis* ist eine seiner Bezeichnungen (in einigen Kreisen heißt er auch *Phallus vulgaris*). Er mischt alles auf und bringt alles in Bewegung. Er regt zu starkem Geflüster, zu Erstaunen und ausführlicher Raterei an wie nichts anderes. Und eines sollte bei der Lektüre der Seiten dieses Buches klar sein: Die Größe dieses männlichen Organs steht zur allgemeinen Körpergröße in einem viel weniger deutlichen Zusammenhang als dies bei allen anderen Organen der Fall ist.

Der Penis besteht aus drei zylindrischen Gebilden aus Schwellgewebe, die vom Bindegewebe und der Haut zusammengehalten werden, den sogenannten Schwellkörpern. Zwei dieser Schwellkörper liegen auf der Oberseite des Penis nebeneinander; der dritte Schwellkörper ist deutlich kleiner und liegt etwas unterhalb in der Mitte zwischen den beiden anderen. Tatsächlich gibt es auch für die beiden größeren Schwellkörper einen offiziellen lateinischen Namen: *Corpus cavernosum penis*, und sogar noch einen Zweitnamen, *Corpus cavernosum urethrae.* Der kleine, weiter unten liegende Schwellkörper wurde mit der liebevollen Bezeichnung *Corpus spongiosum penis* bedacht. Durch diesen *Corpus spongiosum* verläuft der den Penis durchziehende Teil der Harnröhre, die sich von der Blase aus durch die Prostata hindurch bis in den Penis hinein erstreckt. Um diese drei Schwellkörper herum liegt locker schützende Haut; Fettgewebe hat der Penis nicht. Am vorderen Ende der Schwellkörper liegt die Eichel *(Glans penis).* Sie ist eine Verlängerung des *Corpus spongiosum* und steckt normalerweise in einer gemütlichen schützenden Hautfalte, der sogenannten Vorhaut. Bei der Beschneidung, einem chirurgischen Eingriff, wird die Vorhaut abgeschnitten, sodass die Eichel danach für immer freigelegt ist und schutzlos daliegt.

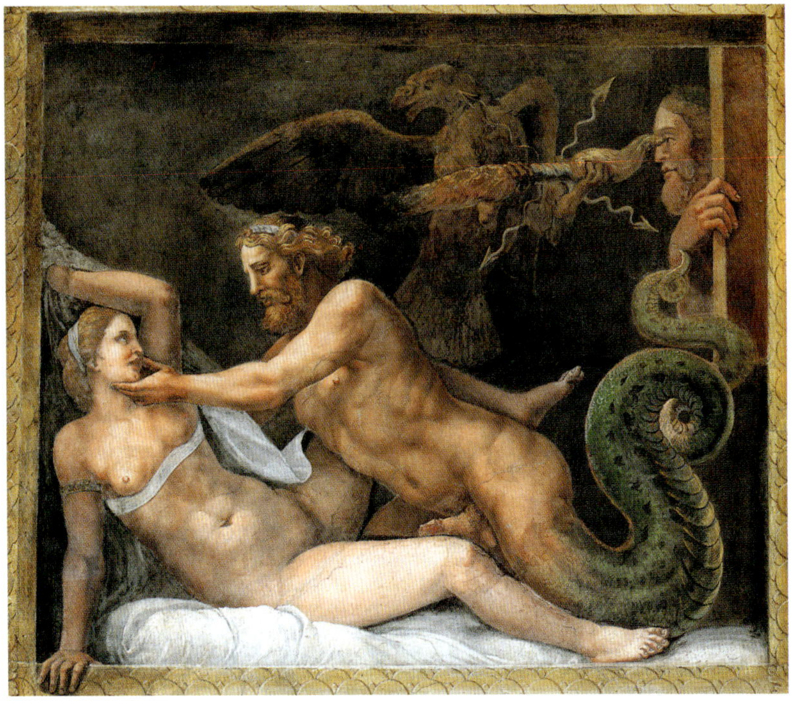

Zeus und Olympia, Giulio Romano, 1520.

Die Anatomie einer Erektion

Jeder der drei Schwellkörper des Penis besteht aus einem schwammartigen Gewebe und enthält Blut. Wenn sich die Arterien, die das Blut in den Penis hineinführen, erweitern und so mehr Blut in diesen hineinströmt, und wenn sich gleichzeitig die Venen verengen, die das Blut aus dem Penis herausführen, sodass weniger Blut den Penis verlassen kann, wird das Blut gestaut. Dadurch richtet sich der Penis auf und die Haut, die vorher locker um ihn herumlag, wird gestrafft. Dieser Vorgang unterliegt nicht der bewussten Kontrolle, sondern der nicht bewusst steuerbaren Kontrolle des vegetativen (autonomen) Nervensystems wie andere unwillkürliche Vorgänge im Körper auch (was gelegentlich eher peinliche Situationen hervorruft) und kann (oder kann auch nicht) jederzeit durch eine Stimulierung der Psyche oder durch physische Stimulierung ausgelöst werden. Das äußere Geschlechtsorgan des Mannes ist so gestaltet, dass es relativ leicht verwundbar ist; seine normalen Aktivitäten sind daher sehr störanfällig.

Dem British Medical Journal zufolge kann ein Mann, der lange Strecken auf einem harten Fahrradsattel zurücklegt, vorübergehende Beeinträchtigungen der Funktionsweise der Arterien und Nerven im Penis erleben.[5] Das kann zu Taubheit, zum zeitweiligen oder auch länger anhaltenden Verlust der Erektionsfähigkeit und ähnlichen Problemen führen. Ein weicher Sattel ist mit Ausnahme der Tour de

---

5 K. M. Desai und J. C. Gingell: »Hazards of Long Distance Cycling«, in: British Medical Journal, 298 (1989), S. 1072–107

France für die männlichen Geschlechtsorgane also eine viel freundlichere Unterlage, wenn die Beine in die Pedale treten, und wird die intimen Feierlichkeiten im Anschluss an die Radtour für den Radfahrer stark aufwerten.

Entzündungen des Penis und der Vorhaut

Der Penis der Kleinkinder männlichen Geschlechts, die es geschafft haben, mit intakter Vorhaut das Krankenhaus zu verlassen, ist noch nicht vor allen Eingriffen sicher. Die Eichel und die Vorhaut entwickeln sich als eine einzige Struktur. Für Jungen im Kleinkindalter ist es physiologisch normal, dass die Vorhaut an der Eichel des Penis klebt. Das hält alles Mögliche von der Eichel fern: Urin, Fäkalien und andere Überbleibsel der Windeln. Auch Ausschläge an der Eichel kommen selten vor. Tatsächlich schützt die Vorhaut den Penis vor Infektionen und hält seine Öffnung vorne auf angemessene Weise in der richtigen Form. Das ist auch der Grund dafür, dass uns unsere kleine Vorhaut so früh im Leben geschenkt wurde. Wenn man sich nicht an ihr zu schaffen macht, löst sie sich irgendwann ganz von allein von der Eichel und schützt diese das ganze Leben lang vor allen möglichen Gefahren und Missgeschicken. Viele Ärzte in den USA raten Eltern jedoch generell, die Vorhaut nach hinten zu ziehen und den Penis täglich zu waschen. Der unvernünftige Versuch, das zu machen, bevor sich die Vorhaut von selbst von der Eichel gelöst hat, reißt sie von der Eichel ab, was Schmerzen, Reizungen und mögliche Infektionen mit sich bringt. Man sollte das unter normalen Umständen dringend bleiben lassen.

Die Pflege der Gesundheit eines intakten Penis

Eine sanfte und kundige Pflege eines intakten Penis ist Eltern eines kleinen männlichen Babys dennoch anzuraten. Die folgenden Erkenntnisse und Hinweise für diese etwas heikle elterliche Pflicht sind Informationsschriften der National Organization of Circumcision Information Resource Centers in den USA entnommen:

> »Die Vorhaut eines Kleinkindes sollte *niemals* zurückgezogen werden, da sie fest mit der Eichel verbunden ist. Eine Trennung dieser beiden Strukturen findet in der Kindheit ganz allmählich statt. Das Alter, in dem dann der Junge in der Lage ist, seine Vorhaut zurückzuziehen, ist bei jedem Kind anders. Der Vorgang der Ablösung sollte nie beschleunigt werden. Die Vorhaut gewaltsam zurückzuziehen, führt zu starken Schmerzen und Blutungen und kann möglicherweise Infektionen und Verwachsungen zur Folge haben.
>
> Phimose nennt man eine Vorhaut, die nicht zurückgezogen werden kann. Normalerweise ist das bei fast allen Neugeborenen und Babys der Fall; bei manchen Männern kann das sogar im Erwachsenenalter noch so sein. Eine Phimose bereitet nur selten Probleme. Sollte es jedoch dadurch zu Schmerzen bei einer Erektion kommen, kann ein sanftes Dehnen der Vorhaut an ihrer Öffnung mit der Zeit ihr Zurückziehen ermöglichen. Die so wichtige Schutzfunktionen erfüllende Vorhaut durch eine Beschneidung zu entfernen, ist als Korrekturmaßnahme bei einer Phimose nur selten erforderlich.
>
> Das natürliche Abfallen von Hautzellen aus der Innenseite der Vorhaut und aus der Verbindungsschicht mit der Eichel unterstützt den Vorgang der Trennung dieser beiden Strukturen. Die abgefallenen Zellen bilden eine Substanz, die Smegma genannt wird. Die Absonderung dieser harmlosen Substanz ist ein ganz natürlicher Prozess, und dieses Smegma lässt sich beim Baden leicht von

der Spitze der Vorhaut abwischen. Ein Waschen der Vorhaut mit einer sehr milden Seife und Wasser genügt zur Hygiene.

Während der Pubertät beginnen die Talgdrüsen, ihre Funktion aufzunehmen und sondern eine ölige Substanz ab. Dieser zusätzliche Bestandteil im Smegma von Erwachsenen schützt die Eichel und macht sie gleitfähig. Zu diesem Zeitpunkt schiebt der Mann einfach die Vorhaut nach hinten und säubert sie, um eine Ansammlung von Smegma zu verhindern.«[6]

Wenn die Vorhaut des kleinen Jungen vorzeitig von der Eichel losgerissen wird und es in diesem Bereich zu Reizungen oder einer Infektion kommt, und auch, wenn eine Reizung in diesem Bereich bei einem männlichen Kind jedes Alters (oder bei Erwachsenen) auftreten sollte, ist es eine gute Idee, die Stelle mit einer Mischung aus pulverisierter Kanadischer Gelbwurz *(Hydrastis canadensis)*, Beinwell und Rotulme zu besprenkeln. Dazu verwenden wir die Heilpflanzen zu jeweils gleichen Teilen. Eine geringe Menge von der gleichen Mischung verteilen wir auch in der Windel oder Unterhose. Wenn der Sohn keine Unterhosen trägt, dann sollte in Erwägung gezogen werden, ihm zu dieser Gelegenheit ein paar Unterhosen zu kaufen.

Es ist auch hilfreich, die infizierte Stelle häufig zu waschen. Dazu nehmen wir einen Aufguss, den wir aus den gleichen Heilpflanzen zubereiten, und zwar nach folgenden Vorgaben:

8 Teile Beinwell
1 Teil Kanadische Gelbwurz
2 Teile Rotulme
1 Teil Ringelblume

Sollte die Infektion nicht verschwinden, verwenden wir eine Tinktur oder einen Aufguss mit den folgenden Zutaten:

6 Teile Sonnenhut (wirkt antimikrobiell und stärkt das Immunsystem)
4 Teile Eibischwurzel (beruhigt, wirkt reizlindernd und verstärkt die Heilung)
2 Teile Katzenminze (kühlt bei Fieber und stärkt die Nerven)
2 Teile Fenchel (fördert die Verdauung, wirkt entspannend und schmeckt gut)
1 Teil Kanadische Gelbwurz (wirkt antimikrobiell)

Damit helfen wir dem Kind oder dem Erwachsenen, sich zu entspannen, und unterstützen sein natürliches Immunsystem dabei, die Infektion aus dem Körper zu entfernen. Die folgenden beiden Heilmittel eignen sich zur Behandlung einer gereizten oder infizierten Vorhaut:

1 Esslöffel oder mehr Maisstärke
¼ Tasse warmes Wasser
1 Tropfen ätherisches Lavendelöl

Wir tränken ein sauberes, weißes Baumwolltuch in dieser Lösung und bringen es ein bis zwei Minuten lang auf der Vorhaut auf. Diese Prozedur wiederholen wir

6 National Organization of Circumcision Information Resource Center: »Answers to Your Questions About Your Young Son's Intact Penis« (Informationsblatt), www.nocirc.org

dreimal am Tag oder so oft es nötig ist, um eine anhaltende Besserung zu erzielen. Die Schwellung sollte am ersten Tag zurückgehen und nach einem oder zwei Tagen komplett verschwunden sein.

Auch Apfelweinessig ist bei solchen Beschwerden hilfreich; wir wenden ihn auf die gleiche Weise an wie oben beschrieben.

Dazu werden die folgenden Zutaten miteinander kombiniert:

½ Teelöffel Apfelweinessig

¼ Tasse warmes Wasser

1 Tropfen ätherisches Lavendelöl

Penisbäder und die gemeinsame Verantwortung für die Gesundheit eines Paares

Diese Methode zur persönlichen Hygiene des Mannes und die äußerliche Anwendung therapeutischer Maßnahmen aus dem Bereich der Pflanzenheilkunde gehen auf eine Therapeutin aus dieser Tradition namens Cascade Anderson-Geller zurück und wurde von ihr sehr empfohlen. Wir können sie uns wie eine (umgedrehte) Intimspülung für den Mann vorstellen, die wir anwenden sollten, wenn es nach der körperlichen Liebe juckt – oder zu jedem anderen Zeitpunkt, an dem wir ein Problem vermuten. Es ist auch eine praktische Methode, um einen kleinen Jungen, den Reizungen am Penis oder an der Vorhaut plagen, mit Kräuterlösungen zu waschen (wenn ihr es schafft, dass er so lange mit dem Kichern aufhört, dass ihr die Prozedur durchführen könnt).

Zweifellos sind diese Penisbäder für einen Mann, dessen Frau an einer Erkrankung der Vagina leidet, überaus wichtig. Viele der Infektionen der Vagina und/oder der Gebärmutter mit Bakterien wie Gardnerella (auch Hämophilus genannt) oder Monillia, mit Chlamydien, Einzellern wie Trichomonas, Hefepilzen wie Candida, Genitalwarzen oder eine Blasen- oder Harnröhrenentzündung werden während des Geschlechtsverkehrs durch das männliche Glied übertragen, und der Mann kann die Frau damit auch erneut infizieren. Sehr zum Leidwesen beider Partner – und besonders der Frau – werden die Mikroorganismen auf diesem Wege zwischen ihnen hin und her gereicht. Weil der Mann diesen Mikroorganismen keine so perfekt gestaltete Brutstätte bieten kann wie die Frau, erlebt er meistens die Symptome der Infektion weniger intensiv und weniger unangenehm als sie. Das heißt, beide Partner müssen daran arbeiten, ihr Immunsystem zu stärken.

Zur Durchführung einer Penisbades halten wir einfach ein (großes, kleines oder mittelgroßes) Glas mit einem starken Aufguss oder einer Abkochung der passenden Kräuter unter den Penis und hängen diesen fünf bis zehn Minuten hinein. (Wenn die Vorhaut nicht bereits im Vorhauthimmel gelandet ist, sollte man sie während dieses Penisbades zurückziehen.) Der Aufguss sollte so warm wie möglich sein. Es ist hilfreich, auch die Hoden in das Bad einzubeziehen, sodass sich dann eine Vase oder ein anderes größeres Gefäß besser eignet. Als Alternative dazu können wir auch ein Bidet nutzen oder ein Sitzbad nehmen, bei dem wir das kleine Becken oder die Plastikwanne mit dem warmen Heilpflanzenaufguss füllen und uns hineinsetzen. Dies ist wahrscheinlich bei der Vorbereitung mit mehr Aufwand verbunden, aber es ist eine bequeme und angenehme Art, dem Penis ein Bad zu gönnen, und außerdem hat man dann beide Hände frei und kann in einer Zeitschrift herumblättern, sich rasieren oder das Wunder der Mulitmedialandschaft genießen.

Ein richtiger Mann muss sein Penisbad maximal genießen können; sich darauf einzulassen, hat seinen Preis.

Im Allgemeinen empfehle ich, für dieses Penisbad Kombinationen aus den kräftigsten aromatischen Kräutern zu verwenden, die uns zur Verfügung stehen. So lassen sich beispielsweise Schafgarbe, Salbei, Lavendel und Kreosotbusch zu jeweils gleichen Teilen dafür nutzen. Wer reine ätherische Öle für seine Gesundheitspflege verwendet, kann auch 1 oder 2 Tropfen eines einzigen Öls oder dieselbe Menge einer Kombination aus ätherischen Ölen wie Teebaumöl *(Melaleuca alternifolia),* Lavendelöl *(Lavendula vera)* und Bergamotteöl *(Citrus bergamia)* hinzufügen. Die Öle sollten gut verteilt werden. Ein Penisbad sollte mindestens einmal am Tag fünf oder zehn Minuten lang durchgeführt werden; es zwei- oder dreimal täglich zu tun, ist noch besser.

Mir ist klar, dass die Vorstellung, in einem Gefäß mit Kräutertee und ätherischen Ölen herumzusitzen, einem vielleicht nicht besonders männlich erscheint. Ich kann den inneren Widerstand dagegen nachempfinden und auch die Lächerlichkeit der visuellen Vorstellung dieses Abenteuers anerkennen und verstehe auch, warum man vielleicht mit dem Verfasser dieses Buches ein paar ernste Worte wechseln will. Immerhin habe ich vorgeschlagen, diese kompromittierende Haltung mit einem Einmachglas einzunehmen. Wenn es jedoch um das Thema sexuell übertragbarer Infektionskrankheiten bei fürsorglichen Liebenden geht, hat jeder von beiden die Verantwortung, eine gemeinsame Heilung zustande zu bringen. Egal wie absurd die Vorstellung von dieser Therapie einem vorkommen mag, manchmal besteht eben in Zeiten, in denen sich die Partnerin mit immer wieder auftretenden Infektionen ihrer Vagina herumschlägt, der ritterlichste Akt aus einem täglichen, hygienischen Penisbad, bis der Kreislauf der andauernden Re-Infektion unterbrochen ist. Dabei sollte nicht vergessen werden, dass wir damit nicht nur unserer Partnerin helfen, sondern auch unsere Beziehung stärken. Außerdem wird sich schließlich unsere gegenseitig ersehnte sexuelle Wiedervereinigung dadurch schneller vollziehen. Worte der Liebe sind bloß Versprechungen.

Unspezifische Infektionen

Wenn sich die Ärzte nicht sicher sind, wie sie die Infektion der Vagina einer Frau genau bezeichnen sollen, nennen sie sie einfach Scheidenentzündung oder Vaginitis. Normalerweise verschreiben sie dagegen irgendein Antibiotikum. Wenn diese Behandlung fehlschlägt, was durch die vom Antibiotikum bewirkte Schwächung des Immunsystems durchaus der Fall sein kann, zeigt sich oft eine Hefepilzblüte, die zusammen mit der eigentlichen Infektion auftritt. Viele Frauen suchen dann einen Heilpflanzenkundigen auf und bitten ihn um Hilfe.

Ich gebe den männlichen Lesern jetzt auch die Rezeptur für ein für die Frau gedachtes Sitzbad an die Hand, weil es für den männlichen Partner ebenso hilfreich ist, denn diese Rezeptur kann auch für ein Penisbad oder ein Sitzbad verwendet werden. Da ergibt sich natürlich die Möglichkeit, dass Mann und Frau gleichzeitig zusammen »baden«. Das hilft den beiden dabei, bald viel lockerer, entspannter und glücklicher mit der Situation umzugehen. Für diese Form der männlichen Rücksichtnahme (die möglicherweise nur noch davon übertroffen wird, sich vor der körperlichen Liebe zu rasieren) wird einen die Partnerin segnen.

Das nachfolgend beschriebene Sitzbad lindert die genannten Beschwerden spürbar:

2 Teile Kresotbusch (ist ein Antioxidans und wirkt antimikrobiell)

2 Teile Eichenrinde (wirkt zusammenziehend)

1 Teil Eibischwurzel (wirkt beruhigend und reizlindernd)

4 Teile Immergrün, falls verfügbar, frisch verwenden (stärkt und wirkt zusammenziehend)

1 Teil Schafgarbe (wirkt antimikrobiell)

2 Teile Jambu (auch Prickelblume genannt, wirkt gegen Viren, Pilze und Bakterien)

Der Aufguss wird durch ein Musselintuch abgeseiht. Das Sitzbad (und das Penisbad) sollte zwei- bis dreimal täglich durchgeführt werden. Erhitzen wir den Aufguss, wird dadurch das Jucken abgeschwächt, daher sollte das Sitzbad so heiß wie möglich, aber noch angenehm sein. Wie wir alle lernen, braucht es immer zwei, um Probleme zwischen Partnern zu lösen.

Genitalwarzen

Wo wir schon das ungewöhnliche Thema Penisbäder im Zusammenhang mit der gemeinsamen Verantwortung für die eigene Gesundheit und die der Partnerin angesprochen haben, möchte ich an dieser Stelle auch einige wichtige Informationen in Zusammenhang mit dem Humanen Papillomvirus (HPV) anführen. Dieser Virus, der durch Geschlechtsverkehr übertragen werden kann, ist eine der Mitursachen für die Entstehung von Genitalwarzen (auch Feigwarzen oder Feuchtwarzen genannt). Die Ärzteschaft sieht in ihnen eine mögliche Ursache für Gebärmutterhalskrebs und weniger häufig auch für Vaginalkrebs, Vulvakrebs und Gebärmutterkrebs sowie bei Männern für Peniskrebs. Diese Warzen sind anfangs zu klein, als dass man sie mit einem untrainierten Auge sehen könnte, und bei Frauen liegen sie häufig zu weit im Inneren des Genitaltrakts, um überhaupt sichtbar zu sein. Während ihres Wachstums beginnen sie zunächst als harte, erhöhte Stellen in der Haut aufzutreten, bis sie schließlich die für sie typische, an einen Blumenkohl erinnernde warzige Erscheinungsform annehmen.

Genitalwarzen kommen auch beim Mann vor. Sie treten bei ihm an der Spitze des Penis auf, gelegentlich auch unter der Vorhaut oder auf dem Hodensack. Eine genaue ärztliche Diagnose dieser Genitalwarzen ist für Frauen relativ teuer (sie wird bei ihnen mit einer sogenannten Kolposkopie durchgeführt). Der Mann kann hingegen recht leicht herausfinden, ob er den HPV hat, indem er einfach – einige werden es geahnt haben – ein »diagnostisches« Penisbad durchführt. Dazu werden Penis und Hodensack sechs Minuten lang in einen Behälter gehalten, der eine 10-prozentige Essiglösung enthält (1 Teil Essig auf 9 Teile Wasser). Bei jemandem, der Genitalwarzen hat, treten sie, da sie zu Beginn ihrer Entwicklung sehr flach sind, als weiße Flecken auf.

Zur Behandlung dieses Leidens ist es wichtig, sowohl innerlich als auch äußerlich vorzugehen. Dazu kombinieren wir Heilpflanzen, die eine gegen Viren gerichtete Wirkung haben, entzündungshemmend sind und das Immunsystem stärken, mit solchen, die nähren, reinigen und die Leber aufbauen. Aus dieser Mischung bereiten wir uns dann einen Tee zu. Auch eine erhöhte Zufuhr von Vitamin C und Zink ist zu empfehlen.

Eine für diesen Zweck gedachte Rezeptur umfasst die folgenden Heilpflanzen:

3 Teile Mariendistel (stärkt die Leber)

2 Teile Jambu (auch Prickelblume genannt, wirkt gegen Viren, Pilze und Bakterien)

2 Teile Ringelblume (wirkt wundheilend, entzündungshemmend und auch gegen Viren)

1 Teil Helmkraut oder Flug-Hafer (versorgen die Nerven mit Nährstoffen)

Davon nehmen wir dreimal täglich 1 Tasse oder dreimal täglich 25 Tropfen der Tinktur.

Äußerlich angewendet hilft zur Behandlung dieses Leidens die Verwendung reiner ätherischer Öle, zum Beispiel in der folgenden Zusammenstellung:

4 Tropfen Zitronenöl

4 Tropfen Patschouliöl

4 Tropfen Teebaumöl

1 Tropfen Zimtblattöl

Diese Kombination bringen wir mit einem Wattestäbchen nur auf den Bereich der Warzen auf. Der Kontakt mit der Haut um die Warzen herum sollte dabei so gut wie möglich vermieden werden. (Für Frauen, die gegen Warzen im Inneren der Vagina vorgehen wollen, empfehle ich die oben aufgeführte Kombination nicht, da es sehr schwierig ist, sie genau an den richtigen Stellen aufzubringen und sie das umgebende Gewebe reizen kann.)

Eine weitere Kombination aus geeigneten Ölen ist die folgende; auch sie lässt sich auf einfache Weise zubereiten:

30 Milliliter Pflanzenöl oder Rizinusöl

3 Kapseln (zu je 800 IE) Vitamin-E-Öl

15 Tropfen ätherisches Öl vom Lebensbaum (Thujaöl)

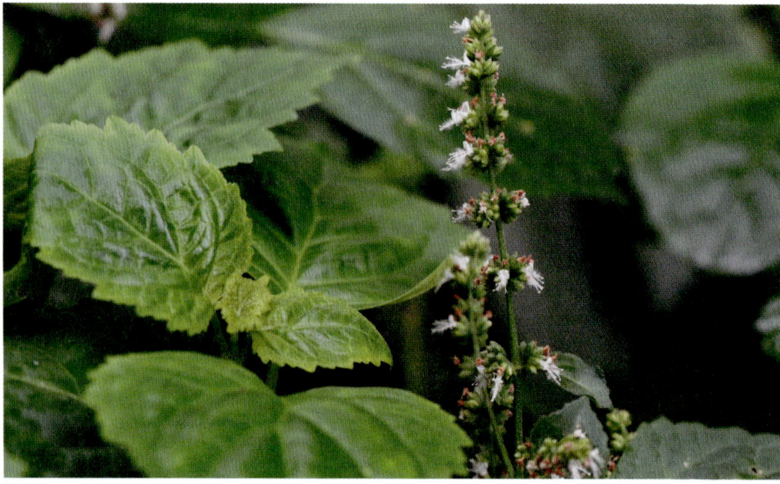

Indisches Patschouli *(Pogostemon cablin)*

Das Pflanzenöl oder Rizinusöl kann auch hälftig mit einem Ölauszug aus Johanniskraut vermischt werden, wenn wir diesen irgendwo bekommen können.

Die Mischung wird in einem Glasbehälter gut durchgeschüttelt, damit sich das ätherische Öl gut verteilt. Dann wird sie zweimal täglich aufgetragen und gut eingerieben. Dabei kann ein Kribbeln hervorgerufen werden; manchmal fühlt sich die Stelle auch warm an. Vor und nach dieser Anwendung sollten wir uns gut die Hände waschen.

Ich empfehle auch, einen allopathischen Arzt aufzusuchen, um herauszufinden, welche Behandlung das medizinische System vorschlägt. Ich meine, die Ärzte entfernen die Warzen mit Ätzlauge, einer Kauterisation (dem Wegbrennen mit einem Brenneisen), durch Vereisung und/oder chirurgische Eingriffe. Wer sich für eines dieser allopathischen Verfahren entscheidet, sollte mit den oben empfohlenen Heilpflanzen eine Nachbehandlung durchführen und sich so die entsprechenden Nährstoffe zuführen. Dadurch wird der Heilungsprozess unterstützt und ein Wiederauftauchen der Warzen unterbunden. Selbstverständlich ist es wichtig zu klären, wie die eigene Situation in Bezug auf den Virus aussieht und was das für die eigene Gesundheit und die der Sexualpartnerin(-nen) bedeutet.

Safer Sex

An dieser Stelle sei ein warnender Hinweis bezüglich der Praxis des Safer Sex erlaubt: Es gibt Personen, die bei sich feststellten, dass die Gleitmittel und spermienabtötenden Mittel, die in und auf Kondomen vorgefunden werden, manchmal Ausschläge und Rauheit auf der Eichel und in der Harnröhre hervorrufen und auch zu Genitalherpes führen können. Diese Gleitmittel greifen mitunter auch den Vaginalkanal der Partnerin an. Wenn man also in diesem Bereich Probleme hat und nichts anderes der Grund dafür zu sein scheint, dann sollte man darüber nachdenken, ob man bei den Kondomen nicht vielleicht die Marke wechseln sollte. Wenn man nicht einmal dem Kondom mehr trauen kann, wem kann man dann überhaupt noch trauen?

Hoden, Testosteron und Sperma

Die Hoden sind das wichtigste Geschlechtsorgan des Mannes. Wie bei den Eierstöcken, seiner Entsprechung bei der Frau, haben die Hoden zwei unterschiedliche Funktionen: Sie bilden die männlichen Keimzellen (die Spermien), und sie sind endokrine Drüsen, die Geschlechtshormone in den Blutstrom ausschütten.

Während der Entwicklung des männlichen Fötus im Uterus der Mutter beginnen die Hoden schon damit, Testosteron auszuschütten. Dieses Testosteron unterstützt den Fötus dabei, einen Penis auszubilden (mit einer stolzen, kleinen Vorhaut) und hilft auch beim Aufbau von Hodensack, Prostata, Bläschendrüsen, Samenleiter und anderen Organen, die etwas mit der männlichen Sexualität zu tun haben.

Die Absonderung von Testosteron in den Hoden des Fötus wird von einem Hormon namens Choriongonadotropin verursacht, das während der Schwangerschaft in der Plazenta gebildet wird. Unmittelbar nach seiner Geburt wird das männliche Baby von der Plazenta abgetrennt, wodurch ihre stimulierende Wirkung wegfällt. Die Hoden werden inaktiv, und die sexuellen Merkmale bleiben bis zur Pubertät unverändert. In der Pubertät, dem großen Wiedererwachen, wird auch die Absonderung von Sekreten wie Testosteron wiederaufgenommen, was bewirkt, dass die männlichen Geschlechtsorgane wieder zu wachsen beginnen. Hoden, Hodensack und Penis vergrößern sich dann ungefähr um das Zehnfache.

Neben den Wirkungen auf die Geschlechtsorgane hat Testosteron auch noch andere allgemeine Wirkungen im gesamten Körper, durch die der erwachsene Mann seine unverwechselbaren charakteristischen Merkmale bekommt. Es fördert das Wachstum von Haaren im Gesicht und auf der Brust, entlang der Bauchmitte und im Bereich der Geschlechtsorgane. (Paradoxerweise verursacht Testosteron ein paar Jahre später Glatzenbildung bei Männern, die dafür eine entsprechende genetische Veranlagung haben. Siehe dazu auch die Ausführungen im Abschnitt über Haarausfall im achten Kapitel.) Das Geschlechtshormon verstärkt das Kehlkopfwachstum, sodass der Mann nach der Pubertät eine tiefere Stimmlage entwickelt. Testosteron bewirkt auch eine Zunahme von Eiweißdepots in der Muskulatur, in den Knochen, in der Haut und in anderen Teilen des Körpers, sodass männliche Jugendliche im Allgemeinen größer werden und mehr Muskeln entwickeln als weibliche Jugendliche.

Zur Bildung gesunder Spermien ist in den Hoden eine Temperatur von 1 °C unter der Kerntemperatur des Körpers ideal. Daher müssen die Hoden auch bei den meisten Säugetieren in den Hodensack absteigen. Das Testosteron verursacht, dass die Hoden aus der Bauchhöhle in den Hodensack hinabsinken. Wird im Fötus nicht genügend Testosteron gebildet, steigen die Hoden nicht ab und bleiben genau wie die Eierstöcke in der Bauchhöhle. Wird der Hodenabstieg gestoppt, während sich die Keimdrüse immer noch im Bauch befindet, wird dies Hodenhochstand (Kryptorchismus) genannt.

Steigen die Hoden nicht in den Hodensack ab, wird nur ein schwaches Keimepithel ausgebildet, was Folgen für den Prozess der Spermatogenese hat (den Prozess der Bildung, Entwicklung und Reifung der Spermien). Gelegentlich wird ein Baby geboren, deren Hoden nicht in den Hodensack abgestiegen sind. Im Allgemeinen wird ein nicht abgestiegener Hoden keine lebendigen Spermien produzieren, doch solange er nicht auch noch von Geburt an vorhandene Anomalien aufweist, ist der Ausstoß von Hormonen üblicherweise nicht beeinträchtigt. Wie oben erläutert wurde, steigen die Hoden normalerweise vor der Geburt in den Hodensack ab, doch über zehn Prozent aller Jungen werden geboren, während eine oder beide Hoden noch nicht ganz abgestiegen sind. Bei den meisten dieser Kinder erreicht der noch nicht abgestiegene Hoden dann innerhalb weniger Wochen den Hodensack. Geschieht das nicht und unter der Voraussetzung, dass es keine mechanischen Hindernisse auf dem Weg gibt oder es zu einer Verwachsung gekommen ist, kann ein Arzt den Hoden manchmal manuell mit leichtem Druck nach unten bringen. Experten auf dem Gebiet der östlichen Medizin wenden erhitztes Moxa oder Beifuß an oder führen an spezifischen Punkten des Unterleibs eine Akupunktur durch, was die Abwärtsbewegung der oder des Hodens einleiten kann.

Etwa drei Prozent aller Jungen haben sogar in ihrer Pubertät noch einen Hodenhochstand, doch findet dann häufig in Verbindung mit der zu diesem Zeitpunkt einsetzenden Erhöhung der Hormonwerte ein spontaner Abstieg des Hodens statt (allerdings kann sich dies bis zu einem Alter von etwa achtzehn Jahren hinauszögern). Einige Ärzte empfehlen einen chirurgischen Eingriff oder eine Hormontherapie, um die Hoden zum Absteigen zu bringen. Eine Hormontherapie führt bei 10 bis 20 Prozent aller Fälle zum Erfolg. Man kann wahrscheinlich mit Sicherheit sagen, dass bei diesen Zahlen die Hoden auch ohne diese Maßnahme spontan abgestiegen wären. Einige Forschungen haben Hinweise darauf ergeben, dass der Bedarf nach den entsprechenden chirurgischen Eingriffen ebenfalls durchaus angezweifelt werden kann, obwohl die Meinung der Medizin zu dieser Frage zum gegenwärtigen Zeitpunkt besagt, dass nicht abgestiegene Hoden im Vergleich zu normal abgestiegenen Hoden ein deutlich höheres Risiko einer Entwicklung von bösartigen Tumoren aufweisen. Wenn fehlplatzierte Hoden sich zudem nicht im Alter von fünf oder sechs Jahren im Hodensack befinden, verlieren sie ihre Fähigkeit, Spermien zu bilden. Wenn also beide Hoden nicht abgestiegen sind und sich daran nichts ändert, ist Unfruchtbarkeit fast unvermeidlich. In diesem Fall sollte man einen chirurgischen Eingriff zur Korrektur dieses Zustandes in Betracht ziehen.

Wenn es bei der Entwicklung der Hoden eines kleinen Jungen irgendwelche Probleme gibt, ist es hilfreich, ihn mit Nährstoffen zu versorgen, die seinen jungen Körper dabei unterstützen, sich auf diesen Zustand einzustellen und ihn zu normalisieren. Ein ausgezeichnetes Stärkungsmittel für die männlichen Geschlechtsdrüsen sind die Beeren der Sägepalme. Wir können mit ihnen die folgende Mischung zubereiten:

3 Teile Sägepalme (nährt und stärkt die Hoden)

1 Teil Maisgrannen (wirken reizlindernd und stärken das Urogenitalsystem)

1 Teil Katzenminze (hat eine sanfte, nervenstärkende und zusammenziehende Wirkung)

1 Teil Alfalfasamen und -blätter (haben einen hohen Gehalt an Vitaminen und Mineralstoffen)

1 Teil Fenchelsamen (wirken verdauungsfördernd und verbessern den Geschmack). Hiervon können wir auch mehr als einen Teil nehmen.

Wir sollten nicht vergessen, dass den meisten Menschen die Sägepalme überhaupt nicht schmeckt. Diesen Nachteil können wir mit Fenchel ausgleichen. Fenchelsamen können nach Belieben dosiert werden und verbessern den Geschmack des Gebräus sehr. Die oben angeführte Rezeptur eignet sich zur Zubereitung eines Aufgusses, zur Herstellung einer Tinktur und auch eines Glycerin-Extraktes. Die Zubereitungsform sollte so gewählt werden, dass die Verabreichung der Mischung an das Kind die geringsten praktischen Probleme bereitet. Ein- bis zweimal am Tag eine halbe Tasse Tee oder 25 Tropfen der Tinktur sind eine gute Dosierung.

Die Hodenentzündung

Eine akute Hodenentzündung ist gekennzeichnet durch Fieber, Schmerzen, Schwellungen und ein Gefühl von Schwere in den Hoden. Die Hodenentzündung kommt normalerweise bei Heranwachsenden als Komplikation bei Mumps vor. Sie kann aber auch die Begleiterscheinung anderer akuter Infektionen sein. Die mit Mumps verbundene Hodenentzündung (die gelegentlich auch an beiden Hoden auftritt) haben etwa 25 Prozent aller Männer nach dem Ende der Pubertät einmal gehabt. Die Schwellung der Hoden entwickelt sich normalerweise etwa fünf bis sieben Tage nach dem ersten Auftreten einer Vergrößerung der Speicheldrüsen. Dass auch die Hoden von einer Infektion betroffen sind, zeigt sich an den geschwollenen Hoden. Diese können zwei- bis dreimal so groß sein wie normal und sind sehr berührungsempfindlich. Dazu kommen Kopfschmerzen, ein wachsendes Gefühl des Unwohlseins und ein Anstieg der Körpertemperatur. Gelegentlich kommt es auch zu Übelkeit und Erbrechen.

Üblicherweise verschwindet die Schwellung nach sieben bis zehn Tagen wieder. Sollte die Geschlechtsdrüse nach dem Abklingen der Schwellung kleiner sein als vorher, ist das ein Zeichen für einen Hodenschwund, die sogenannte Hodenatrophie. Zu Unfruchtbarkeit kommt es nur dann, wenn beide Hoden von der Schwellung betroffen waren und beide Hoden danach die Symptome einer Hodenatrophie aufweisen. Ein solches Ergebnis ist jedoch normalerweise nicht mit einem Verlust der hormonellen Funktion verbunden. Die Therapie besteht aus Bettruhe, irgendeiner Form der Unterstützung für den Hodensack, einem Eisbeutel unter den Hoden und natürlich der Behandlung der Primärinfektion.

Dong Quai *(Angelica chinensis)* ist eine Heilpflanze, die die Geschlechtsorgane stärkt und bei den genannten Beschwerden sehr hilfreich ist. Auch Schneeball und die Römische Kamille können hier stark dazu beitragen, dass die Schmerzen nachlassen. Diese beiden Heilpflanzen haben krampflösende, entzündungshemmende, entspannende und nervenstärkende Wirkungen und eine starke Affinität zu den Geschlechtsorganen.

Die Selbstuntersuchung der Hoden

Alle Männer wissen recht gut (und wahrscheinlich ist das Wissen darüber das Ergebnis irgendeiner verhängnisvollen Begebenheit, die auch einen Stoß oder Schlag auf dieses Körperteil beinhaltete), dass die Hoden zarte und sehr empfindliche Organe sind. Sie können leicht verletzt werden und auch für zahlreiche krankhafte Veränderungen anfällig sein. Es ist für Männer wichtig, mit ihrem Körper vertraut zu sein. Sie sollten eine einfache Prozedur zur Selbstuntersuchung der Hoden durchführen und damit etwa im Alter von fünfzehn Jahren beginnen. Wenn sie dabei irgendwelche Auffälligkeiten oder etwas Unnormales ertasten, sollten sie einen Arzt oder anderen professionellen Gesundheitsexperten aufsuchen.

Eine solche Selbstuntersuchung dauert ungefähr drei Minuten und lässt sich am einfachsten in der Dusche oder in der Badewanne durchführen. Wärme bewirkt, dass sich der Hodensack entspannt, und seifige Finger erhöhen die Sensibilität für Berührungen. Im Folgenden eine kurze Erläuterung der Prozedur:

1. Halte deinen Hodensack in den Handflächen deiner beiden Hände. Dann rolle einen Hoden sanft zwischen den Daumen und den Fingern beider Hände hin und her. Es sollten weder größere harte Gebilde noch kleinere harte Knötchen zu spüren sein.
2. Untersuche den Nebenhoden, ein wie ein Komma geformtes, kleines schnurähnliches Gebilde hinter dem Hoden, in dem das Sperma gespeichert und dann weitertransportiert wird; das ist der Ort der meisten Probleme, die nichts mit einer Krebserkrankung zu tun haben.
3. Untersuche den Samenleiter, den kleinen Schlauch, durch den die Spermien abtransportiert werden. Er liegt direkt unter der Haut und verläuft vom Nebenhoden nach oben. Normalerweise fühlt sich der Samenleiter wie eine feste, bewegliche glatte Schnur an. Der Samenleiter ist leicht zugänglich und kann auch durch einen chirurgischen Eingriff (der Vasektomie) dauerhaft funktionslos gemacht werden, wenn der Mann freiwillig eine Sterilisation bei sich durchführen lassen will.

4. Der gleiche Ablauf der Untersuchung wird jetzt bei dem anderen Hoden wiederholt.

Es ist interessant, beispielsweise mithilfe von Bildtafeln eines Anatomiebuches oder Texten über die Physiologie des Menschen, sich über seine männlichen Geschlechtsorgane zu informieren und über sie mehr in Erfahrung zu bringen. Auch ein allgemeines Lehrbuch oder Fachbuch der Urologie ist sehr informativ. Es ist wirklich erstaunlich, wie es die meisten von uns ihr ganzes Leben lang schaffen, recht wenig über den eigenen Körper zu wissen.

Der Weg der Spermien

Wie die meisten von uns wissen, wird das Sperma in unseren Hoden zu dem, was uns zeugungsfähig macht. Die Hoden sind hierbei gewissermaßen Organe, die Kinderstuben für die heranwachsenden Spermien ähneln. Dieser väterlichen Aufgabe widmen wir viel Zeit und Lebensenergie und produzieren die Spermien in einem beunruhigenden Tempo – bei jeder Brut sind es bis zu 400 Millionen dieser kleinen, genetischen Klonen gleichenden Nachkommen. Mit den vielen androgenen Hormonen, die diesen Bereich unseres Körpers durchfließen, sind diese vor Energie strotzenden und sehr beweglichen männlichen Spermien hochmotiviert, ihr Zuhause zu verlassen und das große Abenteuer zu suchen. Der vitale Erwachsene ist

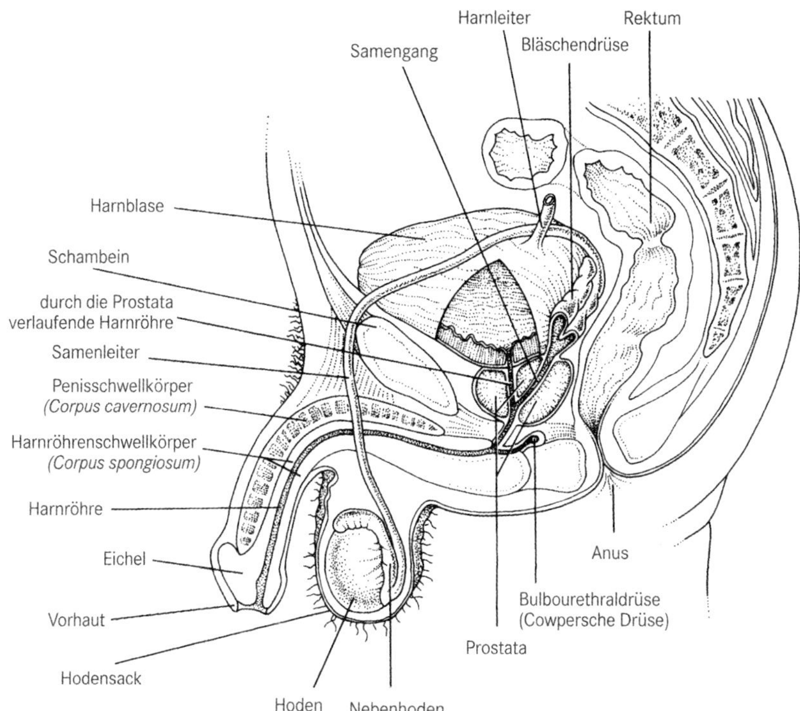

Der Hodensack beim Mann und sein Inhalt: Nebenhoden, Samenleiter und Hoden.

gewöhnlich ähnlich stark motiviert, sie dabei zu unterstützen. Das ist einer der Gründe, warum Männer so etwas Besonderes sind.

Die Kinderstube bei den Frauen ist der Eierstock, und der stellt im Monat nur ein einziges Ei zur Verfügung, das sich in eine passivere Position begibt und mit geduldiger Vorfreude die massive Aufmerksamkeit erwartet, die ihr bald entgegengebracht wird. Das ist einer der Gründe, warum Frauen so etwas Besonderes sind. T. Elder Sachs würde vermutlich dazu sagen: »Junge Mädchen horchen auf eine Stimme, die spricht; junge Männer suchen die richtigen Worte.« (Eine kleine Anmerkung für diese zweite Ausgabe dieses Buches: Jüngeren Forschungsergebnissen zufolge sind diese Eizellen gar nicht so passiv. Diese Forschungen zeigen, dass sie beim Fruchtbarkeitstanz von Spermium und Eizelle im Eileiter die Führung übernehmen werden – es sieht ganz danach aus, als ob die Befruchtung eine matriarchalische Inszenierung ist.)

Von jedem Hoden aus wandern die Spermien in den Nebenhoden, einen langen, zusammengerollten Schlauch, der hinter den Hoden steckt und wo die Spermien heranreifen, untergebracht und abgehärtet werden und sich für die anstehende Reise versammeln. Wird der Mann sexuell erregt und steht kurz vor der Ejakulation, werden die Spermien zusammengetrieben und aus dem Nebenhoden in einen langen Gang gescheucht, den Samenleiter, durch den sie dann in zwei kleine Säckchen kommen, die hinter der Blase liegen – die Bläschendrüsen. Dort wird die Samenflüssigkeit produziert, die zu den Spermien hinzugegeben wird, wodurch jetzt insgesamt das Sperma entstanden ist. Diese mit unzähligen Spermien beladene Samenflüssigkeit reist dann von den Bläschendrüsen zwei Gänge zur Harnröhre entlang. Die Harnröhre führt durch die Prostata hindurch und lässt sowohl Sperma als auch Urin passieren. Aus der Prostata werden noch mehr die Spermien unterstützenden Sekrete abgesondert und der Samenflüssigkeit hinzugefügt. Dabei wird nicht an organischem Material gespart und auch kein Aufwand gescheut. Wenn der Zeitpunkt der Ejakulation gekommen ist, wird das Sperma aus der Harnröhre durch den aufgerichteten Penis nach außen geschleudert, und jedes Spermium wird befreit, um mit der Außenwelt so, wie das Spermium sie vorfindet, fertig zu werden. Wenn diese Ejakulation Teil des Erlebnisses eines heterosexuellen Geschlechtsverkehrs ist, findet vielleicht ein einzelnes Spermium eine Eizelle, die irgendwo weit entfernt wartet, dringt in sie ein und befruchtet sie. Die anderen Millionen Spermien unterstützen während ihrer kurzen, aber leidenschaftlichen Lebensspanne diesen Sieger.

Pflanzliches Viagra: Die sicheren Aphrodisiaka

Impotenz: Die Abwesenheit der sexuellen Erregung im Leben eines Mannes

Was ist Impotenz? Die Vorstellung, die durch den Begriff »Impotenz« vermittelt wird, ist häufig ein vorschnelles Urteil. In den meisten Fällen ist das Fehlen sexueller Erregung eine viel genauere Beschreibung des Problems. Die Begriffe »Erektionsstörung« oder »erektile Dysfunktion« sind allerdings mittlerweile zu den politisch korrekten neuen Ausdrücken für Impotenz geworden.

Um zwischen Impotenz und geringer sexueller Energie zu unterscheiden, beobachte ich Menschen, die einen Lebensstil pflegen, der für das Auftreten niedriger Blutzuckerwerte und einer trägen Funktion der Nebennieren beste Voraussetzungen bietet. Diese Menschen sind tagein tagaus in ihren von Routine geprägten Jobs irgendwie vorhanden und pflegen einen häuslichen Lebensstil mit überwiegend sitzender Lebensweise, der weder ihr kreatives Potenzial anspricht, noch ihre Lebenskraft weckt.

Am Ende kommt es dann zu den mit einem niedrigen Blutzuckerwert verbundenen Symptomen: eine verminderte Durchblutung, geringe Abwehrkräfte eines schwachen Immunsystems sowie kraftlose Nebennieren und eine nur schwach ausgeprägte sexuelle Kraft und Zeugungsfähigkeit. Dies geht einher mit dem chronischen Erleben eines täglichen, überhaupt nicht zu irgendetwas motivierenden, deprimierenden beruflichen und/oder häuslichen Umfelds. Wenn das individuelle Leben eines Mannes seine männliche Wesensart, seinen Spirit, seine Tatkraft überhaupt nicht anspricht und wachruft, wie kann dieser Mann dann von seiner Sexualpartnerin erwarten, einfach durch seine emotionalen und körperlichen Barrieren hindurchzuschreiten und seine sexuelle Erregung wachzurufen? Das zentrale Kontrollorgan des Körpers für eine sexuelle Reaktion ist das Gehirn. Der einzelne Mensch braucht es unbedingt, zuerst durch die Freude, die Kraft und die schöpferische Anregung seines eigenen Lebens selbst erregt zu werden; die körperliche Erregung folgt dann darauf und verstärkt spontan die Leistungsfähigkeit an allen anderen Schauplätzen.

Ich bin nicht der Meinung, dass es in den meisten sexuellen Beziehungen entweder der Mann oder seine Sexualpartnerin ist, bei dem oder der die Ursache dafür liegt, dass nicht alles gut läuft. Die gemeinsame Beziehung bringt Impotenz zum Ausdruck. Jede sexuelle Beziehung entwickelt ihre eigenen sexuellen und emotionalen Strukturen, und beide Partner tragen dazu bei und sind für diese Entwicklungen verantwortlich. Wenn eine(r) von ihnen oder beide die Erlebnisse dieser gegenseitig erzeugten sexuellen Energie nicht mehr genießt, dann muss die Unzufriedenheit einander mitgeteilt werden, Vorschläge müssen gemacht werden; das Muster, nach dem das alles läuft, sollte sich ändern, damit es die Beteiligten erneut in Erregung versetzt.

Manchmal jedoch kann ein Mann tatsächlich sexuell impotent werden (das heißt seine Schwellgewebe funktionieren nicht mehr richtig), weil er der Sexualität und den sexuellen Aktivitäten in seinem Leben eine zu große Bedeutung gegeben hat. In diesem Fall kann Impotenz ein flehentlicher Ruf nach einem Gleichgewicht sein, ein Ausdruck des weisen, inneren Wesens, das der Entwicklung anderer Aspekte die gleiche Zeit einräumt.

Viele Heilpflanzen und Übungen können einem Paar dabei helfen, die Feuer einer ausdrucksstarken Liebe wieder anzufachen, und lassen die Impotenz dann zur Asche werden. Weiter unten in diesem Kapitel folgt eine Aufstellung mit Aphrodisiaka für Mann und Frau, mit Heilpflanzen, die die sexuelle Kraft verstärken.

Legale und illegale Drogen

Es gab einmal eine Zeit, in der wurden neun von zehn Fälle von Impotenz auf emotionale Probleme zurückgeführt. Heute jedoch hat sich gezeigt, dass die Hälfte aller Fälle körperliche Ursachen hat, die sich direkt auf Krankheitssymptome zurückführen lassen – beispielsweise auf Diabetes, der mit einer schlechten Durchblutung einhergeht. Außerdem sind auch mit der Lebensweise zusammenhängende Gewohnheiten von großer Bedeutung, von denen der größte Risikofaktor das Rauchen ist.

Ich hasse es, einen richtigen Mann bloßzustellen, wenn es ihm nicht gut geht, aber es scheint jede Menge an vor kurzer Zeit veröffentlichten überzeugenden Beweisen dafür zu geben, dass Tabak das Risiko einer Erektionsstörung erheblich erhöht. Man fand heraus, dass fast zwei Drittel aller impotenten Männer rauchen und dass sie fast zweimal so viel rauchen wie der männliche Durchschnitt der Bevölkerung. Wenn jemand also Probleme im Bett hat und Raucher ist, sollte er ernsthaft darüber nachdenken, das Rauchen ein für alle Mal aus seinem Leben zu streichen. Schon das kann ausreichen, um die Potenz wiederherzustellen. Da ich selber Nichtraucher bin, stelle ich meine eigene Naivität zur Schau: Ich vermute, dass bei Rauchern möglicherweise das Rauchen einer Zigarette besser ist als Sex. Oder ist der Sex besser mit einer Zigarette? Wenn dem so ist, dann sollten diejenigen Raucher das genießen, solange sie können.

Wenn das alles so klingt, als ob ich mich an den Rauchern festbeißen würde, dann entschuldige ich mich dafür. Viele von mir geliebte Menschen haben Vergnügen daran, Tabak zu rauchen. Ich bin der Erste, der jemanden unterstützt und ihr oder ihm applaudiert, wenn dieser sein Leben in vollen Zügen genießt, und zwar unabhängig davon, für welche Verbündete er oder sie sich entschieden hat. Aber ich spreche hier gerade über Erektionsstörungen, und es gibt nun einmal überwältigende Beweise, dass Zigaretten dafür ein unübersehbarer Risikofaktor sind. Wer damit ein Problem hat und raucht, sollte merken, dass die Informationen, die ich hier gebe, eine Hilfe sein sollen.

Unabhängig davon hat es den Anschein, dass Rauchen und Sex im Bett nicht miteinander vereinbar sind. Physiologisch erfordert der Aufbau und das Aufrechterhalten einer funktionellen Erektion einen guten Blutfluss in die Extremitäten. Der übermäßige Konsum von Tabak aber kann sich entweder negativ auf die Fähigkeit der Venen auswirken, Blut in sich einzuschließen, oder die Fähigkeit der Arterien beeinträchtigen, sich genügend zu erweitern, um eine Erektion zu erreichen oder aufrechtzuerhalten. Es wurde herausgefunden, dass bei einem von vier Rauchern die Blutzufuhr zum Penis schwach ist, während bei Nichtrauchern nur einer von zwölf dieses Problem hat. Übersetze ich das in die Sprache der Statistik, bedeutet das: Mit einer Wahrscheinlichkeit von über 90 Prozent besteht ein Zusammenhang zwischen dem Rauchen und einer Beeinträchtigung des Blutflusses im Penis. Weiter unten in diesem Kapitel werde ich einige Heilpflanzen nennen, die dabei helfen, die Fähigkeit des Mannes zu einer dauerhaften Erektion und seine sexuelle Potenz zu verbessern. Fortgesetztes Rauchen von Tabak könnte dem in unterschiedlichem Ausmaß entgegenwirken.

Übermäßiger Konsum von Tabakalkaloiden ist nicht das einzige mit Drogen verknüpfte Risiko für die Potenz eines Mannes. Während Nikotin die Blutgefäße verengt, wirkt Alkohol wie ein Beruhigungsmittel, das die Impulse des zentralen Nervensystems dämpft. Das gilt besonders für jene Nervenimpulse, die den Penis stimulieren. Chronischer Alkoholkonsum beeinträchtigt die Versorgung des männlichen Körpers mit Testosteron und erhöht die Östrogenmenge. Chronisches Biertrinken führt zu noch schlimmeren Symptomen als chronisches Weintrinken oder sogar der chronische Konsum von hochprozentigen alkoholischen Getränken. Möglicherweise liegt das an den chemischen Zusatzstoffen oder an Verunreinigungen aus dem Gärungsprozess. Die modernen Brauereien verwenden alle möglichen Stoffe, die dafür gebraucht werden, das Bier schnell reifen zu lassen, und erlauben es nicht mehr der Zeit allein, diese Arbeit zu tun. Auch zu wenig Körperwasser kann zu vorübergehender Impotenz führen, und alkoholische Getränke führen unter dem Strich zu einem Verlust an Körperwasser. Viel klares Wasser zu trinken, kann dabei helfen, die Erektionsfunktion wiederherzustellen.

Marihuana verändert die Wahrnehmung von Zeit und Raum und scheint angenehme Gefühle zu verlängern. Diese Pflanze kann einigen Personen dabei helfen zu entspannen, wenn dies nötig ist, und ihre Aufmerksamkeit auf die Gefühle und Empfindungen ausrichten und nicht auf ablenkende Gedanken. In diesem Fall kann ein mäßiger Konsum vielleicht das Liebesspiel intensivieren und bereichern. Es hat sich jedoch herausgestellt, dass der häufige Konsum von Marihuana zu einer Abnahme der Menge an Androgenen führt, die der Mann in seinem Körper produzieren kann. (Androgene sind die wichtigsten Hormone bei Männern und Frauen und bestimmen die Stärke des Geschlechtstriebs. Sie sind also gewissermaßen der Kontrollthermostat für die Libido.) Ein niedriger Androgenspiegel bei einem Mann verringert dessen Interesse an Sex und hat auch auf die Erektion einen negativen Einfluss.

Kokain und Amphetamine sind Wirkstoffe, die die Tätigkeiten des Parasympathikus blockieren. Gleichzeitig stimulieren sie aber den Sympathikus. Sexueller Kontakt, Erregung und eine Erektion sind alles Ereignisse, die durch Aktivitäten des Parasympathikus zustandekommen. Die Ejakulation hingegen wird vom Sympathikus gesteuert. Folglich kann ein Mann, der diese Drogen konsumiert, zwar schnell ejakulieren – oft sogar vorzeitig –, aber normalerweise kann er den Erregungszustand nicht über längere Zeit beibehalten; das Gleiche gilt für die Erektion – auch sie ist nicht von langer Dauer. Das alles lässt eine Prognose über die sexuelle Befriedigung der Partnerin nicht allzu günstig ausfallen.

Die nächsten Kandidaten auf der Liste der problematischen Drogen sind Medikamente, und zwar sowohl verschreibungspflichtige als auch rezeptfreie. Die meisten Probleme verursachen angeblich einige Arzneimittel gegen Bluthochdruck, die den Sympathikus blockieren, beispielsweise solche mit Methyldopa, Clonidin oder Guanethidin als Wirkstoff. Wer Probleme mit hohem Blutdruck hat, sollte den entsprechenden Abschnitt dieses Buches lesen. Dort finden sich auch Informationen über Heilmittel auf Pflanzenbasis. (Die Verwendung dieser Heilpflanzen trägt nicht zur Impotenz bei.)

Das häufig verschriebene Magen-Darm-Medikament Tagamet verursacht ebenfalls bei vielen Männern, die es nehmen, Impotenz. Wie im Abschnitt über die Behandlung von Magengeschwüren ausgeführt wird, sind Eibischwurzel und Eibischblätter wunderbare botanische Helfer bei der Linderung der durch Magengeschwüre hervorgerufenen Beschwerden und bei der Heilung von Magengeschwüren und anderen Wunden. Antihistamine, mit denen Symptome von Allergien unter Kontrolle gebracht werden sollen, und auch abschwellend wirkende Medikamente, die die Blutgefäße verengen, sind rezeptfreie Arzneimittel, die vorübergehend zu Impotenz führen können.

Auch die sehr populäre Droge, die unter dem Namen »Überarbeitung« bekannt ist, kann die Potenz beeinträchtigen und tut das häufig auch. Sie beeinträchtigt die Potenz genauso wie zu wenig Schlaf, gefühlsmäßige Anspannung und Depressionen.

Diabetes

Altersdiabetes gilt bei fast der Hälfte aller Männer als Ursache für Impotenz, was auf den durch den hohen Blutzuckerspiegel ausgelösten Stress zurückgeführt wird, der bei einem Mann auch günstige Vorbedingungen für Verstopfungen in den Arterien schafft, die den Blutfluss einschränken. Oft ist sich ein Mann, der durch die Erfahrungen mit seiner Impotenz aufgewühlt und bekümmert ist, gar nicht bewusst, dass er diese dahinter stehende Diabeteserkrankung hat. Üblicherweise tritt Diabetes bei Männern im Alter zwischen Mitte vierzig bis Anfang fünfzig das erste Mal auf.

Es gibt zwei Typen von Diabetes: Eine Form ist insulinabhängig, und hierbei wird vermutet, dass die Bauchspeicheldrüse der betreffenden Person nicht länger Insulin produziert, sodass die Blutzuckerwerte ständig überwacht werden müssen; die andere Form ist nicht insulinabhängig, in dem Fall kann die Bauchspeicheldrüse Insulin herstellen, aber irgendetwas anderes stört dann die Regulierung des Blutzuckers.

Bei der Behandlung des insulinabhängigen Diabetes muss jemand ständig auf seine Blutzuckerwerte und Insulinwerte achten. Das ist sehr aufwendig. Heilpflanzen kann man zur Behandlung der wichtigsten Komplikationen oder der Begleitsymptome dieser Ausprägung des Diabetes einsetzen. So lassen sich Komplikationen mit dem Herzen oder den Gefäßen gut mit Weißdornbeeren und -blüten, mit Rosskastanie und Ginkgo angehen. Durch den zu hohen Zuckergehalt im Urin von Diabetikern kommt es bei ihnen auch häufig zu Blaseninfektionen, die auf Heilpflanzen mit einer Affinität zum Urogenitalsystem und antimikrobieller und stärkender Wirkung gut reagieren. Zu solchen Pflanzen gehören Sonnenhut *(Echinacea)*, Bärentraube, Schafgarbe, der Bukkostrauch *(Agathosma betulina)* und Knoblauch. Der durch die Erfahrung der Impotenz und den hohen Blutzucker hervorgerufene Stress lässt sich gut mit Sibirischem Ginseng und Suma behandeln. Beide Pflanzen helfen dem Körper gleichzeitig auch dabei, mit dem allgemeinen Stress durch diese physischen Probleme fertig zu werden. (Einige Heilpflanzenkundige berichteten, dass Suma – neben vielen anderen Anwendungsbereichen– auch ein Tonikum für die Bauchspeicheldrüse ist und die Regeneration der Zellen dieses Organs unterstützt. Die Verwendung dieser Pflanze ist bei den südamerikanischen Kulturen tief verwurzelt; im Westen wird Suma erst seit jüngerer Zeit genutzt, auf einer klinischen Ebene gibt es hinsichtlich ihrer Wirkungen noch viel zu lernen.)

Die nicht insulinabhängige Form von Diabetes kann auf direktere Weise behandelt werden. Hier helfen Bitterpflanzen, die Sekretions- und Ausscheidungsprozesse der Bauchspeicheldrüse anregen. Enzian, Schafgarbe und die Rinde des Viriginischen Schneeflockenstrauchs *(Chionanthus virginicus)* sind hervorragende Bitterpflanzen; besonders der Schneeflockenstrauch hat auch eine ganz besondere Affinität zur Bauchspeicheldrüse. Um die Blutzuckerwerte zu senken, empfiehlt sich die Verwendung von Heilpflanzen, die genau diese Wirkung haben. Solche Pflanzen stärken auch die Bauchspeicheldrüse; ihre blutzuckersenkende Wirkung beruht darauf, dass sie die Wirksamkeit des Insulins erhöhen. (Es gibt keine Belege dafür, dass diese Heilpflanzen die Insulinproduktion selbst erhöhen.) Igelkraftwurz, Geißraute *(Galega officinalis)*, Klette, Brennnessel, Süßkartoffel, Erbsen, Bockshornklee, Olivenblätter, Maulbeerblätter und Knoblauch haben alle blutzuckersenkende Eigenschaften. (In diesem Zusammenhang sind auch die Ausführungen über Gurmar im elften Kapitel bedeutsam.)

Zur Behandlung der Begleitsymptome eines Diabetes ist eine Stärkung des Herzens und des Gefäßsystems vordringlich. Heilpflanzen, die speziell auf diese Organe positiv einwirken, sind Weißdorn, Ginkgo, Schafgarbe und Knoblauch.

Der durch den hohen Blutzuckerspiegel hervorgerufenen Impotenz lässt sich mit den oben aufgeführten Heilpflanzen mit blutzuckersenkender Wirkung ebenfalls entgegenwirken. Daneben sind auch die Wilde Yamswurzel, Sarsaparille und Sibirischer Ginseng geeignet, denn all diese Pflanzen helfen bei der Normalisierung der mit dem Hormonhaushalt verbundenen Probleme, die ebenfalls auf die Sexualfunktionen der männlichen Geschlechtsorgane einwirken.

Sexuelle Funktionsstörungen, die mit schlechter Durchblutung zu tun haben, kann man mit den bereits erwähnten Heilpflanzen behandeln, die eine starke Wirkung auf das Herz und die Blutgefäße haben. Darüber hinaus sind die Adaptogene Sibirischer Ginseng und Suma bei der Bewältigung des zwangsläufig mit Diabetes verbundenen Stresses hilfreich.

Schließlich spielt bei allen Formen von Diabetes auch die passende Ernährung eine wichtige Rolle bei der Steuerung der Blutzuckerwerte.

Unterzuckerung

Unterzuckerung kann funktionell als das genaue Gegenteil eines Diabetes angesehen werden, denn dabei handelt es sich um einen Zustand, bei dem der Blutzuckerspiegel durch zu viel Sekretion von Insulin niedrig ist. Dieser Zustand ist auch einer der Faktoren, der jemanden mit der Zeit für Diabetes anfällig macht und diese auslösen kann. Eine Kontrolle der Ernährung spielt eine große Rolle bei dem Versuch, dieses Problem in den Griff zu bekommen. Einige Nahrungsmittel und Heilpflanzen, die dabei helfen, sowohl zu niedrige als auch zu hohe Blutzuckerwerte zu stabilisieren, sind Zwiebeln und Knoblauch, Meerrettich, Cranberry, Hafer, Sonnenblumenkerne, Bitterpflanzen, Brennnesseln, Suma, Sellerie, Gerste, Spinat, Möhren, Cashewnüsse, Tomatillos, Artischocken, Topinambur, Brokkoli, Blumenkohl, Blaubeeren (Beeren und Blätter), Olivenöl und Olivenblätter, Klettenwurzel, Löwenzahn und Beifuß.

Beckenbodenübungen

Beckenbodenübungen leisten einen direkten Beitrag für die sexuelle Gesundheit und die Potenz. Praktiziert man diese Übungen regelmäßig, dann stärkt das den gesamten Bereich der Geschlechtsorgane. Die Übungen wurden bereits weiter oben in diesem Kapitel in dem Teil über die Prostata besprochen.

Einsichten aus dem Osten

Die Wissenschaft des Ostens lehrt uns eine Strategie zur Behandlung von Impotenz, die wir verfolgen können, während wir gleichzeitig die männlichen Geschlechtsorgane mit Heilpflanzen kräftigen. Diese Strategie empfiehlt, an einhundert aufeinanderfolgenden Tagen weder Sex zu haben noch zu masturbieren (und soweit das möglich ist, nicht einmal an Sex zu denken). Dadurch lässt sich die sexuelle Leistungsfähigkeit des Mannes steigern, und auf diese Weise gerät man nicht dauernd in die Lage, kurz die Oberhand zu gewinnen, aber dann doch das Aufgebaute wieder zu verlieren. Der östliche Ansatz zielt darauf ab, einen großen Vorrat anzulegen, aus dem man etwas entnimmt, anstatt andauernd die männlichen Gefäße der Hoden zu entleeren und zu erschöpfen.

Die Wiedererlangung der Männlichkeit mit pflanzlichem Viagra

Weiter unten folgt eine Aufstellung von Heilpflanzen, die die männliche Potenz steigern und die zur Erbauung dienen mögen. Wer jedoch dann seine Einkaufsliste vorbereitet und sich dabei voller Vorfreude vor dem inneren Auge glückselige Bilder ausmalt – wovon, das bleibt jedem selbst überlassen und geht keinen etwas an –, der sollte jedoch im Hinterkopf behalten, dass diese Heilpflanzen keine Klone von Viagra sind. (Sie sind viel sicherer.) Heilpflanzenkundige werden diese Pflanzen nicht derart empfehlen, dass sie behaupten, sie seien wahre Wundermittel, die einen sofortigst zum Hengst werden lassen. Vielleicht vermarkten ja einige Personen die Produkte aus solchen Heilpflanzen so, aber glaubwürdige Heilpflanzenkundige tun das nicht. Wie dem auch sei, Viagra und die ganze Gruppe ähnlicher pharmazeutischer Produkte für die Draufgänger haben nur die körperlichen Aspekte von Funktionsstörungen im Blick und zielen darauf ab, die Durchblutung zu verbessern (was auch funktioniert). Wir haben jedoch mehr als flüchtige sexuelle Abenteuer im Sinn, auf die diese Mittel ausgerichtet sind. (Mit Cialis dauern diese Abenteuer ein wenig länger.)

Wir Heilpflanzenkundigen setzen darauf, der Menschheit aphrodisische Segnungen zu bescheren, die das Verlangen (also die Libido) ansprechen, aber auch die Empfindungen und Gefühle, die in Verbindung mit dem sexuellen Feedback der Partnerin auftauchen (was sogar insgesamt viel besser funktioniert!). Heilpflanzen helfen dabei, die Geschlechtsorgane zu stärken und die sexuelle Gesundheit aufrechtzuerhalten. Das bewirken sie aber nicht unmittelbar. Am besten ist es, die Wirkungen der Heilpflanzen mit Körperübungen zu kombinieren und dabei auch auf eine gute Ernährung zu achten. Damit ebnen wir der Wirkung dieser Heilpflanzen den Weg. Wir sollten uns vergegenwärtigen, dass sich sexuelle Gesundheit über einen längeren Zeitraum entwickelt; es gibt nur sehr wenige Heilpflanzen mit einer schnellen Wirkung, und diese stimulieren sehr stark, was im Umgang mit ihnen eine gewisse Vorsicht erfordert.

Jeder sollte sich bewusst sein, dass die Dosierung ein wichtiger Faktor ist, den es zu bedenken gilt. Die wirksame Menge variiert innerhalb eines bestimmten Rahmens von Person zu Person und hängt von der jeweiligen Konstitution ab. Die meisten pflanzlichen Aphrodisiaka sind recht sicher, und zu viel von ihnen zu nehmen, führt normalerweise nicht zu Problemen. Eher geht es darum, genug zu nehmen. Wer sie verwendet, muss überprüfen, dass er die richtige Menge nimmt. Wir sollten immer mit einer eher niedrigen Dosierung beginnen und dann beobachten, wie wir darauf reagieren. Wenn wir mehr darüber in Erfahrung gebracht haben, können wir die Dosierung in kleinen Schritten anpassen. Weiterhin sollten wir gut essen, uns regelmäßig bewegen, unseren Stress im Griff haben, viel klares Wasser trinken und unsere Partnerin so oft lieben, wie das gegenseitige Begehren es einfordert.

Bleibt noch eine Frage bezüglich der männlichen Potenz, Funktion und Leistungsfähigkeit zu klären, nämlich die unausweichliche Frage: »Ist größer besser?« Ich persönlich bin mir sicher, dass es den meisten Frauen eigentlich egal ist, wie groß eine Zunge ist. Und die Schönheit einer Zunge liegt ja darin, dass sie nur von leidenschaftlichem Verlangen in Bewegung gesetzt wird und nicht im geringsten von einem Schwellgewebe abhängig ist, um seine Geschicklichkeit und Funktionalität unter Beweis zu stellen. Ich kenne keine Berichte über eine Zungenfunktionsstörung beim Mann. Normalerweise ist es eher eine Frage der Naivität hinsichtlich

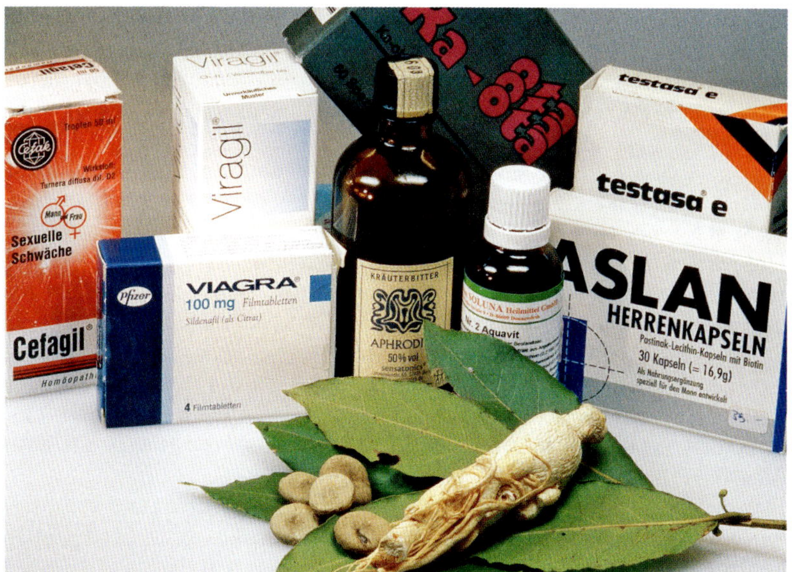

Verschiedene Potenzmittel

des Vorspiels, die ein Mann an den Tag legt und die zu seiner begrenzten Zungenfertigkeit beiträgt, was bei Frauen ein beherrschendes Gesprächsthema ist.

Die Zunge ist normalerweise immer nass, auffallend geschmeidig und lässt sich sehr gut trainieren. Lebendiger, liebevoller Genuss reicht ihr als Anregung schon aus. Und es gibt keinen Zweifel daran, dass auf Nachfrage hin jede Frau ihren Liebhaber bereitwillig und ihre eigenen Geheimnisse offenlegend darin bestärkt, seine Fähigkeiten im Umgang mit seiner Zunge weiter zu vervollkommnen. Ein weiser Spruch, der vermutlich bis in Adam und Evas Zeiten zurückreicht, besagt: »Frage, und du erhältst eine Antwort.« Alles in allem ist eine talentierte, liebevolle Zunge wahrscheinlich »besser als eine größere« und ein sehr befriedigender Ersatz, der dabei hilft, sich die Zeit zu vertreiben, bis die Zeit und die Sexualkraft stärkende Heilpflanzen den anderen Spieler wieder zum Mitspielen befähigen.

Ohne weitere Umstände möchte ich jetzt mit den folgenden Heilpflanzen bekannt machen. Mit einem Sternchen sind die Pflanzen markiert, die im elften Kapitel ausführlicher behandelt werden.

Ashwagandha* *(Withania somnifera)*

Diese Heilpflanze wird im Osten seit 3000 Jahren als Aphrodisiakum genutzt und entfaltet ihre Wirkungen auf eindrucksvolle Weise. Eine Übersetzung des Namens lautet »Pferdeschweiß«, was auf die Vorstellung hinweist, dass die Einnahme der pulverisierten Wurzel dieser Pflanze als allgemeines Tonikum zusammen mit Milch oder Ghee (geklärter Butter) einem Mann mit der Zeit die Kraft und die sexuelle Lebendigkeit eines Pferdes verleiht. Die Pflanze enthält Withanolide. Das sind Verbindungen, die in ihrer Wirkung und in ihrem Aufbau Steroiden ähneln. Ashwagandha wird von einigen zu den Adaptogenen gezählt, die auch bei ungewöhnlichen Belastungen die Widerstandskraft stärken und insgesamt die Anpassungsfähigkeit erhöhen. Häufig wird die Heilpflanze auch als Indischer oder Ostindischer Ginseng bezeichnet, da er traditionell zu den gleichen Zwecken verwendet wird wie Ginseng. Sowohl Ginseng als auch Ashwagandha werden als Stärkungsmittel angesehen, das den Körper insgesamt kräftigt, die Libido steigert sowie Zeugungsfähigkeit und sexuelle Potenz erneuert. Gleichzeitig ist die Ashwagandhawurzel sicher, verursacht keine Gewebereizungen und stimuliert die sexuelle Energie nicht übermäßig.

Catuaba *(Erythroxylum catuaba* und *Trichilia catigua)*
Diese Bäume wachsen im brasilianischen Regenwald. Die Brasilianer bevorzugen die beiden genannten Baumarten, aber es gibt auch andere Varianten von Catuaba, die von völlig anderen Bäumen stammen. In der traditionellen Medizin Brasiliens wird ein Aufguss der Rinde als Aphrodisiakum und zur Anregung des zentralen Nervensystems verwendet; er eignet sich auch für die Behandlung von Erektionsstörungen und Problemen im Bereich des zentralen Nervensystems. Häufig wird Catuaba als Aphrodisiakum zusammen mit Muira Puama (siehe in dieser Aufstellung weiter unten) genommen. Neben der aphrodisischen Wirkung verbessert Catuaba das Gedächtnis, hilft bei Schlaflosigkeit, bei Schmerzen, die etwas mit dem zentralen Nervensystem zu tun haben, ferner bei Müdigkeit, Bluthochdruck und Angstzuständen.

Damiana* *(Turnera diffusa* bzw. *Turnera aphrodisiaca)*
Diese die Stimmung aufhellende, aromatische Heilpflanze hilft bei Angstzuständen dabei, wieder zur Ruhe zu finden und entspannt den Geist. Die Eigenschaften von Damiana als Aphrodisiakum sind allgemein bekannt – es gilt als eines der besten sexuellen Tonika. Besonders gut wirkt die Pflanze dann, wenn Angst oder Depressionen bei jemandem die sexuelle Erregung verhindern. Damiana verleiht Wein einen besonderen Geschmack und auch manchem anderen erotischen Trank eine köstliche Note.

Erd-Burzeldorn *(Tribulus terrestris)*
Diese Heilpflanze, die auch unter dem Namen »Gokshura« bekannt ist, gilt im Ayurveda als ein Mittel mit verjüngender Wirkung. Sie wird dazu verwendet, im Bereich der Harnwege und der Prostata für einen reibungslosen Ablauf aller Funktionen zu sorgen, stärkt das Kreislaufsystem und kann beim Muskelaufbau und generell beim Aufbau der Körperkraft helfen. Die Frucht des Erd-Burzeldorns enthält ein steroidales Saponin, das die Libido bei Männern verbessert, die unter Impotenz leiden. Nach der Einnahme dieser Heilpflanze wird eine Steigerung des sexuellen Verlangens erlebt, die häufig auch mit verstärkten sexuellen Fantasien einhergeht. Besonders bedeutsam ist dabei jedoch das Gefühl des sexuellen Selbstvertrauens. Einige Männer haben die Erfahrung gemacht, vor einer Ejakulation viel länger Geschlechtsverkehr gehabt zu haben; bei den meisten verbesserte sich die Erektion und intensivierte sich das sinnliche Vergnügen sowie die Freude und Zufriedenheit mit ihren sexuellen Erfahrungen. Das Saponin in dieser Heilpflanze bewirkt darüber hinaus auch, dass die Spermienproduktion angeregt wird und sich die Qualität, die Beweglichkeit und die Überlebenszeit der Spermien erhöht. Forschungen erbrachten Hinweise darauf, dass Erd-Burzeldorn auch die körpereigene Produktion des luteinisie-

renden Hormons (LH) steigert. Einige Forscher glauben, dass LH wiederum zur Bildung von körpereigenem Testosteron anregt, wodurch die sexuelle Leistungsfähigkeit und das Verlangen bei Männern wie Frauen erhöht wird.

Ginkgo* *(Ginkgo biloba)*
Mit seiner verlässlichen Wirkung, die Blutgefäße in der Körperperipherie zu erweitern, ist diese Heilpflanze bei Schwierigkeiten mit der Erektion eine sehr gute Hilfe. Sie verstärkt die Durchblutung des Gehirns und steigert die Sauerstoffzufuhr zu diesem Organ. Das wirkt gut gegen die negativen Wirkungen von Antidepressiva (beispielsweise fluoxetinhaltigen Mitteln), die sich auf die sexuellen Funktionen auswirken. Ginkgo wirkt direkt auf die Endothelzellen ein, was den Blutfluss in den Arterien und Venen des Penis verbessert, ohne gleichzeitig auch Veränderungen des Blutdrucks zu bewirken. Ginkgo unterstützt die sexuellen Funktionen außerdem dadurch, dass er die Durchblutung verstärkt und gleichzeitig auch die Weiterleitung von Stickoxid fördert (siehe weiter unten im Abschnitt über sexuelle Stimulierung). Diese Heilpflanze funktioniert am besten, wenn sie mit anderen Pflanzen zusammen eingenommen wird, die spezifischer auf das Urogenitalsystem einwirken. Die ersten Anzeichen für eine verbesserte Durchblutung und eine bessere Blutversorgung lassen sich nach etwa sechs bis acht Wochen beobachten. Man sollte Ginkgo dann als Nahrungsergänzungsmittel, aber bis zu sechs Monate lang nehmen.

Ginseng* (Asiatischer Ginseng: *Panax ginseng,* Amerikanischer Ginseng: *Panax quinquefolius*)
Sowohl der Asiatische Ginseng als auch der Amerikanische Ginseng fördern Kraft und Ausdauer. Ginseng versorgt den Körper mit Ginsenosiden, einer chemischen Verbindung, die einen positiven Einfluss auf das Gleichgewicht des Hormonhaushaltes hat. Die durch diese Heilpflanze ausgelösten chemischen Prozesse unterstützen die sexuellen Funktionen, indem sie die Nieren nähren. Die chinesische Medizin behauptet, dass die kraftvolle Wirkung des Ginsengs, eine Steigerung der sexuellen Aktivität zu begünstigen, in genau dieser Fähigkeit begründet liegt. Die Nieren sind ja die Hauptakteure bei lebenswichtigen Nährstoffzyklen im Körper, und starke Nieren beeinflussen auch die anderen größeren Organe im Körper sehr positiv, was dann dazu führt, dass sich alle Organe gegenseitig verstärkt mit Nährstoffen versorgen. Das unterstützt dann letztlich auch gesunde sexuelle Funktionen. Ginseng verbessert die Durchblutung, indem er die Stickoxidwerte im Blut erhöht (siehe auch weiter unten im Abschnitt über sexuelle Stimulierung). Diese Wirkung führt dazu, dass sich die Arterienwände entspannen, was einen ungehinderten Blutfluss ermöglicht, wann und wo auch immer das erforderlich ist.

Großblütige Elfenblume *(Epimedium grandiflorum* bzw. *Epimedium sagittatum)*
Diese chinesische Pflanze, die auch unter dem Namen »Yin Yang Huo« bekannt ist, wurde traditionell dazu genutzt, die Libido zu steigern und die sexuelle Leistungsfähigkeit zu erhöhen. Dies bewirkt diese Heilpflanze, indem sie Erektionsstörungen behebt und vorzeitigen Samenerguss verhindert. Sie hat eine sanfte, einem Androgen gleichende Wirkung auf die Hoden und die Prostata, erhöht die Spermienproduktion, während sie gleichzeitig die Nerven der Sinnesorgane stimuliert, was

sich dann auf indirekte Weise in einem stärkeren sexuellen Verlangen äußert. Unter ihren Inhaltsstoffen befindet sich ein bemerkenswertes Flavonoid, das Icariin, das wie Viagra und ähnliche pharmazeutische Medikamente ein cGMP-spezifischer PDE-5-Hemmer ist (vergleiche auch die Ausführungen hierzu weiter unten im Abschnitt über sexuelle Erregung).

Hafer*, und zwar die Kulturform:
Echter Hafer, auch Saat-Hafer genannt *(Avena sativa),* sowie die Wildform:
Flug-Hafer *(Avena fatua)*
Diese Pflanze hat auf indirekte Weise einen positiven Einfluss auf die Sexualität, da es eine der besten Pflanzen für die Versorgung des Nervensystems mit Nährstoffen ist. Dies ist ganz besonders der Fall, wenn die betreffende Person sehr erschöpft ist, an Depressionen leidet und Nervenschwäche hat. Haferkörner lassen sich zur Behandlung aller Formen von sexuellen Störungen einsetzen. Besonders wirksam sind sie dann, wenn diese Störungen mit Zuständen nervlicher Erschöpfung verbunden sind.

Juckbohne *(Mucuna pruriens)*
Bei der Juckbohne, auch Kapikachhu genannt, handelt es sich um eine ayurvedische Heilpflanze, die dazu verwendet wird, die Nieren und das Nervensystem in ein Gleichgewicht zu bringen. Sie ist eine der wichtigsten Heilpflanzen, die auf Männer und Frauen einen verjüngenden Effekt hat, und genießt außerdem hohes Ansehen wegen ihrer kraftvollen Wirkungen als Aphrodisiakum. Man nutzt sie, um die Potenz zu verbessern und als Tonikum, um den Alterungsprozess umzukehren. Die Samen der Juckbohne fördern erwiesenermaßen die Fruchtbarkeit und beeinflussen auch den Prozess der Spermatogenese beim Mann positiv. So verbessern sie die Spermienzahl und die Beweglichkeit der Spermien. Diese pulverisierten Samen erhöhen angeblich die Testosteronwerte und regen letztendlich durch ihre natürliche Fähigkeit zur Produktion von L-Dopa auch die Produktion des menschlichen Wachstumshormons (HGH) an, das in der Hypophyse als Prolaktin-Hemmer wirkt. (Ein erhöhter Prolaktinwert bei Männern soll für 70 Prozent einer ausbleibenden Erektion verantwortlich sein.) In einer Studie mit sechsundfünfzig Männern wurden alle nur vier Wochen lang mit der Juckbohne behandelt. Die Ergebnisse zeigten, dass ihre Erektionen stärker geworden waren, dass sie länger Geschlechtsverkehr hatten und auch danach länger ein Gefühl der Befriedigung verspürten. An Freiwilligen für die Folgestudien hat es nicht gefehlt!

Knoblauch* *(Allium sativum)*
Der Wissenschaft des Ostens zufolge bringen sechs bis acht Knoblauchzehen am Tag das Yin und Yang im Gesamtsystem des Körpers ins Gleichgewicht. Vielleicht verursacht diese Dosierung aber durch die von ihr verursachten Ausdünstungen im Atem Probleme bei Verabredungen. Knoblauch verbessert die Fähigkeit des Körpers, auf Stickoxid (Stickstoffmonoxid NO) zu reagieren (siehe weiter unten im Abschnitt über sexuelle Stimulierung), was beim Prozess der Erektion eine Schlüsselrolle spielt. Knoblauch ist auch bekannt dafür, gegen etliche Erkrankungen einschließlich Bluthochdruck, Herzleiden und Arteriosklerose vorzubeugen, die häufig Erektionsstörungen verursachen. Knoblauch ist auch ein wirksames Mittel zur

Behandlung von Beschwerden, die mit dem Zustand der Nerven verknüpft sind, wie beispielsweise Kopfschmerzen, dem Gegenmittel gegen alle den Geschlechtstrieb steigernden Aktivitäten, das den Ausspruch »Bitte heute nicht, Liebling, ich habe Kopfschmerzen …« so berühmt werden ließ.

Maca* *(Lepidium meyenii* bzw. *Lepidium peruvianum)*
Maca ist ein herzhaftes Wurzelgemüse, das hoch oben in den Bergen Perus wächst. Es ist ein nährendes Tonikum für Männer und Frauen, das das körperliche Durchhaltevermögen optimiert und die Ausdauer erhöht sowie die sexuelle Gesundheit, die Potenz und die Fruchtbarkeit verbessert. Die gesteigerte Libido steigert auch den Geschlechtstrieb generell. Paare, die aus den peruanischen Bergen stammen, preisen die Kraft, die Maca auf die Steigerung der Fruchtbarkeit hat; Männer und Frauen, die ungewünscht kinderlos bleiben, essen Maca regelmäßig, bis es zur Empfängnis kommt. Peruanische Ärzte und Forscher behaupten, dass die Pflanze bei Frauen einen positiven Einfluss auf die Funktionen der Eierstöcke und bei Männern auf Erektionsschwierigkeiten hat. Mit ihrer Eigenschaft als Stärkungsmittel erhöht sie bei Männern die Spermienzahl und steigert die Beweglichkeit (Motilität) der Spermien; bei Frauen hat sie eine anregende Wirkung auf die Eierstöcke oder die Graaf-Follikel, aus denen sich die Eizelle beim Eisprung löst.

Muira Puama, Potenzholz* *(Ptychopetalum olacoides)*
Diese brasilianische Heilpflanze, die auch unter der Bezeichnung »Potenzbaum« bekannt ist, wird von den brasilianischen Ureinwohnern als Aphrodisiakum genutzt. Die Wurzel und die Rinde der Pflanze werden von Frauen und Männern eingenommen, um eine Steigerung der Libido und eine Verstärkung der Durchblutung zu erleben. Muira Puama ist ein Stärkungsmittel für das Nervensystem und hat auch auf das Schwellgewebe bei Männern und Frauen eine positive Wirkung. Sie wird bei Männern zur Behandlung von Erektionsproblemen und bei Angst vor einem Versagen genommen und gilt auch als Heilmittel bei einem verminderten sexuellen Verlangen der Frauen. Muira Puama ist bei regelmäßiger Verwendung recht sicher. Übermäßige Mengen können, wie gesagt, eben stimulierend wirken.

Mumijo
Diese ayurvedische Pflanzensubstanz, auch unter dem Namen »Shilajit« bekannt, ist eigentlich ein Exsudat, eine asphaltartige Substanz, die aus Felsspalten austritt. Sie hat stark verjüngende Eigenschaften. Seit Jahrhunderten verlassen sich ayurvedische Ärzte auf ihre Wirkung mit dem festen Vertrauen darauf, dass sich damit durch Verletzungen, Störungen der Organfunktionen und den Alterungsprozess hervorgerufene Schwächezustände und Debilität erfolgreich heilen lassen. Die verjüngende Wirkung steigert die Grundenergie des Körpers und damit die Energie, die für die sexuelle Kraft und Gesundheit verantwortlich ist. Als Aphrodisiakum verstärkt Mumijo Vitalität und Ausdauer, kräftigt gleichzeitig die Geschlechtsorgane und verbessert deren Funktion. Erwiesenermaßen verbessert es auch die Wirkung von Stickoxid (Stickstoffmonoxid, NO) im Körper (siehe auch weiter unten die Ausführungen im Abschnitt über sexuelle Stimulierung). Daneben fördert es auf vielfache Weise die mit einer gesunden Sexualität verbundenen Körperfunktionen.

Sägepalme* *(Serenoa repens)*
Die Beeren der Sägepalme werden wegen ihrer Wirkungen als sexuelles Tonikum gerühmt. Sie sind auch bekannt dafür, die Prostata gesund zu halten und sich für die Behandlung der mit einer Prostatavergrößerung verbundenen Probleme zu eignen, wenn diese vermutlich durch eine Ansammlung von Dihydrotestosteron (DHT) verursacht wurde. DHT ist ein biologisch aktives Stoffwechselprodukt des Hormons Testosteron. Es heißt, dass seine Wirkung etwa dreißigmal so stark wie die von Testosteron ist. Das beruht darauf, dass diese Substanz eine erhöhte Affinität zu den Rezeptoren für Androgene aufweist. Der Aufbau von DHT in der Prostata kann den Geschlechtstrieb vermindern und auch das sexuelle Durchhaltevermögen verringern. Die Sägepalme stoppt die Umwandlung von Testosteron in DHT und unterstützt so eine Schrumpfung und Entspannung der Prostata, wenn sich diese vergrößert hat. Eine gesunde Prostata ist ein wichtiger Bestandteil der Gesundheit des Mannes und auch für seine sexuelle Gesundheit von überragender Bedeutung. Die harmonisierenden und stärkenden Wirkungen dieser Heilpflanze liefern sozusagen die Hintergrundmusik, nach der dann die Aphrodisiaka leichter mit der männlichen Potenz tanzen können.

Sarsaparille* *(Smilax officinalis)*
Empirische Beobachtungen weisen darauf hin, dass die Sarsaparille sanft auf eine Weise wirkt, die den Wirkungen von Androgenen entspricht. Sie kann als sexuelles und anabolischesTonikum sinnvoll sein; die zweite Funktion erfüllt sie, indem sie den Aufbau von Geweben fördert. Zusammen mit der Sägepalme und dem Sonnenhut *(Echinacea)* nährt und stärkt die Pflanze die Geschlechtsorgane.

Tongkat Ali *(Eurycoma longifolia)*
Dieser kleine Baum ist in den Dschungeln Malaysias und Südostasiens heimisch und hat viele Namen. Die gebräuchlichsten sind Tongkat Ali und »Malaysischer Ginseng«. Die Einheimischen sehen jeden Teil dieses Baumes als Medizin an; der unter anderem unter der Bezeichnung »Long Jack« verkaufte Extrakt wird aus den Wurzeln der Pflanze hergestellt. Er hat viele heilsame Eigenschaften, aber er wird vor allem wegen seiner Qualitäten als Aphrodisiakum und zur Verstärkung der Libido gepriesen, wodurch er die männliche Potenz verbessern und den Geschlechtstrieb beim Mann steigern kann. Der Extrakt aus Tongkat Ali regt angeblich auch die Produktion von körpereigenem Testosteron an und verringert den Anteil des gebundenen und im Stoffwechsel inaktiven Testosterons. Diese Wirkung entfaltet dieser Extrakt auf dem gleichen Wege, auf dem auch das luteinisierende Hormon wirksam wird. Daher berichten Männer, die den Extrakt verwenden, dass sie ein stärkeres Gefühl von Wohlbefinden verspüren, ihr Geschlechtstrieb stärker wird, sich der Zustand ihrer Gelenke verbessert, sie sich besser von anstrengenden körperlichen Belastungen erholen, sich besser konzentrieren können und insgesamt die Abwehrkräfte und die Funktionen des Immunsystems gestärkt werden. Nebenwirkungen sind selten, allerdings gibt es Menschen, die wahrscheinlich ein wenig zu viel auf einmal genommen haben und bei denen es zu Schlaflosigkeit, Ruhelosigkeit und starker Ungeduld gekommen ist. Wahrscheinlich ist es am besten, über einen Zeitraum von zwei bis vier Tagen hinweg kleine Mengen dieses Extraktes zu nehmen.

Yohimbe* *(Pausinystalia yohimbe)*
Dieses die Sexualität stimulierende Mittel wird aus der Rinde eines afrikanischen Baums gewonnen. Es wurde traditionell dazu verwendet, Erektionen auszulösen, was es auch tut. Eine mögliche Nutzung des Wirkstoffes in diesem Mittel zur Behandlung von Erektionsstörungen wurde mit etlichen klinischen Studien genauer untersucht (wobei allerdings meistens der isolierte Wirkstoff, ein Alkaloid namens Yohimbin, verwendet wurde, nicht die ganze Pflanze). Die Ergebnisse sind vielversprechend, obwohl sie auch gezeigt haben, dass Yohimbe bei verschiedenen Personen eine große Bandbreite an unterschiedlichen Wirkungen entfaltet. Es heißt, Yohimbe wirke sowohl auf den Geist ein als auch auf den Körper und verstärke die Orgasmen, indem es mit seiner Wirkung die Ejakulation hinauszögert. (Ein intensives Beckenbodentraining kann beim Mann das Gleiche bewirken, vergleiche die Ausführungen zu den Beckenbodenübungen weiter oben.) Yohimbe ist ein sanft wirkender MAO-Hemmer, hat bei Depressionen einen die Stimmung aufhellenden Effekt und erweitert die Blutgefäße, weswegen es auch gegen Erektionsstörungen verwendet wurde. Wie Viagra und andere ähnliche verschreibungspflichtige Medikamente auch wird Yohimbe vor allem dazu genutzt, eine körperliche Reaktion hervorzurufen und wirkt weniger darauf hin, eine für die körperliche Liebe passende Stimmung zu fördern, wie es ein richtiges Aphrodisiakum tun würde. (Man sollte es vielleicht mit Damiana zusammen nehmen.) Die stimulierende Wirkung ist sehr stark und wirkt bei Personen mit verschiedenen Konstitutionen auf genauso unterschiedliche und vielfältige Weise. Will man Yohimbe verwenden, sollten unbedingt die Warnhinweise beachtet werden, die im elften Kapitel in dem zu diesem Mittel gehörenden Pflanzen-Porträt zu finden sind.

Da alles in der Natur auf irgendeine Weise miteinander verbunden ist, steht auch alles im Körper und im Geist miteinander in Verbindung. Wenn wir einen einzelnen Teil nähren und uns um ihn kümmern, profitieren davon auch andere Teile. Vernachlässigen wir einen Teil, dann werden auch die gesunden Funktionen der anderen Teile geschwächt. Wir sollten diese sexuellen Tonika aus dem Pflanzenreich und diese pflanzlichen Aphrodisiaka mit anderen Stärkungsmitteln kombinieren, die auf Organsysteme einwirken, die sich gegenseitig unterstützen. (So lassen sich nervenstärkende Heilpflanzen wie Flug-Hafer und Helmkraut, Adaptogene und Tonika für die Nebennieren wie Ginseng, Süßholz und Sibirischer Ginseng gut zusammen verwenden, um die Vitalität zu steigern und Stress abzumildern. Ginkgo und Weißdorn sind zusammen eine wunderbare Kombination, um die Durchblutung der Körperperipherie und damit auch die im Penis zu verbessern.) Dieser Ansatz funktioniert auf ganzheitliche Weise und fördert einen Zustand vollendeter Gesundheit und Vitalität, bei dem die eigene Sexualität leidenschaftlich und nicht zu selten gefeiert werden kann.

Sexuelle Stimulierung
Wird ein Mann sexuell stimuliert, sendet sein Gehirn über das zentrale Nervensystem die übliche Botschaft an die NANC-Nervenzellen (die nicht-adrenerg und nicht-cholinerg sind) in seinem Penis aus. Diese Zellen produzieren Stickoxid (Stickstoffmonoxid, NO), das dann aus den Nervenenden in der Nähe der Blutgefäße des Penis freigesetzt wird. Stickoxid wirkt als Signalmolekül und regt bei einem Enzym

namens Guanylatcyclase die Produktion von zyklischem Guanosinmonophosphat an (cGMP), einer chemischen Substanz, die dann damit beginnt, die glatte Muskulatur an den Arteriolenwänden des Penis zu entspannen. Die Entspannung dieser kleinen Blutgefäße führt dann dazu (zusammen mit der sich gleichzeitig vollziehenden Verengung der Venen, die aus dem Penis hinausführen), dass Blut unter Druck schlagartig in spezielle Hohlräume strömt (die eigentlich erweiterte Blutkanäle sind) und sich dort ansammelt. Dies übt ebenfalls einen Druck aus, durch den der Penis länger wird und sich versteift, sodass es zu einer Erektion kommt. Wenn die Arterien, die in den Penis hineinführen, sich nicht öffnen oder das zu langsam tun, wird es für den Mann schwierig und manchmal unmöglich, eine Erektion zu bekommen, die auch von Dauer ist. Dieses Problem ist die Ursache für die meisten Erektionsstörungen.

Damit die Männer nicht mit einem permanent steifen Glied ihre Aufgaben erfüllen müssen (was bei manchen Männern trotzdem nicht ausbleibt), wird das cGMP nun durch ein Enzym namens Phosphodiesterase-5 (PDE-5) abgebaut und funktionslos gemacht. Geschieht dies, nehmen die Blutgefäße wieder ihre normale Gestalt an, und Blut strömt aus dem Penis heraus, wodurch die Erektion beendet wird (oder verhindert wird). Viagra und ähnliche Medikamente sind PDE-5-Hemmer; sie verhindern, dass PDE-5 das cGMP zerstört. Stattdessen sammelt sich nun PDE an und verstärkt dadurch die Wirkung des Stickoxids. Die sich daraus ergebende dauerhafte Präsenz von cGMP führt zu einer vollständigen und länger anhaltenden Füllung der Blutgefäße im Penis mit Blut. Ein paar der uns bekannten aphrodisisch wirkenden Pflanzen erzielen eine ganz ähnliche Wirkung (ohne dabei die Nebenwirkungen zu haben, die wir bei den pharmazeutischen Präparaten häufig feststellen). Zu diesen Heilpflanzen gehören Knoblauch, Ginkgo, Ginseng, Großblütige Elfenblume und Mumijo.

Es ist wichtig, in diesem Zusammenhang die Details des gesunden und gut funktionierenden Vorganges einer Erektion, den ich gerade zu erläutern versucht habe, zu verstehen. Wenn ein Mann ein Problem auf diesem Gebiet hat (oder auch eine Frau, da auch die Klitoris Schwellgewebe enthält, die es nötig machen, dass der Blutfluss dorthin angeregt wird und vollständig erfolgt), kann uns dieses Wissen dabei helfen, eventuelle Probleme mit der Erektion zu heilen. Und sich dieser Details bewusst zu sein, kann unser Gesamtgefühl vom ganzheitlichen Charakter eines gesunden Sexuallebens und unser Verständnis von den grundsätzlichen Zusammenhängen und möglichen Ursachen von Erektionsstörungen erweitern.

Vielleicht verstehen wir jetzt, warum Stress, Depressionen, fehlendes Selbstbewusstsein im Bereich der Sexualität, die Angst, keine Erektion zu bekommen und Ähnliches den gesamten Vorgang einer Erektion schon bei seiner Entstehung vollständig unterbrechen können, indem sie schon die eine Erektion auslösenden Signale vom Gehirn an die NANC-Zellen stören. (Das Gehirn ist das wichtigste Aphrodisiakum!) Wir begreifen dann auch, wie die Nebenwirkungen von Medikamenten, die wir verschrieben bekommen haben, und die Nebenwirkungen einer gestörten Durchblutung Probleme mit dem normalen Blutdruck hervorrufen können, den wir brauchen, damit sich der Penis zu einer kraftvollen Erektion ausdehnen kann. Ebenso verstehen wir, warum eine gute Durchblutung der Extremitäten dafür notwendig ist und wie eine unzureichende Versorgung mit Nährstoffen durch eine schlechte Ernährungsweise, bei der wesentliche Nährstoffe fehlen, oder eine gestörte Verdauung zusammen mit einer unzureichenden Wasserzufuhr die normalen, gesunden Synapsen, ein gesundes Blut und eine wirkungsvolle Tätigkeit der Enzyme beeinträchtigen.

Jeder dieser Faktoren wirkt sich auf die Erektion aus. Haben wir das verstanden, ist es kein Geheimnis mehr, wie Heilpflanzen jeden Schritt einer Erektion und die gesamte sexuelle Gesundheit und das sinnliche Vergnügen positiv beeinflussen können. Wir können zur Befriedigung gelangen!

Aphrodisiaka für Frauen

Nach meiner Erfahrung ist ein männlicher Heterosexueller, bei dem alle sexuellen Funktionen gesund sind, auf eine erhabene Weise glücklich. Zusammen mit einer genauso wunderbaren Frau, die er lieben und mit der er herumtollen kann, findet er Erfüllung. Für eine solche Gemeinschaft ist die folgende Auflistung gedacht, damit Männer sie mit ihren Frauen teilen, wenn sie das Gefühl haben, dass sie das zu schätzen wissen. (Sexuelle Funktionsstörungen sind nicht geschlechtsspezifisch.)

Shatavari *(Asparagus racemosus)*

Diese Heilpflanze ist ein Stärkungsmittel für die Geschlechtsorgane mit stark nährenden Qualitäten und verjüngenden Wirkungen. In der Medizin des Ayurveda hat ihre Verwendung als wichtigstes Tonikum und Heilmittel für die sexuelle Gesundheit der Frau eine hoch geschätzte Tradition (und wird auch für die Gesundheit der männlichen Geschlechtsorgane genutzt). Es ist das weibliche Gegenstück zu Ashwagandha und wird wie diese Pflanze auch oft als Indischer Ginseng bezeichnet. Shatavari wird in der ayurvedischen Medizin verwendet, um die Organe der Frau mit Nährstoffen zu versorgen, dabei zu helfen, die Östrogenwerte im Gleichgewicht zu halten, die Fruchtbarkeit zu verbessern und bei einer trockenen Scheide und Schmerzen beim Geschlechtsverkehr Erleichterung zu verschaffen. Eine Übersetzung des indischen Namens lautet: »Sie, die hundert Männer haben kann.« Eine andere Übersetzung lautet: »Hundert Wurzeln haben.« Der erste Name bezieht sich auf den Ruf, den diese Heilpflanze als Aphrodisiakum hat, der zweite weist auf ihre Qualitäten bei der Steigerung der Fruchtbarkeit hin. Shatavari hat sich als eine außergewöhnliche Heilpflanze speziell für Frauen erwiesen und lässt sich gut mit der Juckbohne (Kapikachhu) und Mumijo (Shilajit) kombinieren. Damit haben wir eine kraftvolle Mischung aus verjüngenden Tonika an der Hand.

Kava-Kava* *(Piper methysticum)*

Kava-Kava ist an sich kein Aphrodisiakum, hebt aber mit Sicherheit die Stimmung, lindert Stress und ist wie eine pflanzliche Körpermassage. Kava-Kava entspannt den Geist und klärt die Gedanken. Die Pflanze löst Muskelverspannungen, verringert Ängste, Nervenanspannung und Stress. Alles in allem kann Kava-Kava dabei helfen, geistig und körperlich ein Umfeld entstehen zu lassen, das für romantische Liebesabenteuer besser geeignet ist.

Ingwer* und **Zimt**

Beides sind wärmende, aromatische, angenehm schmeckende Heilpflanzen, die im Körper Hitze erzeugen und die Durchblutung des Unterleibs und der Beckenregion verstärken. Das geschieht in einem Maße, das den physischen und sexuellen Appetit verstärkt und auch den Geschlechtstrieb anregt. Der intensivere Blutfluss in die Beckenregion hinein führt auch zu einer vermehrten Feuchtigkeit der Vagina, wodurch diese stärker auf sexuelle Empfindungen anspricht und sich die sexuellen Freuden intensivieren.

Damiana*, Großblütige Elfenblume, Maca*, Hafer*, Muira Puama* und **Mumijo***
Diese sehr wirkungsvollen Stärkungsmittel und auch therapeutisch wirksamen Heilpflanzen wurden schon immer verwendet, um Frauen zu helfen, die bezüglich ihrer Sexualität Bedenken haben und sich über sie Sorgen machen, beispielsweise bei geringem sexuellem Verlangen, Problemen mit der Erregbarkeit, Schwierigkeiten, zum Höhepunkt zu gelangen, fehlendem Orgasmus, Trockenheit der Scheide, Schmerzen bei vaginaler Penetration oder fehlendem Spaß am sexuellen Kontakt.

Jasmin und **Rose**
Der Duft dieser beiden Blüten, ihre ätherischen Öle, die aromatischen Hydrosole, die Massageöle – in allen diesen Formen sind die beiden Pflanzen herausragende Vertreter der über ihren Duft wirksamen Aphrodisiaka für Frauen und Männer.

Fruchtbarkeit, ein langes Leben und die Freuden dieses Lebens

Ein Paar wird nach klinischen Maßstäben dann als unfruchtbar angesehen, wenn nach zwölf Monaten eines entsprechenden Zusammenlebens keine Empfängnis erfolgt. Etwa 10 Prozent aller heterosexuellen Beziehungen können keine Kinder bekommen; bei mindestens 40 Prozent aller Fälle sind Defizite der Männer bei der Bildung und Entwicklung zu reifen Spermien, also Defizite während der Spermatogenese dafür verantwortlich.

Fruchtbarkeit

Bei klinischen Untersuchungen fand man folgende Faktoren für eine mangelhafte Spermatogenese:

- eine niedrige Spermienzahl oder Defizite bei der Reifung der Keimzellen in den Spermien; Letzteres kann die Nebenwirkung einer zu schwachen Hodenaktivität (Hypogonadismus) oder die einer verringerten Aktivität der Hypophyse sein;
- ein zu geringer Prozentsatz an Spermien, die zu spontanen Bewegungen fähig sind;
- eine zeitlich zu kurze Phase der Beweglichkeit (Motilität) der Spermien;
- ein zu geringer Prozentsatz an normal gebildeten Spermien.

Andere Faktoren, die bei der Entstehung von Unfruchtbarkeit beim Mann mitwirken, sind Behinderungen oder Unterbrechungen im Bereich des Reizleitungssystems und eine Schilddrüsenunterfunktion. Beides ist allerdings selten.

Die Ursache für die oben genannten krankhaften Zustände ist normalerweise nicht so offensichtlich. Stress, nervöse Angst und/oder ein dahinter stehender schlechter allgemeiner Gesundheitszustand sind drei wichtige Möglichkeiten. Der durch einen Burn-out verursachte Stress mit dem gleichzeitigen Gefühl, um sein Überleben zu kämpfen, kann bei einem Mann einen Zustand hervorrufen, in dem ihn nichts anderes als seine persönlichen Probleme mit seinem Überleben interessieren. Sein Körper wird dieses Trauma auf vielerlei Weise ausdrücken, unter anderem auch durch Zeugungsunfähigkeit.

Heilpflanzen auf der Grundlage der spezifischen Bedürfnisse eines individuellen Mannes in der geeigneten Form miteinander zu kombinieren, wird das mit der Ernährung verknüpfte tragfähige Fundament für ein Programm sein, das dabei hilft, die Zeugungsunfähigkeit wieder rückgängig zu machen. So unterstützen systemisch wirkende Stärkungsmittel, die die grundlegende Lebenskraft wieder aufbauen, eine Wende im Prozess der Zeugungsunfähigkeit und bei der Schwäche im Bereich der Nebennieren. Zu solchen Pflanzen gehören Maca, Erd-Burzeldorn (Gokshura), Großblütige Elfenblume, Sägepalme und Ginseng. Im Folgenden will ich diese und andere verwendbare Heilpflanzen bei Fruchtbarkeitsproblemen kurz skizzieren:

- Maca wird im peruanischen Hochland seit Jahrhunderten wegen seiner bemerkenswerten Eigenschaften zur Steigerung der Fruchtbarkeit und auch wegen seiner adaptogenen Qualitäten genutzt. Es wurde nachgewiesen, dass diese Heilpflanze das Spermavolumen erhöht, zu einer höheren Spermienzahl führt, die Qualität der Spermien verbessert und auch zu Spermien mit einer besseren Beweglichkeit verhilft. Wird Maca über längere Zeit eingenommen und in den richtigen Dosierungen verwendet, scheinen sich gewisse charakteristische Kennzeichen der Gebärmutterschleimhaut (des Endometriums) in einer Weise und in eine Richtung zu verändern, die bei Frauen ein Indiz für eine höhere Fruchtbarkeit ist.
- Erd-Burzeldorn (Gokshura) enthält ein steroidales Saponin, bei dem sich zeigte, dass es positive Wirkungen auf die männliche Fruchtbarkeit hat, die Spermienproduktion anregt und die Qualität, die Beweglichkeit und die Überlebenszeit der Spermien steigert.
- Die Großblütige Elfenblume wird traditionell dazu verwendet, Impotenz und Spermatorrhö (einen Ausfluss von Samenflüssigkeit ohne Erregung) zu behandeln. Außerdem hilft sie dabei, den Testosteronspiegel zu erhöhen und die Sinnesnerven anzuregen.
- Die Sägepalme wird wegen ihrer Qualitäten als allgemeines Stärkungsmittel mit therapeutischen Anwendungsmöglichkeiten bei funktioneller Impotenz, körperlichen und geistigen Schwächezuständen und Senilität bei Männern sehr geschätzt. Ihre stärkenden Wirkungen nähren den gesamten Bereich der Geschlechtsorgane bei Männern und Frauen; die Pflanze wird auch eingesetzt, um eine Schrumpfung bei Hoden und Eierstöcken zu behandeln.
- Ginseng ist ein bemerkenswertes Adaptogen, das auch unter schwierigen Bedingungen die Widerstandskräfte stärkt und das Anpassungsvermögen erhöht. Außerdem hat er eine verjüngende Wirkung auf die Sexualität. Die Ginsenoside unter seinen Inhaltsstoffen wirken auf das zentrale Nervensystem und das Gewebe der Keimdrüsen ein und helfen dabei, den Energiestoffwechsel zu verbessern, der bei der Behandlung von Problemen im Bereich der männlichen Sexualität und bei Zeugungsunfähigkeit von zentraler Bedeutung ist.
- Der Vielblütige Knöterich (He Shou Wu, Fo-Ti) hilft dabei, die Tätigkeit der Nieren und der Leber zu normalisieren, und ist bekannt dafür, die Spermienzahl zu erhöhen und die Beweglichkeit der Spermien zu verbessern. Die Pflanze ist auch dabei behilflich, die Essenz des Mannes bei sich zu behalten und zu ver-

hindern, dass sie durch nächtliche Samenergüsse und andere Formen eines unfreiwilligen Ausstoßes aus dem Körper gelangt und verloren geht. Der Vielblütige Knöterich wird auch wegen seiner verjüngenden Wirkungen gerühmt und ist ein Tonikum, das über lange Zeit hinweg genommen werden kann, was zur Bewahrung jugendlicher Frische auch die beste Methode der Verwendung dieser Heilpflanze ist. Das Gleiche gilt, wenn wir mit dem Vielblütigen Knöterich gesundes Blut und Sperma aufbauen und Impotenz verringern wollen.

- Ashwagandha ist ein Adaptogen und ein energetisches Stärkungsmittel, das das Durchhaltevermögen verstärkt und in dieser Hinsicht an Ginseng herankommt. Die Heilpflanze verzögert den Beginn etlicher Aspekte des Alterns, verbessert die sexuelle Kraft und die Fruchtbarkeit und ist ein überragendes Tonikum zur Unterstützung einer Erholung von Zuständen tiefer Erschöpfung, wie sie nach einem stressbedingten Burn-out auftreten können.
- Das Chinesische Spaltkörbchen *(Schisandra chinensis)* ist eine Heilpflanze, die hohes Ansehen genießt, weil sie die Spermienproduktion und auch die Menge an RNA erhöht, darüber hinaus auch die Konzentrationen von Glykogen und Enzymen in den Nieren und in den Geschlechtsdrüsen.
- Die Tragantwurzel *(Astragalus)* ist eine sehr geschätzte Heilpflanze, weil sie das Immunsystem stärkt und sich auch als hervorragendes Mittel zur Steigerung der Spermienzahl und der Beweglichkeit der Spermien erwiesen hat.
- Mumijo ist ein merkwürdiges Exsudat, das die Grundenergie des Körpers steigert, die für die sexuelle Gesundheit und die Kraft ganz allgemein verantwortlich ist. Es verbessert bei Männern und Frauen die Funktionen des gesamten Urogenitalsystems und versorgt den Körper mit qualitativ hochwertigen Spurenelementen sowie mit Eisen und Kalzium. Das ist zur Vorbeugung gegen Blutarmut (Anämie) hilfreich und auch bei nachlassender sexueller Kraft. Mumijo beschleunigt Genesungsprozesse, die nach einer Verletzung oder starker körperlicher Anstrengung nötig sind. Genauso hilft es bei der Wiederherstellung einer jugendlichen Vitalität.
- Die Adaptogene Sibirischer Ginseng, Amerikanischer und Chinesischer Ginseng, Suma und Rosenwurz *(Rhodiola rosea)* sind eine großartige Unterstützung bei der Bewältigung aller Formen von Stress und Ängsten beim Mann. Sie eignen sich auch hervorragend als Stärkungsmittel und helfen beim Aufbau eines optimalen Gesundheitszustandes sowie bei der Anpassung an Stress. Das alles ist für die Produktion einer angemessenen Zahl von Spermien notwendig und auch für die Freude und die Libido, die dazu nötig sind, die Spermien an ihr Ziel zu bringen.
- Die Wirkungen von Weißdorn und Ginkgo steigern die Kraft des Herzens, stärken die Gefäße und verbessern die Durchblutung.
- Hafer gilt als eine der besten Heilpflanzen, um das gesamte Nervensystem mit allen nötigen Nährstoffen zu versorgen und es zu stärken. Das ist besonders bei Depressionen und nervlicher Erschöpfung der Fall. Gleichermaßen stärkt Hafer das Urogenitalsystem, was auf die gesamte Gesundheit der Geschlechtsorgane und die Fortpflanzungsfunktionen generell eine positive Wirkung hat.
- Enzian, Beifuß und Schafgarbe sind Bitterpflanzen (siehe zu diesem Thema auch die Ausführungen im vierten Kapitel). Neben ihrer primären Affinität haben sie auch eine Affinität zu den Geschlechtsorganen. Sie regen den Appe-

tit an, fördern die Verdauung und unterstützen die Assimilationsprozesse, die für eine Verbesserung der Gesundheit und einen Zuwachs an Kraft und Energie nötig sind.

- Sarsaparille, Süßholz, Wilde Yamswurzel und Ginseng liefern dem Körper Vorstufen für Hormone, was zu einem gesunden Hormonhaushalt beiträgt.
- Sarsaparille, Himbeerblätter, Klettenwurzel und die Beeren der Sägepalme haben alterierende (umstimmende, zustandsverändernde) Wirkungen, die die Beschaffenheit des Blutes verbessern und allgemein die Entwicklung eines guten Gesundheitszustandes fördern. Diese Heilpflanzen sind auch spezifische Heilmittel für Geschlechtsorgane und die Fortpflanzungsfunktionen und versorgen den Körper zur Verbesserung der Zeugungsfähigkeit mit allem, was dafür an Nährstoffen wichtig ist.

Eine aromatherapeutische Behandlung

Regelmäßig eine therapeutisch wirksame Körpermassage zu bekommen, ist eine gute Therapie zur Behandlung von Unfruchtbarkeit.

Für das dafür nötige Massageöl geben wir 5 bis 10 Tropfen reines, ätherisches Rosenöl in 30 Milliliter süßes Mandelöl. Rosenöl scheint ein spezifisches Heilmittel zur Behandlung von Unfruchtbarkeit beim Mann zu sein, weil es zu einer Erhöhung der Spermienzahl führt. Allein die mit den Massagen verbundene Tiefenentspannung bewirkt bei den Nebennieren und im Nervensystem wahre Wunder.

Bei Zeugungsunfähigkeit ist auch eine innerliche Anwendung von Rosenöl hilfreich. Dazu nehmen wir zwei Wochen lang einmal am Tag 1 Tropfen reines Rosenöl

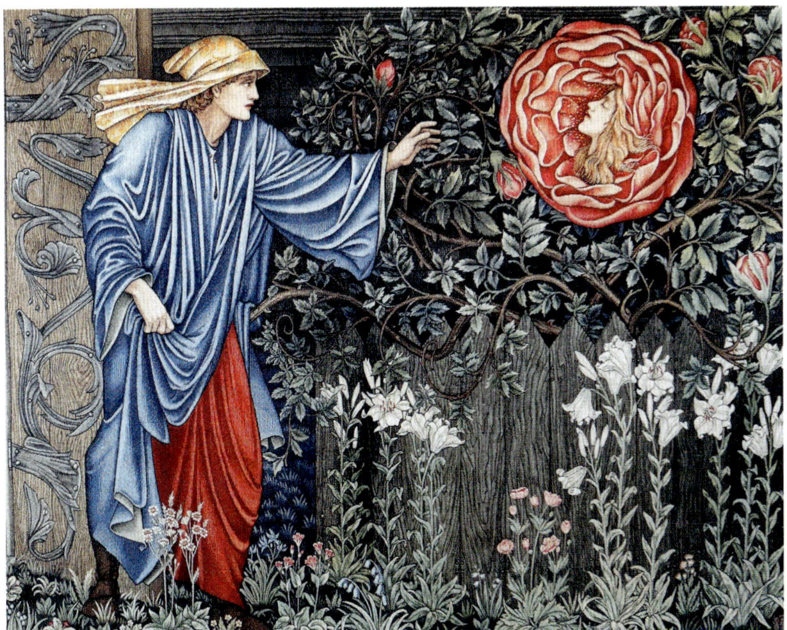

Die Rose, Sinnbild für die mystische Verschmelzung von Mann und Frau.
»Der Pilger im Garten«, Wandteppich von Edward Burne-Jones, 1901.

mit ein wenig Honig und Wasser ein. Nach den zwei Wochen unterbrechen wir für eine Woche, dann wiederholen wir das Ganze.

Trotz ihres Preises ist die Rose für eine Verbesserung der Fruchtbarkeit und der Sexualität die Pflanze der Wahl. Sie wird schon lange als Aphrodisiakum gerühmt. Sie hat eine intensiv kräftigende Wirkung auf den Kreislauf, die Verdauung, die Leber und das Nervensystem. Am wichtigsten ist wahrscheinlich ihre Wirkung auf die geistigen und emotionalen Bereiche. Die Rose ist ein sanftes, aber gleichzeitig sehr wirkungsvolles Antidepressivum, das Angst und Furcht lindert. Auch für die Behandlung eines Katers ist die Pflanze (zusammen mit einem Spritzer Angostura) ein gutes Mittel. Das reine ätherische Öl aus der Damaszenerrose *(Rosa damascena)* ist teuer, das ätherische Öl der Weißen Rose ist noch teurer, aber beide sind ihren Preis wert. Wenn man ein reines Rosenöl aus einer dieser Rosen für weniger als 45 Euro pro Milliliter findet, handelt es sich wahrscheinlich nicht um echtes Rosenöl oder es wurde verdünnt. Auch vor den vielen Fälschungen, die man im Handel findet, sollte man sich in Acht nehmen.

Ist die Zeugungsunfähigkeit schon an sich ein Problem, so kann sie auch ein Problem für ein Paar sein. Die Methode, mit der ein Paar seine Sexualität betreibt, muss bei Unfruchtbarkeit genauso berücksichtigt werden wie das Bewusstsein für den fruchtbaren Zeitraum während des Menstruationszyklus, das letztlich noch bedeutsamer ist. Vier oder fünf Tage vor dieser Zeit sollte der Mann auf eine Ejakulation verzichten, sodass er seinen Samen in der bestmöglichen Qualität und Quantität ans Ziel bringen kann. Der allgemeine Gesundheitszustand des Mannes wie der Frau sollte »optimiert« werden und »sein Maximum erreichen«. Dafür ist es sinnvoll, auch auf die folgenden Faktoren zu achten:

- Das Paar sollte qualitativ hochwertige Nahrungsmittel essen.
- Das Paar sollte an regelmäßigen Bewegungsübungen teilnehmen, die ihnen Spaß machen.
- Lebensmittel und Nahrungsergänzungsmittel, die Vitamin B enthalten, sollten mit in die Ernährung aufgenommen werden. Das ist für den Mann noch wichtiger als für die Frau, damit sichergestellt wird, dass die Leber Östrogen im normalen Maß unwirksam macht.
- Jede Infektion muss hundertprozentig beseitigt werden. Beim Mann gilt das besonders für die Prostata.
- Exzessiver Konsum von Alkohol, Tabak und anderen Drogen sollte eingeschränkt werden und im Idealfall völlig eingestellt werden.

Es ist in diesem Zusammenhang eine gute Idee, eine Portiokappe mit frischem Sperma gefüllt über den Gebärmutterhals zu legen, denn dadurch steigen vielleicht die Chancen für eine Empfängnis. (Normalerweise wird diese Portiokappe dazu verwendet, das Eintreten der Spermien in den Gebärmutterhals zu verhindern.)

Ein langes Leben

Bezüglich der Frage nach einem langen und gesunden Leben können wir uns auf einige allgemein anerkannte und fundierte Grundsätze aus der Alternsforschung verlassen:

- Kontinuierliche Bewegung und anhaltendes Training hemmen die Verfallsprozesse des physischen Körpers, die normalerweise mit dem Altern stattfinden.

- Kontinuierliche Bewegung und anhaltendes Training hemmen den Rückgang der körperlichen Fitness, der normalerweise mit dem Altern einhergeht.
- Kontinuierliche Bewegung und anhaltendes Training hemmen das Nachlassen der geistigen Funktionen, zu dem es normalerweise kommt, wenn jemand älter wird.

Viele ältere Athleten waren bis zum Alter von etwa achtzig Jahren genauso leistungsfähig oder sogar leistungsfähiger als Menschen, die nie Athleten und nur halb so alt wie diese waren. Doch keine Unruhe: Man muss kein Vollzeitathlet sein, um fit zu bleiben; man muss jedoch regelmäßig irgendwelche Übungen machen, um sich seine Jugendlichkeit und seine Gesundheit zu bewahren. Zwar kann niemand seinen chronologischen Alterungsprozess kontrollieren, der biologische Alterungsprozess jedoch lässt sich sehr wohl steuern. Mit Sicherheit ist das, was wir gewöhnlich als natürliches und unausweichliches Altern bezeichnen, weder natürlich noch unausweichlich. Es ist einfach das übliche Muster, das wir überall sehen, weil die Mehrheit der Menschen ähnliche degenerative Erkrankungen aufweist.

Der Körper ist ein herrlich anpassungsfähiger Organismus. Wenn wir beispielsweise regelmäßig Aerobic-Übungen machen, steigert das die Belastbarkeit unseres Herzens und unseres Kreislaufs. Heben wir Gewichte, werden unsere Muskeln, Knochen und Bindegewebe kräftiger. Machen wir regelmäßig Dehnübungen, verbessert sich unsere Beweglichkeit und Gelenkigkeit. Halten wir unseren Stress unter Kontrolle, ernähren wir uns vernünftig und mit allem, was wir an Nährstoffen brauchen, sorgen wir für genügend Ruhe, wird unsere Lebenskraft deutlich stärker. Trinken wir genügend Wasser, dann werden wir vor Gesundheit nur so strotzen. Schützen wir unsere Haut und unsere Haare vor den rauen Elementen, dann altern sie langsamer.

Jeder hat es in seiner Hand, solchen Aktivitäten nachzugehen. Jeder kann sein eigenes langes Leben verlängern, indem er einen Lebensstil annimmt, der sich für ein so langes Leben eignet. Dazu gehört, eine positive Grundhaltung einzunehmen, zu lachen, spielerisch in einem Beruf, den man liebt, tätig zu sein, und herzliche Freundschaften zu pflegen. Und wenn mit all diesen Faktoren, die unserer eigenen Kontrolle unterliegen, alles in Ordnung ist, dann wird es ein höchst anregender und in keiner Weise schwächender Prozess sein, zu altern und dabei gleichzeitig gesund zu bleiben, das Leben auf diesem schönen Planeten zu genießen und mehr Weisheit zu erlangen. Ich glaube, dass es bei einem langen Leben genau darum geht.

Wenn ein Mann älter wird, vollzieht sich bei ihm eine Art Umpolung. Die Produktion seiner Testosteronhormone nimmt ab und die durch Östrogene bestimmte Seite seines Wesens findet auf subtile Art einen stärkeren Ausdruck. Ein Mann ist dann weniger aggressiv und sanfter; seine Interessen wenden sich stärker nach innen und der Fortsetzung seiner spirituellen Entwicklung zu. Er wird stärker zum Liebenden und weniger zum Verfolger. Eine Frau erlebt bei sich eine ganz ähnliche Umpolung, obwohl das Schwinden ihres Östrogens sie vor mehr Herausforderungen stellt und einen härteren Wechsel darstellt. Normalerweise sind das alles sanfte Übergänge. Für Jungen und Männer jeden Alters ist es wichtig, sich dieser natürlichen Veränderungen der männlichen Energie bewusst zu sein und dieses Phänomen zu verstehen und zu ehren.

Gefangen in den ganzen Problemen, über die wir uns als moderne Menschen unsere Sorgen machen – die Gesundheit unseres Herzens und unseres Gefäßsystems, die Gesundheit unserer Gelenke, die Gesundheit unserer Sexualität, die Kontrolle unseres Körpergewichts, der Verlust unseres Erinnerungsvermögens, die Stabilität unserer Blutzuckerwerte, Fettleibigkeit und unsere körperliche Attraktivität –, wird alles von unserer Sorge über unser Altern überschattet. Und obwohl der chronologische Alterungsprozess unaufhörlich und unumkehrbar vorangeht, lässt sich der physische Alterungsprozess in hohem Maße kontrollieren. Die Experten dafür sind die gesunden Achtzigjährigen, Neunzigjährigen und Hundertjährigen, die mitten unter uns weilen. Und wie es schon immer war, liegt die Weisheit in den Lebenserfahrungen unserer lebendigen Ältesten. Was sich in unserer Kultur geändert hat, was sich verlagert hat, ist der Tatbestand, dass die Jugend aufgehört hat, die Ältesten zu ehren. Doch diese Ältesten sind genau die, die das gelebt haben, worüber wir am meisten wissen wollen: Sie haben am längsten auf die Art und Weise gelebt, mit der man sein ganzes Leben lang jugendlich bleiben kann.

In den Lebensgeschichten der schöpferischen und funktionsfähigen älteren Menschen spiegelt sich etwas, das sich im Einklang mit den Befunden der aktuellen medizinischen Forschung befindet: Stress kann uns krank und alt machen. Wir müssen wirklich verstehen, dass das Entscheidende dabei nicht das Ausmaß an Stress ist, dem wir ausgesetzt sind. Entscheidend ist vielmehr, wie wir mit dem Stress umgehen – entweder verinnerlichen wir ihn oder wir lassen ihn los. Ihn loszulassen, ist genauso angenehm und erfrischend wie ein Besuch in der Sauna oder die tägliche Dusche. Wenn wir ihn jedoch verinnerlichen, sammelt sich emotionaler Müll an, der den Geist verschmutzt und unsere lebendigen Systeme verstopft. Auf der Grundlage von Studien haben Forscher mittlerweile eine Theorie entwickelt, die besagt, dass die Telomere – die biologisch Markierungen für den Alterungsprozess setzen und insofern Indikatoren für dessen Fortschreiten sind – bei ununterbrochenem, unvermindert anhaltendem Stress, der kein Ventil findet (sozusagen nicht »abgeduscht« wird), immer schneller immer kleiner werden. Diese Telomere sind winzige Kappen auf den Enden der Chromosomen von Zellen, die in gewisser Weise eine ähnliche Funktion haben wie die Schutzkappen aus Plastik vorne an unseren Schnürsenkeln, die verhindern, dass diese zerfransen. Werden die Telomere zu kurz, hört die Zelle auf, sich zu teilen und stirbt schließlich ab.

Was sind also die Strategien, von denen uns unsere Ältesten erzählen, und die sie verwenden, um ihre Telomere zu retten? Ich bin mir sicher, dass die folgende Aufstellung nicht überraschen wird:

- Sei optimistisch und akzeptiere die Dinge so, wie sie gerade geschehen. Mach sie besser, wenn du kannst; das zieht positive Erlebnisse in deinem Leben an. Es ist bekannt, dass Optimisten länger leben. Einige sagen, dass Menschen optimistisch sind, weil sie gesund sind, aber es ist genau andersherum: Sie sind gesund, weil sie optimistisch sind.
- Würdige dein Leben und das Leben um dich herum, das die Schönheit offenbart, die überall vorhanden ist.
- Mach Gebrauch von deinem Humor, lache so viel du kannst und bringe auch andere zum Lachen, wenn du dazu in der Lage bist. Humor macht alles leichter und schenkt Stress weniger Bedeutung. Er konzentriert sich auf eine Freude, die das Herz berührt und fördert freundliche Interaktionen.
- Finde eine Arbeit, die interessant und sinnvoll ist (deine Berufung) und verbringe so viel Zeit mit ihr, wie deine Begeisterung es von dir verlangt. So kann

»Arbeitssucht« zu einer guten Erfahrung werden. Sinn in seinem Leben zu finden und den entsprechenden Aufgaben tatkräftig nachzugehen, gibt der Immunfunktion einen starken Anschub, was wiederum die Gesundheit erhält.

- Pflege deine Freundschaften und fördere sie. Einsamkeit ist mit einer wachsenden Anfälligkeit für Stress, Depressionen und einem Verlust kognitiver Fähigkeiten verbunden. Eine herzliche, freundschaftliche Gemeinschaft beschützt uns davor.
- Lade Musik in dein Leben ein. Musik schenkt deinem Herzen das, was das Licht dem Diamanten schenkt. Sie befreit den strahlenden inneren Funken, damit er hell aufleuchtet. Das erhellt dann den ganzen Körper, indem es den Geist beruhigt und Blutdruck und Herzschlag senkt. Musik bringt einen wie nichts anderes in Bewegung, zum Tanzen und zum Singen. Sie kann Stress unmittelbar verringern; deswegen hat man dabei auch das Gefühl, singen und tanzen zu wollen.
- Meditiere und bete. Meditation bringt deinen Geist an einen Ort jenseits von Stress und Sorgen; das Gebet platziert ihn genau dort, wo du dir gerade erschaffst, was du selber willst. Meditation ist wie eine kleine Urlaubsreise in die Tiefen unseres Seins, weit weg vom ratternden und gierig alles in sich hineinschlingenden Verstand. Das Gebet ist ein Mantra, das seine Wünsche und seine Dankbarkeit für deine schöpferische Essenz singt.
- Bewege dich. Die physiologische Reaktion des Gehirns, des Hormonsystems und des Immunsystems auf Stress – all dies wird durch regelmäßige Bewegung abgemildert. Angst wird durch Aktivitäten, die nicht zu intensiv, aber auch nicht zu sanft ausgeführt werden, deutlich verringert.
- Erschaffe etwas und spiele. Der Akt, ein Kunstwerk in die Welt zu setzen oder etwas mit den eigenen Händen herzustellen, dabei innerlich vollständig im Fluss zu sein und den Geist hundertprozentig auf etwas zu konzentrieren, scheint die Zeit stillstehen zu lassen. Was kann mehr zu einem langen Leben beitragen als das?

Um sich auch von Heilpflanzen bei einem langen Leben unterstützen zu lassen, eignen sich für eine regelmäßige Einnahme Ginkgo und die Blüten und Blätter des Weißdorns besonders gut. Diese beiden Tonika wirken zusammen außergewöhnlich positiv und stärken Herz und Gehirn. Wir können noch ein paar andere Heilpflanzen mit in unsere Liste aufnehmen, die dafür bekannt sind, das Gedächtnis und die Funktionen des zentralen Nervensystems zu verbessern und die freien Radikale zu neutralisieren. (Freie Radikale sind energiereiche Molekülfragmente, die im Körper Amok laufen können und zum Alterungsprozess beitragen.) So haben wir für ein langes Leben exzellente Verbündete aus dem Pflanzenreich zur Hand. Die folgende Kombination kann ich als Grundrezeptur zur Verlängerung eines qualitativ guten Lebens empfehlen:

4 Teile Ginkgo
4 Teile Weißdorn
3 Teile Sibirischer Ginseng
2 Teile Gotu Kola
2 Teile Vielblütiger Knöterich
1 Teil Rosmarin
1 Teil Helmkraut und/oder Hafer

Achtung! Wenn man in irgendeiner Zubereitungsform ein Präparat aus Heilpflanzen herstellt oder irgendetwas anderes zubereitet, das man später essen will, sollte man Töpfe und Kochgeschirr aus Aluminium meiden. Die Gesundheitswissenschaften haben den starken Verdacht, dass es eine Verbindung zwischen der Alzheimer-Krankheit und unnatürlichen Aluminiumablagerungen in der Großhirnrinde gibt und diese Ablagerungen ernährungsbedingt sind. Die Alzheimer-Krankheit bringt die kognitiven Funktionen älter werdender Menschen zum Erliegen und stellt für ein langes Leben eine immense Last dar, und das ist noch milde ausgedrückt. Die Verwendung von Aluminium steht auch im Verdacht, bei arthritischen Leiden für eine starke Verschlimmerung zu sorgen. (Die Aluminiumindustrie kritisiert einen solchen Verdacht und sagt, derartige Erkenntnisse beruhen auf fehlerhaften Forschungen.) Die Innenseite eines seit einiger Zeit in Gebrauch befindlichen Aluminiumtopfes wird bei genauerer Untersuchung überall kleine Beschädigungen aufweisen. An diesen Stellen haben sich kleine Aluminiumteilchen vom Topf gelöst und sich dann mit flüssigen Lösungsmitteln darin vermischt (insbesondere mit säurehaltigen und salzigen Flüssigkeiten). Diese Flüssigkeiten dienen dann aber leider den Benutzern dieser Töpfe mit großer Wahrscheinlichkeit als Bestandteil eines Frühstücks oder Mittagessens, eines Imbisses und heißer Getränke.

Aluminium kommt auch über unsauberes Trinkwasser in unseren Körper, ferner über handelsübliches Backpulver, Aluminiumdosen, Deos mit Aluminiumsalzen, rezeptfreien Schmerzmitteln und Medikamenten zur Neutralisierung der Magensäure. Viele und wahrscheinlich die meisten gegenwärtig verwendeten Impfstoffe enthalten ebenfalls Alaun und Aluminiumphosphat als Konservierungsmittel.

Einige exotische Rezepturen für Heilpflanzenmischungen

Folgende Rezepte tragen spezifisch zur Ernährung der männlichen Geschlechtsorgane bei.

Mit den folgenden vier Rezepten möchte ich meiner Freundin und Weggefährtin auf dem Gebiet der Pflanzenheilkunde Rosemary Gladstar für ihre Verdienste danken. Rosemary stellt allen, die ihre Kurse besuchen, diese Rezepte kostenlos zur Verfügung. Die aus Heilpflanzen zusammengestellten Zubereitungen sind auch hervorragende Geschenke für den Mann, der alles hat, und beabsichtigt, sie zu nutzen.

Energiekugeln (Powerballs)

Das folgende Rezept besteht aus einer Zusammenstellung von Zutaten, die einen Mann mit einem dauerhaften Energievorrat versorgen. Die Nährstoffe darin fördern die männliche Yang-Energie und sind mit Bedacht so gestaltet, dass sie mit der Zeit auch die männlichen Geschlechtsorgane nähren und kräftigen.

Wir vermengen die folgenden *Pulver* in einer Schüssel miteinander:

2 Esslöffel Sibirischer Ginseng (Pulver)
2 Esslöffel Ginsengpulver
1 Esslöffel Ingwerpulver
4 Esslöffel Bienenpollen
6 Esslöffel (gemahlene) Kürbiskerne
1 Esslöffel (gemahlene) Sesamkörner
1 oder 2 Esslöffel Spirulina (eine Süßwasseralge)

In einer anderen Schüssel vermengen wir die folgenden Zutaten miteinander:

¾ Tasse Sesambutter, Mandelbutter oder Erdnussbutter
¼ Tasse Honig
Nach Belieben: geröstetes Carobpulver und angeröstete Kokosraspeln

Behutsam fügen wir der zweiten Mischung die erste Mischung hinzu und kneten alles durch, bis eine Paste entsteht. Zu dieser geben wir noch das geröstete Carobpulver und, wenn man mag, leicht angeröstete Kokosraspeln zum Süßen und für den besseren Geschmack. Das Ganze rollen wir dann zu kleinen, ungefähr walnussgroßen Kugeln zusammen. Vor und nach unseren täglichen Übungen essen wir jeden Tag eine solche Kugel.

Der Wein für ein langes Leben

Auch wenn dieses aromatische Getränk, das uns als pflanzliches Tonikum gereicht wird, vielleicht nicht unbedingt das Leben verlängert, hilft es auf jeden Fall dabei, es romantischer zu machen.

Es besteht aus folgenden Zutaten:
1 Ginsengwurzel
8 Gramm Damiana
8 Gramm Tragantwurzel
8 Gramm Koriandersamen
8 Gramm Sternanis
1 Flasche Rotwein oder Weißwein

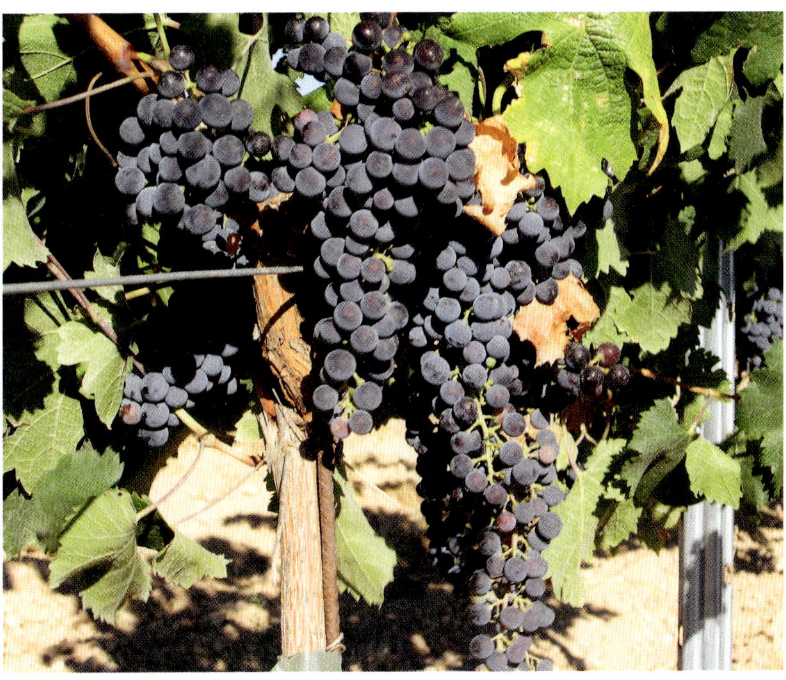

Wein hat eine lange Tradition als Lebenselixier.

Die Heilpflanzen legen wir in ein Glasgefäß, dann wärmen wir den Wein und gießen ihn über das Pflanzenmaterial. (Die Weinflasche bewahren wir noch auf.) Wir verschließen das Glasgefäß mit diesem Kräuterwein und lassen es ein oder zwei Wochen lang stehen. Dann wird der Wein abgeseiht und wieder in die alte Flasche zurückgegossen. Auch die Ginsengwurzel fügen wir wieder hinzu. Von diesem Wein sollten wir jeden Tag eine kleine Menge trinken, beispielsweise einen Esslöffel pro Tag oder ein- oder zweimal in der Woche ein volles Weinglas.

Rosemarys Elixier für ein langes Leben

Der Geschmack dieses Tonikums für den männlichen Körper lässt uns an Begriffe denken wie »exquisit« oder »für die Götter«. Es baut Kraft auf und steigert die Vitalität und ist so zusammengestellt, dass es auch über einen langen Zeitraum hinweg verwendet werden kann.

Es besteht aus folgenden Zutaten:

2 bis 6 ganze Ginsengwurzeln (sind ein aufbauendes Tonikum und wirken adaptogen)

1 Teil Sägepalme (stärkt die Geschlechtsorgane)

2 Teile Sarsaparille (wirkt anabolisch und reinigt das Blut)

4 Teile Wilde Yamswurzel (liefert Vorstufen für Hormone und ist ein Stärkungsmittel)

2 Teile Wurzelrinde vom Sassafrasbaum (wirkt alterierend und ist ebenfalls ein Stärkungsmittel)

2 Teile Sibirischer Ginseng (wirkt allgemein stärkend und adaptogen)

4 Teile Ingwer (wirkt anregend auf den Kreislauf)

2 Teile Damiana (ist ein Tonikum für die Prostata und steigert die sexuelle Vitalität)

4 Teile Süßholz (nährt die Nebennieren und harmonisiert)

4 Teile Vielblütiger Knöterich (nährt das zentrale Nervensystem und baut das männliche Chi auf)

4 Teile Tragantwurzel (stärkt das Immunsystem)

1 Teil Sternanis (wärmt und regt an)

Brandy (in ausreichender Menge, um die Zutaten zu bedecken)

½ Tasse Kirschkonzentrat oder ein anderes Fruchtkonzentrat

Wir geben alle Heilpflanzen in ein Glasgefäß, das 1 Liter fasst, und gießen so viel von dem Brandy dazu, dass alles bedeckt ist. Für diesen Zweck sollten wir einen Brandy guter Qualität auswählen, dem kein Fruchtgeschmack beigefügt wurde. Wir verschließen das Glasgefäß gut mit einem Deckel und lassen den ganzen Extrakt sechs bis acht Wochen lang an einem warmen, schattigen Platz stehen. Nach dieser Zeit seihen wir alles ab und entsorgen die verbrauchten Heilpflanzen bis auf die ganzen Ginsengwurzeln. Jeder Tasse dieses Pflanzenextraktes fügen wir das Fruchtkonzentrat hinzu, das wir in jedem Naturkostladen bekommen können. (Achtung! Keinen Fruchtsaft verwenden, sonst ruiniert man das Elixier.) Jetzt geben wir die Ginsengwurzeln in das Elixier zurück. Jeden Tag nehmen wir ein bis zwei Esslöffel dieses Elixiers. Es sollte im Kühlschrank aufbewahrt werden.

Pans Zaubertrank

Dieser Trank soll die sexuelle Potenz und Vitalität steigern.

Zutaten für Gruppe 1:
1 Ginsengwurzel
15 Gramm Sägepalmenbeeren
30 Gramm Wurzel des Krausen Ampfers
15 Gramm Wurzel des Wilden Yams
30 Gramm Damianablätter

Zutaten für Gruppe 2:
8 Gramm Erdbeerblätter
8 Gramm Himbeerblätter
8 Gramm Brennnesselblätter
8 Gramm Beinwellblätter
1 Tasse Honig
½ Tasse Brandy (nicht zwingend erforderlich, aber sehr zu empfehlen)

Die Pflanzen von Gruppe 1 werden in einem Liter Wasser bei niedriger Hitze 45 Minuten lang geköchelt. Dann nehmen wir diese Abkochung vom Herd und geben (nur) die Blätter von Gruppe 2 hinzu, rühren um, bedecken den Topf und lassen das Ganze über Nacht stehen. Am nächsten Tag seihen wir das gesamte Pflanzenmaterial aus dem Tee ab. Den Tee stellen wir dann bei sehr niedriger Hitze wieder auf den Herd und verringern die Flüssigkeit langsam bis auf einen halben Liter. Dann geben wir den Honig und den Brandy hinzu. Diese Flüssigkeit bewahren wir im Kühlschrank auf. Drei bis sechs Monate lang nehmen wir täglich ein bis vier Esslöffel davon.

Ich möchte an dieser Stelle auch noch eine andere Kollegin von mir, Amanda McQuade Crawford, für ihre Verdienste würdigen. Sie steuerte die nächsten beiden Rezepte bei, die das Leben erstrahlen lassen, und ich möchte sie hier mit ihren eigenen Worten zitieren, mit denen sie diese Rezepte vorstellte: »Aphrodisiaka haben ihren Namen von Aphrodite bekommen, der Göttin der Liebe. Hier haben wir Rezepte für wilde, ungebärdige Getränke, Tonika für Frauen und Männer. Vergesst nicht, dass Liebe nie erzwungen, aber erschaffen werden kann.«

Ausprobiert und für gut befunden: Ein Tonikum für den Mann

Er besteht aus folgenden Zutaten:
30 Gramm Amerikanischer Gelbholzbaum
15 Gramm Süßholz
15 Gramm Orangenschalen
15 Gramm Thymian
30 Gramm Sarsaparille
30 Gramm Sägepalme
15 Gramm Zimt
15 Gramm Yohimbe oder Großblütige Elfenblume (nicht zwingend erforderlich)
15 Gramm Baldrian

15 Gramm oder mehr ganze Ginsengwurzel(n) oder -würzelchen

Brandy, Wodka oder anderen 40-prozentigen Alkohol in ausreichender Menge, um das Pflanzenmaterial zu bedecken

nach Belieben Gerstenmalz oder Honig zur Geschmacksverbesserung

Wir gießen so viel Brandy, Wodka oder einen anderen Alkohol über das Pflanzenmaterial, bis es davon bedeckt ist, und stellen das Ganze für zwei Wochen an einen kühlen, dunklen Platz. Einmal am Tag schütteln wir die Mischung gut durch. Dann seihen wir alles ab und geben das Gerstenmalz oder den Honig hinzu. Diese Mischung gießen wir in eine ästhetisch ansprechende Flasche und fügen die Ginsengwurzel hinzu. Von diesem Getränk nehmen wir am Tag ein bis zwei Esslöffel.

Der Chakra-Express von Rot nach Orange

Die Zutaten sind:

15 Gramm Piment
30 Gramm Ingwer
4 Gramm Gewürznelken
15 Gramm Fenchel
15 Gramm Zimt
15 Gramm Sternanis
30 Gramm Tragantwurzel
15 Gramm Lorbeerblätter
15 Gramm Muskatnuss
4 Gramm Guarana (nicht zwingend erforderlich, enthält Koffein)
1 bis 2 Flaschen Beaujolais oder Burgunder

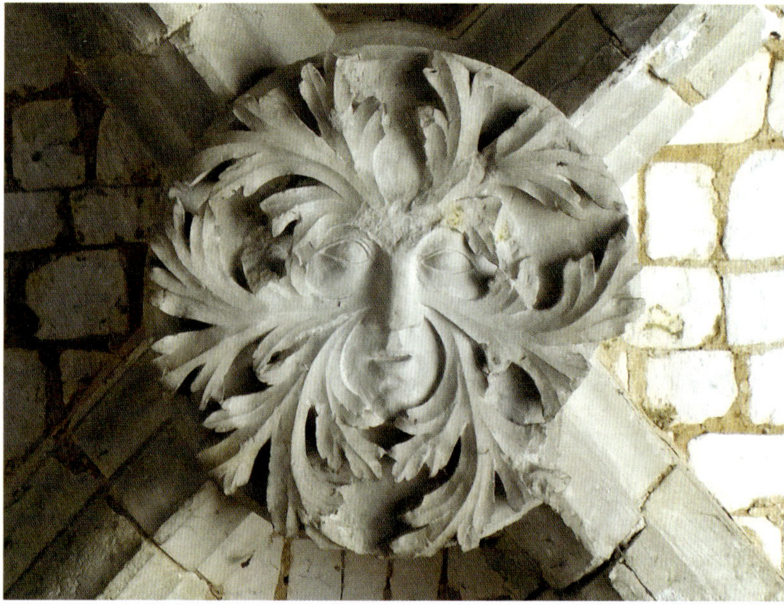

Der Grüne Mann, Symbol für die Fruchtbarkeit der Natur. Klosterruine Jumièges, Frankreich.

Für dieses Getränk verwenden wir die Blätter, die Samen, Rinden und Wurzeln möglichst im Ganzen. Das Pflanzenmaterial bedecken wir großzügig mit Wein und geben diese Mischung in eine große, durchsichtige Flasche, die wir fest verschließen. Erst nach zwei Wochen seihen wir das Pflanzenmaterial ab. Zum Trinken können wir es über niedriger Hitze erwärmen oder in Zimmertemperatur zu uns nehmen – jeweils nur eine kleine Menge. Im Kühlschrank ist der Trank etwa zwei bis drei Jahre haltbar.

Greens Tee für den »Gesang des Mannes«

Dieser Tee ist dazu gedacht, dem männlichen Spirit noch mehr Schwung zu verleihen.

Er enthält folgende Zutaten:
2 Teile Wurzelrinde vom Sassafrasbaum
1 Teil Süßholzwurzel
2 Teile Ingwerknollen
1 Teil Orangenschalen
2 Teile Eibischwurzel
1 Teil Sarsaparillenwurzel
1 Teil Ginsengwurzel (oder -würzelchen)
2 Teile Zimtrinde

Alle Zutaten werden mit Wasser gemischt (1 Teelöffel der Pflanzenmischung pro Tasse Wasser). Das Ganze lassen wir ein paar Stunden stehen, dann wird die Mischung bei niedriger Hitze geköchelt. Diese Abkochung ergibt ein Gebräu mit einer köstlichen, männlichen Yang-Energie. Die einzelnen Bemessungen können nach Belieben verändert werden; außerdem darf ganz nach den eigenen Geschmacksvorstellungen auch alles hinzugefügt werden, wonach einem ist.

KAPITEL 8

Die allgemeine Pflege der Gesundheit

Von Vitaminen und Süßstoffen bis zu gesunder Haut und gesundem Haar

»Glück lässt sich auch in den finstersten Zeiten finden; wir müssen uns nur daran erinnern, das Licht einzuschalten.«
Albus Dumbledore

Eine positive innere Einstellung, ein schöpferisches, freudvolles Leben und die Wertschätzung des Schönen und des eigenen Lebens sind die Grundlage und die wesentliche Ausdrucksform unserer Gesundheit. Auf die persönliche Hygiene zu achten, viel frische Luft einzuatmen, gesunde, vollwertige Nahrung sowie probiotische Lebensmittel zu essen, dazu noch regelmäßige Bewegung, viel Lachen, Ruhe, Dehnübungen und reichlich Wasser zu trinken, ist der sicherste Weg, unseren Körper gesund zu erhalten.

Angeborene Gesundheit und die menschliche Immunität

Biologisch gesehen ist jeder von uns mit allem ausgestattet, was er braucht, um als gesundes, unabhängiges Wesen tätig zu sein, damit es ihm an nichts fehlt und damit es ihm bestens geht. Wir sind auch in perfekter Weise dazu fähig, jegliches Eindringen fremder Organismen in die Gewebe unseres Körpers abzuwehren.

Seit etwa einem Jahrhundert glauben wir Menschen im Westen jedoch an die Geschichte, dass Krankheiten wahllos von außen auf uns einstürmen und wir unser Leben als Opfer unsichtbarer Krankheitserreger führen, nach Belieben deren Launen ausgeliefert sind und gegen sie nur sehr wenig ausrichten können – außer vielleicht mit der Magie der westlichen Naturwissenschaften und der Mystik einer auf Gewinn ausgerichteten und kommerziell betriebenen medizinisch-pharmakologischen Technologie.

Die Geschichte dieses allgegenwärtigen kulturell verankerten Glaubenssystems reicht weit bis ins 17. Jahrhundert zurück, das heißt, bis in eine Zeit, in der eine kartesianisch-newtonsche, mechanistische Sichtweise des menschlichen Körpers und der Beziehung des Menschen zum Universum an Boden gewann. Dieser reduktionistische Ansatz teilt den Körper/Geist in so viele Einzelteile wie möglich auf, analysiert dann jedes dieser Teile getrennt von den anderen (gemäß der jeweiligen medizinischen Spezialisierung) und tut dies alles in dem festen Glauben, dass sich so am Ende der gesamte Mensch verstehen lässt. Das Ganze ähnelt dem Prozess, eine Uhr auseinanderzunehmen und deren Einzelteile dann genau zu kennzeichnen in der Hoffnung, auf diese Weise zu verstehen, was Zeit ist. Einige dieser Glaubenssätze aus dem 19. und 20. Jahrhundert, die sich direkt auf diese aus dem 17. Jahrhundert stammenden Mutmaßungen zu Gesundheit und Krankheit zurückführen lassen, sind beispielsweise:

- Es gibt ein »Hier drinnen« im Inneren des Körpers und ein »Da draußen« außerhalb des Körpers. Beides ist klar voneinander getrennt und lässt sich deutlich voneinander unterscheiden.
- Der menschliche Körper ist lediglich eine biologische Maschine.
- Krankheit ist eine Sache für sich, ein fremdes und feindliches Gebilde, das von einem selbst abgesondert und fähig ist, in den Körper und den Geist einzudringen und Schaden anzurichten.
- Krankheit ist ein Unglück, das einen von außen befällt und das man mit Hilfe von krankheitsmildernden Medikamenten ertragen muss.
- Gesundheit ist nur das Fehlen von Krankheitssymptomen.
- Heilung geschieht (wie Krankheit) unabhängig von der geistigen Verfassung, von Gefühlen und vom menschlichen Bewusstsein.
- Das Ausmaß der Gesundheit hängt von der Qualität der Arznei ab.
- Gesundheit (Heilung) ist das Ergebnis dessen, was jemand oder etwas mit einem macht und resultiert nicht aus etwas, das man selbst für sich tut.

Im 19. Jahrhundert begriff die Wissenschaft des Westens den menschlichen Körper immer noch als eine Ansammlung von Teilen, die meistens unabhängig vom Geist, vom Verstand und von Gefühlen existieren. Im Einklang mit dieser Auffassung begann die westliche Zivilisation dann damit, diese Sichtweise – die sich mittlerweile fast zu einem religiösen Glaubenssatz entwickelt hatte – zu übernehmen und unsere westliche Wissenschaft und ihre spezifisch wissenschaftliche Vorgehensweise als auf einzigartige Weise objektiv, unvoreingenommen und fähig zu direkten Einblicken in die Wahrheit und die Wirklichkeit anzusehen.

An dieser Stelle sei darauf hingewiesen, dass »Wissenschaft« lediglich eine kulturspezifische Art und Weise bezeichnet, zu Erkenntnissen zu gelangen. Wissenschaft ist nichts Absolutes; sie ist in Relation zu den bereits bestehenden kulturellen Glaubensvorstellungen zu sehen und somit relativ. Die Wissenschaft einer Kultur ist eine subjektive, sie ist auf einer tiefen Ebene Konditionierungen unterworfen, die sich im Kollektivbewusstsein über die Jahrhunderte hinweg ausgebildet haben. Die Wissenschaften des Ostens, die schamanische Wissenschaft der Huichol in Mexiko, die Voodoo-Wissenschaft in Haiti und Ähnliches unterscheiden sich immens von unserer westlichen Wissenschaft, sind aber dennoch genauso gültige Wege, Wirklichkeit zu erkennen und zu erleben. Jede dieser Wissenschaften ist nicht weniger real oder unrealistisch wie die unsere. (Das klingt ziemlich ketzerisch, nicht wahr?)

Wir leben, was wir glauben. Wenn wir glauben, dass das Universum und wir selbst mechanisch funktionieren und wir dem Angriff irgendwelcher Mikroorganismen schutzlos ausgeliefert sind, werden wir auch mechanisch leben und den vorhandenen Mikroorganismen eine überwältigende Macht einräumen. In Norman Cousins Buch *Der Arzt in uns selbst* wird dieses Phänomen genauer betrachtet. Dort heißt es: »Die größte Kraft im menschlichen Körper ist der natürliche Drang dieses Körpers, sich selbst zu heilen. Diese Kraft existiert aber nicht unabhängig vom jeweiligen Glaubenssystem, das Erwartungen in physiologische Veränderungen umwandeln kann. Nichts ist an den etwa fünfzehn Milliarden Nervenzellen im menschlichen Gehirn erstaunlicher als ihre Fähigkeit, Gedanken, Hoffnungen, Ideen und innere Einstellungen in chemische Substanzen umzuwandeln. Alles beginnt daher mit einer Glaubensvorstellung. Was wir glauben, ist die mächtigste Option, die wir haben.«[7]

Wir Menschen im Westen glauben, dass »Krankheitserreger« oder »Krankheitskeime« Krankheiten verursachen. Wenige von uns stellen diese »Tatsache« des Lebens in Frage. Wenn wir uns die Ursache einer menschlichen Krankheit durch die Brille einer *Theorie* anschauen, die Mikroben als die Hauptursache von Krankheiten sieht, dann ist das fast so, als ob wir das Leben allgemein aus der Sicht eines Filmproduzenten in Hollywood betrachten würden. Tatsächlich haben wir beides ungefähr gleich lange getan. Wie alle in Hollywood erdachten Filmhandlungen und alle auf Zelluloid gebannten Illusionen ist auch die berühmt-berüchtigte Theorie von den Krankheitserregern, die das erste Mal im späten 19. Jahrhundert von Louis Pasteur und Robert Koch aufgestellt wurde, viel zu vereinfachend, ungenau und auf tragische Weise irreführend, wenn wir sie auf unser Alltagsleben anwenden. Trotzdem hat sie als Grundstein und Fundament des kollektiv in unserer Kultur dominierenden Konzepts und unseres Verständnisses der Ursachen und Heilung von Krankheiten eine absolut beherrschende Stellung inne. Auf diesem Konzept haben wir einen hoch aufragenden Wolkenkratzer eines von Medizin und Pharmazie durchgeführten Krieges gegen die »Krankheitserreger« errichtet.

Die überwältigende Schnelligkeit, mit der diese Theorie von den Krankheitserregern als die Ursache von Krankheit vom Berufsstand der westlichen allopathischen Mediziner als Tatsache anerkannt wurde und sich allgemein durchgesetzt hat, war ein spektakuläres historisches Phänomen. Und obwohl ich mir sicher bin, dass die allopathischen Ärzte heutzutage nicht länger daran glauben, dass »Krankheitserreger« die einzige Ursache von Krankheiten sind, hat diese einflussreiche Gruppe an medizinischen Experten der Öffentlichkeit doch nur sehr wenige, einer Aufklärung dienende Informationen über das Gegenteil zukommen lassen. Genauso wenig wurden von den Medien aufschlussreiche Informationen über Sachverhalte verbreitet, die dabei geholfen hätten, den vielen Laien unter uns anderslautende Kenntnisse zu vermitteln. Diese Kritik soll keinesfalls dazu dienen, die anhaltenden, gut informierten und von Sachkenntnis geprägten Bemühungen seitens allopathischer Hausärzte herabzuwürdigen, die den Großteil ihrer Arbeitszeit damit verbringen, ihre Patienten zu beschwören, den Lebensstil, den sie sich angewöhnt haben, so zu ändern, dass sie sich nicht länger selbst durch belastenden Stress, schlechte Ernährung, Alkohol und Rauchen Schaden zufügen.

Die 1881 von Pasteur und Koch aufgestellte historische Theorie vom einzelnen Krankheitserreger oder Krankheitskeim, der für eine einzelne Krankheit verantwortlich ist, besagt, dass jeder spezifische Krankheitserreger einen ahnungslosen Menschen heimsucht und bei diesem eine ganz spezifische Krankheit hervorruft. In ihrem historischen Zeitschriftenartikel über die »Doktrin der Spezifizität« wurden Überlegungen formuliert, dass bestimmte, mikroskopisch kleine Lebewesen – deren Art und Weise, zeitlich und räumlich in Erscheinung zu treten, große Übereinstimmungen mit den körperlichen Anzeichen für spezifische Krankheiten zeigen – sol-

7 Norman Cousins: Anatomy of an Illness as Perceived by the Patient, New York: Bantam 1991

che Krankheiten verursachen. Die historischen Aufzeichnungen verraten auch, dass die Theorie von Pasteur, nach der spezifische »Keime« die Hauptursache für spezifische Krankheiten sind, sofort von einer Reihe seiner zeitgenössischen Fachkollegen, vor allem von Claude Bernard und I. M. Setchenov, widerlegt wurde und sich als falsch erwies.

Als Pasteur dann 1882 seine Theorie in veränderter Form neu formulierte und darlegte, dass diese »Keime« nicht der Hauptfaktor, sondern ein sekundärer Faktor bei der Entstehung von Krankheiten waren, wurde das nur wenig beachtet. Wie er einräumte, war der wichtigste Faktor für die Entstehung von Krankheiten ein geschwächtes körperliches Umfeld (ein Milieu, das durch geschwächte Körpergewebe geprägt wird). Dass seine ursprüngliche Theorie zur Krankheit und die sich daraus ergebenden nachfolgenden medizinischen Verfahren eine so starke Bedeutung erlangten, ist interessant zu lesen, kann einen aber auch beunruhigen. Es zeigt, wie Glaubenssysteme auf bestimmten Annahmen aufbauen, die dann als Wissenschaft vermarktet werden, obwohl sie nicht unbedingt auf unumstößlichen Beweisen beruhen oder manchmal auch überhaupt keine Beweise dafür vorliegen. Und doch können solche Glaubenssysteme das kollektive Bewusstsein einer ganzen Kultur bewegen, formen und bestimmen.

Die nicht so lauthals gepriesenen Arbeiten der gleichzeitig mit Pasteur forschenden Wissenschaftler besitzen für gut unterrichtete Menschen mehr Relevanz. Zur Entkräftung von Pasteurs Doktrin von den spezifischen Krankheitsursachen haben diese Forschungen eindeutige Nachweise für die folgenden Aussagen erbracht:

- Mikroorganismen, die etwas mit Krankheiten zu tun haben, suchen sich ihre natürlichen Lebensräume: krankes Körpergewebe.
- »Krankheitserreger« haben bei den von ihnen ausgelösten Gärungsprozessen in jedem Medium, in dem sie sich finden lassen, ganz unterschiedliche Wirkungen. (Ich schlage vor, die Funktion von »Krankheitserregern« zutreffender im Rahmen einer Theorie zu beschreiben, die sich auf die Bedingungen für ein »Festmahl« oder »Gelage für die Keime« bezieht.)
- Der Wirtskörper muss sich in einem Schwächezustand befinden, bevor Krankheitserreger sich überhaupt in seinen Geweben niederlassen oder zu Krankheiten führen können.
- Der Prozess einer Krankheit hängt von der Umgebung ab, die ihm ein Körper bietet, also von dessen Gesundheitszustand.

Unser kulturelles Glaubenssystem tut gut daran, diese übertriebene, irreführende Angst vor Krankheitserregern zu zerstreuen und die durch Konditionierung entstandene Reaktion durch eine positive Haltung gegenüber einer Pflege und Aufrechterhaltung der eigenen Gesundheit zu ersetzen, die spontan einer Krankheit widersteht. Ob wir den natürlichen Aktivitäten von Mikroben zum Opfer fallen, hängt viel mehr von der Freude ab, die wir in unserem Leben erfahren und vom ökologischen Zustand unserer Gemeinschaften, unserer Körper und unserer Ernährungsweise als von der Gegenwart irgendwelcher Bakterien und Viren. Jede Stunde atmen wir viele Tausende von Mikroorganismen ein oder verschlucken sie, ohne dass wir dadurch krank werden. Tatsächlich beherbergen gesunde Menschen viele potenziell pathogene Mikroben wie die Erreger von Diphtherie oder Meningitis (Hirnhautentzündung), den Poliovirus und Staphylokokken in sich. Und manchmal sind Krankheitssymptome auch ohne das Vorhandensein spezifischer »Krankheitserreger« oder (Krankheits-)Keime vorhanden, die als ihre »Verursacher« gelten.

Wenn allerdings die dem Körper zugrunde liegende Vitalität aus irgendeinem Anlass abgenommen hat und Mikroorganismen seine Gewebe angreifen, wird der Körper normalerweise Hilfe benötigen, um die Menge der Mikroorganismen zu verringern, die befallenen Gewebe zu kräftigen und ein Gefühl des Wohlbefindens herbeizuführen. In diesem Moment der Krise reicht eine Veränderung der Ernährungsweise und des Lebensstils ohne die gleichzeitige Verwendung stärker konzentrierter Präparate eventuell nicht aus. Der rechtzeitige Gebrauch eines konzentrierten (pflanzlichen oder chemischen) Arzneimittels ist dann angemessen und häufig notwendig. Nachdem die Krise ihren Höhepunkt überschritten hat, ist es angebracht, in seiner allgemeinen Ernährung und bei seiner Lebensweise Veränderungen vorzunehmen. Diese Maßnahmen sind dann für eine Kräftigung und den Wiederaufbau des körperlichen Zustandes von wesentlicher Bedeutung; außerdem stärken sie gleichzeitig das Immumsystem.

Die Natur ist ein ökonomisches System, bei dem sich wirklich alles im Gleichgewicht befindet. Wenn die Chemie des Körpers durch Faktoren (die eigentlich der eigenen Kontrolle unterliegen) wie negative Gedankenstrukturen, eine falsche Ernährung, Austrocknung, Überarbeitung, Bewegungsmangel, chronischer Stress, zu wenig Ruhe und Entspannung, Umweltverschmutzung, Strahlung, Unfälle und Ähnliches aus dem Gleichgewicht geraten ist, sammeln sich Giftstoffe an, und der gesamte Organismus fährt seine kompletten Heilungskräfte auf, um diesen Notstand zu beheben und die Balance wiederherzustellen. Diese Anstrengung drückt sich auf vielerlei Weise aus und hat viele Symptome: Fieber, Beeinträchtigungen beim Atmen, ein beschleunigter Kreislauf (Schwellungen/Entzündungen), verstärkte Ausscheidungsprozesse (Durchfall), geschwollene Lymphknoten, Erbrechen, Schmerzen (die auf das Vorhandensein von Reizungen auslösenden Stoffen hinweisen), Hautausschläge und/oder Schleimabsonderungen, um Giftstoffe aus dem Körper herauszutreiben, Entzündungen und/oder ein Katarrh. Eigentlich sind das alles Zeichen für den spontanen Selbstheilungsprozess des Körpers. Sie zeigen, dass der Körper seiner Aufgabe nachgeht. Dies ist auch ein Zeitpunkt, an dem Heilpflanzen eine wesentliche Hilfe leisten und wohltuende Erleichterung schenken können.

Andere Faktoren, die die Anfälligkeit für Infektionen durch Mikroorganismen verstärken können, sind extrem schlechte Lebensverhältnisse wie eine Hungersnot, verschmutztes Trinkwasser oder die Einschleppung einer großen Menge an infektiösen Stoffen, mit denen der Körper noch keine Erfahrung gemacht hat. (Das ist übrigens auch das Grundprinzip der biologischen Kriegsführung.) Die letzten beiden Faktoren führen potenziell lebensbedrohliche Situationen herbei, sie sind aber im normalen Alltagsleben der meisten Menschen im Westen ein kaum auftauchendes Problem. Menschen, Tiere und Mikroorganismen bilden dort üblicherweise eine ausgewogene, endemische Gemeinschaft, in der »Krankheitserreger« normale und unerlässliche Bestandteile der inneren und äußeren Umgebung sind.

Mikroorganismen helfen uns dabei, eine ausgeglichene und effiziente biologische Ökonomie aufrechtzuerhalten. Wenn wir unserem Körper erlauben, einen Sättigungspunkt an Ansammlungen von krankmachenden Stoffen zu erreichen, dann vermehren sich diese stark und setzen dadurch einen dynamischen Prozess im Körper in Gang, der häufig als Reinigungskrise oder Heilungskrise bezeichnet

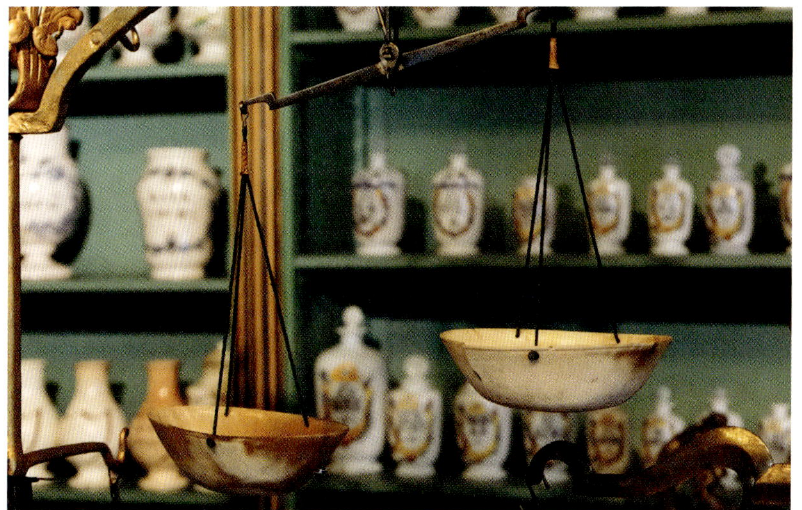

Alte Apotheke, Pharmaziehistorisches Museum, Basel

wird. Dazu gehören Fieber und das Absondern von Schleim aus dem Körper bei Erkältungen oder grippalen Infekten. Ein gesundes Milieu im Körper verfügt über starke Abwehrkräfte gegen eindringende Mikroorganismen und deren Vermehrung. Erst wenn die Körpergewebe in einen Zustand von Mangelernährung geraten und erkranken, wenn sie zu viel Stress ausgesetzt sind oder wenn eine Wunde nicht richtig versorgt wurde, dann erlaubt eine Schwächung der Abwehrkräfte einer Infektion, sich auszubreiten.

Mittlerweile sind wir so weit gekommen, dass wir Mikroben mit etlichen gesundheitlichen Problemen in Verbindung bringen, die während solcher Zeiten vermehrt auftauchen, und wir wurden darin trainiert, diese Mikroorganismen dann als die Ursachen und nicht als die Symptome für diese Probleme anzusehen. Florence Nightingale, die auf jahrelange Studien und Beobachtungen und ihre Erfahrungen mit Krankenhauspatienten zurückblicken konnte, stellte einmal fest: »Es gibt gar keine spezifischen Krankheiten, sondern nur spezifische Umstände für Krankheiten.«

Es gibt starke Hinweise darauf, dass einige dieser Umstände oder Bedingungen für Krankheiten durch die Art und Weise, wie die Landschaft unseres Geistes gestaltet ist, zustande kommen. Einige medizinische Forscher haben theoretische Überlegungen darüber angestellt, dass chronisches negatives Denken die Ablösung des genetischen Materials von Mikroorganismen von den normalen Zellen bewirkt und dass sich dieser Vorgang in einer von toxischem Gewebe gebildeten Umgebung dann selbstständig wiederholt. Das übermäßige Wuchern von Mikroorganismen wird eher als das Ergebnis einer Krankheit und nicht als deren Ursache angesehen; Krankheit (und Gesundheit) kommen beim Menschen hauptsächlich in der Weise vor, wie sie von ihm gedacht werden. Der Geist ist ein mächtiger Schöpfer: Gedanken, Glaubensvorstellungen und innere Haltungen bestimmen die Natur seiner Schöpfungen. Zeit, Raum und Materie formen sie dann in ihren physischen Manifestationen aus.

Die Quantenmechanik kennt den Vorgang, dass die bewusste Beobachtung des Patienten durch den Arzt, den Therapeuten oder Heiler (oder irgendeine andere Person) und das Auflegen der Hände auf den Patienten dessen Zustand schneller verändert, als es die Lichtgeschwindigkeit zulässt. (Es gibt eine geheimnisvolle und wunderbare Kraft, die ein Mensch auf einen anderen Menschen einfach dadurch ausüben kann, dass er sich ihm zuwendet und für ihn sorgt.) Auf diese Entdeckung haben uns Herr Einstein und die Visionäre seiner Zeit aufmerksam gemacht. Sie bewiesen, dass eine Einwirkung des Beobachters im gleichen Moment stattfindet, in dem sich der menschliche Geist auf ein physikalisches Experiment oder ein anderes Lebewesen ausrichtet oder sich auf irgendeine Weise mit ihm befasst. Das ist eine sehr tiefgreifende Entdeckung und in der Geschichte der Medizin und der Heilkunst von ungeheurer Bedeutung. Sie ist die Grundlage, auf der die Ansätze der Chiropraktik, der Homöopathie und des Schamanismus sowie die Ansätze anderer biokybernetischer Heilverfahren (und auch die der Krankenpflege) beruhen, auf denen sich wiederum die Wissenschaften von der Pflege der Gesundheit weiter aufbauen lassen.

Ich habe den leisen Verdacht, dass die Öffentlichkeit früher oder später begreifen wird, welche Auswirkungen diese ganzen aufschlussreichen Informationen auf die Gesundheit und die Ursache und Heilung von Krankheit haben. Die nachstehend aufgeführten Folgerungen sind für mich vorstellbar:

- Der Beginn eines Krankheitsprozesses ist nicht der Beginn einer Pechsträhne; er ist nicht identisch mit einem Angriff durch einen »Krankheitserreger« oder darauf zurückzuführen, dass man einfach zur falschen Zeit am falschen Ort ist.
- Es gibt keine einzelne Ursache für eine Krankheit. Krankheit ist das Ergebnis vieler Faktoren, die nur für das einzigartige Leben der jeweiligen Person gelten.
- Meistens gehören diese Faktoren zu einem Bereich, innerhalb dessen die Person, bei der sich die Krankheit entwickelt, die Wahl hat, sich für oder gegen etwas zu entscheiden.
- Der Patient ist kein Opfer, und der Arzt (oder irgendein anderer Therapeut oder Heiler) ist nicht der Retter.
- Es gibt keine Allheilmittel, Wunderpillen oder Patentlösungen bei der Gesundheitsfürsorge, weder in der Allopathie, noch in der Homöopathie, der Chiropraktik, der Naturheilkunde oder der Pflanzenheilkunde.
- Krankheit wird letztendlich vom Patienten kontrolliert und nicht vom Arzt. Der Status der eigenen Gesundheit hängt nicht von dem Status der Medizin ab.
- Wofür wir uns in unserem Leben entscheiden und was wir dann tun, macht den Unterschied aus.

Die Tragödie der letzten hundert Jahre – die darin besteht, dass der Glaube an die Theorie von dem einen Krankheitserreger, der für eine bestimmte Krankheit verantwortlich ist, sich so weit verbreitet hat – führte dazu, dass wir Laien begonnen haben, Mikroorganismen als die Ursache unserer Krankheiten, als »Krankheitserreger« zu fürchten und ihnen für die Krankheiten die Schuld zu geben. Bereitwillig haben wir dann die Verantwortung für unsere Gesundheit von uns selbst auf die Ärzte übertragen oder auf andere Heiler oder Therapeuten, die uns eine Wunderpille oder eine Heilung nach dem Motto »Ich mache dich wieder gesund!« anbieten.

Es bleibt dabei: Normales, gut genährtes, gut durchtrainiertes menschliches Gewebe, das sich in einer halbwegs hygienischen Umgebung befindet, vom Licht der Sonne gewärmt und durch genügend Wasser in angemessenem Umfang feucht gehalten wird, das durch gesunde, positive Gedanken im Einklang mit dem Naturell einer Person motiviert wird und durch die dadurch hervorgerufenen guten Gefühle zu seinen Tätigkeiten veranlasst wird, das ist gesund und nicht durch andere Organismen angreifbar.

Ernährung

Die folgenden Ernährungs-Komponenten sind noch wichtiger als das, was wir essen.

Zunächst das Wichtigste: Man sollte sich das Essen schmecken lassen und es genießen! Man sollte langsam essen, noch dazu in einer angenehmen Umgebung, die sich gut anfühlt. Man sollte kauen, den Geschmack der Lebensmittel kosten, die man gerne mag. Man sollte niemals etwas essen, was man nicht mag, und insbesondere dann nicht, wenn es »gut für einen« sein soll. Man sollte entspannen und seinen Hunger stillen, es sich erlauben, sich genährt zu fühlen. Man sollte viel klares Wasser trinken. Man sollte auf das eigene Wohl trinken und den Reichtum des Lebens schätzen. Man sollte sich während gemeinsamer Mahlzeiten an den guten Gesprächen mit Freunden erfreuen. Man sollte für sich selbst und für andere kochen. Es macht Spaß, schmeckt, ist kreativ und erfüllend. Man sollte die gesündesten Lebensmittel in der besten Qualität kaufen, soweit das möglich ist. Was ist wichtiger, als dem eigenen Körper die bestmögliche Nahrung zu geben, sodass man sich an seiner Gesundheit erfreuen und dadurch auch alles andere im Leben genießen kann? Gutes Essen auf eine gute Weise zu uns zu nehmen, hält uns gesund, kräftig, schön und sexy. (Für die eigene Geliebte ein gutes Essen zu kochen, ist sexy.)

Noch etwas möchte ich an dieser Stelle über Ernährung erwähnen: Eine Speisekarte zu lesen, ist eine äußerst verkürzte Form der Planung einer Mahlzeit. Wenn die eigene Ernährungsweise das Lesen einer Speisekarte vor fast jeder Mahlzeit erfordert, die man zu sich nimmt, dann sollte man sich unbedingt ein friedliches, freundliches Restaurant oder mehrere davon suchen, die sehr gutes Essen zubereiten und klares Trinkwasser anbieten könnnen (und saubere Küchen haben). Wenn man dazu tendiert, mehr Zeit in die Planungsvorbereitungen der Mahlzeiten zu stecken als nur eine Speisekarte durchzugehen, dann hätte ich einige Vorschläge für eine gesunde Ernährung, die auf der Beschaffenheit der eigenen körperlichen Konstitution beruhen. Diese kulinarischen Ideen finden sich im zehnten Kapitel über ein westliches, auf die Gesundheit ausgerichtetes Konstitutionsmodell. Allerdings muss man dazu die eigene Konstitution bestimmen. Das ist aber nicht schwierig, und eine einfache Methode dazu wird ebenfalls im zehnten Kapitel vorgestellt. Will man sich aber nicht die Mühe machen, dann sollte man einfach qualitativ hochwertige Nahrungsmittel kaufen, sich wohl bei den Mahlzeiten fühlen, das Essen genießen, gut kauen und sich bestens genährt von dem fühlen, was man isst. Und den ganzen Tag lang viel Wasser trinken. Das sind die Hauptbestandteile einer guten Ernährung.

Vitamine und Mineralstoffe zur Nahrungsergänzung

Der Mensch kann nicht nur von Vitaminen zur Nahrungsergänzung allein leben. Er braucht daneben auch noch etwas Brot. Und uns wird erzählt, dass auch das nicht für uns Menschen reicht. Die hochtechnisierte Welt der Vitamin- und Mineralstoffpillen von heute, die grünen Smoothies, Säfte und Proteinpulver werden gesunde, vollwertige Nahrungsmittel niemals vollendet kopieren können, ganz egal, wie attraktiv und strotzend vor Gesundheit das Mädel oder der Kerl auf dem Etikett auch aussehen mögen. Vitamine und Mineralstoffe zur Nahrungsergänzung funktionieren gut, wenn wir uns ohnehin schon gut ernähren und wenn wir es mit dieser Nahrungsergänzung nicht übertreiben. Immerhin sind es ja Mikronährstoffe. Der Körper benötigt nur ganz kleine Mengen davon, ganz gleich, was der Verkäufer für Vitamine darüber erzählt. Ich erlebe mit, wie Leute diese Substanzen wie Drogen konsumieren, viel zu viel davon nehmen und häufig Preise dafür zahlen, die denen von Drogen gleichen. Hinsichtlich der Nährstoffe täten sie besser daran, regelmäßig Meeresgemüse zu verzehren, denn das würde den Großteil des Bedarfs an Mineralstoffen decken. Dann könnten sie den Rest ihres für Nahrungsmittel gedachten Geldes für qualitativ hochwertige Vollwertkost ausgeben. Seegemüse wie Rotalgen, Kombu, Hijiki (Beerentang), Kelp (eine Braunalge) und Nori kann man in den meisten Naturkostläden oder Bioläden kaufen.

Um den eigenen Bedarf nach einer zusätzlichen, ergänzenden Versorgung mit Vitaminen und/oder Mineralstoffen festzustellen, sollten wir einen Blick auf die Qualität und die Vollwertigkeit der Lebensmittel werfen, die wir essen, und auch die Verschmutzung der Umwelt in unserer Umgebung und den eigenen Grad an Stress mit in diese Betrachtung einbeziehen. Wenn wir Nahrungsmittel von guter Qualität essen, in einer sauberen Umgebung leben, unser Leben genießen und wissen, wie wir uns regelmäßig entspannen, dann ist das wahrscheinlich alles, was wir brauchen. Wenn wir in einer relativ stark durch Umweltverschmutzung beeinträchtigten Umgebung leben, dann müssen wir alles, was aus diesem äußeren Umfeld stammt und als Nahrung, Getränk oder Atemzug in unseren Körper gelangt, erst einmal entgiften. Eine ergänzende Zufuhr von Vitaminen und Mineralstoffen kann unser Immunsystem bei der Durchführung dieser Aufgabe unterstützen. Entscheiden wir uns dazu, industriell verarbeitete, chemisch behandelte Lebensmittelprodukte zu essen, dann können Nahrungsergänzungsmittel zur Versorgung des Körpers mit bestimmten Nährstoffen ebenfalls hilfreich (und wahrscheinlich sogar erforderlich) sein. In einem solchen Fall wurden die Nährstoffe nämlich wahrscheinlich während der Herstellungs- und Umwandlungsprozesse der ursprünglichen Zutaten zur Fertignahrung zerstört oder gingen verloren. Wir sollten jedoch nicht vergessen, dass Vitaminprodukte und/oder solche mit Mineralstoffen nur Ergänzungen zu den Nährstoffen darstellen und kein Ersatz für sie sind. Der Nährwert eines gut gekauten und assimilierten köstlichen, biologisch angebauten und gut zubereiteten vollwertigen Nahrungsmittels lässt sich durch nichts ersetzen.

Alle Vitamine und Mineralstoffe sind zur Aufrechterhaltung einer guten Gesundheit erforderlich. Das gehört eigentlich zum Allgemeinwissen, und detaillierte Ausführungen zu dem gesamten Bereich Mikronährstoffe überlasse ich gerne anderen Autoren wie Richard Passwater (siehe die Angabe in der Literaturliste), die über das Wissen, den Wunsch und die Geduld verfügen, diese ganzen biochemischen Sachverhalte zu erörtern. Ich will jedoch auf einige Nahrungsergänzungsmittel hinweisen, die meiner Meinung nach für die Ernährung des Mannes besonders relevant sind.

Vitamin A

Dieses Vitamin ist für die Gesundheit der männlichen Geschlechtsorgane allgemein von überragender Bedeutung, und es hat eine spezifische Wirkung auf die Spermienproduktion. Eine ergänzende Zufuhr der Vitamine A und E hat einigen Männern dabei geholfen, dass ihre geringe Spermienzahl wieder auf Normalwerte anstieg. Ich empfehle neben diesen Vitaminen noch die Einnahme von Heilpflanzen, die den Körper nähren und den Gleichgewichtszustand des Hormonsystems fördern. Pflanzen wie Sarsaparille, Wilde Yamswurzel, Ginseng und Kalifornische Aralie enthalten Pflanzensteroide, die dem Testosteron ähneln und die der Körper in Hormone umwandeln kann.

Untersuchungen zeigten, dass ein deutlicher Vitamin-A-Mangel Ursache für einen Gewebeschwund bei Geschlechtsorganen ist. Vitamin A, das in großen Mengen in frischen, jungen Löwenzahnblättern sowie in anderen bitter schmeckenden Blättern wild wachsender Pflanzen vorkommt, lässt sich auch leicht aus grünen oder gelben Früchten und Gemüsen, grünem Blattgemüse, Karotten, Aprikosen und Milchprodukten beziehen. Werden solche Lebensmittel auf Böden angebaut, die mit chemischen Düngemitteln behandelt werden, enthalten sie auffällig weniger Vitamin A und Mineralstoffe. Man sollte daher nur biologisch angebaute Produkte erwerben. Wer beschließt, ein Vitamin-A-Präparat zur Nahrungsergänzung zu nehmen, sollte dieses nur in der empfohlenen Dosierung nehmen.

Betacarotin, der bekannteste Vertreter der Karotinoide, ist meiner Meinung nach ein besserer und nahrhafterer Lieferant für Vitamin A zur Nahrungsergänzung. Karotinoide werden im Dünndarm in Vitamin-A-Moleküle umgewandelt, und 40 bis 50 von ihnen gleichen in ihren Aktivitäten dem Vitamin A, da sie als Provitamin fungieren (und somit eine Vorstufe von Vitamin A sind). Sie sind in hohen Konzentrationen in den Nebennieren, den Geschlechtsorganen, der Milz, der Bauchspeicheldrüse und in den Netzhäuten zu finden.

99 Prozent des bei uns verkauften Betacarotins ist synthetischen Ursprungs. Die besten natürlichen Quellen mit der ganzen Palette an Karotinoiden sind: Spirulina-Algen, grüne Smoothies und grüne Säfte, biologisch angebaute gelbe und orangefarbene Gemüsesorten wie Karotten, Speisekürbisse, Süßkartoffeln (Bataten) und Yams; einige rote Gemüsesorten wie Tomaten und rote Paprika; ferner dunkelgrüne Gemüsesorten wie (grüner) Spargel, Brokkoli, Grünkohl, Blattkohl, Spinat, Kopfsalat und frische, junge Löwenzahnblätter, die unseren Salaten auch einen wilden Hauch von bitterem Geschmack verleihen. Einige Früchte mit einem hohen Anteil an Betacarotin sind Sauerkirschen, Nektarinen, Pfirsiche, Aprikosen, Dörrpflaumen, Warzenmelonen (Cantaloupe-Melonen) und Papayas.

Zink

Ohne Zink wird Testosteron nicht produziert. Männer brauchen Zink für die Produktion dieses männlichen Hormons und auch zur Aufrechterhaltung der Gesundheit ihrer Geschlechtsorgane. Wer an einer chronischen Entzündung der Prostata leidet, hat sowohl in der Prostataflüssigkeit als auch im Sperma oft nur geringe Zinkwerte. Patienten mit Prostatakrebs scheinen ebenfalls nur niedrige Zinkwerte zu haben. Schwangeren wird geraten, in ihrer Ernährung auf ausreichend Zink zu achten, indem sie zinkreiche Nahrungsmittel essen oder Zink als Nahrungsergänzung zusätzlich nehmen. Das wird die Entwicklung ihrer Kinder auf die richtige

Weise stark unterstützen. Jungen und Mädchen brauchen Zink zur sexuellen Reifung; Männer benötigen Zink, um Problemen mit der Prostata vorzubeugen und Erektionsstörungen zu verhindern.

Zink ist ein Mineralstoff von wesentlicher Bedeutung und in fast jeder Zelle zu finden. Es hat eine anregende Wirkung auf die Aktivitäten von Hunderten Enzymen, die biochemische Reaktionen im Körper fördern. Zink unterstützt ein gesundes Immunsystem, ist bei der Wundheilung immens wichtig, hilft dabei, den Geruchs- und Geschmackssinn zu bewahren und ist für die DNA-Synthese erforderlich. Auch für eine gesunde Haut und ein gesundes Wachstum der Haare ist Zink notwendig. Es hilft uns dabei, gut auszusehen.

Zink ist in Meeresgemüse zu finden, ferner in biologisch angebauten Kürbissamen, Sonnenblumenkernen, Bohnen, Sojabohnen, Bierhefe, Knoblauch, Spinat, Pilzen, in entsprechend angereicherten Frühstücksmüslis (solange eine solche Anreicherung nicht durch einen hohen Zuckergehalt zunichte gemacht wird, weil dadurch die biologische Verfügbarkeit von Zink verringert werden kann), in Milchprodukten, einigen Meerestieren (insbesondere in Austern, die mehr Zink pro Portion enthalten als alle anderen Nahrungsmittel) und in Geflügel (für die Ernährung vieler Menschen in der westlichen Welt der größte Zinklieferant; beim Geflügelkauf sollte man allerdings die teurere Bioqualität bevorzugen). Die Aufnahme von Zink in den Organismus wird durch eine Ernährung verstärkt, die einen hohen Anteil an tierischem Eiweiß aufweist. Pflanzliches Eiweiß hat diese Wirkung nicht. (Vegetarier und Veganer sollten ihre Ernährung mit zusätzlichem Zink ergänzen.)

Einige Forschungen deuten darauf hin, dass Zinkpicolinat am leichtesten absorbiert wird; als Alternativen eignen sich (in dieser Reihenfolge) Zink-Aminosäurechelat, Zinkgluconat und Zinkorotat. Die empfehlenswerten Dosierungen schwanken zwischen 10 und 40 Milligramm am Tag bis zu dreimal täglich 50 Milligramm

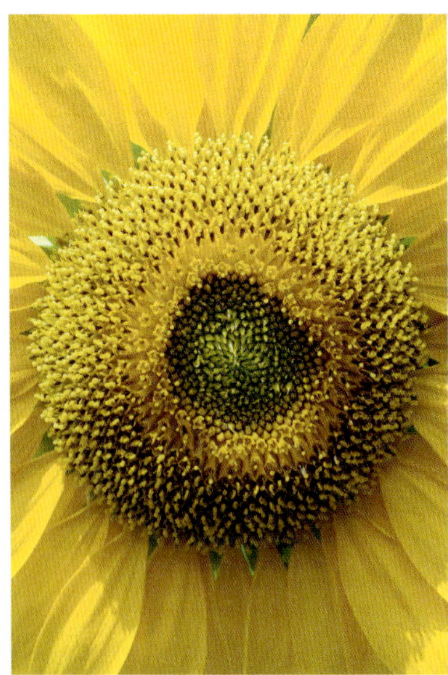

Sonnenblumenkerne liefern Zink.

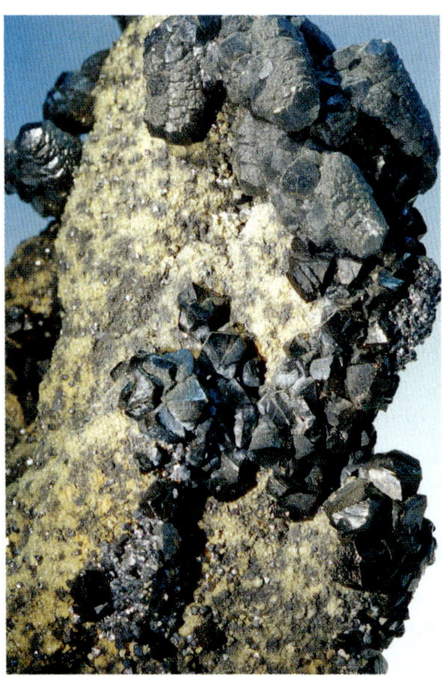

Zinksulfid (Zinkblende).

und hängen von der Schwere der Symptome eines Zinkmangels ab (zu denen eine vergrößerte Prostata, ein zögerlicher Harnfluss, ein schwacher Harnstrahl und/oder häufiger nächtlicher Harndrang gehören).

Pflanzliche Öle, die essenzielle Fettsäuren enthalten, unterstützen die Wirkung des Zinks bei der Vorbeugung gegen Probleme mit der Prostata und deren Behandlung. Bei Forschungsstudien zu den Wirkungen von essenziellen Fettsäuren auf die Prostata wurde Leinsamenöl verwendet. Dieses Öl ist im Handel leicht zu bekommen, wird aber auch schnell ranzig, sodass man es fest verschlossen im Gefrierfach oder in der Tiefkühltruhe aufbewahren sollte. Qualitativ hochwertiges, naturbelassenes Sesamöl, Sonnenblumenöl, Weizenkeimöl oder (Saflor-)Distelöl aus biologischem Landbau sind stabiler und haben ebenfalls einen hohen Anteil an essenziellen Fettsäuren.

Magnesium

Dieser Mineralstoff spielt bei der Produktion der Geschlechtshormone eine wichtige Rolle. Männer mit Prostataproblemen könnten Magnesium als sehr hilfreich empfinden. Und da die Prostata auch einen Teil der Samenflüssigkeit herstellt, kann Magnesium auch dazu beitragen, Unfruchtbarkeit zu beheben. Natürliche Lebensmittel mit viel Magnesium sind Nüsse, Weizen, Buchweizen, Sojabohnen, Milchprodukte, Petersilie und Senf.

Selen

Männer brauchen diesen Mikronährstoff scheinbar mehr als Frauen, da die Hoden eine gewisse Menge hochkonzentriertes Selen enthalten, von dem angenommen wird, dass es für die Spermienproduktion wichtig ist. Einige Informationen weisen darauf hin, dass Selen in Kombination mit Zink und Vitamin E bei einer vergrößerten Prostata zu einer Besserung führt. Wie Jod ist Selen in unseren Erdböden nicht gleichmäßig verteilt, sodass es in unserer Ernährung oft fehlt. Forschungen von Richard Passwater, dem Autor des Buches *The New Super-Nutrition*, ergaben, dass Selen vor Herzkrankheiten schützt, den Blutdruck normalisiert, die Bildung von Ablagerungen in den Arterien verhindert und mit Vitamin E zusammen die Zellmembranen vor Angriffen durch freie Radikale und chemische Mutagene bewahrt.[8] Natürliche Lieferanten für Selen sind (abhängig vom Ausmaß, in dem dieses Spurenelement im Boden vorhanden ist) Kleie und Getreidekeime. (Hierbei sollte man auf alle Fälle darauf achten, dass man nur biologisch angebautes Getreide von mineralstoffreichen Böden kauft; das sind relativ preiswerte Bio-Lebensmittel.) Außerdem kommt Selen in Brokkoli, Zwiebeln und Tomaten vor.

Lecithin

Dies ist einer der Hauptbestandteile der Zellgewebe von Nerven und Gehirn. Man sagt, dass fast 20 Prozent der Gehirnsubstanz aus Lecithin besteht. Auch in den endokrinen Drüsen und speziell in den Geschlechtsdrüsen von Mann und Frau ist Lecithin reichlich vorhanden; ebenso enthalten die Hypophyse und die Zirbeldrüse Lecithin. Es ist ein wesentlicher Bestandteil des Spermas und muss in ausreichender Menge zugeführt werden, damit Sperma in normaler Menge produziert wird.

8 Richard A. Passwater: The New Super-Nutrition, New York: Pocket Books 1991

Lecithin wurde erfolgreich zur Behandlung von Schwächezuständen bei Männern und bei Erschöpfungszuständen verwendet, die mit den Drüsen zusammenhängen. Auch die Nerven können damit gestärkt und wiederaufgebaut werden. Einige Quellen behaupten, dass Lecithin die Manneskraft steigert und gegen Erektionsstörungen hilfreich ist. Lecithin unterstützt die Auflösung von Cholesterinablagerungen in den Arterien und verhindert so das Risiko für Herzkrankheiten und Kreislaufschwächen. Es ist auch bei Tieren und Pflanzen in vielen Geweben zu finden, besonders im Eigelb, in Samen, Getreide, Nüssen und Sojabohnen. Wenn diese Nahrungsmittel jedoch nicht mehr im naturbelassenen Zustand erhalten sind, wird das Lecithin durch die handelsüblichen Prozesse, denen sie unterzogen werden und die sie verändern, zerstört.

Lecithin kann in jedem Naturkostladen in flüssiger Form, als Pulver, in Kapseln oder als Granulat erworben werden. Wenn es in hohen Dosierungen genommen wird, sollte der Ernährung auch zusätzliches Kalzium hinzugefügt werden, um die zu großen Mengen an Phosphor auszugleichen, die sonst mit dem Lecithin zusammen aufgenommen werden. Einige hervorragende Kalziumlieferanten sind Nüsse, Sesamkörner, Blattgemüse und Heilpflanzen wie Brennnessel und Haferstroh.

Carnitin

Carnitin ist eine Aminosäure, die bei Männern in höheren Konzentrationen vorkommt als bei Frauen. Sie scheint das richtige Maß an Beweglichkeit der Spermien zu fördern. Wird dem Körper ein ausreichender Vorrat an essenziellen Aminosäuren zur Verfügung gestellt, stellt er sein eigenes Carnitin her. Der Körper muss aber diese Aminosäuren gut verdauen und assimilieren können. Die Verdauung von Eiweißen (Aminosäuren) wird durch Magensäuren in Gang gebracht, sodass es sinnvoll ist, vor den Mahlzeiten eine Dosis Bitterpflanzen zu sich zu nehmen, um nicht nur die Sekretion dieser Verdauungssäfte zu fördern, sondern auch die der Säfte aus der Bauchspeicheldrüse, die für die Proteinverdauung genauso wichtig sind. Das Vorhandensein einer ausreichenden Menge an Enzymen der Bauchspeicheldrüse ist für Männer wichtig, damit sie Zink und essenzielle Fettsäuren in den Körper aufnehmen können. Einfache, wild wachsende, frische und freie Kräuter in die Ernährung miteinzubeziehen, wie im Frühling die jungen Löwenzahnblätter und Brennnesseln, hilft dabei, dass alles besser funktioniert.

Süßstoffe

Ich werde hier nicht (jedenfalls nicht zu sehr) auf dem übermäßigen Konsum von weißem Raffinadezucker (auch Haushaltszucker, Kristallzucker oder Saccharose genannt) herumreiten. Auch nicht auf den offensichtlichen Gefahren von im Handel erhältlichen synthetischen Süßstoffen wie Aspartam oder E 951 (ursprünglich in den USA das erste Mal unter dem Handelsnamen Nutrasweet in den Verkehr gebracht und später auch unter anderen Namen vermarktet), Saccharin oder E 954 (wie in Sweet'n Low) oder dem für eine Weile letzten Schrei auf diesem Markt: Sucralose oder E 955 (die vor allem in den USA unter dem Namen Splenda in den Handel gelangte und angeblich mehr mit DDT gemeinsam hat als mit irgendeinem Lebensmittel). Hinsichtlich dieser Stoffe verweise ich auf die veröffentlichten Forschungsergebnisse. Wenn Mann große Lust auf Süßes hat, sollte er einfach zuckerhaltige Süßigkeiten essen und das unabhängig davon, wer was darüber sagt.

Bis Bitterpflanzen und bittere Stoffe wieder allgemeine Verwendung finden (siehe auch im vierten Kapitel die zweite Hypothese) und dadurch der gegenwärtig bei uns weit verbreitete Appetit auf Süßes wieder auf ein normales Maß gebracht wird, möchte ich auf eine Zuckerart namens Sucanat aufmerksam machen, die biologisch angebaut wird und naturbelassen ist. Dabei handelt es sich um Vollrohrzucker, der hundertprozentig aus einem aus Zuckerrohr gewonnenen, eingedickten Rohrzuckersaft besteht, bei dem alle natürlich vorkommenden komplexen Zuckerverbindungen, Mineralstoffe und der natürliche Melassegehalt erhalten geblieben sind. (Das Gleiche gilt übrigens für entsprechende Produkte aus Zuckerrüben.) Er ist nachgewiesenermaßen frei von allen chemischen Rückständen und enthält keine Zusatzstoffe oder Konservierungsmittel. Sucanat, den man im Bioladen bekommt, ist zwar immer noch ein sehr konzentriertes Süßmittel, daher sollte man es am besten auch damit nicht übertreiben, aber da es der Extrakt aus einem gesunden Naturprodukt ist, scheint es auch ein wichtiger Lieferant für Spurenelemente zu sein, unter ihnen das für den Menschen essenzielle Chrom. Scheinbar enthält es diese auch in einem natürlichen, ausgewogenen Verhältnis zueinander. Ich bin überzeugt davon, dass der übermäßige Konsum von Industriezucker einer der Hauptfaktoren ist, die zu vielen unserer gegenwärtigen Gesundheitsproblemen beitragen.

Noch eine ganze Reihe anderer Süßstoffe sind ein hervorragender Ersatz für Zucker: die Heilpflanzen Stevia *(Stevia* spp.*)* und Luo Han Guo *(Momordica grosvenori),* Agavensaft *(Agave* spp.*),* der Extrakt aus Mais und Birkenrinde namens Xylitol und natürlich Honig und der Primus unter den Süßstoffen: Ahornsirup.

Stevia ist eine Pflanze, die sich als Süßstoff eignet, aber keinen Zucker enthält. Wer will, kann diese Heilpflanze, die auch Süßblatt, Süßkraut oder Honigkraut genannt wird, sogar im Vorgarten anbauen. Ihre Glykoside sind 250- bis 300-mal süßer als Saccharose (der normale Weißzucker). Stevia schmeckt süß, hat aber in höheren Konzentrationen auch einen leicht bitteren und an Lakritze erinnernden Nachgeschmack. Stevia-Konzentrate verändern den Blutzuckerspiegel kaum und machen sie daher zu einem guten Süßmittel für Diabetiker und andere, die bei ihrer Ernährung die Aufnahme von Kohlenhydraten kontrollieren müssen.

Luo Han Guo, die Mönchsfrucht, ist eine süße Frucht aus China, und Extrakte aus dieser Frucht schmecken angenehm fruchtig-süß. Dieser Extrakt, der den Blutzuckerwert nicht erhöht, ist 250-mal süßer als Zucker, hat ganz wenig Kalorien, bleibt bei hohen Temperaturen stabil und eignet sich auf diese Weise sehr zum Kochen und Backen. Er kann aber auch sowohl heißen als auch kalten Gerichten zugefügt werden.

Verdickter Agavensaft ist ein natürliches, flüssiges Süßmittel, das Honig ähnelt, und aus Extrakten wild wachsender Agaven gewonnen wird. Und obwohl Honig einzigartig bleibt, kann ein Süßstoff aus der Agave häufig leichter verwendet werden, da er etwas weniger zähflüssig ist. Er vermischt sich schnell mit heißen und kalten Flüssigkeiten oder Mahlzeiten, schmeckt neutral und verändert daher den Geschmack anderer Nahrungsmittel oder Flüssigkeiten nicht, eher verstärkt er deren speziellen Geschmack noch. Die Agave hat durch ihren hohen Anteil an Fruktose und ihren geringeren Anteil an Glukose einen relativ niedrigen glykämischen Index.

Xylitol (auch Holzzucker oder Birkenzucker genannt) ist ein natürlich vorkommendes Polyol (ein Zuckeralkohol). Es schmeckt süß und ruft eine deutliche,

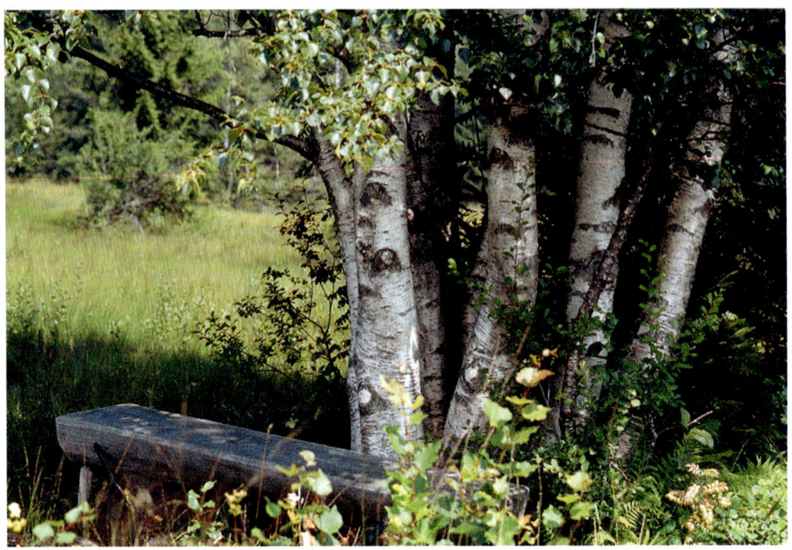

Birken liefern einen kalorienarmen Zuckerersatz.

kühlende Empfindung im Mund hervor. Das meiste im Handel erhältliche Xylitol wird in China produziert und aus (wahrscheinlich genverändertem) Mais hergestellt. Ein kleinerer Teil kommt auch aus den USA (und wird aus Birken gewonnen.) Xylitol ist genauso süß wie Zucker, hat aber 40 Prozent weniger Kalorien. Es wird auf andere Weise vom Stoffwechsel verarbeitet als konventionelle Zuckerverbindungen und verursacht auch keine Karies oder trägt dazu bei. Neuere Forschungen bestätigen sogar, dass Xylitol gut für die Zähne ist, weil es Zahnbelag reduziert. Gleichzeitig trickst Xylitol die für Karies verantwortlichen Mikroorganismen aus, indem es sie zunächst mit chemischen Eigenschaften anlockt, die denen von Saccharose ähneln. Wenn diese Mikroorganismen sich dann auf dem vom Xylitol modifizierten Zahnbelag versammeln, um sich von ihm zu ernähren, können sie ihren Hunger aber nicht stillen. Das schwächt diese Bakterien natürlich, und sie verlieren ihre Fähigkeit, am Zahn zu kleben und so den Zahnbelag zu produzieren. Das ist einer der Gründe, warum Xylitol so gerne in Kaugummis als Süßmittel benutzt wird.

Dann gibt es schließlich noch den Ahornsirup. Diese himmlische, aus Laubbäumen stammende Substanz enthält normalerweise mindestens 66 Prozent Zucker, was sie bestimmt nicht dafür qualifiziert, Zucker zu ersetzen. Allerdings enthält Ahornsirup beträchtlich mehr Mineralstoffe und andere von Pflanzen gebildete Nährstoffe als Saccharose und schmeckt einfach hervorragend – besonders wenn wir ihn über Joghurt oder über leicht angeröstete Mandeln gießen. Allein dieser Leckerbissen wird ausreichen, um mich für ein weiteres Leben auf diesen Planeten zurückzubefördern.

Für welchen Süßstoff wir uns auch immer entscheiden, wir sollten unser Essen genießen und es in klugem Maße süßen.

Die Haut ist das größte Organ unseres Körpers und unser wichtigstes Organ für Ausscheidungsfunktionen. Um ihre Gesundheit aufrechtzuerhalten, ist ihre regelmäßige Reinigung von wesentlicher Bedeutung. Am besten reinigt man sie jeden Morgen und jeden Abend. Die meisten Männer rasieren sich täglich, und so lässt sich eine wirkungsvolle Reinigung der Haut dann ohne Schwierigkeiten hinzufügen.

Allgemeine Hautpflege für Männer

Nachfolgend einige Vorschläge für eine einfache Reinigungsprozedur, die wir regelmäßig jeden Tag auf die gleiche Weise durchführen können. Zunächst befeuchten wir die Haut mit warmem Wasser. Das von uns verwendete Reinigungsprodukt sollte einen pH-Wert haben, der auf den der Haut abgestimmt ist (also einen Wert von 4,5 bis 5,5). Im Allgemeinen ist so ein Produkt flüssig. Die meisten festen Seifen sind sehr alkalisch, was die Haut sehr beansprucht und sie ihres schützenden Säuremantels beraubt. Wer Schwierigkeiten damit hat, eine Seife für die Haut mit dem richtigen pH-Wert zu finden, kann stattdessen auch ein Haarshampoo nehmen, das den entsprechenden pH-Wert hat.

Wir seifen uns ein und waschen unser gesamtes Gesicht einschließlich Hals und Ohrenregion. Dann spülen wir alles gut ab, seifen uns wieder ein, rasieren uns und spülen alles erneut mit kühlem Wasser ab. Nach der Gesichtswäsche verwenden wir ein Hauttonikum mit zusammenziehender Wirkung, um die Poren zu schließen und die Haut zu kräftigen. Idealerweise sollte dieses Tonikum keinen Alkohol enthalten, da Alkohol die Haut austrocknet. Rosenwasser und ein Destillat aus der Zaubernuss sind gute Hauttonika. Wer sich elektrisch rasiert, sollte das Gesicht reinigen, sich rasieren und dann das Hauttonikum mit zusammenziehender Wirkung auftragen. Als Nächstes sollte die Haut mit einer Lotion, einer Creme oder einer Mischung aus ätherischen Ölen befeuchtet werden, die auf den eigenen Hauttyp abgestimmt ist (siehe weiter unten).

Wir sollten es uns angewöhnen, die Aufschriften auf unseren kosmetischen Artikeln zu lesen und Produkte zu meiden, die synthetische Duftstoffe, Farbstoffe und/oder Mineralöle enthalten. Diese Inhaltsstoffe sind unnötig und können die Haut reizen, die Poren verstopfen und allergische Reaktionen hervorrufen. Die meisten Naturkostläden haben auch Produkte für die Hautpflege in guter Qualität im Angebot.

Ein- oder zweimal in der Woche ein Gesichtspeeling durchzuführen, ist ein wichtiger Teil einer gründlichen Hautreinigung, da dieses Peeling dabei hilft, tote Hautzellen loszuwerden. Werden diese nicht regelmäßig entfernt, kann das die Haut stumpf und leblos aussehen lassen, die Poren verstopfen, zur Entstehung von Mitessern führen, ein trockenes Gefühl der Haut hervorrufen und Nährstoffe daran hindern, in die Oberhaut einzudringen und diese zu nähren. Die tägliche Rasur ist bei der Entfernung toter Hautzellen im Bereich von Kieferpartie und Hals von Nutzen. Das Peeling sollte deshalb besonders der Nase, den Wangen, den Schläfen und der Stirn gelten, um tote Zellen zu beseitigen und die Hautporen dieser Bereiche frei zu machen. Unabhängig von der Beschaffenheit unserer Haut sollten wir täglich viel Wasser trinken. Wir dürfen nicht vergessen, dass es bei vielen Hautleiden einige Monate dauert, bis sich alles wieder im Gleichgewicht befindet; andere Probleme sind innerhalb einiger Wochen wieder behoben.

Hautpflege bei bestimmten Hautleiden und Hauttypen

Akne

Akne ist für viele Männer ein Problem. Natürlich trägt die Ernährung zu ihrer Entstehung bei, aber sie ist nur selten der einzige Faktor dafür. Für eine Behandlung dieses Leidens ist es am besten, eine innere und eine äußerliche Behandlung miteinander zu kombinieren. Für die innere Anwendung, die die Ausscheidungsvorgänge insgesamt unterstützen soll, kann man Heilpflanzen mit folgenden Wirkungen benutzen:

- lymphanregende Pflanzen, die das Lymphsystem stärken, wie Klettenlabkraut, Sonnenhut *(Echinacea)* und Ringelblume;
- alterierende (umstimmende, zustandsverändernde) Pflanzen, die gleichzeitig als Sekundärwirkung noch die Leber stärken, wie Klettensamen, Krauser Ampfer, Sarsaparille (eine Heilpflanze, die auch eine sehr ausgleichende Wirkung auf den Hormonhaushalt hat) und Blaue Sumpf-Schwertlilie. (Letztere ist eine außergewöhnlich nützliche Heilpflanze zur Anregung einer trägen Leber, die gleichzeitig alterierend wirkt. Sie könnte fast als eine spezifische Heilpflanze für Akne gelten, sie wirkt aber sehr stark, sodass sie sich eher für kräftige, rüstige Personen eignet. Bei Kindern und sensibleren Menschen sollte man sie nur mit Vorsicht verwenden. Die Blaue Sumpf-Schwertlilie hält sich nicht gut; nach acht Monaten ist kaum noch etwas von ihrer Wirkung übrig.)
- harntreibende Pflanzen wie Klettenlabkraut, Löwenzahn und Brennnessel;
- antimikrobielle Pflanzen wie Knoblauch (der den Mahlzeiten beigefügt wird), Sonnenhut *(Echinacea)* und Wilder Indigo *(Baptisia tinctoria).*

Aus diesen Heilpflanzen stellen wir eine Teemischung zusammen oder bereiten eine Tinktur zu, die sich wie folgt zusammensetzt:

1 Teil Blaue Sumpf-Schwertlilie
2 Teile Klettenlabkraut
2 Teile Brennnesselblätter
1 Teil Klettensamen
2 Teile Sarsaparille
1 Teil Sonnenhut *(Echinacea)*

Diese Mischung sollte ungefähr einen Monat lang verwendet werden (bei kräftigeren Konstitutionen können wir zu diesem Zeitpunkt den Anteil der Blauen Sumpf-Schwertlilie auf 2 Teile erhöhen). Wenn wir jemandem helfen, der mit Akne Probleme hat und dem dieses Hautleiden akut auf die Stimmung schlägt und der sich gar nicht damit abfinden kann, den können wir beruhigen, indem wir der oben aufgeführten Rezeptur eine nervenstärkende Heilpflanze wie Hafer, Baldrian oder Helmkraut hinzufügen.

Von der Tinktur sollte man dreimal täglich ungefähr 30 Tropfen nehmen. Man kann mit dieser Rezeptur auch einen Tee zubereiten, von dem man dann dreimal täglich 1 Tasse trinkt. Von einem Teenager zu erwarten, dass er 3 Tassen Kräutertee am Tag trinkt, ist wahrscheinlich unrealistisch. Wir sollten auch keine unmittelbaren Resultate bei dieser Behandlung versprechen. Es braucht seine Zeit, bis der Zustand des Körpers sich ändert, aber diese Pflanzen wirken, und zusammen mit einer guten Reinigung der Haut führt Beharrlichkeit zu sehr guten Ergebnissen.

Akne bei Jugendlichen entsteht vor allem durch die hormonellen Veränderungen, die sich während der Pubertät vollziehen. Sie wird dann noch durch bestimmte Nahrungsmittel verschlimmert. Eine Ernährung mit reinigender Wirkung, die viel Obst und Gemüse enthält und die Akne verstärkenden Lebensmittel meidet, kann dieses Leiden unter Kontrolle bringen. Solche ungünstigen Lebensmittel sind häufig welche, die sich vom Stoffwechsel nur schwer verarbeiten lassen. Dazu gehören Milchprodukte, fetthaltige und ölreiche Nahrungsmittel, Zucker, Soft Drinks und Junk Food. Um die für Akne hauptsächlich verantwortliche Situation im Hormonhaushalt positiv zu beeinflussen, können wir die Menge der Sarsaparille in der oben angeführten Rezeptur auf 4 Teile erhöhen.

Wollen wir gegen Akne vorgehen, ist ergänzend eine äußerliche Behandlung wichtig. Die Haut regelmäßig und gründlich zu reinigen, ist dabei immer der erste und wichtigste Schritt. Ringelblume ist ein hervorragendes, äußerlich anzuwendendes Mittel zur Abheilung der Haut. Am wirkungsvollsten ist ein Ölauszug, den wir aus Haselnussöl, Traubenkernöl, Jojobaöl (das eigentlich eher ein flüssiges Wachs als ein Öl ist) oder Kukuinussöl als Grundöl zubereiten. (Im fünften Kapitel sind Informationen über die Zubereitung von Ölauszügen zu finden.) Diese Öle sind besonders in Gesichts- und Körperölen wohltuend; sie fetten die Haut gut ein, ohne dass sie sich schmierig anfühlt.

Zur Herstellung eines solchen Ölauszugs verwendet man die folgenden Zutaten:

15 Milliliter Ringelblumenöl (als Ölauszug)

2 Tropfen ätherisches Kamillenöl

2 Tropfen ätherisches Lavendelöl, am besten vom Breitblättrigen Lavendel (Speik-Lavendel)

2 Tropfen ätherisches Wacholderöl

Man wäscht die Haut und bringt dann dieses Öl auf die problematischen Bereiche auf. Das macht man zwei- oder dreimal am Tag. (Zur Aufbewahrung von ätherischen Ölen eignen sich Glasbehälter am besten.)

Normale bis trockene Haut

Trockene Haut muss regelmäßig gereinigt werden und mit einem kleinen Luffaschwamm oder einer Bürste abgerieben und so von abgestorbenen Hautzellen befreit werden, die häufig zu einer matten und sich trocken anfühlenden Haut beitragen. Dieses Entfernen von Hautschuppen und Ähnlichem ermöglicht es den befeuchtenden, therapeutisch wirksamen Heilstoffen dann, leichter in die Haut einzudringen.

Für diesen Hauttyp kann man eine Kombination der folgenden Heilpflanzen verwenden:

15 Milliliter Mandelöl, Avocadoöl oder Weizenkeimöl oder ein anderes fettes Öl

2 Tropfen ätherisches Geraniumöl

2 Tropfen ätherisches Sandelholzöl

2 Tropfen ätherisches Lavendelöl

Man wäscht die Haut und trägt zweimal täglich dieses Hautöl auf die problematischen Bereiche auf. (Dabei ist jedoch zu beachten, dass häufig dehydrierte Haut und trockene Haut miteinander verwechselt werden. Dehydrierte Haut hat eher etwas mit einem Mangel an Feuchtigkeit als einem Mangel an Fett zu tun. Man sollte im Laufe des Tages viel klares Wasser trinken – Hautzellen wollen befeuchtet sein.) Zur Aufbewahrung aller ätherischen Öle verwendet man am besten Glasbehälter.

Normale bis fettige (ölige) Haut

Bei dieser Haut stellen wir uns ein Öl her, das aus den folgenden vier Zutaten besteht:

15 Milliliter Mandelöl, Avocadoöl oder Weizenkeimöl oder ein anderes fettes Öl
2 Tropfen ätherisches Lavendelöl
2 Tropfen ätherisches Zypressenöl
2 Tropfen ätherisches Zitronenöl

Dieses Öl sollte man zwei- bis dreimal am Tag zur Reinigung der Haut verwenden. (Für alle ätherischen Öle verwendet man zur Aufbewahrung einen Glasbehälter.)

Viele Menschen zögern damit, einer ohnehin fettigen Haut noch zusätzliches Öl hinzuzufügen. Doch im Gegensatz zum allgemein verbreiteten Glauben verstärkt das Aufbringen ätherischer Öle, die mit einem fetten Grundöl (Basisöl) vermischt sind, auf fettiger Haut keine Probleme. Tatsächlich würde ein trocknender Wirkstoff die mit fettiger Haut verbundenen Probleme verstärken, weil die Haut diese Trockenheit als einen Bedarf nach mehr Öl interpretiert und von daher der Zyklus einer gesteigerten Ölproduktion weitergeht. Die Öle in der angegebenen Mischung helfen dabei, die Talgabsonderungen der Haut zu regulieren. Die ätherischen Öle senden zusammen mit dem Trägeröl an die Haut das Signal aus, dass sie keinen zusätzlichen Talg produzieren muss.

Durch die Sonne geschädigte Haut und ältere Haut

Mit dieser Hautbeschaffenheit gehen wir auf die gleiche Weise um wie mit trockener Haut, nur dass wir statt der Öle für den trockenen Hauttyp ätherisches Lavendelöl, Weihrauchöl und Karottensamenöl verwenden. War die Haut extremer Sonneneinstrahlung ausgesetzt oder ist sie durch irgendeine andere Ursache stark geschädigt, fügen wir der oben genannten Mischung noch 2 Tropfen vom ätherischen Öl der Italienischen Strohblume *(Helichrysum italicum)* hinzu, die manchmal auch Italienische Immortelle oder Currykraut genannt wird. Dieses Öl ist teuer, aber es kann beim Aufbau neuer Hautzellen wahre Wunder bewirken. Ich selbst habe eine Mischung dieser vier Öle bei mir selber angewandt, als bei mir Hautkrebs diagnostiziert wurde, und die Ergebnisse dieser Maßnahme haben mich absolut begeistert.

Beulen, Blutergüsse, Schrammen, rissige Haut, Schnittwunden

Wer viel mit Werkzeugen arbeitet, wird sich häufig auf irgendeine Weise kleine Wunden zufügen, insbesondere an den Händen. Man kann sich auch stoßen und dabei Beulen oder Blutergüsse davontragen. Eines der besten Mittel für die Erste Hilfe in solchen Fällen besteht nach meiner Erfahrung aus einer leicht herzustellenden Mischung aus den Olivenöl-Auszügen der Pflanzen Arnika, Johanniskraut und Ringelblume, die man dazu in gleichen Teilen in Olivenöl gibt. Diese Ölmischung bewahrt man in einem kleinen Behälter auf, den man im Werkzeugkasten oder in einer Tasche der Arbeitskleidung bereithalten kann. Bei Bedarf trägt man die Ölmischung direkt auf die verletzte Stelle auf. Bei einer offenen Wunde bringt man das Öl um die eigentliche Wunde herum auf. Dann werden die Schmerzen verschwinden, und normalerweise kommt es erst gar nicht zu einem Bluterguss. Auch im Auto, am Arbeitsplatz, im Medizinschränkchen und im Reisenecessaire sollte diese Ölmischung nicht fehlen.

Reines ätherisches Lavendelöl ist für die Hautpflege und als Erste-Hilfe-Maßnahme das Mittel mit der größten Vielfalt an Einsatzmöglichkeiten, das uns zur Verfügung steht. Wir können es auch ohne Bedenken auf offene Wunden aufbringen. Lavendel wirkt antimikrobiell und entzündungshemmend und kann, ohne zu schaden, unverdünnt direkt auf die Haut aufgebracht werden. Es ist ein hervorragendes Heilmittel bei Verbrennungen, Ausschlägen, Kratzern, Schrammen, Schürfwunden, rissiger Haut, Verbrühungen, Schnittwunden, Bissen und Stichen. Es verströmt einen köstlichen Geruch und ist gemessen an dem, was es alles kann, sehr kostengünstig. Am besten bewahrt man es gleich im Werkzeugkasten, Handschuhfach, Rucksack oder in der Schreibtischschublade auf, um es stets zur Hand zu haben.

Ätherische Öle sollten nie direktem Sonnenlicht ausgesetzt sein und auch nie in Plastikbehältern aufbewahrt werden.

Strapazierte Hände trocknen häufig stark aus und können schmerzhafte Hautrisse bekommen. Um das zu verhindern oder die rissige Haut zu behandeln, kaufen wir uns eine gute Handcreme als Grundsubstanz. Diese sollte aus Pflanzenöl und nicht aus Mineralöl hergestellt sein. Mineralöl verstopft die Hautporen und hat auch keine befeuchtende Wirkung. Eine wirksame Handlotion stellen wir aus einer Kombination der folgenden Bestandteile her:

250 Milliliter Hautcreme als Grundsubstanz
5 Tropfen ätherisches Sandelholzöl
5 Tropfen ätherisches Geraniumöl
5 Tropfen ätherisches Myrrhenöl
10 Tropfen ätherisches Lavendelöl
5 Tropfen ätherisches Kamillenöl (das blaue Kamillenöl aus der Echten Kamille)

Die ätherischen Öle werden gut miteinander und mit der Handcreme vermischt. Diese aromatische Creme kann man regelmäßig auf die Hände auftragen. Den Behälter immer gut verschließen, damit die ätherischen Öle nicht verdunsten können. Reine ätherische Pflanzenöle sollten nicht durch synthetische ätherische Öle oder Parfüms ersetzt werden. Künstlich hergestellte Substanzen riechen zwar irgendwie wie die pflanzlichen ätherischen Öle und sind auch nicht so teuer, aber sie sind etwas völlig anderes, nähren die Haut überhaupt nicht und bringen dort auch nichts ins Gleichgewicht. Wie bei allen Mischungen, die ätherische Öle enthalten, sollte auch die oben beschriebene Creme zur Aromatherapie in einem Glasbehälter aufbewahrt werden.

Ist man draußen im Gelände unterwegs, wo man auf keine zubereiteten Heilpflanzenmischungen zurückgreifen kann, wirken zerquetschte oder leicht zerkaute frische Wegerichblätter ausgesprochen heilsam. Man kann damit einen Wickel oder einen Umschlag machen, den man bis zur Abheilung regelmäßig auf die trockenen, verletzten Hände aufbringt. Wegerich heilt auch Verätzungen und Ausschläge, die durch Chemikalien hervorgerufen wurden, wobei es sich von selbst versteht, dass man beim Umgang mit giftigen Substanzen als vorbeugende Maßnahme immer Gummihandschuhe trägt und für eine gute Belüftung sorgt.

Die Haare

Heute ist Glatze angesagt. Man sieht überall glänzende, kahl rasierte Männerschädel. Aber wir opfern nicht nur unsere Kopfhaare. Männer und Frauen rasieren sich heute auch bereitwillig Achselhöhlen und Beine, befreien ihren Körper von allen Schamhaaren, malträtieren Nasenlöcher und Ohrläppchen, um dem angesagten Schönheitsideal zu entsprechen, und schrecken dabei nicht vor Heißwachs, Laser und anderen Gerätschaften zur Haarentfernung zurück. Willkommen im Zeitalter der Haarlosigkeit!

Ein sich lichtender Schädel muss insofern nicht mehr beklagenswert erscheinen. Heutzutage gibt es viel charmantere Optionen, als mit dem Zurechtkämmen der verbliebenen Haarpracht kahle Stellen zu verbergen oder Toupets zu verwenden. Man kann sich unter Haarausfall leidenden Kopf einfach kahl rasieren und so stolz präsentieren. Ansonsten steht noch zur Auswahl, sich Haare einpflanzen zu lassen, oder man kann es mit Produkten zur Belebung des Haarwuchses probieren, deren Hersteller verkünden, dass die Glatzenbildung beim Mann ein umkehrbares Phänomen sei.

Zum Thema Haarausfall

Vor vielen Jahren präsentierte ein schwedisches Forscherteam unter der Leitung eines Wissenschaftlers namens Lars Engstrand eine Erklärung der Glatzköpfigkeit.[9] Nach ihrer Theorie ist die Ursache für eine Glatzenbildung der Druck auf die Blutkapillaren der Kopfhaut, der durch die Sehnenhaut auf dem Schädeldach, die sogenannte Galea, beeinflusst wird. Im Alter von fünfzehn Jahren ist dieses wie eine Haube oder Kappe geformte, sehnige, hautähnliche Gebilde noch so dünn wie Papier und bei beiden Geschlechtern ganz elastisch. Bei den meisten Frauen bleibt sie das auch das ganze Leben lang. Bei vielen Männern beginnt sie sich jedoch, angeregt durch das männliche Geschlechtshormon Dihydrotestosteron (DHT), im Alter zwischen fünfzehn und zwanzig Jahren beträchtlich zu verdicken. Der dadurch bewirkte höhere Druck und die Spannung auf der Kopfhaut beeinträchtigen die Durchblutung der Kapillaren, die oberhalb dieser Sehnenhaut verlaufen. Normalerweise versorgen diese Kapillaren die Haarfollikel mit allen Nährstoffen, die für das Wachstum der Haare notwendig sind. Als Folge des gestiegenen Drucks auf die Kapillaren lässt das Haarwachstum allmählich nach, bis die Haarfollikel keine Haare mehr aufbauen können und die Kopfhaut kahl zurückbleibt – was zu dem für Männer typischen Haarausfall (dem androgenbedingten Haarausfall) und zur Ausbildung einer Glatze führt. Ungefähr neunzig Prozent aller Glatzen bei Männern lassen sich auf diese Verdickung der Sehnenhaut zurückführen.

Jüngere Forschungen haben die Richtigkeit der von Engstrands Forscherteam gezogenen Schlussfolgerungen bestätigt. Es konnte nachgewiesen werden, dass die kahl werdende Kopfhaut stark verkleinerte Haarfollikel enthält und im Vergleich mit einer behaarten Kopfhaut viel höhere Konzentrationen von DHT aufweist. Allgemein wird vermutet, dass diese übermäßig hohe Konzentration von DHT im

9 Paavo Airola: Stop Hair Loss, Scottsdale, Arizona: Health Plus Publishers 1965

Gewebe der Kopfhaut der Grund für die Glatzenbildung bei Männern ist und bei Männern (und auch bei Frauen) mit einer entsprechenden genetischen Veranlagung zu einem Verlust der Haare führt.

Es wurde zudem festgestellt, dass es in den Haarfollikeln und in der Kopfhaut große Mengen eines Enzyms namens 5-Alpha-Reduktase gibt, das Testosteron in DHT umwandelt. Bei einer hohen Konzentration von DHT dockt dieses an den Rezeptoren für Androgene im Bereich der Kopfhaut an, verdickt die Kopfhaut und unterbindet die Blutversorgung der Follikel, die dann schrumpfen und ein Überleben für das Haar unmöglich machen. Man entdeckte jedoch, dass die Aktivität der 5-Alpha-Reduktase blockiert werden kann und sich dadurch die Konzentration von DHT in diesem Bereich verringert. Das Gewebe der Kopfhaut kann wieder gekräftigt und erneut funktionsfähig gemacht werden. Verkümmerte Haarfollikel sind nicht unbedingt völlig abgestorben. Durch eine entsprechende Ernährung und manuelle Stimulation können sie zu erneutem Wachstum angeregt werden. An dieser Stelle kommen die nachfolgend diskutierten Maßnahmen ins Spiel: eine regelmäßige Tiefenmassage der Kopfhaut, Sägepalmenbeeren und weitere heilkräftige Pflanzen, Borretschsamenöl und andere Pflanzenöle, Mineralstoffe und Vitamine.

Haarpflege

Bestimmt hat die Vererbung viel mit dem Zustand der Haare zu tun. Allerdings macht uns Genetik nicht machtlos. Es gibt durchaus Dinge, die wir tun können, um den Zustand unserer Kopfhaut zu verbessern, die Haare zu nähren und zu kräftigen sowie ihr Wachstum anzuregen.

So hat sich erwiesen, dass die Sägepalme das Haarwachstum merklich fördert. Mit Borretschsamenöl mit seinem hohen Gehalt an Gamma-Linolensäure (GLA) lässt sich ebenfalls eine durch Androgene verursachte Glatzenbildung beim Mann behandeln, ein Mittel, das auch bei anderen Haarproblemen hilft. Pflanzenöle, die Alpha-Linolensäure (ALA) und Linolsäure enthalten (beides essenzielle Fettsäuren), haben einen ganz ähnlichen Anwendungsbereich. Sägepalme und Borretschsamen wirken wie Finasterid, der Wirkstoff in verschiedenen synthetischen Medikamenten, die gegen androgenbedingten Haarausfall verschrieben werden. Finasterid hat jedoch systemische Nebenwirkungen, führt zu einem Verlust der Libido und ist bei Frauen kontraindiziert. Sägepalme und Borretschsamen hingegen nähren sowohl Männer als auch Frauen; der einzige Nachteil bei der Sägepalme besteht in ihrem unangenehmen Geschmack.

Sägepalme wird häufig auch zur Behandlung einer vergrößerten Prostata verwendet. Sie blockiert nachgewiesenermaßen die Androgenrezeptoren in den Haarfollikeln, was verhindert, dass sich dort DHT andockt und aufgenommen wird. Sie regt das Haarwachstum an, indem sie die Aktivität der 5-Alpha-Reduktase vom Typ 1 hemmt (und damit des Enzyms, das in hohen Konzentrationen in der Kopfhaut, in den Talgdrüsen und in der Haut vorhanden ist) und die gleiche Wirkung auf den Typ 2 dieses Enzyms hat (der in den Haarfollikeln zu finden ist). Finasterid hingegen blockiert nur die Aktivität der 5-Alpha-Reduktase vom Typ 2.

Borretschsamenöl gilt als der wichtigste, natürlich vorkommende Lieferant von GLA (mit einem Anteil von mehr als 20 Prozent). Danach folgen das Öl aus den Samen der Schwarzen Johannisbeere (mit 15 Prozent GLA) und Nachtkerzenöl (mit 9 Prozent GLA). Gamma-Linolensäure und andere Fettsäuren haben sich als die wirksamsten bisher bekannten Substanzen erwiesen, die die Aktivität von 5-Alpha-Reduktase vom Typ 1 und vom Typ 2 unterbinden.

Die folgende Aufstellung beschreibt weitere Erkenntnisse, die für die Haarpflege relevant sind:

- In Schweden und in den USA durchgeführte Experimente zeigen, dass eine Reduzierung von Salz in der Ernährung die Haare gesünder hält und Haarausfall verringert.
- Zu wenig Jod in der Ernährung macht die Haare trocken, dünn und lässt sie schlecht wachsen. Kelp (eine Braunalge), Rotalgen und andere Meeresgemüse sowie Meerestiere sind die reichhaltigsten natürlichen Quellen für Jod.
- Die Mikronährstoffe, die für die Haarpflege eine besonders große Bedeutung haben, sind der Vitamin-B-Komplex, Vitamin E, essenzielle Fettsäuren (manchmal auch als Vitamin F bezeichnet) sowie die Vitamine A und D. Sie gelten allgemein als wichtig für Haare und Haut, mit ihnen lassen sich auch eine trockene, juckende und schuppige Kopfhaut sowie Haarschuppen behandeln.
- Sämtliche Mineralstoffe, darunter besonders das den Haarschaft kräftigende Siliziumdioxid (z.B. in Form von Kieselerde); ferner werden die für die Blutbildung und den Aufbau der Nerven bedeutsamen Mineralstoffe Magnesium, Kalzium, Kalium, Phosphor und Eisen für gesunde Haare benötigt. (Ein Tee aus dem Ackerschachtelhalm ist eine sehr gute Siliziumdioxidquelle.)
- Qualitativ hochwertiges (aber nicht notwendigerweise in großen Mengen konsumiertes) Eiweiß ist für gesunde Haare und eine gesunde Kopfhaut unerlässlich. (Die empfohlenen Mengen liegen bei 56 bis 68 Gramm Eiweiß pro Tag für einen etwa 75 Kilogramm schweren Mann, der viel sitzt und sich mäßig bewegt; bei Frauen werden bei ebenfalls überwiegend sitzender Lebensweise und mäßiger Bewegung und bei einem Gewicht von etwa 63 Kilogramm 48 bis 54 Gramm Eiweiß täglich empfohlen.)
- Emotionale Spannungen oder lang anhaltender geistiger Stress sowie den Blutfluss einschränkende Zustände bewirken, dass sich die Blutgefäße der Kopfhaut zusammenziehen, was verhindert, dass das Blut die Haarwurzeln erreicht. Das kann dann mit der Zeit einen auffälligen Haarausfall zur Folge haben.
- In der Traditionellen Chinesischen Medizin wird Haarausfall auf die Rolle des Yin bei der Versorgung des Körpers zurückgeführt (siehe auch die Ausführungen dazu im siebten Kapitel). Yin ist eine Energie, die in den Nieren entsteht und auch dort gespeichert wird. Die Nieren steuern die sexuelle Fortpflanzungsenergie des Mannes und haben einen entscheidenden Einfluss auf den Zustand der Haare. Die Nieren mit Lebensmitteln wie Spargel, Artischocke, Sellerie, Adzukibohnen und Heilpflanzen wie Liebstöckel (Maggikraut), Petersilie, Quecke und Schafgarbe zu nähren sowie das reichlich vorhandene Yin aufrechtzuerhalten, indem man exzessives Ejakulieren vermeidet, hat eine direkte Wirkung auf die Gesundheit der Haare. Nimmt man regelmäßig den Vielblütigen Knöterich (He Shou Wu) ein, stärkt dies das Yin und nährt das Blut und die anderen lebensnotwendigen Flüssigkeiten im Körper. Dadurch kräftigt diese Heilpflanze auch das System, das das Haarwachstum anregt und hilft dabei, ein Ergrauen der Haare zu verhindern. Der Vielblütige Knöterich ist auch für die Verwendung über lange Zeit hinweg eine sichere Heilpflanze und wird sehr für die Gesunderhaltung der Haare empfohlen.

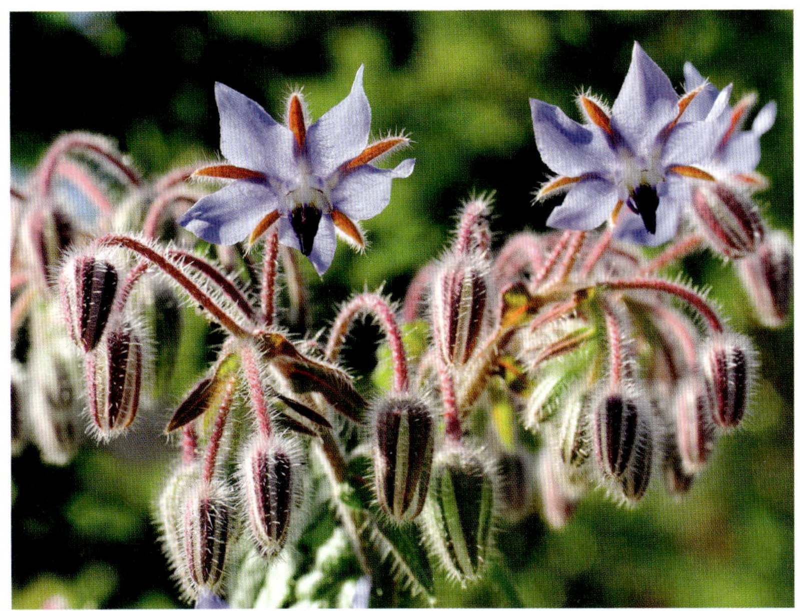

Borretschsamenöl hilft bei androgenbedingtem Haarausfall.

Um das Wachstum der Haare anzuregen und die Durchblutung der Kopfhaut zu verstärken, sollten wir nacheinander die folgenden Schritte durchführen:

1. Mindestens zweimal am Tag mit den Fingern die Kopfhaut massieren. Dazu legen wir alle zehn Finger fest auf den Kopf und drücken zehn Sekunden die entsprechenden Stellen mit kreisförmigen Bewegungen. (Dabei sollte die ganze Kopfhaut bewegt werden, nicht die Finger!) Dann legen wir die Finger an eine andere Stelle und wiederholen die Bewegungen, bis wir die gesamte Kopfhaut massiert haben. Es ist wichtig, die Zellen in der Kopfhaut nachhaltig zu beleben, denn sie sind mit Nerven verbunden, und es ist unerlässlich, den Blutfluss zu den Haarfollikeln anzuregen.
2. Wir legen uns mit dem Kopf nach unten gerichtet auf eine schräge Fläche, um das Blut zu zwingen, zum Kopf zu fließen. Das Blut wird dann bis in die Kapillaren der Kopfhaut dringen und die Haarwurzeln mit allem Nötigen versorgen. Dreimal am Tag zwanzig Minuten lang diese Position einzunehmen, ist auch zur Linderung von schmerzhaften Prostatabeschwerden eine exzellente Therapie und zur Vorbeugung von Prostataleiden ausgesprochen hilfreich. Zweimal am Tag sollten wir dies fünf bis fünfzehn Minuten lang mit der oben beschriebenen Fingermassage kombinieren. Das kann für unsere Haare ebenso wie für die Leistungen des Gehirns, für die Venen, die Beine und für den gesamten Kreislauf wahre Wunder wirken.
3. Eine Kombination von Fingermassage und Neigung nach unten lässt sich auch erreichen, indem wir unsere Kopfhaut massieren, während wir uns nach vorne beugen, bis sich der Kopf zwischen den Beinen befindet. Am einfachsten stellt man sich zunächst mit leicht gespreizten Beinen hin, die Füße etwa einen halben Meter voneinander entfernt, dann beugt man sich nach vorne und legt die

Ellbogen auf die Knie. Der Kopf befindet sich dabei unterhalb der Hüfte; die Finger beider Hände ruhen auf der Kopfhaut. Dann massiert man die Kopfhaut intensiv mit den Fingern, wie oben beschrieben. Die Übung lässt sich genauso gut, auf der Kante eines Stuhles oder auf der Bettkante sitzend machen.

4. Sich regelmäßig zweimal am Tag zwei bis drei Minuten lang die Haare und die Kopfhaut zu bürsten, ist ein Muss. Dadurch säubern wir die Oberfläche der Kopfhaut von allen Ablagerungen, die sich dort angesammelt haben, und geben der Kopfhaut gleichzeitig eine Tiefenmassage. Wenn dabei lose Haare in der Bürste bleiben, muss das nicht beunruhigen; diese Haare wären ohnehin bald ausgefallen. Das Bürsten regt die entleerten Follikel zu neuem Haarwachstum an. Man kann dazu eine kleine Menge ätherisches Rosmarinöl auf die Handfläche geben, damit die Borsten der Haarbürste einreiben und mit dieser Bürste täglich die Haare bearbeiten. Rosmarinöl ist ein wunderbares Mittel zur Stärkung des Haarschafts und wirkt wie eine Haarspülung bzw. ein Conditioner. Angeblich regt es auch das Haarwachstum an.
5. Am besten verwenden wir Shampoos und Haarspülungen mit einem pH-Wert zwischen 4,5 und 5,5.

Für gesunde Haare und produktive Follikel ist es auch ganz wichtig, gut für sich zu sorgen und viel Wasser zu trinken.

KAPITEL 9

Materia Medica

Nomenclatura officinalis (Heilpflanzenverzeichnis)

Wenn wir über eine Pflanze sprechen, ist es wichtig, sicher zu sein, dass es sich dabei tatsächlich um die gemeinte Pflanze handelt. Daher ist es sinnvoll, neben den allgemein üblichen Namen auch den binären (zweigliedrigen) wissenschaftlichen Pflanzennamen zu verwenden und zur eindeutigen Identifizierung mit anzuführen. Die allgemeinen oder »landläufigen« Bezeichnungen sind normalerweise eingängiger wie beispielsweise Jelängerjelieber, Mädesüß, Teufelsdreck, Frauenschuh, Löwenzahn, Elfenblume, Fingerhut und Hirtentäschel. Häufig geben diese volkstümlichen überlieferten Bezeichnungen Hinweise auf die Verwendungsbereiche einer Pflanze wie etwa bei Augentrost, Frauenwurzel, Schlafmützchen, Rauschpfeffer, Heilwurz, Lungenkraut, Fieberklee oder Knochenheil. Allerdings können diese Namen auch in die Irre führen. So ist vielleicht in einer Region ein und dieselbe Pflanze unter verschiedenen Namen bekannt, während ein anderer Name gelegentlich für eine Reihe ganz unterschiedlicher Pflanzen in Gebrauch ist, die unseren Vorfahren durch eine ähnliche Wirkung aufgefallen sind.

Die binären, das heißt zweigliedrigen, lateinischen Pflanzennamen reichen ebenso bis weit in die Zeit unserer Vorfahren zurück, systematisch führte sie Carl von Linné 1753 in seinem Werk *Species Plantarum* ein. Die lateinischen Namen beruhen oft auf den charakteristischen botanischen Merkmalen der Pflanze, oder sie erweisen dem Botaniker die Ehre, der die Pflanze entdeckt und eine erste offizielle Beschreibung von ihr veröffentlicht hat. Die lateinischen Namen sind im Vergleich zu den volkstümlichen Namen spezifischer und einheitlicher, aber auch sie sind nicht bis in alle Ewigkeit in Stein gemeißelt. Wenn Botaniker mehr über die botanischen Verwandtschaften einer Pflanze herausfinden, werden die lateinischen Pflanzennamen (zum Ärger vieler Laien) manhcmal auch verändert oder in andere Gattungen eingeteilt. Pflanzen sind nie etwas Statisches. Der Pollen ist ein ewiger Wanderer und Reisender, die Narbe der Blüte ist die beste Gastgeberin, die man sich nur vorstellen kann. Wildpflanzen kreuzen sich dauernd mit sich selbst. Spezies formen ihre charakteristischen Merkmale durch winzige, stufenweise Veränderungen stetig um und winden sich aus den engen binären Schubladen heraus, in die wir sie hineinstecken.

Die folgende Liste stellt von den in diesem Buch vorgestellten Pflanzen die allgemeinen, die binären lateinischen Namen und ihre englische Bezeichnungen einander gegenüber.

Zwei häufig vorkommendc lateinische Namensbestandteile seien hier noch erklärt: *officinalis* bedeutet »aus der *officina*, dem Labor, der Apotheke« und bezeichnet eine offizinelle, das heißt medizinisch verwendete Heilpflanze, beispielsweise *Euphrasia officinalis* (Augentrost), *Symphytum officinale* (Beinwell) oder *Valeriana officinalis* (Baldrian). *Vulgaris* bedeutet »gewöhnlich, alltäglich, allgemein bekannt oder aus dem gemeinen Volk«; damit werden oft Pflanzen bezeichnet, die in vielen Hausmitteln Verwendung finden. Beispiele sind *Thymus vulgaris* (Thymian), *Foeniculum vulgare* (Fenchel) oder *Prunella vulgaris* (Braunelle).

Liste der deutschen, binären lateinischen und englischen Namen von Heilpflanzen

Ackerschachtelhalm (Zinnkraut)	*Equisetum arvense*	Horsetail
Alant	*Inula helenium*	Elecampane
Alfalfa (Luzerne)	*Medicago sativa*	Alfalfa
Ampfer, Krauser	*Rumex crispus*	Yellow dock
Andorn, Gewöhnlicher/Weißer	*Marrubium vulgare*	(Common white) horehound
Aralie, Kalifornische	*Aralia californica*	California spikenard
Arnika (Bergwohlverleih)	*Arnica montana*	Arnica
Artischocke	*Cynara scolymus*	Artichoke
Asant (Asafoetida, Stinkasant, Teufelsdreck)	*Ferula assa-foetida*	Asafoetida
Ashwagandha (Schlafbeere, Indischer Ginseng, Winterkirsche)	*Withania somnifera*	Ashwagandha
Augentrost	*Euphrasia officinalis*	Eyebright
Baldrian, Echter	*Valeriana officinalis*	Valerian
Bärenklau, Wolliger	*Heracleum lanatum*	Cow parsnip
Bärentraube	*Arctostaphylos uva-ursi*	Bearberry
Bartflechte	*Usnea* spp.	Usnea
Basilikum	*Ocimum basilicum*	Basil
Becherkätzchen	*Garrya flavescens*	Silk tassel
Berberitze (Sauerdorn)	*Berberis vulgaris*	Barberry
Beifuß	*Artemisia vulgaris*	Mugwort
Beinwell, Echter	*Symphytum officinale*	Comfrey
Beinwell, Rauer	*Symphytum asperum*	Prickly Comfrey
Benediktenkraut	*Cnicus benedictus*	Blessed thistle
Betonie, Echte	*Betonica officinalis*	Betony
Bitterholz (Quassiabaum)	*Quassia amara*	Quassia (bitterwood)
Blasentang	*Fucus vesiculosus*	Bladderwrack
Bockshornklee	*Trigonella foenum-graecum*	Fenugreek
Bohnenkraut (Satyrkraut)	*Satureja montana, S. hortensis*	Savory
Brechwurzel (Ipecacuana)	*Carapichea ipecacuanha*	Ipecac
Brennnessel	*Urtica* spp.	Nettle
Brombeere	*Rubus fruticosus*	Blackberry
Bukkostrauch (Buchu)	*Agathosma betulina*	Buchu
Catuaba	*Erythroxylum catuaba, Trichilia catigua*	Catuaba
Cayennepfeffer	*Capsicum* spp.	Cayenne
Chicorée	*Cichorium intybus*	Chicory

Damiana	*Turnera diffusa*, syn. *Turnera aphrodisiaca*	Damiana
Dang Shen	*Codonopsis pilosula*	Codonopsis
Dill	*Anethum graveolens*	Dill
Dong Quai (Chinesische Engelwurz)	*Angelica sinensis*	Dang gui (Chinese angelica)
Drüsengänsefuß, Mexikanischer (Epazote, Mexikanischer Traubentee)	*Chenopodium ambrosioides*	Epazote
Eberraute	*Artemisia abrotanum*	Southernwood
Eibisch, Echter (Althee, Arznei-Eibisch, Heilwurz, Weiße Malve)	*Althaea officinalis*	Marshmallow
Eichenrinde	*Quercus* spp.	Oak bark
Eidechsenschwanz, Kalifornischer (Yerba Mansa)	*Anemopsis californica*	Yerba mansa
Eisenkraut	*Verbena* spp.	Vervain
Elfenblume, Großblütige (Großblütige Sockenblume, Ziegenkraut)	*Epimedium grandiflorum*, syn. *Epimedium sagittatum*	Horny goat weed
Endivie	*Cichorium endivia*	Endive
Engelwurz (Angelika)	*Angelica archangelica*	Angelica
Enzian	*Gentiana* spp.	Gentian
Erdbeere	*Fragaria vesca*	Strawberry
Erd-Burzeldorn (Erdsternchen, Gokshura)	*Tribulus terrestris*	Gokshura
Eukalyptus	*Eucalyptus globulus*	Eucalyptus
Falsches Einhorn	*Chamaelirium luteum*	False unicorn
Faulbaum, Amerikanischer (Sagrada-Faulbaum)	*Rhamnus purshiana*	Cascara sagrada
Fenchel	*Foeniculum vulgare*	Fennel
Fieberklee (Bitterklee, Sumpfklee)	*Menyanthes trifoliata*	Bogbean
Fiederblatt-Weißdorn	*Crataegus pinnatifida*	Chinese hawthorn
Flachs (Leinsamen)	*Linum usitatissimum*	Flax (linseed)
Flug-Hafer	*Avena fatua*	Common wild oat
Frauenmantel	*Alchemilla vulgaris*	Lady's mantle
Frauenwurzel (Indianische Blaubeere)	*Caulophyllum thalictroides*	Blue cohosh
Futter-Beinwell	*Symphytum uplandicum*	Russian comfrey
Geißraute (Bocksraute)	*Galega officinalis*	Goat's rue
Gelbholzbaum, Amerikanischer	*Zanthoxylum americanum*	(Northern) prickly ash
Gelbwurz, Kanadische (Kanadische Orangenwurzel)	*Hydrastis canadensis*	Goldenseal
Giftlattich	*Lactuca virosa*	Wild lettuce
Ginkgo	*Ginkgo biloba*	Ginkgo
Ginseng, Amerikanischer	*Panax quinquefolius*	American ginseng
Ginseng, Asiatischer (Koreanischer)	*Panax ginseng*	Chinese ginseng

Ginseng, Sibirischer (Taigawurzel, Eleuthero)	*Eleutherococcus senticosus*	Siberian ginseng
Goji-Beere (Chinesischer Bocksdorn, Chinesische Wolfsbeere)	*Lycium chinensis*	Goji berry (Chinese wolfberry)
Goldmohn (Kalifornischer Mohn, Schlafmützchen)	*Eschscholzia californica*	California poppy
Goldrute, Echte	*Solidago virgaurea*	Goldenrod
Gotu Kola (Indischer Wassernabel)	*Centella asiatica,* syn. *Hydrocotyle asiatica*	Gotu kola
Grießwurzel, Kanadische	*Collinsonia canadensis*	Stone root
Guarana	*Paullinia cupana*	Guarana
Gummikraut (Grindelie)	*Grindelia* spp.	Gumweed
Gurmar	*Gymnema sylvestre*	Gurmar
Hafer, Echter (Saat-Hafer)	*Avena sativa*	Common oat
Helmkraut	*Scutellaria lateriflora*	Skullcap
Herkuleskeulen-Gelbholzbaum	*Zanthoxylum clava-herculis*	Southern prickly ash
Herzgespann, Echtes (Löwenschwanz)	*Leonurus cardiaca*	Motherwort
Himbeere	*Rubus idaeus*	Raspberry
Hirtentäschel	*Capsella bursa-pastoris*	Shepherd's purse
Holunder, Schwarzer	*Sambucus nigra*	Black (common) elder
Holunder, Kanadischer	*Sambucus canadensis*	American elder
Hopfen	*Humulus lupulus*	Hops
Huflattich	*Tussilago farfara*	Coltsfoot
Hundszahngras (Bermudagras)	*Cynodon dactylon*	Bermuda grass
Igelkraftwurz	*Oplopanax horridus,* syn. *Fatsia horrida*	Devil's club
Immergrün, Großes	*Vinca major*	Blue (greater) periwinkle
Immergrün, Kleines	*Vinca minor*	(Lesser) periwinkle
Indigo, Wilder (Falscher, Färberhülse)	*Baptisia tinctoria*	Wild indigo
Ingwer	*Zingiber officinale*	Ginger
Jambu (Parakresse, Prickelblume)	*Acmella oleracea,* syn. *Spilanthes oleracea, Spilanthes acmella*	Spilanthes
Jasmin	*Jasminum* spp.	Jasmin
Johanniskraut	*Hypericum perforatum*	St. John's wort
Juckbohne (Kapikachhu)	*Mucuna pruriens*	Kapi kacchu
Jujube, Chinesische (Chinesische Dattel)	*Ziziphus jujuba (Frucht), Ziziphus jujuba* var. *Spinoza (Samen)*	Jujube
Kaffeestrauch	*Coffea arabica*	Coffee
Kakaobaum	*Theobroma cacao*	Cacao
Kalmus	*Acorus calamus*	Calamus
Kamille, Echte	*Matricaria recutita,* syn. *Matricaria chamomilla*	German chamomile
Kamille, Römische	*Chamaemelum nobile,* syn. *Anthemis nobilis*	Roman chamomile

Kapuzinerkresse, Große	*Tropaeolum majus*	Nasturtium
Katzenminze	*Nepeta cataria*	Catnip
Kava-Kava (Rauschpfeffer)	*Piper methysticum*	Kava-Kava
Klette	*Arctium lappa*	Burdock
Klettenlabkraut (Klebkraut)	*Galium aparine*	Cleavers
Knoblauch	*Allium sativum*	Garlic
Knorpeltang (Carrageen, Irisch Moos)	*Chondrus crispus*	Irish moss
Knöterich, Vielblütiger (Fo-Ti, He Shou Wu)	*Polygonum multiflorum*, syn. *Fallopia multiflora*	Chinese knotweed
Kolabaum	*Cola acuminata, Cola nitida*, syn. *Cola vera*	Kola
Königskerze	*Verbascum* spp.	Mullein
Koriander	*Coriandrum sativum*	Coriander
Kreosotbusch	*Larrea mexicana*, syn. *Larrea tridentata*	Chaparral
Kreuzdorn	*Rhamnus cathartica*	Buckthorn
Kubeben-Pfeffer (Stielpfeffer)	*Piper cubeba*	Cubeb
Küchenschelle (Kuhschelle)	*Pulsatilla vulgaris*, syn. *Anemone pulsatilla*	Pasque flower
Kürbis	*Cucurbita pepo*	Pumpkin
Kurkuma (Gelbwurz)	*Curcuma longa*	Turmeric
Lackporling, Glänzender (Reishi, Ling Zhi)	*Ganoderma lucidum*	Reishi mushroom
Lavendel	*Lavandula* spp.	Lavender
Lebensbaum (Thuja)	*Thuja occidentalis*	Thuja
Lerchensporn (Yan Hu Suo)	*Corydalis yanhusuo*	Corydalis
Liguster	*Ligustrum vulgare*	Privet
Lobelie (Indianertabak)	*Lobelia inflata*	Lobelia
Löwenzahn	*Taraxacum officinale*	Dandelion
Luo Han Guo (Mönchsfrucht)	*Siraitia grosvenorii*, syn. *Momordica grosvenori*	Lo han kuo
Maca (Peruanischer Ginseng)	*Lepidium meyenii*, syn. *Lepidium peruvianum*	Maca
Mädesüß, Echtes	*Filipendula ulmaria*, syn. *Spiraea ulmaria*	Meadowsweet
Mahonie	*Mahonia aquifolium*	Oregon grape
Ma Huang (Chinesisches Meerträubel)	*Ephedra sinica*	Ma huang
Maisgrannen	*Zea mays*	Corn silk
Mariendistel	*Silybum marianum*, syn. *Carduus marianum*	Milk thistle
Matestrauch	*Ilex paraguayensis*	Yerba mate
Maulbeere	*Morus* spp.	Mulberry
Meerrettich	*Armoracia rusticana*	Horseradish
Mönchspfeffer (Keuschlamm)	*Vitex agnus-castus*	Chaste tree
Muira Puama (Potenzbaum)	*Ptychopetalum olacoides*	Muira puama
Mumijo (Shilajit)		Shilajit
Mutterkraut (Falsche Kamille)	*Tanacetum parthenium*	Feverfew

Myrrhe	*Commiphora myrrha*	Myrrh
Nachtkerze	*Oenothera biennis*	Evening primrose
Ocotillo (Jakobsstab)	*Fouquieria splendens*	Ocotillo
Odermennig	*Agrimonia* spp.	Agrimony
Olivenblatt	*Olea europaea*	Olive leaf
Orange	*Citrus aurantium*	Orange
Osha-Wurzel (Schamanenwurzel)	*Ligusticum porteri*	Osha
Passionsblume	*Passiflora incarnata*	Passion flower
Pastinak	*Pastinaca sativa*	Parsnip
Pau d'Arco (Lapacho)	*Tabebuia* spp.	Pau d'arco
Petersilie	*Petroselinum crispum*	Parsley
Pfefferminze	*Mentha piperita*	Peppermint
Polei-Minze	*Mentha pulegium*	Pennyroyal
Purpurdost	*Eupatorium purpureum*, syn. *Eutrochium fistulosum*	Purple thoroughwort
Quecke	*Agropyron repens*, syn. *Elymus repens*	Couch grass (quack grass)
Rebhuhnbeere, Echte (Zwillingsbeere)	*Mitchella repens*	Partridgeberry
Ringelblume	*Calendula officinalis*	Calendula
Rosenwurz	*Rhodiola rosea*	Rhodiola (roseroot)
Rosmarin	*Rosmarinus officinalis*	Rosemary
Rosskastanie, Gewöhnliche	*Aesculus hippocastanum*	Horse chestnut
Rotklee (Wiesenklee)	*Trifolium pratense*	Red clover
Rotulme (Schleimrüster)	*Ulmus rubra*, syn. *Ulmus fulva*, *Ulmus pubescens*	Slippery elm
Sägepalme	*Serenoa repens*, syn. *Sabal serrulata*	Saw palmetto
Salbei, Echter	*Salvia officinalis*	Sage
Santakraut (Yerba Santa)	*Eriodictyon* spp.	Yerba santa
Sarsaparille	*Smilax officinalis*	Sarsaparilla
Sassafrasbaum	*Sassafras albidum*	Sassafras
Sauerampfer	*Rumex acetosa*	Sorrel
Schafgarbe	*Achillea millefolium*	Yarrow
Scheinbeere (Wintergrün)	*Gaultheria procumbiens*	Wintergreen
Schneeball, Gewöhnlicher	*Viburnum opulus*	Cramp bark
Schneeflockenstrauch, Virginischer (Giftesche, Schneebaum)	*Chionanthus virginicus*	Fringe tree
Seidenpflanze, Knollige (Orange Seidenpflanze)	*Asclepias tuberosa*	Pleurisy root
Selleriesamen	*Apium graveolens*	Celery seed
Sennespflanze (Alexandrinische Senna)	*Senna alexandrina*	Senna
Shatavari (Wilder Spargel)	*Asparagus racemosus*	Shatavari
Sonnenhut, Blasser	*Echinacea pallida*	Pale purple coneflower
Sonnenhut, Roter (Purpur-Sonnenhut)	*Echinacea purpurea*	Purple coneflower
Sonnenhut, Schmalblättriger	*Echinacea angustifolia*	Narrow-leaf coneflower

Spaltkörbchen, Chinesisches	*Schisandra chinensis*	Schisandra
Steinklee, Echter	*Melilotus officinalis*	Melilot
Sternanis	*Illicium verum*	Star anise
Sternmiere (Vogelmiere)	*Stellaria media*	Chickweed
Storchschnabel	*Geranium*	Geranium
Storchschnabel, Gefleckter	*Geranium maculatum*	Cranesbill
Strohblume, Italienische (Currykraut)	*Helichrysum italicum*	Curry
Suma (Brasilianischer Ginseng)	*Pfaffia paniculata*	Suma
Sumpf-Schwertlilie, Blaue (Sumpfiris)	*Iris versicolor*	Blue flag
Süßholz, Echtes (Lakritze)	*Glycyrrhiza glabra*	Licorice
Tausendgüldenkraut	*Centaurium umbellatum*	Centaury
Teebaum, Australischer	*Melaleuca alternifolia*	Tea tree
Teestrauch (Grüner, Oolong-, Schwarzer, Weißer Tee)	*Camellia sinensis*	Tea
Thymian	*Thymus* spp.	Thyme
Tongkat Ali	*Eurycoma longifolia*	Long jack
Tragantwurzel (Astragalus)	*Astragalus membranaceus*	Astragalus
Traubenkirsche, Spätblühende (Amerikanische)	*Prunus serotina*	Wild cherry (rum cherry)
Traubenkirsche, Virginische	*Prunus virginiana*	Wild cherry (Virginia bird cherry)
Traubensilberkerze	*Actaea racemosa*, syn. *Cimicifuga racemosa*	Black cohosh
Tulsi (Indisches Basilikum)	*Ocimum sanctum*, syn. *Ocimum tenuiflorum*	Holy basil
Wachsmyrte	*Myrica cerifera*	Bayberry
Wald-Hortensie	*Hydrangea arborescens*	Hydrangea
Walnuss, Schwarze (Schwarznuss)	*Juglans nigra*	Black walnut
Wasserdost, Durchwachsener (Durchwachsener Wasserhanf, Knochenheil)	*Eupatorium perfoliatum*	Boneset
Wasserdost, Gewöhnlicher (Wasserhanf)	*Eupatorium cannabinum*	Gravel root
Wassernabel, Indischer	*Centella asiatica*	Gotu kola
Wegerich, Breit-	*Plantago major*	(Broadleaf) plantain
Wegerich, Spitz-	*Plantago lanceolata*	(Swordleaf) plantain
Weidenrinde	*Salix* spp.	Willow bark
Weidenröschen	*Epilobium parviflorum*, *E. angustifolium*	Fireweed, rosebay
Weinraute	*Ruta graveolens*	Rue
Weißdorn	*Crataegus* spp.	Hawthorn
Weißeiche, Amerikanische	*Quercus alba*	White oak
Wermut	*Artemisia absinthium*	Wormwood
Wintergrün, Doldiges (Doldiges Winterlieb)	*Chimaphila umbellata*	Pipsissewa
Winterlinde	*Tilia cordata*	Littleleaf linden

Wolfsfuß	*Lycopus virginicus*	Bugleweed
Yamswurzel, Wilde	*Dioscorea villosa*	Wild yam
Ysop	*Hyssopus officinalis*	Hyssop
Yohimbe	*Pausinystalia Yohimbe*	Yohimbe
Yucca (Palmlilie)	*Yucca* spp.	Yucca
Zaubernuss, Virginische	*Hamamelis virginiana*	Witch hazel
Zimt	*Cinnamomum verum,* syn. *Cinnamomum zeylanicum*	Cinnamon
Zitronenmelisse (Melisse)	*Melissa officinalis*	Lemon balm
Zitterpappel (Espe)	*Populus tremula,* *P. tremoloides*	Aspen

KAPITEL 10

Ein westliches, auf die Gesundheit ausgerichtetes Konstitutionsmodell

Wisse gut über dich selbst Bescheid!

In diesem Kapitel geht es darum, die Form, die Energie oder Qualität menschlicher Grundeigenschaften zu verstehen, die unsere ganz eigene und uns von anderen unterscheidende »Beschaffenheit« ausmacht. Es beschäftigt sich damit, wie unsere individuelle Mischung dieser Grundbausteine gut funktioniert und was wir tun können, damit dies auch weiterhin auf gesunde und Glück bringende Weise so bleibt.

Wenn wir uns selbst durch die Brille eines Konstitutionsmodells betrachten, das unseren Blick auf allgemeine menschliche Gewohnheiten, Vorlieben, Tendenzen und Eigenarten lenkt und diese würdigt und das auch noch auf eine leicht verständliche Weise zum Ausdruck bringt, dann können wir uns selbst besser wertschätzen und andere tiefer verstehen. Meiner Erfahrung nach ist diese Wertschätzung von sich selbst der entscheidende Schlüssel zum Erleben von Gesundheit, Humor und einem tiefen Gefühl des Wohlbefindens; diese Wertschätzung auch anderen entgegenzubringen, ist der zweite wichtige Schlüssel dazu.

Konstitutionsmodelle sind (noch) nicht allgemein übliche Themen in der westlichen Welt. Durch die wachsende Beliebtheit und Verwendung chinesischer und ayurvedischer Heilmethoden im Westen haben Konstitutionsmodelle jedoch zumindest in unsere Sprache Einzug gehalten. Begriffe wie »Akupunktur«, »Meridiane«, »Yin«, »Yang« und »Dosha« können viele von uns schon einordnen; sie sind untrennbar mit den genannten asiatischen Heilverfahren verbunden, denen ein Konstitutionsmodell zugrunde liegt, das für die jeweiligen medizinischen Systeme von zentraler Bedeutung ist.

Haben wir eigentlich auch in der Medizin des Westens Konstitutionsmodelle? Ja und nein. Im Laufe der Geschichte der etablierten westlichen Medizin wurden viele solcher Modelle von kleinen Gruppen erdacht und auch in gewissem Umfang praktisch angewendet, aber im Großen und Ganzen sind sie alle wieder von der Bildfläche verschwunden. Die etablierte Medizin und Gesundheitspflege von heute wendet kein Konstitutionsmodell an, das auf die körperlichen Erfordernisse und einzigartigen Qualitäten jedes individuellen Menschen ausgerichtet wäre. Sie zielt mit den Wirkungen ihrer Medikamente und bestimmter Nahrungsergänzungsmittel vor allem auf Krankheitssymptome ab. Dabei werden die Nahrungsmittel als solche und damit die eigentlichen Heilmittel für unseren Körper sowohl im Bereich der Vorbeugung als auch für die Therapie größtenteils nicht beachtet.

Nahrungsmittel und Heilpflanzen (die eigentlich spezifische Nahrungsmittel sind) lassen sich dann am besten einsetzen, wenn sich die Energie (die spezifischen Qualitäten) dieser Nährstoffe (also zum Beispiel heiß, kalt, aufbauend, reinigend, befeuchtend, trocknend, süß, sauer und bitter) harmonisch mit der entsprechenden Energie (den Qualitäten oder Eigenschaften) der jeweiligen persönlichen Konstitution verbindet. Ein Konstitutionsmodell, das die Energetik des eigenen Körpers und auch das eigene Temperament identifiziert (zum Beispiel ob uns schnell warm oder kalt wird, ob wir schnell ab- oder zunehmen, ob es uns ins Freie zieht oder nicht, ob wir uns in Gruppen wohlfühlen oder uns lieber allein in unserem gemütlichen Zimmer aufhalten) und darüber hinaus auch die Energetik der jeweiligen Nahrungsmittel, Heilkräuter und der auf uns einwirkenden Umgebung in Betracht zieht, kann uns dabei helfen, die verschiedenen Puzzlestücke zusammenzufügen, und so zu unserem besten Wohl beitragen. Unsere Konstitution – das heißt, wie wir konstitutionell gebaut sind – zeigt uns, was für ein unverwechselbares Individuum wir sind und welche Nahrungsmittel, Umgebungen und Erfahrungswelten am besten zu uns passen.

In diesem Buch möchte ich ein relativ einfaches Konstitutionsmodell vorstellen, bei dem mit westlichen Begriffen und Archetypen gearbeitet wird. Diese können hilfreich sein, um die einzigartige Beschaffenheit unserer Konstitutionsmerkmale zu bestimmen. Das Wissen darum und die damit verbundene Einsicht kann uns dabei unterstützen, mit größerem Scharfblick die passenden Heilpflanzen, die richtige Ernährung, die richtigen Vitamine und Mineralien zur Nahrungsergänzung und einen passenden Lebensstil zu finden, der unserem besonderen Körperbau, unserer Energie und unserem Temperament alles Nötige gibt.

Wenn wir ein solches Konstitutionsmodell als Orientierungshilfe nutzen, können wir uns und andere besser und tiefer verstehen und noch besser würdigen. Das wird dann vielleicht zu etwas ganz Selbstverständlichem.

Einführung in das Konstitutionsmodell

Menschen zu beobachten, macht mir Spaß. Insbesondere wenn ich dadurch zumindest in einem bestimmten Ausmaß zu verstehen beginne, warum sie etwas tun. Menschen sind das spannendste Schauspiel auf dieser Weltbühne, und ich möchte wissen, was sich hinter den Kulissen abspielt.

Wenn wir die Hauptbestandteile der Konstitution eines Menschen und deren Qualitäten oder deren Energie identifizieren, die wiederum auch das jeweilige Temperament und die Physiologie der betreffenden Person bestimmen, dann fällt es uns leichter, Respekt und Achtung für die einzigartige Beschaffenheit eines anderen Menschen und die von uns selbst zu empfinden. Eine solche Haltung ist wesentlich hilfreich dafür, jemandem dabei zu helfen, die für ihn passende Ernährungsweise, speziell auf ihn zugeschnittene Wirkungen von Heilpflanzen und den optimalen Lebensstil herauszufinden, der seiner wahren Natur entspricht und ihm förderlich ist. Das sind meine Beweggründe für das Studium der Konstitution eines Menschen. Die in diesem Kapitel zusammengetragenen Informationen sollen die Erkundung der eigenen Gesundheit unterstützen und dabei helfen, sich selbst dabei mit freundlichem Wohlwollen zu begegnen und eine der Gesundheit förderliche Umgebung zu schaffen.

Zu Beginn meiner Beschäftigung mit verschiedenen Konstitutionsmodellen fand ich heraus, dass die von anderen Kulturen entwickelten Konstitutionsmodelle (beispielsweise die des Ayurveda, der Chinesen, Japaner und Tibeter) Sichtweisen propagierten, die für mein Verständnis der typischen Besonderheiten der Menschen nicht hilfreich waren. Diese diagnostischen oder therapeutischen Modelle ermöglichen zwar Einsichten und vermitteln Informationen, die mich bei meinen Vorschlägen für die Wahl einer für die betreffende Person geeigneten Heilpflanze oder einer für sie guten Ernährungs- oder Lebensweise unterstützten. Allerdings gefiel es mir nicht besonders, als Autorität fungieren zu müssen, die Zugang zu ominösen Kenntnissen hat, oder als eine Art therapeutischer Geheimnisträger, der jemand anderen irgendwie befreien kann, damit dieser dann seine angeborene prächtige Gesundheit erleben darf. Daher möchte ich meinen Erfahrungsschatz und das von mir zusammengetragene Wissen lieber so unmittelbar und einfach wie möglich mitteilen.

Dies motivierte mich dazu, ein einfaches, für Menschen aus dem westlichen Kulturkreis benutzerfreundliches Konstitutionsmodell aufzustellen. Es sollte sich mit den in unserer Sprache üblichen und uns vertrauten Begriffen ausdrücken, auch ein wenig nach unserer Kultur schmecken und ein Erkennen der Energetik unserer vertrauten westlichen Archetypen ermöglichen, bei dem unser Bauchgefühl angesprochen wird.

Nehmen wir zum Beispiel Erde, Luft, Feuer und Wasser. Die meisten von uns können intuitiv die Qualität oder Energie, die charakteristischen Eigenschaften und das spezifische Gefühl jedes dieser vier Elemente voneinander unterscheiden.

Wir können uns wahrscheinlich auch schnell bezüglich der charakteristischen Merkmale eines Monarchen einig werden: Er ist freundlich, fürsorglich, vernünftig, hat eher viel Besitz (und ist manchmal gierig), schont seine Kräfte, ist mitteilsam und tritt bei Zeremonien mit der Machtfülle eines Königs oder einer Königin auf. Er hat die Qualitäten eines guten Königs oder ähnlichen Personen.

Wir sind sicher auch mit den klassischen Merkmalen eines Kriegers vertraut: Er ist furchtlos, entschlossen, zielgerichtet, intensiv (und manchmal rücksichtslos) auf eine Sache konzentriert, leidenschaftlich, hat die oft plötzlich sich manifestierende Kraft eines Athleten, die guten Qualitäten eines Befehlshabers beim Militär, die des Leiters eines großen Unternehmens, von Achilles, Jeanne d'Arc, vom Terminator und so weiter.

Und wir können die typischen Schwingungen eines Sehers erkennen: Er ist übersensibel, einfühlsam und scharfsichtig, geistesabwesend (auf vorhersehbare Weise unvorhersehbar), grüblerisch und verfügt über die argwöhnische und wachsame Kraft eines Magiers, einer Hexe oder eines Zauberers. Er hat die Qualitäten von Merlin, Albus Dumbledore, Gandalf oder Mahatma Gandhi.

Mit entsprechend starker Motivation und gedanklicher Durchdringung können wir Menschen aus dem Westen die aus anderen Kulturen stammenden Archetypen und Konzepte in annähernd ähnliche westliche Symbole und Vorstellungen übertragen, beispielsweise aus der chinesischen Kultur Yin und Yang, das Leber-Feuer, die Energetik von Holz und Metall oder aus dem Ayurveda Vata, Pitta und Kapha. Allerdings erfassen wir ohne eine entsprechend umfassende intellektuelle Ausrichtung und intelligent vorgenommene Studien nur selten die wirkliche Bedeutung dieser Konzepte, oder wichtiger noch, wir erspüren sie kaum intuitiv. Und wer nicht dazu neigt, das erforderliche Studium zu betreiben und zu einem versierten Kenner dieser Modelle in Theorie und Praxis zu werden, weil er sich lieber mit anderen Dingen beschäftigt, der wird diese aus anderen Kulturen stammenden Begriffe und Konzepte weiterhin als ziemlich fremdartig ansehen, auch wenn sie durchaus seine Neugier geweckt haben mögen. Ich vermute, die meisten bemühen sich vergeblich darum, das zu ändern.

Der Monarch, der Krieger und der Seher mit ihren charakteristischen Merkmalen sollen uns dabei helfen, die Konzepte, die ich entwickeln möchte, besser zu vermitteln. Ich glaube, dass sich ihre archetypischen Motive vom westlichen Menschen leicht erkennen und voneinander unterscheiden lassen und auch intuitiv aufgrund von Erinnerungen bzw. durch die Vorstellungskraft mit Leben erfüllt werden können. Ich traue diesen drei Typen zu, dass sie der Leserschaft mit Geschick vor Augen führen können, was ich als die drei Grundkomponenten (die drei häufigsten Grundeigenschaften) jeder individuellen Konstitution beschreibe. Und sie werden auch demonstrieren, wie die energetischen Prozesse der Elemente Erde, Luft, Feuer, Wasser und (leerer) Raum in unserem dynamischen Wesen alle zusammen und unaufhörlich ihre Wirkung entfalten.

Wenn wir die in diesem Konstitutionsmodell präsentierten Ideen näher untersuchen und über sie nachdenken, sollten wir im Hinterkopf behalten, dass kein tatsächlich vor uns stehender Mensch jemals zur Gänze in ein einziges Modell hineinpassen wird oder vollständig durch dieses definiert werden kann. Das Zusammenwirken aller – jeden einzelnen von uns zusammensetzenden organischen, emotionalen, geistigen und nichtkörperlichen, spirituellen – Bestandteile in einem großen Ganzen ist immer einzigartig, wild, kostbar und letztendlich unvorhersehbar. Ein Konstitutionsmodell kann in seinem Kern nur auf die jeweiligen Hauptkomponenten verweisen und mit diesen hilfreichen Werkzeugen mit einer gewissen Genauigkeit spezifische, erwartbare dynamische Prozesse bei einer ausgewählten Person bestimmen.

Ein Modell ist auch immer lediglich zwei- oder dreidimensional, während ein dynamisch agierender Mensch mit seinen vielen und sich stetig weiterentwickelnden Wünschen und einer persönlichen Vision immer in höchstem Maße vieldimensional ist. Das hier vorgestellte Modell wird uns verlässliche Hinweise geben und Einsichten vermitteln, mit denen wir die richtigen Lebensmittel, Heilpflanzen, Umgebungen und Aktivitäten auswählen, die ganz speziell auf ein Individuum zugeschnitten sind. Wir sollten uns das Modell jedoch weiterhin als etwas Fließendes vorstellen; wir sollten seine Grenzen erkennen, dabei auch die vorübergehenden Einwirkungen wachsender Reife und Lebenserfahrung würdigen und wissen, dass die letzte Instanz die Empfindungen sind, die die betreffende Person bezüglich der von ihm getroffenen Entscheidungen hat. Dieses Modell kann uns eine Hilfe sein, ein vollständigeres Verständnis und eine umfassendere Wertschätzung für uns selbst und andere zu entwickeln. Es wird uns aber nicht vollständig verraten, was für eine Person jemand ist. Mit den alten Paradigmen des Ostens verhält es sich nicht anders: So hoch entwickelt und ausgeklügelt sie auch sein mögen, auch bei ihnen handelt es sich letztlich bloß um Modelle.

Die therapeutischen Modelle des Ayurveda (auf der Grundlage der drei Doshas) und die des Fernen Ostens reichen in ihren Ursprüngen wahrscheinlich bis zu Zeiten zurück, in denen der Homo sapiens zum ersten Mal die Bühne der Welt betrat. Der hier von mir präsentierte Keim eines westlichen Modells ist etwas Neues auf dem Gebiet der Konstitutionsmodelle. Ich lade alle ein, es einer genauen Überprüfung zu unterziehen und bei Gefallen zu verwenden. Ich bitte darum, es zu verändern, damit zu spielen,und durch kreative Aufmerksamkeit zu seiner Reifung beizutragen. So können sich diese grundlegenden Forschungen und Entwicklungen im psychischen Nährboden unserer westlichen Sichtweisen, der westlichen Sprache und der westlichen Mythologie verwurzeln.

Zu guter Letzt ist noch ein Hinweis wichtig: Dieses Modell stellt kein therapeutisches Werkzeug dar. Es ist nicht dafür gedacht und beabsichtigt auch nicht, Ungleichgewichte oder Krankheiten zu diagnostizieren, therapeutische Schlussfolgerungen nahezulegen und Behandlungen für pathologische Zustände vorzuschlagen. Bei diesem Modell geht es nicht um Krankheit. Es ist auf Gesundheit ausgerichtet und ein praktisches, leicht anwendbares Modell zur Anerkennung unserer jeweils einzigartigen Konstitution und Bauweise sowie eine Hilfe zu deren differenzierter Betrachtung. Dadurch begreifen wir auch besser, was uns bei dem Erleben unseres Wohlbefindens am stärksten unterstützt. Gleichzeitig werden in diese Darstellung unserer Beschaffenheit und unseres Naturells auch die durch Nahrungsmittel, Heilpflanzen und Umgebungen zur Verfügung stehenden Hilfsmittel einbezogen, die auf einfache Weise zu einem lebendigen, unbehinderten Fluss der eigenen Lebenskraft beitragen und dadurch Krankheiten verhindern.

Hintergrundinformationen und Hinweise zur Verwendung des Konstitutionsmodells

Am Anfang stand der Samen, und der wurde aktiviert.

Die Urform des Embryos ist einfach aufgebaut. Sie besteht aus drei Zellschichten oder Keimblättern: die innerste Schicht, häufig als Endoderm bezeichnet, dann die mittlere Schicht, das Mesoderm, und die Außenschicht, die Ektoderm genannt wird. Bevor das Klonen aufkam, begann jedes Leben mit der Reise einer männlichen Samenzelle, die dann im Inneren der Eileiter mit großer Leidenschaft auf die Eizelle traf und mit ihr verschmolz. Als sich dann im Fruchtwasser der Embryo entwickelte, wurde jede der Schichten zu den Hauptsystemen eines heranreifenden menschlichen Körpers umgestaltet. Bei der Geburt kam er dann strampelnd und schreiend als warmes, knuddeliges, von Geist aktiviertes Bündel aus vollständig verwandelten Zellschichten aus einem wogenden Schoß heraus in die Welt. Die nachfolgende geistig-emotionale Komplexität des Menschen setzt sich aus jeder dieser drei ursprünglichen Bestandteile zusammen, die sich aktiv auf ganz unterschiedliche Weise miteinander verzahnt haben. Dabei wird jeder Mensch zu einem einzigartigen Individuum, bei dem zu erkennen ist, welcher Bestandteil oder welche Komponente überwiegt, welche zweitrangig und welche drittrangig ist.

Es ist wichtig, das im Hinterkopf zu haben, wenn wir mit einem dreiteiligen Konstitutionsmodell wie diesem hier arbeiten. Auch wenn die Eigenschaften eines Individuums manchmal als das Gegenteil der charakteristischen Merkmale erscheinen, die eine dieser drei idealtypischen Grundelemente ausmachen, setzt sich doch jede Person immer aus einer ausnahmslos einmaligen Mischung dieser drei Komponenten zusammen. Das macht uns zu dem, was wir sind, und wie bei unseren Freunden, den in der Savanne ausgelassen herumtobenden Zebras, ist es auch bei uns Menschen so, dass keine zwei Personen gleich aussehen, gleich denken oder sogar auf die genau gleiche Weise herumtollen, obwohl sie in den meisten Aspekten ziemlich ähnlich zu sein scheinen.

Normalerweise überwiegen im Gesamtbild der Eigenarten einer Person die Eigenschaften einer einzigen Komponente, und die anderen beiden Komponenten treten so in Erscheinung, dass sie die Grundlage für diese Hauptkomponente darstellen und diese in dem Ausmaß akzentuieren, in dem sie selbst zutage treten. Das Endoderm entwickelt sich vor allem zum Verdauungssystem, zu den Organen, die für Assimilationsprozesse zuständig sind, und zum Lymphsystem. Das Mesoderm wird zum Sehnen- und Muskelgewebe und zu den Organen des Kreislaufsystems. Das Ektoderm bildet das zentrale Nervensystem aus sowie die Haut und die Sinnesorgane. Daher ist der eine Mensch vor allem auf das Essen, das Verdauen, das Assimilieren und das behagliche Bewahren seiner Kräfte bedacht, während ein anderer hauptsächlich auf tatkräftiges Handeln und das Erbringen von Leistungen ausgerichtet ist und wieder ein anderer sich intensiv auf die Sinneseindrücke, die auf ihn einströmen, und deren Interpretation konzentriert. Diese konstitutionsabhängige Grundhaltung findet dann gleichzeitig auf der physiologischen Ebene der betreffenden Person und auf der Ebene seines Temperamentes oder seines Gemüts seine Ausformung.

Die ayurvedischen Überlieferungen lehren uns, dass es drei reine Konstitutionstypen gibt, die drei Doshas, die überwiegend von Vata oder die vor allem von Pitta oder die vor allem von Kapha geprägt sind. Darüber hinaus gibt es noch sieben Mischtypen: Vata-Pitta, Pitta-Kapha, Kapha-Vata und so weiter. Die ayurvedischen Gelehrten fanden heraus, dass in Gesellschaften, in denen die Menschen vor allem Partner aus dem eigenen Stamm oder der eigenen Gruppe heiraten, reine Dosha-Typen vorherrschen. Im Gegensatz dazu sind im Westen, wo ein großer Grad an uneinheitlichen Gruppenzugehörigkeiten üblich ist, hauptsächlich Mischtypen zu finden. An späterer Stelle werde ich die charakteristischen Merkmale der drei Haupttypen an überwiegend nicht vermischten Konstitutionstypen aufführen und miteinander vergleichen sowie auch die sieben Mischtypen erörtern (bei denen die Grundtypen der Konstitutionen miteinander verschmolzen sind und die ich daher überwiegend als Verschmelzungsformen bezeichne).

William H. Sheldon (1898–1977) war meiner Meinung nach die große Lichtgestalt unter den westlichen Erforschern von Konstitutionstypen; er veröffentlichte seine großartigen Einsichten in die Beschaffenheit und die wesentlichen Unterschiede und Ähnlichkeiten zwischen den einzelnen Konstitutionen des Menschen. Ein Resultat seiner Studien waren die von ihm geprägten Begriffe endomorph, mesomorph und ektomorph. (Der Begriff *morph* verweist auf die Morphologie oder Formenlehre des Körpers und wird somit für dessen typische Größe und Form verwendet.)

Jeder dieser Körperbautypen lässt sich wie folgt charakterisieren:

- endomorpher Typ: Er hat rundliche und weiche Formen und zeichnet sich aus durch eine langsamere Verdauung, große Knochenstrukturen sowie eine kühlere Körpertemperatur. Vom Temperament her entsprechen diesem Typus ein angenehmes Auftreten, Freundlichkeit, Beständigkeit und Gelassenheit. Menschen dieses Typs bezeichnete Sheldon auch als Viszerotonier.
- mesomorpher Typ: Sein Körper ist muskulös und mittelgroß. Ihn kennzeichnet erhöhte Hitze im Körper aus. Das entspricht einem Menschen, der von seinem Temperament her energiegeladen, hitzig und ehrgeizig ist und den Wettbewerb liebt. Menschen dieses Typs bezeichnete Sheldon auch als Somatotonier.
- ektomorpher Typ: Er hat einen langen, schlanken Körper mit kleinen Knochen, ist zartgliedrig und ihm ist schnell kalt. Das entspricht einem nachdenklichen, vorsichtigen und auf unvorhersehbare Weise veränderlichen Temperament.

Menschen dieses Typs sind nach innen gekehrt und selbstbeobachtend. Sheldon bezeichnete sie auch als Zerebrotonier.

Ein Aspekt eines Temperaments hat keine klaren Abgrenzungen, durch die es sich von anderen Aspekten der eigenen Persönlichkeit deutlich unterscheiden ließe. Es ist eine vorherrschende Qualität oder Eigenart des Geistes, eine Tendenz oder eine bestimmte Art zu denken, durch die ein Individuum gekennzeichnet wird. Etwas oberhalb des Bereichs einer physiologischen Funktion und etwas unterhalb des Bereichs der angelernten inneren Haltungen und Glaubensvorstellungen ist die Ebene anzusiedeln, auf der diese Aspekte wirksam werden.

Die meisten von uns in den Kulturen des Westens lebenden Menschen sind eine gut erkennbare Verschmelzung von zwei Hauptkomponenten von Konstitutionstypen. Eine dieser Komponenten drückt sich als deutlich vorherrschend aus und dominiert, die andere ist als offensichtlich sekundärer Einfluss erkennbar, und die dritte zeigt sich oft nur als vage Präsenz. Alle Kombinationen sind denkbar und möglich und entstehen unweigerlich in der Vielfalt der Menschen. Sollte es zu einem unklaren Ergebnis führen, Körperbau und Körpergröße bei sich selbst oder die Körperform eines anderen Menschen zu erfassen, dann sollte man sich um tiefere Einblicke in die jeweils typischen physiologischen Merkmale und Vorgänge bemühen, wie es an späterer Stelle in den entsprechenden Abschnitten dieses Buches noch erläutert wird. Dazu gehören der Appetit, die Verdauung, die Ausscheidung, die Hautbeschaffenheit, die Reaktion auf Stress und Lärm, wie man sich im Gedränge einer Menschenmenge verhält, welches Klima oder welche Temperaturen man bevorzugt.

Wie bereits erwähnt, entwickelten die alten Lehrer des Ayurveda auf der Grundlage der drei Doshas ihr Modell der Varianten der Konstitutionen und prägten für sie die Begriffe Kapha, Pitta und Vata, um mit ihnen die besonders auffällige Beschaffenheit und Energetik der Grundeigenschaften der entsprechenden Konstitutionen darzustellen. Diese Doshas (die grundsätzlichen Lebenskräfte) sind in ihren auf diese Konstitutionstypen bezogenen Aussagen denen von Sheldon erstaunlich ähnlich, sobald wir sie getrennt von den Kernvorstellungen einer völlig anderen Kosmologie und anderen Perspektive auf das Leben betrachten. Die überwiegend von Kapha geprägte Konstitution ist nahezu mit der vorherrschend endomorphen Konstitution bei Sheldon identisch; die vor allem von Pitta geprägte Konstitution entspricht der überwiegend mesomorphen Konstitution bei Sheldon, und die von Vata geprägte Konstitution ist der bei Sheldon überwiegend ektomorphen Konstitution sehr ähnlich.

Das führt uns jetzt zu dem von mir in diesem Buch aufgestellten westlichen Konstitutionsmodell. Es wurde aus den von Sheldons Forschungen herrührenden Einsichten entwickelt, wobei aber auch die Philosophie der drei Doshas aus dem Ayurveda und Wahrnehmungen aus meinen persönlichen Beobachtungen und vergleichenden Studien der menschlichen Konstitutionstypen Berücksichtigung fanden. Bei der Suche nach bildhaften Symbolen für die Darstellung sowohl männlicher als auch weiblicher Ausdrucksformen solcher Konstitutionen habe ich die bereits oben vorgestellten Begriffe ausgewählt:

- *Der Monarch* entspricht dabei dem endomorphen und überwiegend von Kapha geprägten Körperbau und Temperament.

- *Der Krieger* ist der mesomorphe und überwiegend von Pitta geprägte Konstitutionstyp.
- *Der Seher* lässt sich mit dem ektomorphen und überwiegend von Vata geprägten Konstitutionstyp vergleichen.

Vermutlich ist der Monarch also ein freundlicher und gemütlicher Mensch, der gut in der physischen Welt verankert ist und lebt, um von den Freuden des Lebens genährt zu werden. Der Krieger ist hingegen ein wagemutiger, zielstrebiger Mensch, der das aktive Handeln und das Abenteuer liebt. Der Seher schließlich steht für das intuitive Element. Er nimmt mit äußerst großer Aufmerksamkeit Sinnesreize wahr, ist freundlich, fröhlich, unbeschwert, hat eine blühende Fantasie und eine starke Vorstellungskraft und deutet auf eine Lebensform hin, die sich, wie Sheldon beobachtete, »weit von ihren biologischen Verankerungen entfernt hat«. Häufig erscheint der Lebensstil des Sehers als so sprunghaft und unberechenbar, dass dies zu verminderter Kraft und Ausdauer und zur Erschöpfung seiner Reserven führen kann.

Die Elemente: Bausteine für die Erschaffung unseres Körpers und energetische Bestandteile unseres Temperaments

Existieren die Grundelemente, aus denen der gewaltige Makrokosmos besteht, auch in veränderter Form im menschlichen Körper? Ist unser Körper ein Mikrokosmos, ein verkleinertes und herrlich dynamisches Modell des Universums? Viele glauben an diese Theorie, und deren verschiedene Interpretationen haben die Grundlagen der wichtigen, sich auf Konstitutionen bezogenen Modelle und therapeutischen Systeme unserer weltweiten Gesellschaften mitgeformt.

Das wunderbar poetische chinesische Modell von den fünf Elementen umfasst die Energien von Erde, Wasser, Feuer, Holz und Metall als Grundelemente ihres Systems. Ayurvedische Weise und Ärzte arbeiten mit den Eigenschaften von Erde, Luft, Feuer, Wasser und Äther und betrachten diese als die fünf elementaren Bausteine ihrer Heilkunst. Im Westen sind zwar im Verlauf der philosophischen und medizinischen Geschichte eine ganze Reihe von faszinierenden Systemen und Modellen zum Vorschein gekommen und wieder verschwunden, vier Elemente – Erde, Luft, Feuer und Wasser – sind jedoch in unserem kollektiven Bewusstsein verblieben.

Ich selbst wurde neben dem Einfluss, den Sheldons außergewöhnliches Werk auf die Ausdifferenzierung der Konstitutionstypen gehabt hat, tatsächlich auch von den Grundsätzen des Systems der drei Doshas (Tri-Doshas) im Ayurveda geprägt. Vier der fünf zum Ayurveda gehörenden Elemente erklären sich für einen Menschen aus dem Westen direkt und sind deswegen sehr benutzerfreundlich. Im Gegensatz dazu ist die Energetik der Elemente Holz und Metall aus den Modellen des Fernen Ostens dem Menschen aus dem Westen zwar in einigen Aspekten vertraut, doch nur wenige von ihnen können die (energetischen) Qualitäten dieser zusätzlichen Elemente klar voneinander unterscheiden. Inzwischen wurde auch das fünfte Element im Ayurveda, der Äther, gut in das Gebäude unseres Wissens eingebaut, obwohl dessen Aspekte im Denken unserer Kultur üblicherweise keine Beachtung finden. Dieses Element ist nämlich einfach der (leere) Raum. Auf den folgenden Seiten werden wir uns noch näher mit diesem Element befassen.

Es ist wichtig, sich die energetischen Eigenschaften der folgenden fünf Elemente (oder Prinzipien) genau anzuschauen, damit wir die charakteristischen Merkmale der drei Hauptkomponenten unserer Konstitution besser begreifen und deren energetische Qualitäten leichter fühlen können. Diese Energien sind die dynamischen Prozesse des mit Erde in Wechselwirkung stehenden Wassers (dem Grundelement des Monarchen), des auf das Feuer treffenden Wassers (dem Grundelement des Kriegers) und der Bewegung von Luft im leeren Raum (dem Grundelement des Sehers).

Das Element Erde

Erde ist ein stabiles Element. Es steht für den festen Aggregatzustand der Materie, für den Boden, den Sand, die Felsen und die Edelsteine auf unserem Planeten. Die Qualität der Erde ist Standhaftigkeit; fest und stark stemmt sie sich gegen die Kräfte der anderen Elemente, wie sie in den Kräften des Wetters in der Natur ihren Ausdruck finden: das Fließen und Gefrieren von Wasser, die sich ständig verändernde Bewegung der Luft und das Feuer der Sonne. Inmitten dieses dynamischen Wechselspiels der Elemente zeichnet sich die Erdenergie durch Beständigkeit, Verlässlichkeit, Festigkeit und Unnachgiebigkeit aus. Sie existiert im Bereich des Geistes als Gedanken, die Gefühle von Stabilität, Stichhaltigkeit und einem Gefühl, festen Boden unter den Füßen zu haben oder geerdet zu sein, hervorrufen. Erde ist der Ort, an dem sich alle Samen des Lebens finden lassen, und die Körper der Tiere und Pflanzen sind auf dieses Element angewiesen, um ihre festen Formen und Strukturen auszubilden: Knochen, Zellwände, Gewebe und Röhren, durch die Flüssigkeiten und Luft transportiert werden können.

Das Element Luft

Luft existiert, hat aber keine Form. Es ist die gasförmige Ausdrucksform der Materie – beweglich, dynamisch, kühlend und trocknend. Luft kann nicht gesehen werden, aber sie lässt sich fühlen, während sie auf Energie reagiert, diese in sich aufnimmt und als Stille, Reglosigkeit, als sanfte Brise, Wind, Sturm und Orkan oder Tornado wieder abgibt. Luft ist für das Brennen des Feuers von wesentlicher Bedeutung. Es ist der Atem des Lebens, unser intensivster Hunger. Luft ist Bewegung durch den Raum, die Bewegung unserer Gedanken und Ideen. Das Prinzip Luft steuert unsere Atmungsvorgänge, unsere Nervenimpulse und die Impulse unserer Sinnesorgane sowie unser Gefühl von Bewegung.

Das Element Feuer

Feuer ist Form ohne Substanz. Es liefert Hitze und Kraft. Die Hitze des Feuers hat die Kraft, Materie vom festen in den flüssigen und in den gasförmigen Zustand und wieder zurück zu verwandeln. Die Feuerenergie der Sonne ergießt sich auf ihre Planeten, treibt den Kreislauf des Wassers und die Wetterzyklen der Natur an sowie alle Energiekreisläufe. Feuerenergie bindet die Atome aneinander, die die Moleküle bilden. Es ist die Hitze der Verdauung, die die Nahrung verbrennt, um Energie freizusetzen, von denen ein gewisser Teil zu Fettgewebe (zur Speicherung von Energie) und Muskeln umgewandelt wird. Feuer ist für die gesamte Verdauung und die Assimilation von Nährstoffen verantwortlich. Feuerenergie erzeugt die Impulse in unserem Nervensystem und wirkt auf unsere Gefühle und Gedankenprozesse ein.

Es ruft in unserem Verstand die Fähigkeit hervor, etwas zu erkennen und zu begreifen und Ideen zu verarbeiten. Feuer beschleunigt die Lebensprozesse.

Das Element Wasser

Wasser ist das empfänglichste aller Elemente. Es wird als instabil angesehen, was ihm seine wunderbare Fähigkeit zu fließen verleiht. Es ist nass und kalt. Es kann ruhig und still sein, manchmal abgestanden, und doch auch aufgewühlt und unbezwingbar werden. Verdunstet es in Form einer Wolke, kondensiert es und fällt als Regen wieder auf die Erde zurück; es fließt durch Hügel und Berge in die Meere und trägt alle festen, unbeweglichen Substanzen auf seinen Wegen mit sich fort. Es gefriert und dehnt sich aus, bricht den härtesten Stein auseinander. Die Flüsse der Erde und die anderen Gewässer transportieren Mineralien und Nährstoffe in gelöster Form über den gesamten Planeten hinweg und nähren so alles Leben. Wasser reguliert die Körpertemperatur. Die Flüssigkeiten des Körpers bewegen sich durch Gefäße und fließen zwischen den Zellen hindurch, liefern Nährstoffe, mobilisieren das Immun- und Hormonsystem und bringen Energie. Das Prinzip des Wassers existiert auch im Bereich des Geistes als Gedanken, die Gefühle des Vertrauens, der Liebe, der Hingabe, der Zuneigung und des Mitgefühls hervorbringen.

Das Element (leerer) Raum

Der leere Raum (der dem Element Äther im Ayurveda ähnelt) ist, vereinfacht gesagt, der Abstand zwischen den Dingen. Er trennt alle Materie und erlaubt Bewegung. Raum ist die Leere in uns, in der alles geschieht. Durch ihn hindurch breitet sich ein Klang aus. Raum ist die innere Leere in den Atomen des Körpers; jedes Atom besteht nur zu 0,01 Prozent aus geladener Materie – 99,9 Prozent sind leerer Raum. Der Weltraum ist die Gesamtheit der unzähligen Distanzen gewaltig großer Leere, die zwischen allen Himmelskörpern liegt. Unbeschränkter, freier Raum ermöglicht es den Dingen, in Bewegung zu sein und an Schwung zu gewinnen. Ist der Raum auf einen begrenzten Bereich beschränkt, wird er regungslos, still, verbraucht sich. Raum erlaubt den wechselseitigen Austausch zwischen den Elementen, Selbstausdruck und Kommunikation; er steht für die Erweiterung des Bewusstseins.

Diese fünf Elemente oder Prinzipien kombinieren sich zu Paaren, um die deutlich voneinander unterscheidbaren Schwingungen der drei grundsätzlichen Hauptkomponenten der Konstitutionstypen auszubilden:

- Die Komponente des *Monarchen* strahlt die kühle, nasse Energie und Wirkungskraft der Erde aus, die sich mit Wasser vermischt hat.
- Die Komponente des *Kriegers* setzt die äußerst aktive und potenziell flüchtige Energie des Wassers frei, das sich mit Feuer verbindet.
- Die Komponente des *Sehers* schließlich gibt die veränderlichen und unvorhersehbaren Zustände nach außen, die entstehen, wenn Luft im freien Raum herumtobt.

Die drei Hauptkomponenten unserer Konstitution

Im Folgenden versuche ich, die Essenz jeder einzelnen dieser drei Hauptkomponenten oder Grundelemente, die unser individuelles Wesen ausmachen, herauszudestillieren und zusammenzufassen. Es geht mir darum, den speziellen Geschmack jedes dieser Grundbestandteile einzufangen, die die Hauptzutaten für den Eintopf unserer westlichen Konstitutionstypen sind: den des Monarchen, des Kriegers und des so rätselhaften Sehers. Nach der allgemeinen Beschreibung folgen jeweils die spezifischen Details der individuellen Komponenten, wozu die Körperstruktur und deren Dynamik, die geistige Beschaffenheit und Vorschläge zur Lebensführung gehören. Eine detaillierte Aufstellung von Merkmalen der einzelnen Konstitutionstypen als Hilfe zur Bestimmung der eigenen Konstitution finden Sie im Anhang. Den Abschluss des Kapitels bildet eine Einführung in das Konzept der Energetik einzelner Pflanzen, wobei ich auch die Rolle erörtere, die der Geschmack bei der Entscheidung für eine geeignete Ernährungsweise spielt, und dann schließlich für jeden Konstitutionstyp spezifische Vorschläge zu seiner Ernährungsweise mache.

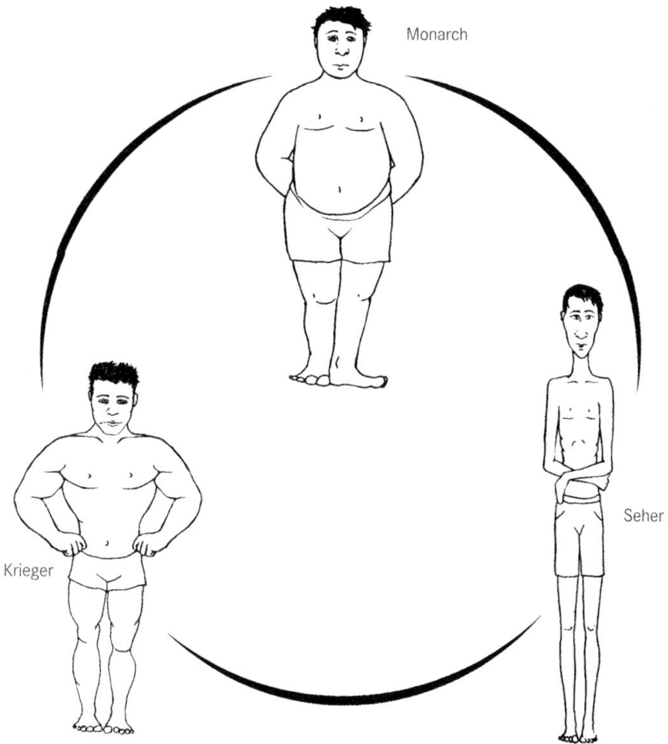

Die extremen Ausprägungen der Konstitutionstriade.

Die Kostitutionskomponente des Monarchen

Der Monarch: Wasser-Erde-Grundkomponente in liebenswürdiger Einheit.

Er erinnert an das Schnurren und Miauen einer Katze. Der Monarch empfängt seine Umgebung mit offenen Armen, nimmt Substanz in sich auf durch eifriges Speisen und zieht geselliges Miteinander auf sich durch warmherzigen Zusammenschluss und Empathie. Mit dem Potenzial zur Korpulenz zieht der Monarch Erde und ihre Gewässer an, schwelgt in den Freuden der Berührung, des Trostes, des Gefühlsausdrucks, der Intimität und des Besitzes. Die Eigenart des Monarchen nimmt unseren Impuls auf, Gemeinschaft, Familienfeste und gesellschaftlichen Wohlstand zu erleben. Durch die Sparsamkeit in seinen Bewegungen bewahrt er sich seine Kräfte. Er ist verwurzelt im Hier und Jetzt, und mit großer Hochachtung vor irdischen Dingen wirkt er wie ein stabiles, stützendes, einbettendes Kissen. Er ist ein Meister der Kochkunst, ein heiteres von Jupiter beschütztes Wesen, ein sinnliches Kind der Venus, der kraftvolle Elefant, die folgsame und gleichmütige, zufriedene Kuh, der gesättigte, selbstgefällige Löwe, der sich faul in der Sonne aalt, das Bild eines völlig zufriedengestellten Körpers, der in erholsamer Meditation dasitzt, inmitten einer blauen Aura, heiter und gelassen die Familie, das Zuhause und seinen Herrschaftsbereich umarmend.

Körperbau, äußere Erscheinung und typische Hautbeschaffenheit des Monarchen

Der Körper ist massig, allgemein rundlich und weich. Am Bauch kann er besonders viel angesetzt haben. Der Monarch hat sanfte Konturen, sein Kopf hat die Form einer Kugel. Die Haut ist weich und glatt wie die eines Apfels.

Die Art der biologischen Anpassung und Herangehensweise an das Leben (anatomisch)

Der Körper ist so gebaut, dass er auf effiziente Weise auf Assimilierung und Speicherung ausgelegt ist. Das zeigt sich in einer Konstitution, die dazu dient, die Umgebung zu absorbieren und sich einzuverleiben und daran festzuhalten.

Die geistige Beschaffenheit

Die überwiegend vom Monarchen geprägte Konstitution tritt ihrer Umgebung mit offenen Armen gegenüber und versucht, sie mit sich selbst eins werden zu lassen. Der Monarch mag körperliche Bequemlichkeit und neigt zu Geselligkeit. Seine Handlungen sind vorhersehbar und gut durchdacht. Sein Gemüt weist von allen drei Konstitutionstypen die geringsten Gefühlsschwankungen auf. Der Monarch ist einfühlsam, mitfühlend, stärkend und unterstützend. Ist er im Kontakt mit seinem wahren Wesen, dann strahlt er ruhige, friedvolle und zufriedene Beständigkeit aus. Eine solche Person ist geduldig, aufopfernd, loyal und nachsichtig. Er glaubt fest daran, dass das Leben grundsätzlich positiv ist.

Befindet sich das Temperament des Monarchen nicht im Gleichgewicht, kann dieser Konstitutionstyp übermäßig auf Dinge fixiert sein und versuchen, andere durch sein pingeliges Gemäkel zu kontrollieren. Der Monarch kann in diesem Fall depressiv und dumpf sein, ohne jede Vision, aber von dem tief gehenden Gefühl angetrieben, ein Opfer zu sein. Er kann Gier entwickeln, sehr sentimental und bedürftig werden.

Die vorherrschende physiologische Dynamik

Die Aktivitäten seines Nervensystems sind ein wenig zu schwach ausgeprägt. Es besteht die Tendenz, dass im vegetativen (autonomen) Nervensystem die Aktivitäten des Parasympathikus überwiegen. Das bedeutet, dass die meisten Organe zu träge sind und eine allgemeine Neigung zu Stagnation und Stauungszuständen besteht. Die Gewebe sind übervoll und verstopfen. Dies lässt sich besonders leicht an den Schleimhäuten beobachten, denen es an Tonus mangelt, die schlaff werden und einen dickflüssigen Schleim absondern können. Der Kreislauf ist häufig schwach, wodurch die Neigung zu kalten Händen und Füßen besteht. Das Blut sammelt sich tendenziell in den inneren Organen an, die Venen können verstopfen.

Diese Konstitution speichert Zucker und Fette als Fettgewebe im Körper ab. Gebietet man dem nicht Einhalt, können durch die dann folgende Fettleibigkeit schwerwiegende Gesundheitsprobleme entstehen.

Der untere Verdauungstrakt bei einer überwiegend vom Monarchen geprägten Konstitution

Der untere Verdauungstrakt einer Person, bei der die Konstitution des Monarchen dominiert, zeigt die potenziellen Ungleichgewichte dieses Konstitutionstyps. Das träge Nervensystem, das typischerweise zum Monarchen gehört, kann sich in dieser Körperregion als schwache Peristaltik manifestieren. Es fehlt an Nervenkraft, und die unwillkürlichen Kontraktionen des Darms sind schwach und langsam. Häufig ist Verstopfung die Folge. Wandert der Stuhl jedoch weiter, ist er bei der Ausscheidung wie bei einem Gesunden geformt. Es handelt sich hier um eine atonische Verstopfung. Die Schleimhäute des unteren Verdauungstraktes sind übermäßig entspannt, was zu einer schleimigen Schicht auf dem Stuhl führen kann. Verdauungsbeschwerden des Monarchen sind normalerweise eher von dumpfen Schmerzen begleitet und mit Verstopfung verbunden. Häufig bringt bei ihm die Zufuhr von Wärme auf dem Bauch eine Besserung. Dies hilft dabei, den Tonus in den Geweben wieder zu erhöhen und den Zustand seines unteren Verdauungstraktes wieder in ein Gleichgewicht zu bringen.

Um Verstopfung zu vermeiden, beginnen die besten Therapien mit körperlicher Bewegung, einer Bauchmassage und bei der Ernährung mit einem ausreichenden Anteil von Ballaststoffen. All dies hilft dabei, die Peristaltik anzuregen. Bei Verstopfung kann eine leberanregende Pflanze hilfreich sein, beispielsweise Krauser Ampfer, oder bei hartnäckiger Verstopfung kann der Amerikanische Faulbaum *(Rhamnus purshiana)* oder eine andere Pflanze mit abführender Wirkung verwendet werden, die direkt auf die Nervenkraft einwirkt.

Kanadische Gelbwurz, Wachsmyrte, Kalifornischer Eidechsenschwanz (Yerba Mansa) und Myrrhe sind nützliche Tonika zur Beseitigung von übermäßigem Schleim im Stuhl. Sie helfen dabei, den Tonus der Schleimhäute ganz allgemein zu erhöhen. Die Neigung des Monarchen zu Hämorrhoiden lässt sich durch Pflanzen verringern, die einer Verstopfung des Darms entgegenwirken und den Darm entlasten. Die Kanadische Grießwurzel *(Collinsonia canadensis)* und Ocotillo eignen sich hervorragend dafür. Auch Heilpflanzen, die die Gewebe der Venen stärken, sind hier zu empfehlen, beispielsweise Gotu Kola, Rosskastanie und Zaubernuss. Wie bei fast allen Beschwerden des Monarchen wird die Wirkung der für die oben beschriebenen Leiden verwendeten Pflanzen durch ein allgemein wärmendes Anregungsmittel wie Ingwer oder Schwarzer Pfeffer unterstützt.

Die männlichen Geschlechtsorgane

Prostatabeschwerden können sich beim Monarchen durch Stauungen und Verstopfung im Bereich des Darms sowie des Beckens verschlimmern. Dabei kann es zu dumpfen Schmerzen beim Harnlassen kommen. Eine sitzende Lebensweise kann seinen Gesundheitszustand insgesamt verschlechtern, wobei eine solche Lebensweise für den von seinem Naturell her seine Kräfte schonenden Monarchen besonders attraktiv ist. Heilpflanzen, die mit der Prostata verbundene Beschwerden lindern helfen, sind beispielsweise:

- Sägepalme und Brennnesselwurzel als Tonika für die Prostata,
- Lebensbaum (Thuja) und Ackerschachtelhalm zur Kräftigung atonischer Muskeln und Bindegewebe,
- Ocotillo und Kalifornischer Eidechsenschwanz (Yerba Mansa) gegen Stauungen und Verstopfung im Bereich des Darms und des Beckens,
- Traubensilberkerze für damit verbundene Schmerzen,
- Ingwer als allgemeines Anregungsmittel.

Die weiblichen Geschlechtsorgane

Zu Symptomen von Beschwerden, die mit den weiblichen Geschlechtsorganen verbunden sind und den Konstitutionstyp der Monarchin betreffen, gehören eine Tendenz zu schmerzhaften Krämpfen während der Menstruation, die mit Stauungszuständen verbunden sind. Die Periode dauert dann vielleicht eine Woche lang an, wobei es kontinuierlich zu Blutungen kommt, die möglicherweise auch Schleim enthalten. Die Brüste neigen dazu anzuschwellen; vor allem in den unteren Beinen können sich Ödeme ausbilden. Vor der Menstruation kommt es regelmäßig zu einem heftigen Verlangen nach Süßem, ferner zu gesteigerter Empfindsamkeit und einer Sehnsucht nach Vergangenem.

Nachstehend einige für diese Konstitution geeignete Tonika für das Hormonsystem. Sie wirken wie folgt:

- Mönchspfeffer, Nachtkerze und Alfalfa helfen gemeinsam mit den Nebennieren dabei, die hormonelle Steuerung des Menstruationszyklus zu normalisieren.
- Kuhschelle ist für Frauen hilfreich, die sich vor und während der Menstruation ganz allgemein wehmütig fühlen oder leicht in Tränen ausbrechen.
- Baldrian hat eine wärmende, beruhigende Wirkung, die Schmerzen und unangenehme Empfindungen lindert.
- Dong Quai nährt das Blut und hält die Energie konstant.
- Frauenwurzel lindert mit »Schwere« assoziierte Schmerzen im Bereich der Gebärmutter und hilft bei Stauungen im Beckenraum und Schmerzen in den Beinen.
- Schafgarbe stärkt den Tonus von schwachen Schleimhäuten, die übermäßig stark Schleim absondern.
- Schneeball lindert mit Krämpfen verbundene Schmerzen.
- Myrrhe verschafft bei Stauungen im Beckenraum und Weißfluss (Leukorrhö) Erleichterung.

Allgemeines

Am häufigsten sind die Anregung und Straffung schlaffer Gewebe zur Kräftigung und zum Ausbalancieren des Konstitutionstyps des Monarchen erforderlich. Der Körper des Monarchen braucht oftmals eine sanfte Stimulierung seines Nervensystems. Damiana, Selleriesamen und Rosmarin sind dafür hervorragend geeignet. Grüner Tee ist ein gutes und sanftes Anregungsmittel; Kaffee, Guarana und andere stärkere Stimulanzien sind beim Monarchen auch manchmal passend. Knoblauch, Ingwer und der Amerikanische Gelbholzbaum *(Zanthoxylum americanum)* sind

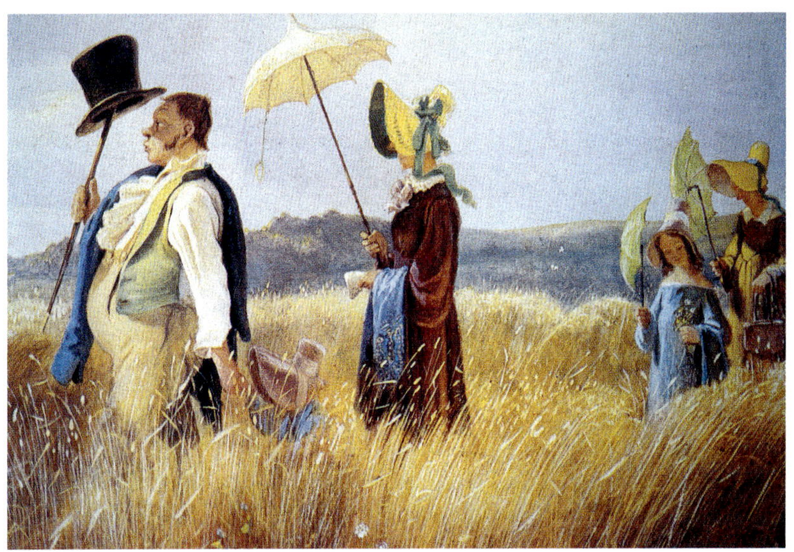

Der »Monarch« beim Sonntagsspaziergang. Carl Spitzweg, 1841.

Pflanzen, die den Kreislauf anregen; Wachsmyrte, Myrrhe und der Kalifornische Eidechsenschwanz (Yerba Mansa) sind gute Pflanzen, um ganz allgemein eine Straffung und Stimulierung schlaffer, spannungsloser Gewebe zu bewirken.

Regelmäßige körperliche Bewegung ist von allergrößter Bedeutung. Hinsichtlich anderer Aspekte des Lebensstils des Monarchen ist es für ihn durchaus gesund, ein bisschen Unregelmäßigkeit in seine Lebensweise einfließen zu lassen. Mit dieser Technik kann man seinem Hang zu Lebensrhythmen, die mit Sitzen verbunden sind und Stagnation fördern, etwas entgegensetzen.

Empfehlungen zur Ernährungsweise und zum Lebensstil

Heiße, scharf gewürzte Nahrungsmittel, die von ihrer Qualität her nicht zu schwer oder zu kalorienhaltig sind, wirken sich am günstigsten aus. Gekochtes Gemüse sollte einen besonders hohen Stellenwert in der Ernährung haben. Fleisch und besonders Hähnchen oder Huhn (keine Brathähnchen) sowie Truthahn und Fisch sind für den Monarchen gute Eiweißquellen. Die Verwendung von Speiseölen sollte am besten nur in minimalen Mengen erfolgen, auch Kohlenhydrate wie Getreide und Brot sollten wenig gegessen werden, da sie dazu tendieren, das Verdauungsfeuer des Monarchen zu schwächen. Milchprodukte und andere kühlende Nahrungsmittel sollten ebenfalls auf ein Minimum reduziert oder ganz gemieden werden, da sie die für diese Konstitution charakteristische Trägheit verstärken und so negativ beeinflussen können. Ein hoher Anteil von Nahrung mit vielen Ballaststoffen tut dem Monarchen gut, weil diese die Verdauungstätigkeit des übermäßig entspannten Darms anregen. Die meisten Nahrungsmittel sollten leicht gekocht verzehrt werden, denn Rohkost erfordert eine Hitze des Verdauungsfeuers, die dem Monarchen fehlt. Kaltes oder mit Eiswürfeln gekühltes Wasser und entsprechend gekühlte alkoholfreie Erfrischungsgetränke sollten aus den gleichen Gründen ebenfalls gemieden werden.

Mehr als drei Mahlzeiten am Tag sollte der Monarch nicht zu sich nehmen; auf Zwischenmahlzeiten sollte er ganz verzichten. Wenn jedoch Heißhunger droht, ist Gemüse eine gute Wahl und kann nach Belieben gegessen werden. (Kartoffeln oder Süßkartoffeln sollte der Monarch dabei allerdings nur in geringer Menge verzehren.) Bitterpflanzen wie Kurkuma und Berberitze (die Beeren) sind nützlich, um den Drang nach Zucker und Fett zu verringern, während Gurmar *(Gymnema sylvestris)* ausgesprochen gut dafür geeignet ist, die Blutzuckerwerte unter Kontrolle zu halten und die Lust auf Süßes zu drosseln. (Siehe auch das entsprechende Pflanzenporträt im elften Kapitel dieses Buches, in dem die erstaunlichen Wirkungen dieser Heilpflanze beschrieben werden.) Gelegentliches Fasten (Ist ein Tag in der Woche zu viel?) oder eine Mahlzeit zu überspringen, ist für den Monarchen eine gute Idee.

Empfehlenswert ist es auch, bei Mahlzeiten kleine Portionen einzuführen, und generell Neues auszuprobieren und sich für neue Ideen zu öffnen. Der Lebensstil des Monarchen sollte dem Zufälligen einen gewissen Raum geben und starre, routinemäßige Abläufe, eingefahrene Gewohnheiten und in vorhersehbaren Bahnen ablaufende Aktivitäten einschränken. Besuche in der Sauna, eine Tiefenmassage oder Wanderungen in von Natur aus unregelmäßigem Gelände sind gute Aktivitäten. Aerobic ist ein Muss.

Die Kostitutionskomponente des Kriegers

Der Krieger: die Wasser-Feuer-Grundkomponente des direkten Handelns.

Er ist stark extrovertiert und erinnert an eine Katze, die ihre Krallen ausfährt. Das Naturell des Kriegers ist praktisch und furchtlos, nur das Vergehen der Jugend versetzt ihn in Angst und Schrecken. Er ist ungestüm und vergisst jeglichen Schmerz. Ein wagemutiger Abenteurer, der, ist er mit einer Gefahr konfrontiert, dieser mit Lachen, Muskelkraft und körperlicher Koordination begegnet. Der Krieger verlangt Freiheit und braucht Platz, um leben zu können, ohne durch Sentimentalität, Hemmungen oder Zurückhaltung eingeschränkt zu werden. Er ist wandelbar. Er inszeniert die Show. Er macht viel Lärm, ist der aggressive Konkurrent. Aber auch ein Holzofen, der Behaglichkeit und Wärme ausstrahlt. Unkontrolliert wird er allerdings zum außer Kontrolle geratenen Waldbrand, bei dem die Glut seines Ärgers immer wieder auflodern kann. Er lebt zielorientiert im Hier und Jetzt – die Vergangenheit ist für ihn von geringem Interesse, die Zukunft liegt unbrauchbar im Nebel.

Die Konstitutionskomponente des Kriegers ist die dynamische Feuerenergie, die auf Wasser trifft. Ein furchtloser Dschingis Khan, aufwallend, Dampf ablassend, schwelend und feucht, sprunghaft, launenhaft, gereizt. Er agiert wie der erregte Gepard, der seine Beute zu Tode hetzt, Kraft in voller Aktion. Er erinnert an das Bild eines Hengstes, der frei auf einer weiten, offenen Ebene galoppiert. Strotzend vor kompromissloser, rückhaltloser Kraft, die ein Zuhause aufbauen und Städte errichten, die Heimat schützen und sie durch Konzentration, Pflicht und rigorose Selbstdisziplin bewahren kann.

Körperbau, äußere Erscheinung und typische Hautbeschaffenheit des Kriegers

Die überwiegend vom Krieger geprägte Konstitution zeigt sich in der Muskulatur, in den Knochen, im Bindegewebe und in den Merkmalen des Blutkreislaufs besonders deutlich. Der Körper ist breit und fest, Knochen und Muskeln sind stark ausgeprägt. Die Brust und der Leib sind breit; die Hüfte ist schmal, die Wangenknochen treten hervor, das energische Kinn ist kantig und schwer. Die Haut ist dick, grob, porös und gleicht der einer Orange.

Die Art der biologischen Anpassung und Herangehensweise an das Leben (anatomisch)

Handeln und Kraft. Die am meisten entwickelten Gewebe sind für die Interaktion mit der äußeren Umgebung zuständig (Muskeln, Knochen, alles für einen belastbaren Kreislauf usw.).

Die geistige Beschaffenheit

Eine vor allem durch die Merkmale des Kriegers gekennzeichnete Person lebt für die Gegenwart und ist ganz begierig darauf, tätig zu sein. Mit einem alles durchdringenden und aufnahmefähigen Verstand und großem Scharfsinn bleibt so ein Mensch mit aller Kraft auf die Vollendung der jeweils anstehenden Aufgabe konzentriert. Mit anscheinend unermüdlicher Energie drängt der gesunde Krieger darauf, seine Unternehmungen zu beenden. Dieser Konstitutionstyp ist ein mutiger Anführer und Chef, hat ein gutes Urteilsvermögen, ist organisiert, unabhängig und aggressiv. Der Krieger ist jemand, mit dem man viel Spaß haben kann und der viel lacht.

Ein Krieger, der den Kontakt mit seinem wahren und gesunden Wesen verloren hat, kann übermäßig launisch, impulsiv, aggressiv, rechthaberisch und herrisch sein und seine Umgebung stark kontrollieren wollen. Trifft er auf Widerstand, wird ein solcher Krieger übermäßig kritisch, wütend und feindselig.

Die vorherrschende physiologische Dynamik

Anabolische Hormone (Androgene und Wachstumshormone) können im Übermaß vorhanden sein. Das Resultat davon ist eine Konstitution, die zu viel und zu stark »aufbaut«. Der Körper einer solchen Person behält dann Dinge, die er gar nicht mehr verwenden kann, bei sich, wie beispielsweise Harnsäure und zu viel Natrium und Cholesterin. Wird der Krieger gereizt, entzünden sich seine Körpergewebe schnell. Diese Prozesse stimmen mit seinem Temperament überein. Wenn der Krieger nämlich ein Problem sieht, dann reagiert er darauf körperlich mit Aggression. Sein kraftvolles Naturell tut dies häufig zu stark, und entzündete, gerötete, gereizte Körpergewebe sind ein typisches Kennzeichen für solche Menschen.

Die schwierigsten und oft chronischen gesundheitlichen Probleme des überwiegend vom Krieger geprägten Konstitutionstyps betreffen dessen Blutgefäßsystem. Im Laufe der Zeit tragen die nicht ausgeschiedenen Mengen an Natrium und Cholesterin dazu bei, dass sich Arteriosklerose (Arterienverkalkung) und hoher Blutdruck entwickeln. Herz und Arterien sind von Natur aus bei diesem Typ zwar kräftig, aber wenn man ihnen schadet, kann eines oder beides versagen. Der Krieger ist der Konstitutionstyp, der am meisten zu Herzinfarkten oder Schlaganfällen neigt; er sollte daher wie unten weiter ausgeführt gut für sich sorgen.

Der obere Verdauungstrakt bei einer überwiegend vom Krieger geprägten Konstitution

Bei einer Person, dessen Konstitution hauptsächlich vom Krieger geprägt wird, sind Blutfluss und die Motilität oder Bewegungsfähigkeit des oberen Magen-Darm-

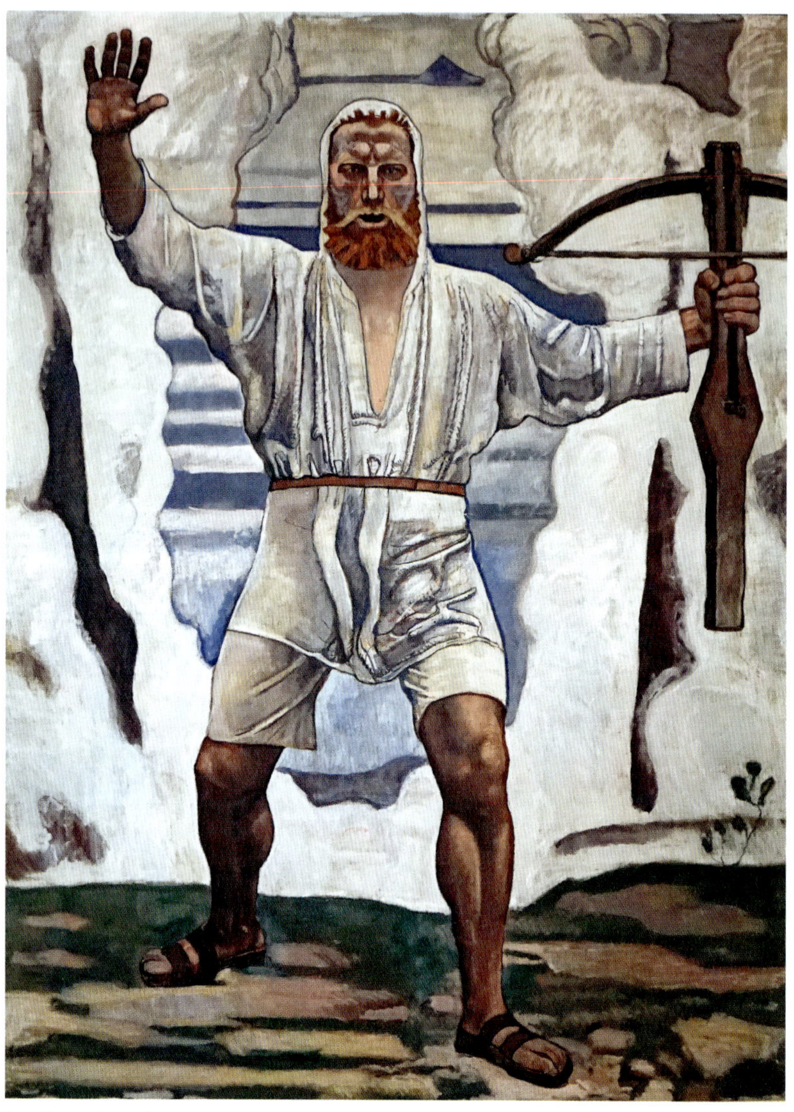

Der Typus des Kriegers. »Wilhelm Tell«, Ferdinand Hodler, 1896.

Traktes tendenziell sehr stark ausgeprägt. Gefühle, die für das Temperament des Kriegers typisch sind (Wut, Reizbarkeit), können diese Tendenz noch verstärken. Im Mundbereich sind starke Speichelbildung und eine Anfälligkeit für entzündete, gereizte Schleimhäute (eine rote Zunge; infiziertes, blutendes Zahnfleisch; brennend schmerzende Aphthen) Anzeichen dafür. Der Mund zeigt normalerweise an, was im Magen vor sich geht; und wenn sich im Magen ein Ungleichgewicht eingestellt hat, können wir auch dort eine ganze Reihe ähnlicher Symptome vorfinden. Häufig leiden die betreffenden Menschen an Sodbrennen und Rückfluss von Magensäure. Etwas zu essen, bringt bei solchen akuten Symptomen meist eine Besserung, solange die Nahrung selbst nicht zu stark reizt. Alkohol, Kaffee und scharfe Gewürze verschlimmern beim Krieger tendenziell die Magenbeschwerden. Allerdings kann sein Magen schwer verdauliche, fettreiche Nahrung besser verarbeiten als dies bei den meisten anderen Konstitutionstypen der Fall ist. Zwölffingerdarmgeschwüre hingegen sind bei dieser Gruppe häufiger.

Um das Verdauungsfeuer des Kriegers zu zähmen und bei ihm Harmonie und Langlebigkeit zu fördern, sollte eine Behandlung der (gereizten) Schleimhäute des Magen-Darm-Trakts erfolgen. Dafür geeignete Heilpflanzen sind beispielsweise die Eibischwurzel oder die Rinde der Rotulme, die reizlindernd wirken und die entsprechenden Gewebe beruhigen und schützen, ferner Pflanzen mit zusammenziehender Wirkung wie Storchschnabel, Brombeerwurzel und Odermennig. Sie kühlen und verringern Reizungen und Entzündungen der Schleimhäute des Magen-Darm-Trakts. Auch Kamille und Schafgarbe sind wegen ihrer entzündungshemmenden Wirkungen nützlich; Helmkraut oder Kamille sind kühlende Pflanzen mit betäubenden Wirkungen, die die Schmerzempfindlichkeit verringern. Zusammen mit Eibisch und Mädesüß lindern sie durch ihre säurebindenden Wirkungen die schmerzhaften Beschwerden.

Wenn das Verdauungsfeuer des Kriegers zu stark wird, sollten Gewürze ganz allgemein gemieden werden. Kühlende, verdauungsfördernde Bitterpflanzen, die das Feuer verringern können und dabei helfen, den Körper zu entgiften, sind hilfreich. Enzian, Aloe und Berberitze (Beeren) sind dafür empfehlenswert. Sobald sich das Verdauungsfeuer normalisiert hat, können milde, harmonisierende Gewürze wie Koriander, Kurkuma, Kardamom und Fenchel genommen werden, um das Gleichgewicht aufrechtzuerhalten.

Die männlichen Geschlechtsorgane

Beim Konstitutionstyp des Kriegers machen im Bereich der Prostata häufig entzündliche Prozesse die Gesamtsituation komplizierter. Es besteht eine Neigung zu Infektionen und Reizungen der Prostata, die von einer brennenden Empfindung beim Wasserlassen begleitet werden. Anregende, wärmende und anabolische Heilpflanzen wie der Asiatische oder Amerikanische Ginseng sind in dieser Situation kontraindiziert (und absolut nicht empfohlen), denn wir haben es hier mit Personen zu tun, die bereits von sich aus die Tendenz besitzen, Wärme zu entwickeln und angeregt zu sein und deren anabolische Hormone sowieso schon in eher zu großen Mengen vorhanden sind. Zu Heilpflanzen, die speziell für die Prostata einer überwiegend vom Grundelement des Kriegers geprägten Konstitution geeignet sind, gehören:

- Sägepalme und Brennnesselwurzel als allgemeine Tonika für die Prostata,
- Sonnenhut *(Echinacea* spp.*)* und Klettenlabkraut gegen Entzündungen und als Schutz vor Infektionen,
- Eibisch und Quecke als beruhigende und reizlindernde Pflanzen für gereizte Gewebe.

Die weiblichen Geschlechtsorgane

Die Symptome von Beschwerden im Bereich der weiblichen Geschlechtsorgane entsprechen den oben aufgeführten Tendenzen beim Krieger. Der Menstruationszyklus ist normalerweise kurz (achtundzwanzig Tage oder weniger). Es besteht eine Tendenz zu einer sehr starken Menstruationsblutung. Das Blut ist warm und möglicherweise gerinnend. Fieber und brennende Empfindungen können ebenfalls auftreten. Die Haut ist eher ölig; zyklisch kann es zu plötzlichen Hautausschlägen oder Akne kommen. Die betreffenden Personen können gereizt sein und zu Gefühlsausbrüchen neigen. Heilpflanzen, die das Hormonsystem stärken, Tonika für die Gebärmutter und nervenstärkende Pflanzen allgemein helfen am meisten bei der Linderung der oben beschriebenen Beschwerden. Dazu gehören die folgenden Pflanzen, die wie folgt wirken:

- Mönchspfeffer normalisiert den Hormonhaushalt und wirkt gemeinsam mit der Hypophyse darauf ein.
- Löwenzahn stärkt die Leber bei ihrer Funktion, Steroidhormone abzubauen.
- Alfalfa ist ein Lieferant von Phytoöstrogenen, die dort hilfreich sind, wo es darum geht, den Hormonhaushalt bei Anzeichen für ein Übermaß zu normalisieren (zu starke Menstruationsblutung, zu ölige Haut, plötzliche Hautausschläge, plötzliches Auftreten von Akne).
- Das Gebärmuttertonikum und nervenstärkende Herzgespann beruhigt bei Stress und lindert Schmerzen, die auf eine übermäßige Erregbarkeit und Reizbarkeit zurückzuführen sind, wenn es zusammen mit den kühlenden und krampflösenden Wirkungen des Helmkrauts eingesetzt wird.
- Wenn die Gebärmuttertonika Traubensilberkerze, Himbeere und (Echte) Rebhuhnbeere *(Mitchella repens)* zusammen eingenommen werden, verringert das Reizungen der Gewebe, schwächt dumpfe Schmerzen ab und ist in den Wechseljahren eine große Hilfe.

Allgemeines

Der Körper des überwiegend vom Krieger geprägten Konstitutionstyps braucht reinigende Prozesse, die ihn dabei unterstützen, sich mit seinen für ihn typischen Ansammlungen von Abbauprodukten aus Stoffwechselprozessen wieder in ein Gleichgewicht zu bringen. Der Krieger will üblicherweise an Dingen festhalten, aber es würde ihm viel besser damit gehen, loszulassen. Um das auf der körperlichen Ebene zu erleichtern, sollte der Tonus der für die Ausscheidung und den Kreislauf zuständigen Organe erhöht werden, was diese stärkt. Einen solchen Prozess mit einer sanften, von Pflanzen unterstützten Reinigung zu begleiten, ist wirksam und hilfreich. Zur angemessenen Versorgung der Nieren lassen sich Pflanzen wie Klettenwurzel, Klettenlabkraut und Brennnessel verwenden, zur Nährstoffversorgung und Reinigung der Leber Löwenzahnwurzel, Artischockenblätter, Berberitze (Beeren) und Krauser Ampfer. Übersäuerung lässt sich mit Alfalfa, Ginkgo und Mutterkraut abschwächen; diese Heilpflanzen helfen auch dabei, die Viskosität des Blutes auf das richtige Maß einzustellen. Herz und Blutgefäße werden durch regelmäßige Einnahme von Weißdornblüten und -beeren vor Schädigungen geschützt; Knoblauch versorgt Herz und Gefäße in idealer Weise mit Nährstoffen, solange bei der schon von sich aus warmen Konstitution des Kriegers die Hitze dieser Heilpflanze keine Reizungen in Magen oder Darm hervorruft.

Empfehlungen zur Ernährungsweise und zum Lebensstil

Die Ernährung kann eine große Rolle dabei spielen, das anabolische Naturell des Kriegers ins Gleichgewicht zu bringen. Am besten lässt sich das dadurch erzielen, indem er die Zufuhr von Fett und Eiweiß auf ein Minimum zu beschränkt. Menschen dieses Konstitutionstyps geht es gut, wenn sie in bescheidenem Umfang auch Fleisch in ihre Ernährung aufnehmen. Trotzdem sollte die Ernährung vor allem aus Obst und Gemüse bestehen. Rohkost ist ebenfalls gut, da das Verdauungsfeuer des Kriegers normalerweise stark ist. Getreide und Bohnen sind eine gute Wahl, um eine angemessene Versorgung mit Nährstoffen zu gewährleisten. In kleinen Mengen sind auch fettarme Milchprodukte sinnvoll. Ganz allgemein gilt für die Auswahl von Nahrungsmitteln und Heilpflanzen für die überwiegend vom Krieger dominierte Konstitution, dass er dabei auf die kühlenden und reinigenden Eigenschaften achten, es damit aber nicht übertreiben sollte.

Die Kostitutionskomponente des Sehers

Der Seher! Die Äther-Luft-Grundkomponente der Sinnesempfindungen und der Selbstbeobachtung.

Das Element der Bewegung und des Wandels. Die Wahrnehmung der Katze, ihre geheimnisvolle Art und ihre Ahnungen. Der Magier, der Alchemist, derjenige, der Alternativen sieht. Ein flexibler, anpassungsfähiger Tänzer der Vielfalt, ein Zerstörer der Gewohnheit, ein kopflastiger Schelm und Urheber der Besorgnis. Schnell in der Veränderung, sprunghaft, nicht vorhersehbar und überaktiv. Immer in der Umwandlung, wie das Dahinschwinden und die Erschaffung der Jahreszeiten. Antennengleich sein Geist. Völlig von allen Sinnesreizen vereinnahmt, die er empfängt; diese unablässig deutend. Katabolisch baut er die Substanzen des Körpers ab; immer greift er von unserer Mitte aus nach außen, der Tod als Erneuerung. Der inspirierende, erhellende Farbton in der Farbe Gelb. Das dynamische Energiespiel von Luft und leerem Raum, kühlend und trocknend, stürmisch und still, leer und voll, hyperaktiv bis zur Erschöpfung, hier und dort, jetzt und dann. Das Bild des geflügelten Merkurs, des Archetyps der Schnelligkeit und der Kommunikation. Das Tempo von Gedanken, die Exzentrik eines unberechenbaren Verstandes und Handelns, in der Konfiguration unserer Konstitution das Element des Kojoten.

Körperbau, äußere Erscheinung und typische Hautbeschaffenheit des Sehers

Bei Menschen mit einer überwiegend vom Seher geprägten Konstitution ist die sensible Haut besonders auffällig, ferner das überaktive und in seiner Wahrnehmung gesteigerte Nervensystem. Der Körper ist geradlinig strukturiert, drahtig, oft dünn. Möglicherweise handelt es sich um zerbrechlich wirkende Personen mit einer schwach ausgebildeten, sehnigen Muskulatur. Flache Brust, lange Gliedmaßen, fragile Hände, hervortretende Venen, knochiger Körper. Dreieckiges Gesicht. Die Haut ist dünn, trocken, kalt und rau wie die einer Zwiebel.

Die Art der biologischen Anpassung und Herangehensweise an das Leben (anatomisch)

Die ausgesprochen fein ausgebildeten Sinne manifestieren sich in einem Körper, dessen Haut, Augen, Geruchssinn, Hörvermögen und dessen Nervensystem allgemein für die Aufnahme von Informationen zu höchster Leistungsfähigkeit entwickelt ist, was einer Antenne gleicht.

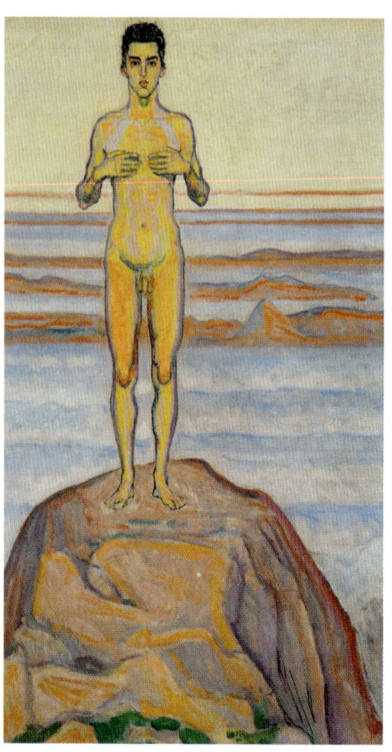

Der Typus des Sehers. »Blick ins Unendliche«, Ferdinand Hodler, 1905.

Die geistige Beschaffenheit

Wenn ein überwiegend vom Konstitutionstyp des Sehers geprägter Mensch die zarte, sensible Feinfühligkeit seines Nervensystems im Blick hat und gut für sich sorgt, indem er einen passenden Lebensstil und Beruf für sich wählt, dann tritt die wahre Beschaffenheit seines Wesens in den Vordergrund, und er ist schwungvoll, anpassungsfähig und hellwach, begreift schnell und kann sich gut verständigen. Ein gesunder Seher ist ein enthusiastischer, positiver Geist mit einer starken Fähigkeit, Heilung zu bewirken, sich mit seiner Flexibilität und Beweglichkeit einzubringen und positive Veränderungen anzustoßen. Der Seher, dem es an nichts fehlt und der sich in Harmonie mit seiner wahren Natur befindet, empfindet in seiner Tiefe die Einheit allen Lebens.

Gerät der Seher aus dem Gleichgewicht, kann er zu übermäßiger Selbstbeschränkung neigen. Dann ist er auch verängstigt, macht sich viel zu viele Sorgen um die Zukunft und ist häufig überhaupt nicht im Hier und Jetzt verankert. Er sieht eine Vielzahl von Optionen und Konsequenzen, daher neigt er leicht zu Aufgeregtheit, Unentschlossenheit, Unzuverlässigkeit, Unruhe, falscher Begeisterung und Ängstlichkeit. Das kann ihn so stark lähmen, dass er völlig untätig wird.

Die vorherrschende physiologische Dynamik

Das Nervensystem des Sehers ist übermäßig aktiv; das Ausmaß seiner Aktivitäten schwankt dagegen stark. Die nervlichen Zustände können zu einem unausgewogenen und durcheinandergeratenen inneren Milieu führen, das heißt, zu Schwankungen bei den Blutzuckerwerten, zu Muskelkrämpfen, einer schwachen Verdauung, Herzklopfen und Ähnlichem. Solche Symptome zeigen sich in Zeiten von emotionalem Stress am deutlichsten. Die überwiegend vom Seher geprägte Konstitution neigt dazu, Schmerzen intensiver als andere Konstitutionen zu fühlen, er reagiert auch sehr empfindlich auf Lärm. Der Teil des vegetativen (autonomen) Nervensystems, der vom Sympathikus gesteuert wird, versetzt eine solche Person in den Zustand einer ständigen Bereitschaft zu Flucht oder Kampf. Dabei werden das Blut und die Energie von den nährenden, aufbauenden Tätigkeiten des Körpers weggelenkt, weil dieser stattdessen alle Kräfte dafür bereitstellen muss, Energie zu verbrauchen und nicht zu speichern.

Katabolische Prozesse (die den Abbau von Stoffen im Körper betreffen) überwiegen über allen anabolischen (Stoffe aufbauenden) Vorgängen. An anabolischen

Hormonen wie Testosteron und Wachstumshormonen kann es mangeln; es ist auch möglich, dass es zu einer erhöhten Produktion von Schilddrüsenhormonen kommt, was zur Erschöpfung der körperlichen Reserven, einem insgesamt schwachen Körper und der Unfähigkeit führen kann, den Stress, den das Leben bietet, in geeigneter Form abzufedern.

Der obere Verdauungstrakt beim überwiegend vom Seher geprägten Konstitutionstyp

Ein lebendiger Darm ist für die Gesundheit von zentraler Bedeutung. Der obere Verdauungstrakt des vor allem vom Seher geprägten Konstitutionstyps kann uns als gutes Beispiel für ein mögliches Ungleichgewicht bei ihm dienen. Das Verdauungsfeuer des Sehers hat eine Tendenz zu Schwankungen. Der Appetit kann einige Tage lang ungeheuer groß sein, während er in der darauf folgenden Woche nur mäßig ist. Manchmal denkt der Seher auch überhaupt nicht ans Essen. Durch die Dominanz des Sympathikus im vegetativen Nervensystem kann der Blutfluss absinken (variabel sein). Sekretbildung und Motilität (das Bewegungsvermögen) im Bereich des Magen-Darm-Traktes können ebenfalls abnehmen. Die Speichelbildung kann zu gering sein, sodass der Mund zu Trockenheit neigt, begleitet von einer teigigen Empfindung. Das Zahnfleisch ist möglicherweise blass und geht zurück. Zusätzlich kann eine nervöse Spannung im Hals das Schlucken beschwerlich machen. Wenn das Verdauungsfeuer des Sehers schwach ist, bleibt die Nahrung tendenziell im Magen, denn die Magenbewegung befindet sich nicht im Gleichgewicht und verändert ihre Intensität stark; die Absonderung von Säuren (das Verdauungsfeuer), von Pepsinogenen und anderen Verbindungen ist zu schwach. Schwere Nahrung, die so wichtig für die richtige Ernährung des Sehers ist, kann ihm wie ein Felsbrocken im Magen liegen; eine Stunde später kommt es dann vielleicht zu Blähungen und Gasbildung. Etwas zu essen, kann die gefühlten Beschwerden verschlimmern; bei Stress lässt dieser Konstitutionstyp häufig Mahlzeiten aus. Mit der Zeit können sich Magengeschwüre entwickeln. Der Art des Sehers entsprechend können sich die Symptome eines in seiner Intensität Schwankungen ausgesetzten Verdauungsfeuers im Einklang mit Veränderungen im Bereich der Gefühle ebenfalls verändern.

Viele der oben genannten Anzeichen für ein gestörtes Verdauungsfeuer lassen sich am besten mit der Einnahme eines bitteren Aperitifs vor den Mahlzeiten in Kombination mit einigen wärmenden, die Verdauung unterstützenden Mitteln behandeln. Gute Bitterpflanzen bei Beschwerden dieser Art sind (in kleinen Dosierungen, damit es nicht zu einer Überreizung kommt) Baldrian und Engelwurz, denn beide bitteren Wurzeln haben auch eine wärmende Qualität. Mit Ingwerwurzel und Amerikanischem Gelbholzbaum *(Zanthoxylum americanum)* stehen weitere wärmende Anregungsmittel zur Verfügung, die eine gute Ergänzung darstellen. Das Chinesische Spaltkörbchen *(Schisandra chinensis)* hilft dabei, dass die Magensäuren wieder in normalem Ausmaß produziert werden, und die Beeren des Fiederblatt-Weißdorns *(Crataegus pinnatifida)* sind ein spezifisches Mittel, um Nahrung aufzulösen, die sonst im Magen verbleibt. Kumin und Asant tragen ebenfalls zur Normalisierung des Verdauungsfeuers bei. Diese Heilpflanzen können zusammen mit einer entspannenden windtreibenden Pflanze wie Kamille oder Lavendel erheblich zur Stabilisierung und Kräftigung einer lebendigen Verdauung beitragen.

Im Mittelpunkt sollten warme, nahrhafte Mahlzeiten stehen, die zu regelmäßigen Zeiten und in einer ruhigen und behaglichen Umgebung sowie, falls gewünscht, in guter Gesellschaft eingenommen werden (nicht beim Autofahren, beim Telefonieren, vor laufendem Fernseher oder bei Videospielen). Die Ernährung regelmäßig mit probiotischen Darmbakterien zu ergänzen, schafft die Grundlage für eine kräftige Verdauung, durch die die Nahrung effizient für den Körper aufgeschlüsselt werden kann und das Immunsystem spürbar gestärkt wird. (Sich das zur Gewohnheit zu machen, fördert die Gesundheit aller Konstitutionstypen.)

Die männlichen Geschlechtsorgane

Bezüglich der Prostata erlebt ein Mann, dessen Konstitution überwiegend von den Merkmalen des Sehers geprägt wird, mit großer Wahrscheinlichkeit Symptome eines Ungleichgewichtes, das auf einem Defizit an Androgenen beruht oder auf die Reaktion eines übermäßig aktiven Nervensystems auf kleinere Unausgewogenheiten zurückgeht. Bei regelmäßiger Einnahme können hier Heilpflanzen mit anabolischer Wirkung wie der Amerikanische Ginseng und Süßholz die Entstehung von Gesundheitsproblemen verhindern. Spezifische Heilpflanzen für die Prostata des Sehers sind:

- Sägepalme und Brennnesselwurzel als Tonika für die Prostata,
- Kava-Kava und Scheinbeere zur Verringerung von Nervenreizungen,
- Quecke und Wald-Hortensie zur Beruhigung von Geweben.

Die weiblichen Geschlechtsorgane

Die Symptome von Beschwerden im Bereich der weiblichen Geschlechtsorgane haben Bezug zu den oben angeführten Tendenzen des Sehers. Die Länge des Menstruationszyklus schwankt beträchtlich (oft ist dieser kurz, unregelmäßig und sehr variabel), auch die Menstruation selbst verläuft immer wieder anders (generell besteht allerdings eine Tendenz zu einer schwach ausgeprägten Menstruation). Es kann zu von stechenden Empfindungen begleiteten, anfallartig auftretenden Krämpfen kommen, ferner zu Kopfschmerzen, einer übermäßigen Reizempfindlichkeit der Nerven, zu Angstzuständen, Schlafproblemen und einem allgemeinen Verlust an Vitalität. Eine auf Pflanzen basierende Ernährung hilft hier, die Kontrollfunktionen des Hormonsystems zu normalisieren. Nachtkerzenöl, Süßholz und Mönchspfeffer wirken ebenso. Nervenstärkende und krampflösende Pflanzen tragen dazu bei, Schmerzen und Beschwerden im Bereich der Gebärmutter und der Eierstöcke zu lindern. Wilde Yamswurzel und Becherkätzchen *(Garrya flavescens)* eignen sich hervorragend als krampflösende Mittel. Flug-Hafer und Baldrian stärken das Nervensystem, was die Nervenkraft aufbaut sowie wärmt und beruhigt. Das Gebärmuttertonikum Don Quai steigert die Lebensprozesse im Blut und hilft bei der Kontrolle von Hitzewallungen. Schneeball und Frauenwurzel kräftigen den Uterus und helfen bei Schmerzen, die durch Krämpfe hervorgerufen werden.

Allgemeines

Flug-Hafer und Sibirischer Ginseng sind zwei Pflanzen, die ein Seher guten Gewissens zu sich nehmen kann, um eine ganze Reihe von Symptomen zu beheben. Flug-Hafer ist als nervenstärkendes Mittel äußerst wirksam und hilft dabei, Ängste zu reduzieren und nervliche Erschöpfungszustände zu bessern. Sibirischer Ginseng unterstützt eine Steigerung der Gesamtenergie und der Lebenskräfte. Bei

Depressionen und Erschöpfung hebt diese Heilpflanze die Stimmung. Sie wirkt auf die Nebennieren ein und vermindert eine durch anhaltenden Stress verursachte Erschöpfung. Damit man die besten Resultate erzielt, sollten diese Pflanzen etwa einen Monat lang eingenommen werden.

Empfehlungen zur Ernährungsweise und zum Lebensstil

»Grobe« Nahrung, viele Ballaststoffe und die kalte Qualität roher Nahrungsmittel führen im Magen-Darm-Trakt des Konstitutionstyps des Sehers zu Reizungen. Ihm geht es mit warm gekochten Mahlzeiten besser. Der Seher profitiert sehr von aufbauender Nahrung, wobei die Eiweiße bei den Nährstoffen für ihn eine Schlüsselrolle spielen. Wenn irgendjemand überhaupt tierisches Eiweiß essen sollte, dann ist es der vor allem durch die Grundkomponente des Sehers geprägte Konstitutionstyp. Fisch, Bio-Geflügel, erwärmte Milchprodukte, Getreide, Bohnen (wenn sie keine Verdauungsbeschwerden hervorrufen), hochwertige Öle (Olivenöl, Sesamöl) und leicht gekochtes Gemüse sollten reichlich gegessen werden. Wegen der Verdauungsprobleme, zu denen der Seher neigt, versucht er, Nahrungsmittel mit schweren Qualitäten zu meiden. Daher sollten Heilpflanzen Verwendung finden, die die Verdauung dieser so wesentlichen Nahrungsmittel unterstützen, indem sie die Verdauungsfunktionen stärken.

Ein der Gesundheit des Sehers förderlicher Lebensstil beinhaltet regelmäßige und feste Essenszeiten für Mahlzeiten in einer entspannten Umgebung. Des Weiteren können diesem Konstitutionstyp das Wohnen in einem gemütlichen Zuhause mit einem stabilen Umfeld, genügend Zeit, um sich zu erholen, und guter Schlaf (anabolische Zeit) guttun. Der Seher sollte exzessive geistige Aktivitäten vermeiden, da diese ihn leicht durcheinanderbringen. Regelmäßige (und vergnügliche) Bewegungsübungen (wie Aerobic) und Übungen, durch die man nicht abnimmt, bauen bei ihm Kraft auf und vermindern Stress. Meditation gibt dem aktiven Geist und Nervensystem des Sehers viel. Seher blühen auch bei Massagen auf, da diese ihr normalerweise überaktives Nervensystem beruhigen, was dann auch ihre nervlich bedingte Überempfindlichkeit verringert. Das wiederum baut körperlichen und emotionalen Stress ab und lindert entsprechende Schmerzen. In einer naturnahen Umgebung zu wohnen, sich in ausreichendem Maße dem Sonnenlicht auszusetzen und viel Wasser zu trinken, sind weitere, ausgesprochen gute Maßnahmen, um den Lebensstil des Sehers (und auch den aller anderen) in gesunde Bahnen zu lenken.

Verschmelzungsformen bei den Konstitutionstypen

Eine reine, nur aus einer einzigen Grundkomponente bestehende Konstitution ist nur selten anzutreffen. (In diesem Fall sind natürlich die anderen beiden Komponenten in einem gewissen Ausmaß auch vorhanden, aber nur zu einem sehr kleinen Anteil.) Gewöhnlich stoßen wir bei einem Mischtyp, für den ich den Begriff »Verschmelzungsform« gewählt habe, auf einen der Grundtypen oder Hauptkomponenten (also den Monarchen, den Krieger oder den Seher), der dann bei dieser Person deutlich vorherrscht, wobei eine andere Komponente sekundär zum Ausdruck kommt. So wird beispielsweise die Verschmelzungsform des Seher-Kriegers mehr Merkmale des Sehers haben und auch stärker zu diesem hin tendieren als zum Krieger, die typischen Merkmale eines Kriegers werden aber trotzdem recht deutlich zutage treten. Und natürlich stoßen wir in Übereinstimmung mit der betören-

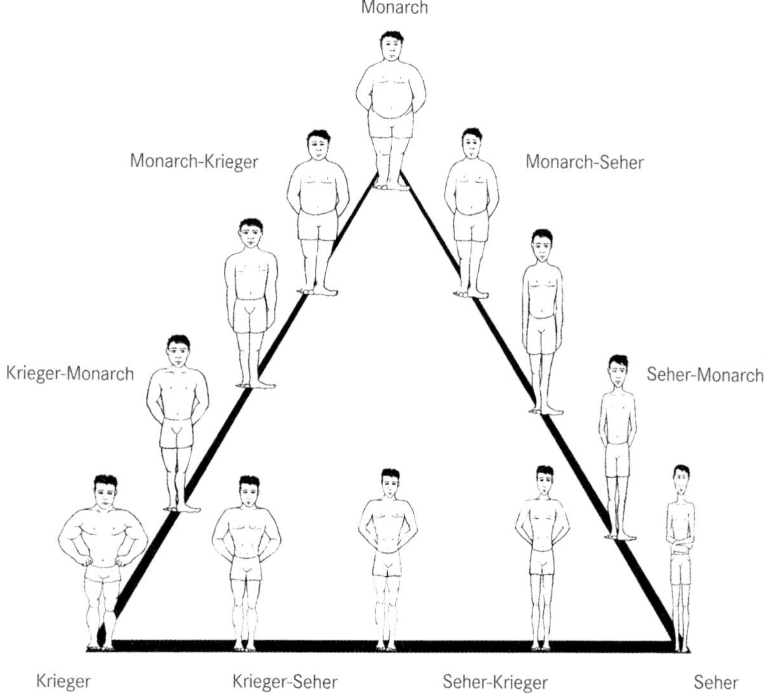

Im Text werden sieben grundsätzliche Verschmelzungsformen aufgeführt, allerdings zeigen Menschen unzählige Variationen von Mischformen der einzelnen Komponenten. Diese Abbildung stellt die drei Hauptkomponenten von Konstitutionstypen dar und Abstufungen vereinfachter Varianten von Verschmelzungsformen.

den Bandbreite menschlicher Vielfalt gelegentlich (allerdings nur selten) auf ein Individuum, das einen ausgeglichenen, aus drei Grundkomponenten zusammengesetzten Konstitutionstyp darstellt (Monarch-Krieger-Seher), bei dem alle Komponenten zu gleichen Teilen vorhanden sind und keine Komponente vorherrscht.

Der Konstitutionstyp Monarch-Krieger

Diese Menschen haben einen schweren und klobigen Körper, der zwar stämmiger ist als der des reinen Monarchen, aber mehr Fett aufweist als der des Konstitutionstyps Krieger-Monarch. Sie sind im Gesicht und im gesamten Körperbau rundlicher, bewegen sich langsamer und sind entspannter als der Krieger-Monarch. Sie verfügen über ein beständiges Maß an Kräften und sind recht ausdauernd. Sie genießen zwar die körperliche Bewegung, neigen aber oft dazu, sich gar nicht zu bewegen. Sie können arrogant sein und beratungsresistent.

Der Konstitutionstyp Monarch-Seher

Der Monarch-Seher ähnelt dem Seher-Monarchen, hat aber einen festeren Körperbau und bewegt sich langsamer. Er liebt die Ungestörtheit, seine Stimme und sein Ausdruck von Gefühlen ist eher zurückhaltend. Er ist nicht so kontaktfreudig wie der reine Monarch, hat aber die gleichen starken Gefühle, die er jedoch zurückhaltender nach außen bringt. Seine Freundlichkeit und seine Toleranz gegenüber anderen kommt nicht so deutlich zum Vorschein. Monarch-Seher sind ausgeglichen und entspannter als Seher-Monarchen und nicht so überschwenglich. Sie können kräftige Muskeln haben, zu einer athletischen Statur neigen und auch ein stärkeres Durchhaltevermögen besitzen. Unregelmäßigkeiten bei ihrer Verdauung können vorkommen, ebenso ist es möglich, dass sie an übermäßiger Schleimbildung leiden. Kälte mögen sie nicht.

Der Konstitutionstyp Krieger-Monarch
Krieger-Monarchen haben die Intensität des Kriegers im kräftig gebauten Körper eines Monarchen. Sie sind muskulöser als die reinen Monarchen und können von recht wuchtiger Erscheinung sein. Sie haben viel Energie und sind sehr ausdauernd. Sie lieben das Essen und haben die gute Verdauung eines Kriegers sowie seine gute Widerstandskraft gegenüber Krankheiten. Allgemein scheinen die Krieger-Monarchen von allen Konstitutionstypen die körperlich stärksten zu sein, sie haben normalerweise eine ziemlich gute Gesundheit. In ihrem Temperament zeigt sich die Stabilität und Beständigkeit (Erde) der Konstitution des Monarchen, die von der Kraft des Kriegers (Feuer) angetrieben wird. Diese Menschen blühen auf, wenn sie in Aktion sind, etwas leisten und den kreativen Reizen neuer Herausforderungen ausgesetzt sind. Gesellschaftlich agieren sie mit großer Entschlossenheit, einem starken Willen und starker Konzentration, wodurch sie fast an Wunder grenzende Dinge vollbringen können. Sie können allerdings bei Stress auch einen Hang zur Wut und zum Kritisieren haben. Bekommen sie das Gefühl, die Kontrolle zu verlieren oder im Leben keinen Erfolg zu haben, reagieren sie ähnlich. Flexibilität (Luft) und Anpassungsfähigkeit sind psychologische Grundelemente, die bei diesem Konstitutionstyp häufig und in unterschiedlichem Ausmaß fehlen.

Der Konstitutionstyp Krieger-Seher
Krieger-Seher sind Personen von mittelgroßer körperlicher Statur. Sie sind muskulöser als die Seher-Krieger. Sie haben einen starken Appetit, lieben das Essen und erfreuen sich im Gegensatz zu den reinen Sehern und den Seher-Kriegern einer guten Verdauung und regelmäßiger Ausscheidungsprozesse. Da Krieger-Seher stärker zu den Kriegern neigen, sind sie schnell in ihren Bewegungen und verfügen über eine gute Körperkoordination, besitzen ein gutes Durchhaltevermögen und sind sehr ausdauernd. Zu viel Hitze kann ihren Gesundheitszustand verschlechtern. Krieger-Seher haben ein gutes Erinnerungsvermögen; sie erinnern sich gut und vergessen nur langsam. Sie sprechen flüssig. Häufig sind sie sehr selbstbewusst, und wie bei den reinen Kriegern fallen sie durch ihre Intensität auf. Bei den Krieger-Sehern wird diese Eigenschaft allerdings häufig durch die Leichtigkeit des Sehers abgemildert. Anstrengende Situationen können Gefühle der Unsicherheit hervorrufen, die dann die Krieger-Seher dazu veranlassen, mit Ärger, Wut oder Angst zu reagieren, Anspannung aufzubauen, kritisch zu werden und unnachgiebig und steif ihren Weg zu verfolgen.

Der Konstitutionstyp Seher-Monarch
Wegen der Gegensätze in vielen charakteristischen Kennzeichen dieses Konstitutionstyps ist die klare Identifizierung des Seher-Monarchen nicht einfach. Seher-Monarchen

haben häufig den dünnen Körper eines Sehers, der sich aber mit einer für den Monarchen typischen Entspanntheit und gelassenen Art bewegt. Diese Menschen haben eine langsame oder unregelmäßig arbeitende Verdauung und mögen Kälte überhaupt nicht. Wenn sie nicht gerade im Stress sind, sind sie ausgeglichen und aufmerksam um andere besorgt. Sie wollen keinem Böses und werden niemandem gegenüber gewalttätig. Seher-Monarchen sind bescheiden, anpassungsfähig und sehr sensibel; sie sind fantasievoll, künstlerisch begabt und kreativ. Sie sind ordentlicher und im Umgang mit Details sorgfältiger als der reine Monarch und halten sich mehr an routinierte Abläufe als der Seher. Obwohl sie schnell und effizient sein können, fehlt ihnen das Feuer. Sie haben den Hang des Monarchen, Dinge auf die lange Bank zu schieben, und sind in geringerem Maße eine Personifizierung des Elementes Luft als der reine Seher. Bei ihnen ist auch weniger von der lebhaften Neugier des Sehers und seinem schnellen Hüpfen von einem Thema zum anderen zu finden. Ihr Naturell weist eine stärkere Tendenz zur Bewahrung, zum Konservativen und zur Absicherung auf. Diese Eigenschaften können als Mangel an Energie, Motivation, Leidenschaft und Eifer zum Ausdruck kommen. Die Seher-Monarchen reagieren positiv auf Wärme und Festigkeit und brauchen beides mit größerer Beständigkeit.

Der Konstitutionstyp Seher-Krieger

Seher-Krieger sind wie die reinen Seher schlank und dünn; ihre nicht besonders auffällige Muskulatur gleicht aber eher der eines Langstreckenläufers. Sie haben eine bessere Verdauung und können Kälte viel besser vertragen als die reinen Seher, sie haben deren freundliche Grundhaltung, können aber auch deren unvorhersehbare Sprunghaftigkeit an den Tag legen, wenn ihr Luftelement das Feuer ihres stärker vertretenen Kriegerelementes anfacht. Diese Kombination kann sich als eine Mischung aus Angst und Wut zeigen, aber auch als Abwehr und Argwohn. Auch wenn die Seher-Krieger vor etwas keine Angst haben, können sie darüber immer noch wütend werden. Der Seher-Krieger muss Geduld lernen, insbesondere für sich selbst muss er Geduld aufbringen. Diese Menschen haben einen scharfsinnigen Intellekt, der neue Ideen entwickeln kann, und verfügen über den starken, konzentrierten Tatendrang des Kriegers, der mit der Vorstellungskraft des Sehers verbunden ist. Sie können sehr redefreudig sein und sich schnell in Gespräche verwickeln lassen. Seher-Krieger sind nicht so neurotisch und nervös, sie reagieren weniger empfindlich auf Lärm und ertragen körperliche Unbequemlichkeiten besser. Sie entwickeln bei ihren täglichen Aktivitäten mehr Gewohnheiten als die reinen Seher und können sogar zwanghafte Verhaltensmuster entwickeln. Diese Menschen müssen Extreme vermeiden, auf ihre Kraftreserven und ihr Immunsystem achten und dies durch eine ausgewogene Ernährung, angemessene Ruhephasen und die richtigen pflanzlichen Tonika tun. Sie funktionieren am besten, wenn sie in ihrem Leben Stabilität und Unterstützung erfahren.

Der aus drei Komponenten bestehende Konstitutionstyp Monarch-Krieger-Seher

Es gibt nur ganz wenige aus drei Komponenten bestehende Menschen. Mit dem gleichen Anteil an jedem Grundelement sind diese Individuen nur schwer zu beschreiben. Sie sind die Personen mit dem größten Maß an Ausgeglichenheit, können uns aber auch vor die größten Herausforderungen stellen, wenn wir sie im Krankheitsfall wieder ins Gleichgewicht bringen wollen. Wenn sich bei ihnen ein Ungleichgewicht zeigt, dann bringt das normalerweise das ganze Durcheinander und den viel zu stark tätigen Verstand des typischen Sehers mit sich. Das Ergebnis können Kälte, Aufregung, Verstopfung, Schlaflosigkeit, Gewichtsverlust und Ähnliches sein. In dieser Situation wird das Ungleichgewicht normalerweise durch mehr Ruhe und Entspannung, zusammen mit Wärme, einer Massage und einer nährstoffreichen Ernährung verringert. Ein gestörtes Gleichgewicht der Grundkomponente des Kriegers ist bei Ungleichgewichten des aus drei Komponenten bestehenden Konstitutionstyps ebenfalls häufig zu beobachten, wenn auch nicht ganz so häufig wie die oben beschriebenen Ungleichgewichte im Bereich der Komponente des Sehers. Wenn der Verstand durch Ärger, Reizbarkeit oder Aggression getrübt ist, muss man friedliche Gedanken und Erfahrungen in besonderem Maße fördern. Jemand mit einem solchen Ungleichgewicht muss bewusst und gewollt anderen Menschen mitfühlender und freundlicher gegenübertreten. Die Grundkomponente des Monarchen ist bei dem Konstitutionstyp Monarch-Krieger-Seher gewöhnlich am wenigsten gestört, kann aber auch aus dem Gleichgewicht geraten. Bei irgendeiner Form von Depressionen ist es ratsam, kleine Mengen an Bitterpflanzen zu sich zu nehmen, vitalisierende, leicht gewürzte Nahrung zu essen, sich für die stimmungsaufhellenden Aspekte der Natur zu öffnen und sich mit aktiven, erbaulichen, kreativen Leuten zusammenzutun.

Hinweise für Konstitutionstypen mit zwei Komponenten

Häufig wird dazu geraten, vor allem den Kennzeichen die größte Beachtung zu schenken, die der dritten oder »fehlenden« Komponente des eigenen Naturells innewohnen. Die Konstitutionskomponente, die man eigentlich überhaupt nicht vermisst, die aber auch am wenigsten bei den eigenen Merkmalen zum Vorschein kommt, sollte bewusst aufgegriffen werden. So können zum Beispiel die Seher-Krieger Vorkehrungen treffen, um den Grad an Bequemlichkeit und Mußezeit (eigentlich typische Kennzeichen des Monarchen) bei sich und in ihrer unmittelbaren Umgebung zu steigern. Sie können beispielsweise einen speziellen Ort einrichten, an dem die Mahlzeiten eingenommen werden, und dann dort einem konsequenten Zeitplan folgend tatsächlich essen. Krieger-Monarchen könnten sich gestatten, ihre Zeit in der freundlichen Gesellschaft unbeschwerter und ausgelassener Menschen zu verbringen (also mit Personen, die das zum Ausdruck bringen, was normalerweise den Seher auszeichnet). Auf diese Weise könnten sie sich mit Menschen zusammentun, die überhaupt kein Interesse daran haben, andere zu kontrollieren oder bei irgendwelchen Veranstaltungen die Kontrolle zu übernehmen. Die Seher-Monarchen schließlich könnten ihre Zeit damit verbringen, die Biografien anderer Menschen zu studieren, die Berge versetzt haben, um ihre gewünschten Ziele zu erreichen (was der Qualität des Kriegers entspricht).

Man sollte sich dauerhaft dazu motivieren, eine klare Vision zu entwickeln (die groß oder klein sein mag), sich dabei allen Ängsten in sich selbst stellen, jede dafür erforderliche Entschlossenheit und Durchsetzungskraft entwickeln und die Entschiedenheit aufbringen, die nötig ist, damit diese eigene Vision Gestalt annimmt. Viele charakteristische Merkmale und Tendenzen der dritten Komponente können uns ungeheuer weiterbringen und so dazu beitragen, die Erfahrung des Lebens besser mit allem für sie Notwendigen zu versorgen und darin ein harmonischeres Gleichgewicht aufzubauen.

Konstitutionstypen bei Frauen

Den Konstitutionstyp einer Frau zu bestimmen, ist ein klein wenig schwieriger als bei Männern. Frauen sind als Gesamtgruppe häufiger in den mittleren Bereichen und weniger an den extremen Polen der Konstitutions-Triade zu finden, sie liegen auch insgesamt nicht so weit auseinander und haben die Tendenz, die Eigenschaften der Monarchin in einem stärkeren Maße zu zeigen. Ganz allgemein kommen bei Frauen die extremeren, bei den Konstitutionen der Männer viel häufiger anzutreffenden Kontraste viel seltener vor. Weniger Frauen sind extreme Krieger oder Seher. Frauen, bei denen die Grundkomponente des Sehers deutlich überwiegt, haben dann immer noch mehr Eigenschaften des Monarchen als ihre männlichen Entsprechungen. Genauso zeigen die Frauen, bei denen die Eigenschaften des Kriegers vorherrschen, ebenfalls mehr Qualitäten des Monarchen als die entsprechend vom Krieger dominierten Konstitutionen bei den Männern. Das Wesen eines Monarchen bringt mehr Gefühle und Geselligkeit zum Ausdruck als die Vorherrschaft des Denkens und die unpersönlichen Qualitäten, die zu den Hauptmerkmalen eines Kriegers zählen. Der Monarch zeigt auch allgemein mehr Emotionen und einen größeren Drang zur Geselligkeit als der typischerweise introvertierte und nach innen gekehrte, intuitive Charakter des Sehers.

Pflanzenqualitäten: Die Energetik des Geschmacks von Nahrungsmitteln und Heilpflanzen

Sobald wir eine relativ gute Vorstellung davon haben, welchem Konstitutionstyp wir angehören, ist es an der Zeit, die Nahrungsmittel und Heilpflanzen zu bestimmen, die unserem ureigenen Typ am besten das geben, was ihm fehlt und was er braucht, und zu begreifen, warum das so ist.

Wie ich bereits ausgeführt habe, hat jeder Grundbestandteil einer Konstitution seine individuellen Qualitäten, also seine Energetik oder seine spezifischen ener-

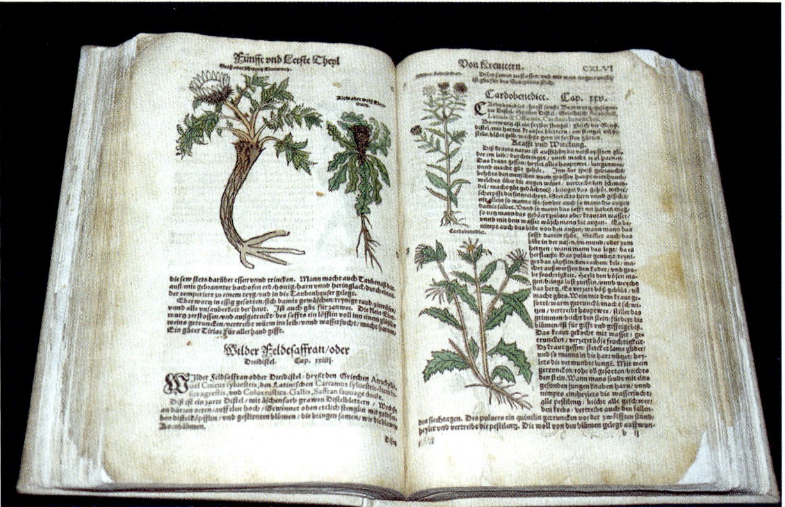

Bereits in alten Kräuterbüchern findet man Angaben zum Geschmack und den daraus abzuleitenden Heilindikationen. Kräuterbuch des Adam Lonitzer, 1564.

getischen Strukturen. Der Monarch kommt erdhaft, kühl und feucht daher (was die Qualität von Erde zusammen mit Wasser ist), der Krieger ist heiß und steht unter Dampf (das ist die Qualität von Feuer im Kontakt mit Wasser), der Seher schließlich ist kalt, trocken und unberechenbar (wie Luft, die sich im freien Raum bewegt). Die Menge an Energie wird umso größer, je mehr ein Material mit ähnlichen Eigenschaften genutzt wird; und sie verringert sich bei der Nutzung eines Materials mit entgegengesetzten Eigenschaften. Wenn Nahrungsmittel und Getränke in den Körper aufgenommen werden, manifestieren sich die diesen Stoffen innewohnenden Energien (die durch ihre Geschmacksqualitäten gekennzeichnet werden) in ihren Wirkungen auf den einzelnen Menschen.

Diese Informationen klingen vielleicht fremdartig, was möglicherweise daran liegt, dass sich die medizinischen Autoritäten in unserer westlichen Kultur auf dem Gebiet spezieller Ernährungsweisen oder der Energetik von Nahrungsmitteln und Heilmitteln nicht sehr gut auskennen. Alle ernährungsspezifischen Debatten oder Anleitungen, die sich bei uns entwickelt haben, drehen sich mehr oder weniger um Vitamine, Mineralstoffe, Proteine, Fette und Kohlenhydrate. Heilpflanzen und Enzyme haben zwar seit Kurzem Eingang in die Diskussionen gefunden, aber das Konzept von der Energetik des Geschmacks ist der Vorstellungswelt der meisten Menschen im Westen fremd geblieben.

In der Geschichte unserer westlichen Kultur gibt es allerdings durchaus Präzedenzfälle für Geschmacksuntersuchungen von Pflanzen, um auf diese Weise zu einer genaueren Ausdifferenzierung der Qualitäten dieser Pflanzen für eine Nutzung als Nahrungsmittel oder Heilmittel zu gelangen (wie es auch für das Studium der Individualität menschlicher Konstitutionen historische Vorläufer gibt). Diese Untersuchungsmethode entwickelte sich nur nie zu einer allgemein etablierten Praxis.

Im Endeffekt geht es doch beim Essen nur um den Geschmack, oder nicht? Der Glaube daran, dass etwas gut für uns ist oder nicht, kann entweder eine intellektuelle Unschlüssigkeit hervorrufen oder den leidenschaftlichen Reflex beschleunigen, uns dieses Etwas gierig einzuverleiben. Letztlich ausschlaggebend ist jedoch bei unserer persönlichen Ernährungsweise, wie es schmeckt, sobald es auf die Zunge trifft. Die Energetik des Geschmacks eines Nahrungsmittels ist eigentlich alles andere als ein versponnenes Konzept, immerhin haben wir jeden Tag damit zu tun. Warum schmeckt uns etwas gut, aber jemand anderem vielleicht nicht? Ist die spezifische Energetik unserer Konstitution möglicherweise ein Kollektiv aus den Begierden aller einzelnen Körperzellen, die nach den Lebensmitteln rufen, die sie brauchen? Wollen sie etwas Gewärmtes, oder wollen sie etwas Abkühlendes? Wollen sie befeuchtet werden oder trockener sein? Wenn wir auf unser konstitutionelles Naturell achten und die Launen unseres persönlichen Geschmacks wahrnehmen, dann verrät uns das wahrscheinlich, was unsere Zellen am glücklichsten macht. Bestimmt bewirkt eine mit allem versorgte Zellpopulation, der es an nichts fehlt, dass es dem Körper gut geht und der Geist heiter und gelassen wird.

Die (Merkmale der) Geschmacksqualitäten von Heilpflanzen und Nahrungsmitteln geben uns Hinweise darauf, was ihre Energie für uns als Individuum tun wird. Kennen wir die Energetik (die Merkmale oder Qualitäten) der Grundkonstitution einer Person, dann können wir eine Diät ausarbeiten oder eine Rezeptur aus Heilpflanzen ersinnen, die diese Person nähren und ins Gleichgewicht bringen wird, anstatt ihren Zustand zu verschlechtern. Damit verbunden bauen sich dann bei diesem Menschen innere Ruhe und Vitalität auf. Um den Geschmack von Heilpflanzen und Nahrungsmitteln zu bestimmen, ist es ein guter Weg, sie in allgemeine Gruppen für verschiedene therapeutische und der allgemeinen Stärkung dienende Anwendungsbereiche aufzuteilen.

Jeder Stoff auf diesem Planeten Erde setzt sich aus allen fünf Elementen zusammen – Erde, Luft, Feuer, Wasser und leerer Raum –, obwohl oftmals ein Element überwiegt. Daher ist es unmöglich, etwas zu finden, das nur einen einzigen Geschmack hat. Wenn etwas sauer genannt wird (beispielsweise eine Grapefruit), dann schließt das andere Geschmacksrichtungen nicht aus. Es bedeutet, dass der saure Geschmack dieser Zitrusfrucht dominiert, während die anderen Geschmacksqualitäten – in diesem Fall der süße und der bittere Geschmack – sekundär sind. Diese sekundären Geschmacksnuancen zeigen sich dann als Nachgeschmack. Der hauptsächliche, primäre Geschmack wird unmittelbar wahrgenommen, während die Nuancen des Nachgeschmacks später auftreten, nachdem der vorherrschende Geschmack bereits verspürt wurde.

Die sechs reinen Geschmacksausprägungen sind süß, salzig, scharf-würzig (stechend/aromatisch), sauer, bitter und zusammenziehend. Wie wir noch sehen werden, setzt sich jeder Geschmack aus einer Kombination von zwei Elementen der fünf Elemente zusammen.

Wir können die Wirkungen oder die energetischen Qualitäten der sechs Geschmacksrichtungen in drei Hauptgruppen von Merkmalen unterteilen: Entweder sind sie heiß oder kalt, nass oder trocken, schwer oder leicht.

Die Begriffe »heiß« und »kalt« beziehen sich auf die Fähigkeit einer Substanz, die Körperhitze zu steigern oder zu vermindern, insbesondere die Hitze im Verdauungstrakt, das Verdauungsfeuer. Scharf-würzig ist der von seiner Qualität her heißeste Geschmack. Es folgen sauer und salzig. Darum schmecken Gewürze und andere Zutaten, die für ihre appetitanregende Wirkung bekannt sind, vor allem scharf-würzig, sauer und salzig. Der bittere Geschmack ist der von seiner Qualität her kälteste im Sortiment. Ihm folgen zusammenziehend und süß. Pflanzen mit einem bitteren und zusammenziehenden Geschmack werden besonders häufig dazu genutzt, Fieber zu senken und Entzündungen abzuschwächen. Aber wunderlicherweise regt ein Hauch von bitterem Geschmack ebenfalls den Appetit an. Was soll ich dazu sagen? Wir leben in einem unterhaltsamen paradoxen Universum voller verwirrender Tatbestände und voller Dinge, von denen wir keine Ahnung haben.

am kältesten
am heißesten
bitter — zusammenziehend — süß — salzig — sauer — scharf-würzig

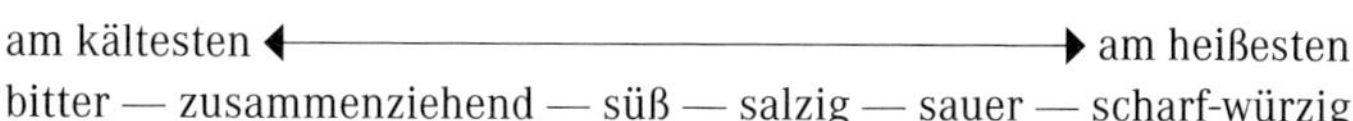

Die Worte »nass« oder »feucht« und »trocken« bezeichnen die Fähigkeit einer Substanz, Körperflüssigkeiten zu vermehren oder zu verringern. Süßer Geschmack ist der nasseste Geschmack. Es folgen salzig und sauer. Darum wird Limonade aus sauren Zitrusfrüchten, Zucker und einer Prise Salz hergestellt und ist dann der perfekte Durstlöscher, um Austrocknung zu verhindern. Der scharf-würzige Geschmack ist der trockenste Geschmack, gefolgt von bitter und zusammenziehend.

am nassesten ◄———► am trockensten
süß — salzig — sauer — zusammenziehend — bitter — scharf-würzig

Die Begriffe »schwer« und »leicht« sind Kennzeichnungen, bei denen der erste Begriff die Fähigkeit einer Substanz bezeichnet, die Zunahme von Körpergeweben zu fördern. Der zweite Begriff steht für eine Substanz, die deren Abbau fördert. Schwer ist eine Qualität, die Gewebe aufbaut und vermehrt. Wie man wohl schon vermutet hat, ist süß diejenige der sechs Geschmacksrichtungen mit der ausgeprägtesten Qualität von Schwere. (Süß ist der vorherrschende Geschmack bei Eiweißen, Bohnen, Getreide und Kohlenhydraten.) Es folgen salzig und zusammenziehend. Der leichteste Geschmack ist bitter, gefolgt von scharf-würzig und sauer. Ein bitterer, scharf-würziger und zusammenziehender Geschmack kommt in Nahrungsmitteln am seltensten vor. Diese Geschmacksrichtungen sind vor allem in Heilpflanzen mit einer entgiftenden und ausleitenden (reinigenden) Wirkung zu finden.

am schwersten ◄——————————► am leichtesten
süß — salzig — zusammenziehend — sauer — scharf-würzig — bitter

Fassen wir also noch einmal zusammen:

- Süßer Geschmack hat die Qualitäten kalt, nass und schwer; er kühlt, befeuchtet und baut Körpergewebe auf.
- Saurer Geschmack hat die Qualitäten heiß, nass und leicht; er wärmt, befeuchtet und reinigt Körpergewebe.
- Salziger Geschmack ist heiß, nass und schwer; er wärmt, befeuchtet und baut Körpergewebe auf.
- Bitterer Geschmack ist kalt, trocken und leicht; er kühlt, trocknet, reinigt und baut Körpergewebe ab.
- Scharf-würziger Geschmack ist heiß, trocken und leicht; er wärmt, trocknet und reinigt Körpergewebe.
- Zusammenziehender Geschmack ist kalt, trocken und schwer; er kühlt, trocknet, reinigt und baut Körpergewebe auf.

Nehmen wir einmal an, wir seien eine Person, bei der der Konstitutionstyp des Monarchen überwiegt. Diese Person hat einen dicken, stabil gebauten Körper, eine langsam arbeitende Verdauung und eine langsame Stoffwechselrate und nimmt schnell zu. Langsamkeit, Ruhe und Gelassenheit zeichnet ihr Wesen aus. Ihr Immunsystem ist abwehrstark, sie ist sehr vital. Ihr Körper hat die Tendenz, Abfallstoffe anzusammeln, Schleim zu bilden und neigt zu Verstopfung. In kalter, feuchter Umgebung geht es dieser Person nicht gut; sie empfindet eine solche Umgebung als deprimierend; dadurch kommt ihre Energie ins Stocken. Die Grundbeschaffenheit ihrer von den Elementen Wasser und Erde geprägten Konstitution ist kalt, feucht und schwer. Diese Person benötigt also nicht noch mehr kalte, feuchte und schwere Geschmacksqualitäten.

Der (von Erde und Wasser geprägte) süße Geschmack, der von seinen Qualitäten her kalt, nass und schwer ist, neigt bei einer solchen Konstitution dazu, ein sowieso schon schwaches Verdauungsfeuer noch weiter zu schwächen, zu einer bereits feuchten, verstärkt Schleim bildenden inneren Umgebung noch mehr Nässe hinzuzufügen. Er wird die Gewebe des Körpers weiter wachsen lassen, was diese Person weder wünscht noch braucht. Die Qualitäten dieser Geschmacksrichtung würden die Beschaffenheit ihrer Konstitution negativ beeinflussen. Ein scharf-würziger

Geschmack hingegen wird diese Person als ausgleichend erleben. Die heiße Qualität dieses Geschmacks wird ihr Verdauungsfeuer aktivieren und die Hitze im Körper steigern, was zusammen mit seiner trocknenden Eigenschaft der feuchten, sumpfigen, Schleim bildenden Konstitution eines Monarchen entgegenwirkt. Gleichzeitig wird der leichte Aspekt des scharf-würzigen Geschmacks die Körpergewebe abbauen und reinigen (und bei Bedarf entgiften). Wie man sieht, wird dieser Geschmack dazu führen, die Konstitution der beschriebenen Person in ein Gleichgewicht zu bringen.

Falls bei jemandem der Konstitutionstyp des Sehers überwiegt, sieht die Situation ein wenig anders aus. Tatsächlich ist sie völlig anders. Darum ist es so hilfreich, die individuelle Beschaffenheit der Konstitution einer Person zu begreifen. Beim Seher ist der Körper schlank, das Körpergewicht gering. Die Verdauungs- und Stoffwechselprozesse verändern sich ständig. Dadurch ist es für den Seher viel schwieriger, kompakte, kräftige und stabile Körpergewebe auszubilden. Der gesamte Stoffwechsel ist katabolisch, das heißt, die Abbauprozesse der Gewebe herrschen vor und dienen dazu, das nervöse, sich permanent verändernde, sehr stark auf alles reagierende, sensible Temperament mit der nötigen Energie zu versorgen. Und der Seher wird zugeben, dass er sich normalerweise keine regelmäßigen Zeiten zum Essen und Schlafen erlaubt, die eine Erneuerung ermöglichen würden. Die Haut und das innere Milieu sind trocken und kalt, sodass der Seher viel besser mit Nahrungsmitteln und Heilpflanzen zurechtkommt, die wärmen und Feuchtigkeit spenden und seinen Körpergeweben und seiner Verdauung die Hitze und Feuchtigkeit geben, die diese benötigen. Der Seher blüht auf, wenn er die Geschmacksqualität der Schwere zu sich nimmt, die so wichtig für den Aufbau und die Zunahme von Körpergeweben ist. Damit werden ihm die süßen, salzigen und sauren Geschmacksrichtungen guttun, die in ihren Qualitäten vor allem heiß, nass und schwer sind.

Die sechs reinen Geschmacksrichtungen

Süßer Geschmack

Süßer Geschmack ist nährend und aufbauend. Alle Konstitutionstypen brauchen diese Geschmacksrichtung in beträchtlichem Umfang. Sie fördert Wachstum und Kräftigung von Geweben, unterstützt die Milchbildung, hilft beim Zusammenwachsen von verletztem oder zerrissenem Gewebe und lindert Reizungen der Schleimhäute und brennende Empfindungen. Alle Kinder, Ältere und andere Menschen mit Mangelsymptomen (unter ihnen besonders der Konstitutionstyp Seher) profitieren von dieser Geschmacksqualität. Im Allgemeinen wirkt der süße Geschmack stabilisierend und erdend und fördert angenehme Gefühle und Langlebigkeit.

Der süße Geschmack setzt sich aus den Elementen Erde und Wasser zusammen (genau wie unser physischer Körper). Die festigenden, aufbauenden und beruhigenden Eigenschaften dieser Elemente und ihre Fähigkeit, Geist und Verstand zu harmonisieren und Gefühle der Ruhe und Zufriedenheit zu begünstigen, hat auf die Konstitutionseigenschaften des Sehers und des Kriegers positive Auswirkungen. Dem Naturell des Sehers bringt sie die von diesem benötigten Elemente Erde und Wasser, den Krieger versorgt sie mit dem ihm fehlenden Element Erde.

Bei den Nahrungsmitteln wird der süße Geschmack häufig mit Haushaltszucker (Saccharose) oder mit den Einfachzuckern Traubenzucker (Dextrose) und Fruktose (Fruchtzucker) in Verbindung gebracht. Diese Zuckersorten sind in Süßigkeiten und Kuchen mehr als reichlich vorhanden. Es gibt aber daneben auch komplexe Zuckerverbindungen, wie sie in Getreide, eiweißhaltigen Lebensmitteln, Bohnen und Yamswurzeln vorkommen, und diese sind es auch, die jemanden wirklich nähren und die für das Leben nötige Energie liefern.

Zahlreiche Lebensmittel, aber nur wenige Heilpflanzen, haben einen deutlich süßen Geschmack. Süße ist gewöhnlich der sekundäre Geschmack einer Pflanze und steht somit nicht so sehr im Vordergrund des mit dieser Pflanze in Verbindung gebrachten Geschmacks. Einige der offensichtlich süß schmeckenden Pflanzen sind schleimige Pflanzen, die Mucopolysaccharide enthalten. Oberflächlich gesehen erwecken sie den Anschein, nahrhaft zu sein. Tatsächlich jedoch bauen sie kein Körpergewebe wieder auf, sondern beruhigen lediglich trockene, unterernährte und somit an Mangel leidende Gewebe und sind daher auch nur vorübergehend eine Hilfe.

Langfristig brauchen die Gewebe der nur mangelhaft mit Nährstoffen versorgten Person eine auf einer tieferen Ebene süße Substanz. Eine Gruppe von Inhaltsstoffen, die in geringerem Ausmaß auch über einen süßen Geschmack verfügen, sind die Saponine. Einige dieser Saponine wiederum ähneln von ihrer chemischen Struktur her sehr stark Steroidhormonen, und einige Pflanzen, die Saponine enthalten, wirken anscheinend wie Steroide, indem sie anabolische (aufbauende) Stoffwechselprozesse im Körper ankurbeln oder dabei helfen, Reaktionen auf Stress zu modifizieren. Die Gesamtwirkung entspricht dann der einer guten Nährstoffversorgung, und daher ist es nicht weiter überraschend, dass viele der wichtigen Tonika (Stärkungsmittel) in der chinesischen Medizin und damit in der Kultur, in der süße Pflanzen als besonders stärkend gelten, Saponine enthalten. Ginseng ist dafür das klassische Beispiel.

Einige süß schmeckende anabolische Pflanzen, die durch eine solche einem Steroid ähnelnde Wirkung auffallen, sind Ginseng, Süßholz (Lakritze), Sarsaparille und Sägepalme. Zu den schleimigen Pflanzen, die eine oberflächlich als nährend erfahrene Wirkung entfalten, gehören Eibisch und Zimt. Einige süße Nahrungsmittel sind Gemüse oder Obst, ferner Getreide und ganz allgemein eiweißhaltige Nahrungsmittel (Eier, Molke, Fisch, Milchprodukte und Fleisch).

Achtung! Werden süße Nahrungsmittel im Übermaß konsumiert, sind sie nicht länger nährend. (Das ist beispielsweise der Fall, wenn sehr viel Einfachzucker und mit Haushaltszucker oder raffiniertem Zucker hergestellte Produkte und überflüssige Kohlenhydrate aufgenommen werden.) Übermäßiger Konsum führt dazu, dass die Harmonie der Körperfunktionen gestört wird, was zu einer Einschränkung der Verdauungstätigkeiten und zur exzessiven Produktion von Abfallstoffen beitragen kann.

Scharf-würziger (beißend-stechender, aromatischer) Geschmack

Scharf-würzigen Geschmack finden wir in scharfen Gewürzen wie Ingwer, Pfeffer oder Paprika. Diese Geschmacksrichtung enthält in verschwenderischer Fülle die Elemente Luft und Feuer und wirkt daher erhitzend, trocknend und anregend. Alle Konstitutionstypen brauchen diesen Geschmack. Besonders bedeutsam ist er für den Monarchen, in mäßigem Ausmaß für den Seher und in einem viel geringeren Umfang für den Krieger. Dieser wärmende Geschmack wirkt allen kalten Empfindungen entgegen, unterstützt die Verdauung und Assimilationsprozesse. Darüber hinaus gibt er Lebensmitteln Geschmack, reinigt den Mundraum, hilft dabei, Bakterien und Parasiten zu zerstören und regt das Verdauungsfeuer an. Er verkleinert

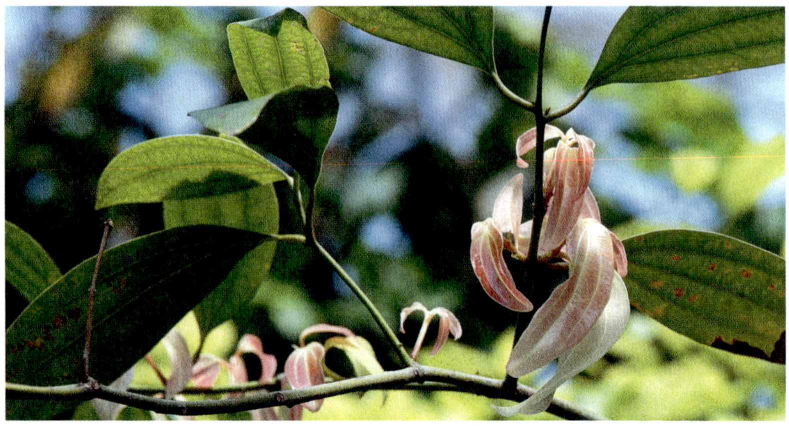

Mit seiner Süße hat Zimt eine aufbauende Wirkung.

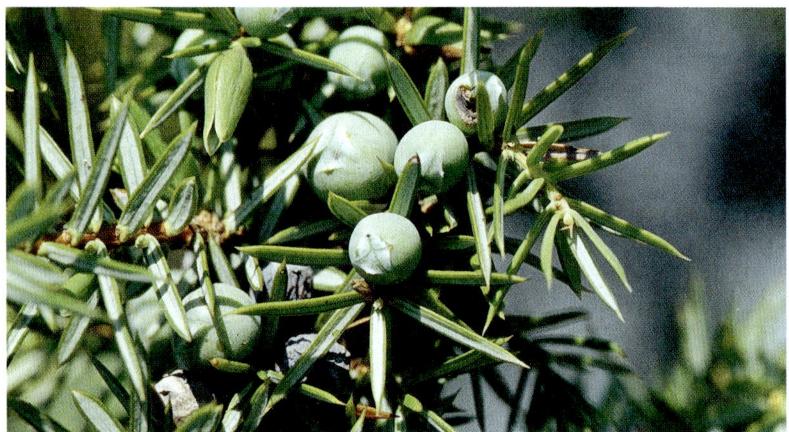

Der Wacholder zeigt seine scharfe, feurige Natur bereits in seiner Gestalt.

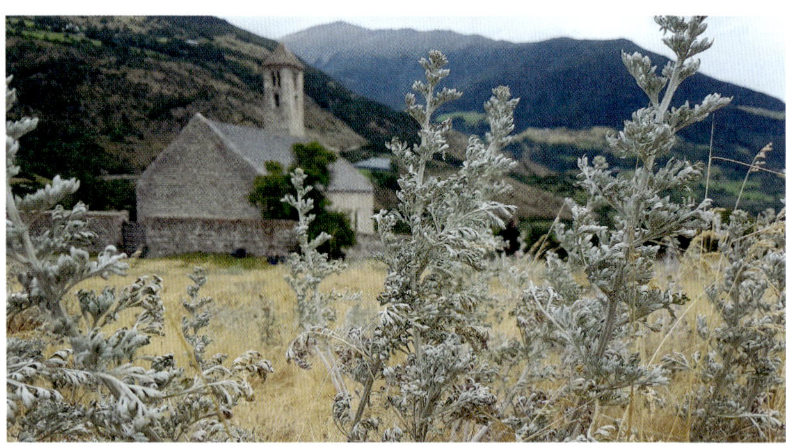

Bitterpflanzen wie Wermut sind traditionell Bestandteil von Lebenselixieren.

Ödeme und hilft bei Fettleibigkeit, unterstützt die Ausscheidung von Exkrementen und löst Stagnation auf, indem er Kanäle öffnet und Hindernisse beseitigt. Alle diese Eigenschaften haben auf die Konstitution des Monarchen eine positive Wirkung.

Eigentlich ist das Scharfe eher eine Empfindung als ein Geschmack. Die meisten von uns sind mit der Empfindung vertraut, die Cayennepfeffer und andere scharfe Gewürze auf der Zunge hinterlassen. Fast ausschließlich sind es ätherische Öle, Harze und Oleoresine, die den scharf-würzigen Geschmack erzeugen. Die Empfindung entsteht durch die Fähigkeit dieser Bestandteile, in verschiedener Intensität Reizungen der Schleimhäute hervorzurufen. Die Reizung löst im betroffenen Bereich einen verstärkten Blutzufluss aus, der mit einer Steigerung der Aktivitäten in den entsprechenden Körpergeweben verbunden ist. Das ist dort nützlich, wo die Tätigkeit eines Organs nur unzureichend ist oder Organe gestaut sind. Viele der ätherischen Öle haben auch eine krampflösende Wirkung, sodass scharf-würzig schmeckende Pflanzen zu den besten Pflanzen zur Auflösung von Muskelkrämpfen gehören. Solche Pflanzen gehören auch zu den besten Kreislaufstimulanzen; die ätherischen Öle und Harze erweitern häufig die kleinen, etwas weiter von den Hauptarterien entfernten Arterien, indem sie die entsprechenden Gewebe bei Kontakt reizen. Auch bei der Überwindung eines psychischen oder körperlichen Stillstands kann diese Geschmacksqualität hilfreich sein.

Pflanzen, die Harze und Oleoresine enthalten, verursachen häufig stärkere Reizungen als die Pflanzen mit ätherischen Ölen. Sie werden eher wegen ihrer anregenden Wirkung verwendet und weniger als krampflösende Mittel, auch wenn sich beide Wirkungen und Inhaltsstoffe teilweise überlagern können, beispielsweise beim Ingwer.

Nachfolgend eine Aufstellung von sehr scharfen Pflanzen, die Reizungen hervorrufen und die Aktivitäten verschiedener Gewebe steigern:

- Lungengewebe: Osha-Wurzel und Knoblauch
- Nierengewebe: Wacholder und Myrrhe
- Magen- und Darmgewebe: Ingwer, Amerikanischer Gelbholzbaum *(Zanthoxylum americanum)* und Cayennepfeffer
- Gewebe der Blutgefäße: Ingwer, Amerikanischer Gelbholzbaum, Cayennepfeffer

Einige scharf schmeckende Pflanzen mit einem geringeren Grad an Schärfe wirken auf bestimmte Gewebe krampflösend. Zu ihnen gehören:

- Lungengewebe: Thymian, Kubeben-Pfeffer sowie das Gummikraut *(Grindelia* spp.*)*
- Magen- und Darmgewebe: Fenchel, Kardamom, Minze sowie die Samen des Wolligen Bärenklaus *(Heracleum lanatum)* bzw. des Wiesenbärenklaus *(H. sphondylium)*
- Gewebe der Geschlechtsorgane: Kamille, Baldrian und Ingwer

Bitterer Geschmack

Der bittere Geschmack setzt sich aus den Elementen Luft und (leerer) Raum zusammen. Alle Konstitutionstypen brauchen kleine Mengen davon, aber die kühlenden, trocknenden und die Ausscheidung fördernden und ausleitenden Eigenschaften dieser Elemente verstärken die positive Wirkung, die der bittere Geschmack besonders auf den Krieger und den Monarchen hat. Diesen beiden Konstitutionstypen fehlen die Elemente Luft und leerer Raum. Bitterer Geschmack trocknet, kühlt und entgiftet, wodurch er Körpergewebe abbaut, zu Leichtigkeit führt und Körper und Geist Auftrieb gibt. Sowohl der Krieger als auch der Monarch können davon profitieren. Bitteres wird die Körpermasse des Monarchen verringern und übermäßige Feuchtigkeit trocknen. Es wird die überschüssige Hitze des Kriegers besonders im Bereich der Leber abkühlen. Auch der Seher sollte diesen Geschmack für sich nutzen (als milden Aperitif zur Förderung der Verdauung), dies sollte er allerdings nur sparsam tun. Bitteres ist zu austrocknend und fördert zu stark die Ausscheidungsprozesse, als dass dies dem Konstitutionstyp des Sehers mit seinen vornehmlich trockenen und leichten Qualitäten immer guttun könnte.

Bitter schmeckende Pflanzen gehören zu den pharmakologisch wirkungsvollsten Arzneipflanzen überhaupt, weil sie häufig Inhaltsstoffe wie Alkaloide und Sesquiterpene enthalten. In kleinen Dosierungen haben bittere Pflanzen eine allen gemeinsame Eigenschaft: Der bittere Geschmack im Mund löst eine vorhersehbare Abfolge von Reaktionen im Körper aus (siehe dazu auch das vierte Kapitel zu »Greens Hypothesen«). Diese Reaktionen bestehen aus einer gesteigerten Absonderung von Magensekreten und verstärkten motorischen Aktivitäten dieses Organs, ferner aus einer Zunahme der Absonderung von Gallenflüssigkeit und einer sanften Stimulierung des Immunsystems. (Das kann uns einen plötzlichen Einblick in die Beliebtheit der morgendlichen Tasse Kaffee erlauben: Am besten halten wir uns dabei an seine bittere Seite.) In den meisten und vielleicht sogar in allen Kulturen werden Pflanzen mit bitterem Geschmack als die wichtigsten Pflanzen zur Ankurbelung von Prozessen angesehen, die die Leber reinigen und entgiften. In Indien und China werden bittere Pflanzen bei allgemeiner Schwäche und trockenem Gewebe (für den Konstitutionstyp Seher übliche Eigenschaften) nicht eingesetzt. Sie werden stattdessen bei einem (für den Monarchen und Krieger typischen) Übermaß an Hitze und Feuchtigkeit verwendet, weil sie vor allem eine reinigende und ausleitende Funktion haben. Der bittere Geschmack wird kurzzeitig wegen seiner arzneilichen Qualitäten genutzt und nur selten in größeren Mengen zugeführt. Kleine Dosierungen reichen hier völlig aus.

Einige bitter schmeckende Pflanzen sind Beifuß, Enzian, Artischockenblätter, Kanadische Gelbwurz *(Hydrastis canadensis)*, Mahonie, Wermut, Löwenzahnblätter und -wurzeln, Mangold und Endivien.

Achtung! Ein Übermaß an Bitterem führt zu Appetitmangel. (Da Bitteres auch eine den Appetit anregende Wirkung hat, wird es in geringen Dosierungen vor dem Essen genommen.) Bitterer Geschmack führt zu Austrocknung, Durst, einer Auszehrung der Gewebe und einem Verlust an Kraft.

Saurer Geschmack

Der saure Geschmack setzt sich aus den Elementen Erde und Feuer zusammen. Alle Konstitutionstypen benötigen mäßige Mengen dieser Geschmacksrichtung. Die wärmenden, befeuchtenden Qualitäten dieser Elemente haben auf den Seher eine ausgesprochen positive Wirkung, dessen kaltem, trockenem Naturell die Elemente Erde und Feuer fehlen. Gleiches gilt für die Eigenschaften des Konstitutionstyps des Kriegers, dem es am Erdelement mangelt. Der saure Geschmack hilft gegen Durst und fügt Lebensmitteln als Beimischung eine köstliche Geschmacksqualität hinzu, steigert den Appetit und damit verbunden den Speichelfluss und ebenso auch die Absonderung anderer Sekrete. Erleben wir diese Geschmacksqualität, dann stimuliert der saure Geschmack die Verdauungskraft noch weiter, indem er zum Befeuchten der Nahrung beiträgt. Das wiederum hilft bei der Steuerung der Darmbewegungen, der Peristaltik, und davor beim Transport der Nahrung nach unten in den Magen-Darm-Trakt. All dies unterstützt die richtige Aufnahme von Nährstoffen, führt zu einem Zuwachs an Kraft und baut Körpergewebe auf. Verstand und Sinnesorgane werden gleichermaßen geweckt und angeregt.

Saurer Geschmack ist auf das Vorhandensein von in der Pflanze vorkommenden Säuren wie zum Beispiel Zitronensäure zurückzuführen. Die erste wahrnehmbare Wirkung von etwas Saurem im Mund besteht darin, dass sich alles zusammenzieht. Das wird durch eine Veränderung des pH-Wertes erreicht, die diese zusammenziehende Wirkung auf die Muskeln hat. Im Mund ist diese Wirkung auch mit einem erhöhten Speichelfluss verbunden; der basische (alkalische) Speichel wird vermehrt produziert, um so gegen die Wirkung der Säure anzugehen. Im Magen-Darm-Trakt steigern Säuren dann den Fluss der Galle sowie die Absonderung von Sekreten der Bauchspeicheldrüse. Alles in allem macht das den sauren Geschmack zu einem guten Helfer für die Verdauung, auch reinigende Prozesse in der Leber werden durch ihn unterstützt.

Einige sauer schmeckende Pflanzen sind Weißdorn (insbesondere der Fiederblatt-Weißdorn), Hagebutte, Zitrone, Fichtentriebe (Fichtenspitzen) und das Chinesische Spaltkörbchen *(Schisandra chinensis).*

Einige sauer schmeckende Nahrungsmittel sind säurehaltige Früchte wie Zitronen, Limonen, saure Äpfel und saure Weintrauben, ferner gegorene bzw. fermentierte Nahrungsmittel wie Joghurt, Essiggurken, Oliven, Miso, Kefir und Sauerkraut.

Achtung! Bei übermäßigem Genuss machen sauer schmeckende Lebensmittel durstig und verursachen Übersäuerung und Sodbrennen. Darüber hinaus schädigen sie die Zähne und die Schleimhäute.

Salziger Geschmack

Der salzige Geschmack hat irgendwie ähnlich wie der süße eine stabilisierende und erdende Wirkung. Kleine Mengen dieser Geschmacksrichtung benötigen alle Konstitutionstypen: der Seher eher ein bisschen mehr davon, der Krieger eine etwas geringere Menge und der Monarch noch weniger. Salziger Geschmack setzt sich aus den Elementen Wasser und Feuer zusammen und fügt dem Körper Wärme und Feuchtigkeit zu. Gleichzeitig unterstützt er in kleinen Mengen die Verdauung, hat Steifheit, indem er die Gewebe weicher macht. All dies hat eine positive Wirkung auf den Konstitutionstyp des Sehers, dem er dabei hilft, sich seine Energie zu bewahren und sich kräftiger, sicherer und zuversichtlicher zu fühlen. Salziger Geschmack im Übermaß verschlechtert durch seine Eigenschaften, Hitze und Feuchtigkeit zu fördern, die Gesundheit des Monarchen, weil er zu mehr Feuchtigkeit führt, und tut auch dem Krieger nicht gut, weil er die Hitze steigert. (Jene sollten also wenig Salzbrezeln und Chips essen.)

Salziger Geschmack findet sich in Tafelsalz, Meersalz und Steinsalz. In kleinen Mengen gibt er Lebensmitteln mehr Geschmack und steigert den Speichelfluss. Allerdings kann er die anderen Geschmacksrichtungen schnell in den Hintergrund drängen. Für Heilpflanzenkundige des Westens hat der salzige Geschmack kaum Bedeutung, denn außer Algen schmeckt kaum ein Vertreter aus unserer Pflanzenapotheke salzig.

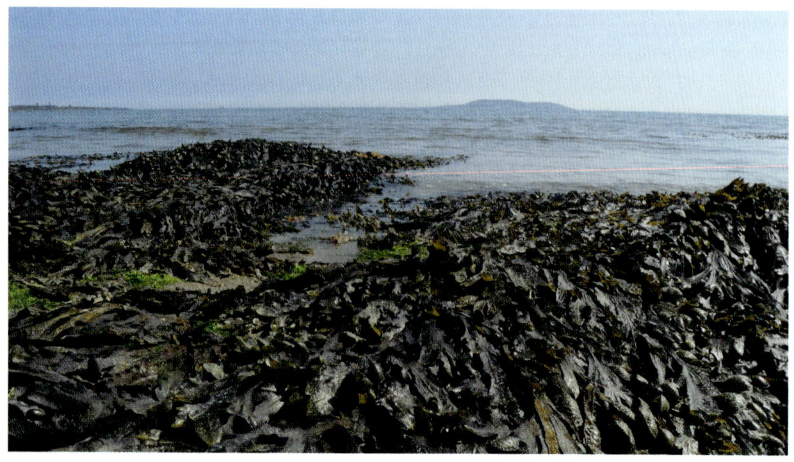

Blasentang hilft bei Erschöpfungszuständen und zur Anregung der Libido.

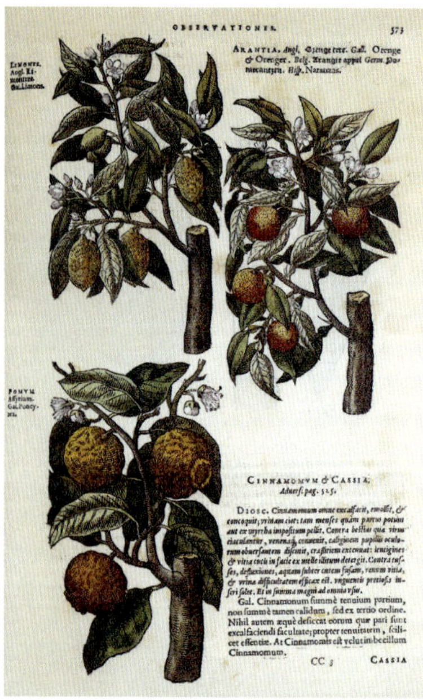

Zitrusfrüchte entlasten die Leber. Kräuterbuch, Matthias de Lobel, 1576.

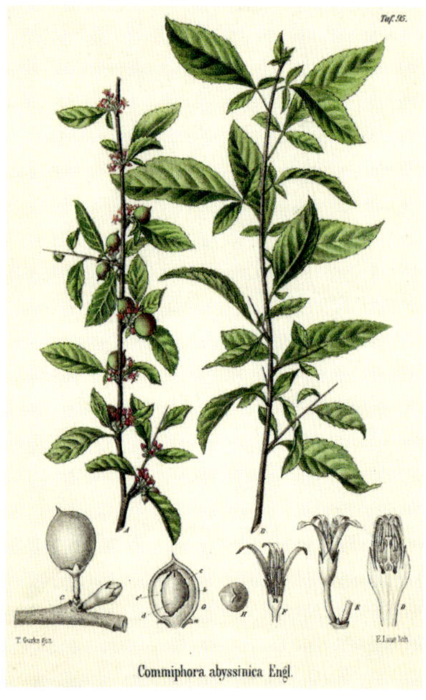

Baumharze wie Myrrhe, Weihrauch oder Lärchenharz sind traditionelle Wundheilmittel. Kolorierter Stahlstich, um 1900.

Einige der wenigen salzig schmeckenden Pflanzen sind Blasentang, Kelp (Seetang), Selleriesamen und Rotklee.

Achtung! Bei übermäßigem Genuss machen salzig schmeckende Lebensmittel durstig, schwächen die Muskeln und beeinträchtigen die Nervenfunktionen. Sie können Hautausschläge verschlimmern und zu frühzeitiger Faltenbildung und frühzeitigem Ergrauen der Haare führen. (Auch der Seher sollte besser weniger Chips essen.)

Zusammenziehender (adstringierender) Geschmack

Der zusammenziehende oder adstringierende Geschmack hat vor allem mit den Elementen Luft und Erde zu tun, alle Konstitutionstypen benötigen mäßige Mengen dieser Geschmacksrichtung. Der Geschmack hat eine trocknende Qualität oder Eigenschaft und eine zusammenziehende Wirkung auf die Blutgefäße. Er lässt Blut gerinnen und ist nützlich, um Blutungen zu stoppen und übermäßige Absonderungen und Ausscheidungen wie bei starkem Schwitzen und Durchfall zu unterbinden. Der zusammenziehende Geschmack befreit den Körper von zu viel Flüssigkeit, stärkt die Festigkeit der Zellen und fördert die Heilung von Geweben. Er hat auf den Monarchen eine positive Wirkung, da er überschüssiges Wasser aus seinem System entfernt und seinen Körper trockener, weniger massig und fester werden lässt. Auch auf den Krieger hat er positive Wirkungen, denn er trocknet bei ihm ein Übermaß an Säuren und Feuchtigkeit aus.

Pflanzen mit zusammenziehender Wirkung sind reich an Tanninen (Gerbstoffen). Obwohl sie eigentlich nicht sauer schmecken, werden sie im Westen häufig als sauer schmeckende Pflanzen klassifiziert. Diese Verbindung ist wahrscheinlich dadurch entstanden, dass Tannine auch auf Gewebe eine zusammenziehende Wirkung haben, was der Wirkung von sauer schmeckenden Pflanzen gleicht. Der Hauptunterschied zwischen sauer schmeckenden Pflanzen und Pflanzen mit einem hohen Gehalt an Tanninen besteht jedoch darin, dass Letztere die Sekretabsonderungen im Verdauungstrakt verringern, während sauer schmeckende Pflanzen sie erhöhen. Der saure Geschmack dient auch dazu, regelmäßig des Wachstum von Körpergeweben zu fördern, indem es bei diesen eine direkte Zufuhr von Nährstoffen fördert, während ein zusammenziehender Geschmack mit der Tendenz zu einer Verminderung von Körpergewebe einhergeht.

Einige Pflanzen mit zusammenziehendem Geschmack sind Eichenrinde, Brombeerwurzeln, Himbeerblätter, Zaubernuss, Bärentraube, Myrrhe und Kanadische Gelbwurz *(Hydrastis canadensis).*

Einige Lebensmittel mit zusammenziehendem Geschmack sind Spinat und die Blätter von Roter Bete, einige Apfelsorten, Granatäpfel, Cranberrys (Moosbeeren), Khakifrüchte sowie unreife Bananen.

Geschmackstests

Man sollte nicht vergessen, dass alle Konstitutionstypen alle sechs Geschmacksrichtungen brauchen. Jeder Geschmack ist wichtig und notwendig und sollte mindestens in minimalem Umfang für jeden Konstitutionstyp erfahrbar sein. Das betrifft besonders den süßen Geschmack, der das Wachstum von Geweben unterstützt. Die folgenden Punkte sollten jedoch bedacht werden:

Der Monarch ist ein Konstitutionstyp, bei dem Wasser und Erde dominieren. (Ihm fehlen die Elemente Feuer, Luft und leerer Raum.) Der Monarch hat von Natur aus eine Tendenz zu Kälte, Nässe und Schwere, sodass er durch stärker wärmende, trocknende und leichte Qualitäten ausbalanciert wird. Diese sind in Folgendem zu finden:

- Scharf-würziger Geschmack (Feuer und Luft) mit den Qualitäten heiß, trocken und leicht. (Zwiebeln, Knoblauch, Pfeffer, Ingwer, Zimt)
- Bitterer Geschmack (Luft und leerer Raum), mit den Qualitäten kalt, trocken und leicht. (Enzian, Löwenzahnblätter, Endivien)

- Zusammenziehender Geschmack (Erde und Luft), mit den Qualitäten kalt, trocken und schwer. (Spinat, Blätter der Roten Bete, Mangold)

Folgendes ist der Gesundheit des Monarchen abträglich:

- Süßer Geschmack im Übermaß (Erde und Wasser) mit den Qualitäten kalt, nass und schwer. (Übermäßig viele Proteine, Getreide, Bohnen, Milchprodukte)
- Salziger Geschmack (Wasser und Feuer) mit den Qualitäten heiß, nass und schwer. (Salz, Meeresgemüse, Chips, Salzbrezeln)
- Saurer Geschmack (Erde und Feuer) mit den Qualitäten heiß, nass und leicht. (Fermentierte Lebensmittel, Miso, Joghurt, Zitrusfrüchte)

(Diese drei Geschmacksrichtungen sind sehr wässrig und haben die Tendenz, für den Monarchen zu viel Feuchtigkeit bzw. Schleim auszubilden.)

Der Krieger ist ein Konstitutionstyp, bei dem Wasser und Feuer überwiegen. (Ihm fehlen Erde, leerer Raum und Luft.) Er hat die Tendenz zu Hitze, Nässe und Intensität und wird durch Folgendes ins Gleichgewicht gebracht:

- Süßer Geschmack (Erde und Wasser) mit den Qualitäten kalt, nass und schwer.
- Bitterer Geschmack (Luft und leerer Raum), mit den Qualitäten kalt, trocken und leicht.
- Zusammenziehender Geschmack (Erde und Luft), mit den Qualitäten kalt, trocken und schwer.

Folgendes ist für die Gesundheit des Kriegers schädlich:

- Scharf-würziger Geschmack (Feuer und Luft) mit den Qualitäten heiß, trocken und leicht.
- Salziger Geschmack (Wasser und Feuer) mit den Qualitäten heiß, nass und schwer.
- Saurer Geschmack (Erde und Feuer) mit den Qualitäten heiß, nass und leicht.

(Diese drei Geschmacksrichtungen produzieren zu viel Hitze und sind zu nass; sie fördern so beim Krieger Entzündungen sowie ein Übermaß an Feuchtigkeit und Säurebildung.)

Der Seher ist ein von den Elementen Luft und leerer Raum dominierter Konstitutionstyp. (Ihm fehlen Feuer, Erde und Wasser.) Er neigt zu Kälte, Trockenheit und Leichtigkeit und wird durch Folgendes ausbalanciert:

- Süßer Geschmack (Erde und Wasser) mit den Qualitäten kalt, nass und schwer.
- Saurer Geschmack (Erde und Feuer) mit den Qualitäten heiß, nass und leicht.
- Salziger Geschmack (Wasser und Feuer) mit den Qualitäten heiß, nass und schwer.

Folgendes verschlechtert die Gesundheit des Sehers:

- Bitterer Geschmack (Luft und leerer Raum), mit den Qualitäten kalt, trocken und leicht.
- Zusammenziehender Geschmack (Erde und Luft), mit den Qualitäten trocken, kalt und schwer.
- Scharf-würziger Geschmack (Feuer und Luft) mit den Qualitäten heiß, trocken und leicht.

(Diese drei Geschmacksrichtungen sind für den Seher zu katabolisch, zu kalt und zu trocken. Sie sollten dem Körper bestenfalls nur in bescheidenen Dosierungen zugeführt werden.)

Eine auf die Konstitution abgestimmte Ernährung

In alten Traditionen wie denen des Orients, der Sufis und der ayurvedischen Medizin gilt der Bauch (zu dem zweifellos auch ein »harmonischer Geist« gehört) als das physische Zentrum der Gesundheit. Er empfängt ja auch tatsächlich die Nahrung, die jemand zu sich nimmt – die Pflanzen, das Mousse au Chocolat aus dunkler Schokolade, die Getränke … Dieses Zentrum, in dem all dies fleißig verarbeitet wird, steuert die Assimilierung der Materialien und damit ihre Umwandlung zu Bestandteilen des Organismus, des körperlichen Selbst. Anhänger dieser alten Traditionen glauben, dass eine Ernährung, die sich im Einklang mit der jeweiligen Beschaffenheit der Konstitution einer Person befindet und auch die jahreszeitlichen Erfordernisse berücksichtigt, Kraft und Vitalität fördert, dem Geist auf wohltuende und erbauliche Weise Auftrieb gibt und dabei hilft, körperlichen Beschwerden vorzubeugen. Die richtigen Nahrungsmittel erzeugen ein gutes Gefühl und schmecken köstlich.

Natürlich kann diese exotische Perspektive auf unsere westlichen Bäuche die ewige Frage nach sich ziehen, was wir um Himmels willen denn nur essen sollen? Man ahnt es bereits: Die einzige Antwort, die dann unablässig auftaucht, besagt, dass es einfach keine Ernährungsweise gibt, die für jeden gut ist. Und damit nicht genug: Allen veröffentlichten Expertenmeinungen aus jüngster Zeit zum Trotz gibt es keine Diät, die für jemanden zu allen Jahreszeiten und an jedem Ort auf der Erde gut ist. Diese Antwort wird natürlich unsere deutlich knurrenden westlichen Bäuche erneut an der Schwelle zu derselben Frage zurücklassen: Was sollen wir denn essen? Und wir werden noch verwirrter, frustrierter und wahrscheinlich inzwischen auch noch recht gereizt und heißhungrig dastehen.

In diesem kritischen Augenblick schlage ich vor, dass wir uns eine Tasse Grünen Tee zubereiten (eine Pflanze mit sehr aufmunternder Wirkung und außerdem ein starker Appetitzügler). Dann sollten wir uns, wenn wir das nicht bereits getan haben, einen Augenblick die Zeit nehmen, um uns einige Fragen zu unserer Konstitution zu stellen, die uns bei der Bestimmung von ernährungsbezogenen Sachverhalten helfen. Das sollte uns dann bei von der eigenen Einsicht getragenen und unabhängig von allen Experten getroffenen Entscheidungen helfen, was wir am besten essen. Das Ganze wird uns in keiner Weise schaden. Unsere Experten für Ernährung im Westen ändern ohnehin dauernd ihre Meinungen, sind sich oft untereinander völlig uneins und veröffentlichen immer teurere, in der Bestsellerliste der *New York Times* auftauchende Taschenbücher zu diesem Thema. Allein in den letzten paar Jahren wurden uns immer wieder genaue und mit großer Autorität vorgetragene Anleitungen, diesen widersprechende Anleitungen, für 22 Dollar plus Steuern direkt über die Ladentheke verkaufte Anleitungen und allen anderen völlig widersprechende Anleitungen darüber an die Hand gegeben, wie wir (in alphabetischer Reihenfolge) einer Atkins-, Beverly-Hills-, Copper-, Eat-Smart-, Eiweiß-, Grapefruit-, Ornish-, Rohkost-, Scarsdale-, South-Beach- oder Steinzeit-Diät folgen oder mit einer kohlenhydratarmen, makrobiotischen, mediterranen, ölfreien, veganen oder vegetarischen Ernährungsweise beginnen sollten.

Damit ich jetzt aber nicht zu viel Salz in die Suppe streue, möchte ich an dieser Stelle doch auch auf eine Sache hinweisen, über die sich die meisten Ernährungsexperten einig sind: Ein ungeheures Potenzial für degenerative Erkrankungen entsteht durch eine Ernährung mit viel Weißmehl, Haushaltszucker und gehärteten

Transfetten (die in Backfett, Margarine, frittierten Lebensmitteln und abgepackten Backwaren vorkommen). Und das ist eine äußerst wichtige Information. Wir tun gut daran, ihr Beachtung zu schenken, sodass wir zumindest wissen, was wir *nicht* essen sollten.

Allerdings bieten nur wenige (wenn überhaupt irgendeiner) der Ernährungsspezialisten Informationen zu einer Kost an, die die Gesundheit unterstützt und in Übereinstimmung mit den Erfordernissen der individuellen konstitutionellen Beschaffenheit einer Person ihre Wirkung entfaltet. Die meisten dieser schicken, akademischen Vorschläge zur Ernährung gelten für alle Menschen auf die gleiche Weise. Aber wir sind nicht alle gleich. Einige von uns blühen auf, wenn sie kühles, knackiges, rohes Gemüse essen; einigen geht es mit warmem, zartem, gedünstetem Gemüse viel besser. Einige bewahren sich ihren gesunden Körper, indem sie Milchprodukte zu sich nehmen, während andere sich mit einer solchen Ernährung alles verstopfen. Dem Nervensystem bestimmter Menschen tut es gut, ein wenig Koffein aufzunehmen, während andere nahezu durchdrehen und die Wände hoch laufen, wenn sie diese Substanz im Körper haben. Was dem einen nützt, nützt nicht notwendigerweise auch jemand anderem.

Ich habe den Verdacht, dass eine Ernährung, die gut schmeckt und vielfältig ist und dabei auch die Lebensmittel enthält, die jemand ausgesprochen köstlich findet und die er oder sie leicht verdaut, gut kaut und in einer entspannten und fürsorglichen Umgebung und Atmosphäre zu sich nimmt (was wahrscheinlich in einem sich bewegenden Auto nie der Fall sein dürfte), für diesen Menschen die richtige ist, eine optimale Gesundheit unterstützt und jeden Heilungsprozess verstärkt. Diese Ernährungsweise ist dann auf die Neigungen, die Schwächen und die Vorlieben der betreffenden Person zugeschnitten und beinhaltet immer auch, viel klares Wasser zu trinken – kurzum, es ist eine Diät, bei der die Nahrung wertgeschätzt, gut gekaut und in Frieden gegessen wird.

Im Einklang mit den Ausführungen weiter oben wurden die nachfolgenden Seiten so zusammengestellt, dass diejenigen Unterstützung finden, die die charakteristischen Merkmale ihrer Konstitution bestimmt haben (oder vorhaben, das zu tun) und sich jetzt voller Vertrauen etwas Leckeres gönnen und es sich von Herzen gutgehen lassen wollen. Ihnen proste ich jetzt zu und gebe ihnen eine Einkaufsliste an die Hand, mit der sie ihrer Konstitution entsprechend mit ihrer Ernährung für das eigene Wohlbefinden sorgen können. Möge es die Kreation eines eigenen optimal zusammengestellten kulinarischen Speiseplanes fördern und dadurch zu wunderschönen Erlebnissen beitragen, bei denen einem das Wasser im Munde zusammenläuft und die Assimilation der Nahrung auf die beste Weise erfolgt. Auf die Wonne des Monarchen, die Freude des Kriegers und das Beste für den Seher!

Die überwiegend vom Monarchen geprägte Konstitution

Monarchen geht es mit scharf-würzigen Nahrungsmitteln gut (mit viel Curry, Paprika, Ingwer und Ähnlichem), die eine zusammenziehende Wirkung haben, von ihrer Qualität her trocken und eher grob beschaffen sind. (Für diesen Konstitutionstyp sind auch Saunabesuche und heiße Bäder sowie regelmäßige Bewegung besonders förderlich.) Die Nahrung sollte trocken und leicht verdaulich sein und nur wenige schwer verdauliche Nahrungsmittel, Milchprodukte, fetthaltige oder ölreiche Lebensmittel enthalten. Auch der Genuss von eisgekühlter Nahrung und kalten Getränken sollte auf ein Minimum beschränkt bleiben; die Monarchen sollten einen aktiven Lebensstil pflegen und ihre Alltagsroutinen immer wieder verändern.

Allgemeine Richtlinien für eine ausgewogene Ernährung, bei der sich der Monarch wohlfühlt

- Allgemein: Der überwiegend vom Monarchen geprägte Konstitutionstyp hat tendenziell ein kaltes, feuchtes inneres Milieu und einen Hang zur Trägheit. Ein solcher Mensch richtet sich bei seiner Ernährung am besten auf wärmende Nahrungsmittel mit relativ wenig Kalorien aus, um so ein auf seine Beschaffenheit abgestimmtes Gleichgewicht aufrechtzuerhalten. Schwer verdauliche, kühlende Kost sollte eher gemieden oder zumindest stark eingeschränkt werden, denn solche Nahrungsmittel können die Trägheit dieses Konstitutionstyps verstärken. Es ist dem Monarchen zu empfehlen, dass er nur zwei- bis dreimal am Tag eine Mahlzeit zu sich nimmt und es auch vermeidet, zwischendurch etwas zu essen. Einen Tag in der Woche zu fasten oder zumindest jede Woche ein paar Mahlzeiten ausfallen zu lassen, tut diesem Konstitutionstyp ebenfalls gut. Die Lebensmittel sollten von ihrer Qualität her relativ leicht sein; das meiste von ihnen sollte erhitzt und mit wärmenden Kräutern gewürzt werden. Dazu gehören Chili, Ingwer, Bockshornklee, Schwarzer Pfeffer, Kreuzkümmel (Kumin) und Kurkuma. Zum Süßen nimmt der Monarch am besten naturbelassenen Honig.
- Obst: Süße Früchte sind für den Monarchen die schlechteste Quelle für Flavonoide und Nährstoffe. In seiner Ernährung sollten sie daher keine größere Rolle spielen. In gewissem Ausmaß können jedoch saure Früchte auf ihn anregend wirken und ihm guttun. Diese Früchte sollten besonders im Winter mit wärmenden Gewürzen zusammen gegessen bzw. auch vorher erwärmt werden. Cranberrys (Moosbeeren), Granatäpfel, Äpfel, Aprikosen, Trockenpflaumen, Trockenfrüchte allgemein und Kirschen nähren den Monarchen und helfen ihm dabei, nicht aus dem Gleichgewicht zu geraten.
- Gemüse: Für den Monarchen scheint Gemüse eine bessere Nährstoffquelle bei einer fleischlosen und ohne Milchprodukte auskommenden Ernährung zu sein als Früchte. Der Großteil des Gemüses sollte in gedünsteter Form und gewürzt auf den Teller kommen; diese Art der Zubereitung ist für diese Konstitution besonders gesundheitsfördernd. Wenn der Monarch eine Zwischenmahlzeit zu sich nimmt, ist Gemüse auch dafür am besten geeignet. Wurzelgemüse und Knollen mit schwerer Qualität wie Kartoffeln, Yams und Süßkartoffeln sollten aber dabei auf ein Minimum beschränkt werden. Rote Bete, Möhren, grünes Blattgemüse, Spinat, Rosenkohl, Pilze, Erbsen, Paprika, Brokkoli, Spargel, Sellerie, Knoblauch, Petersilie, Radieschen, Zwiebeln und Okraschoten sind gut für den Monarchen.
- Bohnen, Getreide und Samen: Weil diese Nahrungsmittel relativ wenig Fett und Kalorien enthalten, sind sie (in bescheidenem Umfang) für den Monarchen die beste Eiweißquelle, speziell wenn sie heiß und gut gewürzt gegessen werden. Ingwer, Knoblauch und Cayennepfeffer sind dabei die Gewürzpflanzen der Wahl, denn sie unterstützen die Verdauung. Bei der Auswahl des geeigneten Getreides für die optimale Ernährung dieses Konstitutionstyps sollte den leicht

verdaulichen Getreidepflanzen wie Hirse, Basmati-Reis (in kleinen Mengen), Quinoa und Amaranth der Vorzug gegeben werden. Eher klebrige und schleimige Getreide wie brauner oder (anderer) weißer Reis, Weizen, Roggen und Hafer hingegen sind weniger sinnvoll.

- Milchprodukte: Für den Monarchen sind Milchprodukte in der Ernährung weder notwendig noch empfehlenswert. Am besten vermeidet er sie, da sie seine Tendenz zu Schleimansammlungen verstärken. Milchprodukte sind kühlend und fördern aufbauende Stoffwechselprozesse. Keine dieser Eigenschaften ist für seine Konstitution nützlich oder hilfreich. Wenn er überhaupt irgendein Milchprodukt zu sich nimmt, sollte es Ziegenmilch sein. In der ayurvedischen Wissenschaft wird Ghee als ein Lebensmittel angesehen, das alle Konstitutionstypen ausgesprochen positiv beeinflusst.
- Fleisch und Fisch: Fleischhaltige Nahrungsmittel sollte der Monarch am besten völlig meiden. Wenn er dennoch Fleisch isst, dann sollte es so wenig Fett wie möglich enthalten (was beispielsweise beim Fleisch von Huhn, Truthahn, Fisch, Kaninchen und Wild der Fall ist). Diesem Fleisch sollten dann Gewürze wie Knoblauch und Ingwer hinzugefügt werden. Es zu grillen oder zu backen, ist besser, als es zu braten. Eier sind für den Monarchen ebenfalls gute Eiweißquellen, aber auch sie sollten nicht gebraten werden.
- Sonstige Anmerkungen: Diese Konstitution hat die natürliche Tendenz zur Kühle, sammelt Substanz an und behält sie bei sich. Daher ist es sinnvoll, zusätzliche Süßungsmittel zu vermeiden und zwischendurch nicht zu viele Samen und Körner zu essen. (Nüsse jeder Art sollten nur in ganz kleinen Mengen verzehrt werden.) Auch auf das Trinken von zu vielen kalten Flüssigkeiten und Fruchtsäften sollte der Monarch verzichten. Heiße Tees, Chai, Wein (hierbei sollte man sich immer für die beste Qualität entscheiden, aber das macht der Monarch sowieso) und heißes Zitronenwasser hingegen sind geeignete Getränke.

Die überwiegend vom Krieger geprägte Konstitution

Der Krieger verträgt grundsätzlich keine Hitze und neigt zu Entzündungen, Infektionen, Übersäuerung und Durst. Daher sollte er übermäßige Hitze, zu viel Öl und Dampf meiden sowie Salz und saure Nahrungsmittel nur sparsam verwenden. Dieser Konstitutionstyp isst am besten kühlende, süße und wenig gewürzte Kost; er sollte kalte (aber nicht eisgekühlte) Flüssigkeiten einschließlich viel Wasser trinken und sich während der kühleren Tageszeiten bewegen. Am besten sind für den Krieger Stoffe, die das innere Feuer dämpfen, also Nahrungsmittel mit einer kühlenden Qualität und süßem, bitterem und zusammenziehendem Geschmack.

Allgemeine Richtlinien für einen beruhigenden Lebensstil und eine optimale Ernährung für den Krieger

- Allgemein: Der hauptsächlich vom Krieger dominierte Konstitutionstyp hat von allen Konstitutionen die stärkste Verdauung und kann daher mit den schlechtesten Kombinationen an Nahrungsmitteln überleben und immer wieder Unmengen an Junk Food in sich hineinstopfen, ohne dass sein Körper unmittelbar darauf reagiert. Für seine optimale Gesundheit ist es jedoch am besten, wenn er fettige Nahrung meidet, ebenso ein Übermaß an Eiweiß sowie scharfe Gewürze. Dieser Konstitutionstyp blüht auf, wenn er sich auf eine Weise ernährt, die katabolische Prozesse unterstützt, also Abbauprozesse verstärkt; dafür eignen sich Rohkost und vegetarische Gerichte und Nahrungsmittel mit eher kühlenden Eigenschaften und süßem, bitterem und zusammenziehendem Geschmack.

- Obst: Für den Krieger sind süße Früchte eine hervorragende Nahrung. Sie versorgen ihn mit alkalisierenden Mineralstoffen, regen auf sanfte Weise eine Reinigung des Darmes an und wirken als Antioxidanzien. Jeden Tag zwei oder drei Stücke einer ganzen, rohen, in der entsprechenden Jahreszeit vorhandenen Frucht zu essen, kann für Krieger eine gesunde Gewohnheit sein. Allerdings sollte dieser Konstitutionstyp saure Früchte meiden. Besser sind die süß schmeckenden Früchte wie Pflaumen, Feigen, Melonen, Mangos, Birnen, Weintrauben, süße Orangen, Rosinen, Trockenpflaumen, Avocados, Ananas und Kokosnüsse.
- Gemüse: Gemüse und Salate (ohne ölhaltige Soßen) sollten beim Krieger besondere Beachtung finden. Besonders in den warmen Sommermonaten wirken sie äußerst erfrischend. Gemüse sollte eher gedünstet als gebraten werden. Für eine ausgewogene Ernährung dieses Konstitutionstyps eignet sich Gemüse wie Gurken, Sellerie, grüne Bohnen, Salat, grüne Paprika, grünes Blattgemüse, Spargel, Rosenkohl, Brokkoli, Okraschoten, Kohl, Kartoffeln, Süßkartoffeln, Pilze und Zucchini besonders gut.
- Bohnen, Getreide und Samen: Kidneybohnen, Tofu und Getreide sind für den Krieger die besten anabolischen Nahrungsmittel. Beim Getreide sind gekochter Hafer, Gerste, Weizen sowie Basmati-Reis und weißer Reis ausgesprochen gut für eine ausgewogene Ernährung dieses Konstitutionstyps. Mais, Hirse, brauner Reis und Buchweizen hingegen sollten nur in Maßen verzehrt werden. Beim Würzen darf nicht zu viel Knoblauch, Ingwer oder Cayennepfeffer verwendet werden. Weniger erhitzende Gewürzpflanzen wie Koriander (Blätter und Samen) und Kreuzkümmel (Kumin) sind vorzuziehen. Sonnenblumenkerne sind für den Krieger eine wunderbare Wegzehrung.
- Milchprodukte: Milchprodukte und darunter insbesondere ungesalzene Butter, ungesalzener Käse, Hüttenkäse (körniger Frischkäse), Milch mit niedrigem Fettgehalt und Ghee haben eine beruhigende und entspannende Wirkung, die den zu Gereiztheit tendierenden Krieger zu seinem Gleichgewicht verhelfen kann. Daher sind Milchprodukte für diesen Konstitutionstyp auch die sinnvollste Quelle für Eiweiß und andere Nährstoffe – besser als Fleisch. Dennoch sollten sie nicht im Übermaß verzehrt werden. Außerdem ist den Milchprodukten mit geringerem Fettgehalt auf jeden Fall der Vorzug zu geben.
- Fleisch und Fisch: Im Allgemeinen sind für den Krieger kleine Portionen Fleisch am besten. Dann werden seine Hitze und seine Wut am wenigsten angestachelt. Nach längerer Krankheit sind kleine Fleischportionen sehr gut für diesen Konstitutionstyp (zum Beispiel in Form einer Knochenmarksuppe – siehe auch das Rezept am Ende dieses Kapitels), doch alles in allem ist eine möglichst vegetarische Ernährung für den Krieger am gesündesten. Wenn der Krieger nicht auf Fleisch verzichten will, ist Wild, das weiße Fleisch von Huhn oder Truthahn, Kaninchen, Süßwasserfisch und Lachs am besten. Das Weiße vom Ei (Eiklar) hat ebenfalls eine sehr ausgleichende Wirkung auf diese Konstitution. (Das Eigelb kann man dann einem befreundeten Seher schenken.)

- Sonstige Anmerkungen: Kühle Frucht- und Gemüsesäfte, reines Wasser und alkalisierende Kräutertees wie Rotklee- und Alfalfatee sind gute Ergänzungen bei der Ernährung für den Krieger. Die meisten vollwertigen Süßungsmittel tun ihm in mäßiger Dosierung ebenfalls gut.

Die überwiegend vom Seher geprägte Konstitution

Die von den Merkmalen des Sehers beherrschte Konstitution neigt zu Kälte und Trockenheit, hat ein äußerst sensibles Nervensystem und ist ständigen Veränderungen unterworfen. Der Seher kann nervös, reaktiv und ungeduldig sein. Ein solcher Mensch sollte nach Wärme und Ruhe streben und Rohkost, kalte Nahrung und extrem kalte Temperaturen allgemein vermeiden. Warme Nahrung und wärmende Gewürze tun dem Seher gut, ebenso leicht (auf Zimmertemperatur) angewärmtes Wasser in der richtigen Menge. (Er braucht zudem viel Schlaf. Lärm ist nicht gut für ihn. Regelmäßige, routinierte Abläufe einzuhalten, die Haut feucht zu halten, ein heißes Bad zu nehmen und in die Sauna zu gehen, sind ebenfalls ratsam. Bei Letzteren sollte das Badewasser nicht zu heiß sein und die Saunabesuche nicht zu lange andauern. Die Götter der Gesundheit erlauben es speziell diesem Konstitutionstyp, sich regelmäßig zu verwöhnen und sich gut zu nähren.)

Die für den Seher förderlichsten Stoffe sind Nahrungsmittel mit warmen, feuchten und sehr nährenden Qualitäten und süßem, salzigem und/oder saurem Geschmack. Das Kochen macht die meisten Nahrungsmittel feuchter und leichter verdaulich, was gut zu der schwächeren Verdauung des Sehers passt.

Allgemeine Richtlinien für einen stärkenden Lebensstil und eine ausgewogene, optimale Ernährung des Sehers

- Allgemein: Der vor allem von den Merkmalen des Sehers geprägten Konstitution geht es besonders gut, wenn sie sich auf eine nahrhafte, anabolische, Aufbauprozesse im Körper fördernde Ernährung ausrichtet, bei der schwere, wärmende und befeuchtende Nahrungsmittel vorherrschen. Bei Bedarf muss die Verdauung des Sehers gestärkt werden, damit er diese schwerer verdauliche Nahrung auch gut verwerten kann. Dieser Konstitutionstyp muss regelmäßig essen – und dies in einer angenehmen, entspannten Umgebung. Beim Laufen oder zu ungewöhnlichen Zeiten oder vor dem eingeschalteten Fernseher zu essen, sollte er vermeiden. Einen entspannten und kräftigenden, routinierten und festen Ablauf bei den Ruhe- und Essenszeiten zu etablieren, ist für den häufig völlig unregelmäßig essenden Seher außerordentlich wichtig, damit er ins innere Gleichgewicht gerät, sich wohlfühlt und körperlich ausdauernder wird.
- Obst: Für die hauptsächlich anabolisch wirksamen Qualitäten einer optimalen Ernährung für den Seher eignen sich Früchte gut. Sie sollten allerdings nicht in großen Mengen gegessen werden, da dies bei ihm zu Verdauungsbeschwerden führen kann. Am besten isst er die in der entsprechenden Jahreszeit verfügbaren Früchte und kombiniert diese nicht mit anderen Nahrungsmitteln. Trockenfrüchte sollte der Seher meiden, solange sie nicht wieder rehydriert wurden, das heißt dass ihnen die entzogene Flüssigkeit wieder zugeführt wurde. Während der Wintermonate tun diesem Konstitutionstyp gekochte Früchte gut, die mit Kardamom, Ingwer und/oder Zimt vermischt werden. Die für den Seher

nahrhaftesten Früchte schmecken süß. Dazu gehören frische Feigen, Bananen, Aprikosen, Kirschen, Beeren, Melonen, Papayas, Trockenpflaumen, Pfirsiche, Mangos, Kokosnüsse und Avocados. Auch die sauren Früchte wie Zitronen oder Limonen sowie saure Orangen, Ananas, Grapefruits und Weintrauben sind für ihn zu empfehlen.

- Gemüse: Wie Früchte ist auch Gemüse bei einer ausgewogenen, anabolischen Ernährung für den Konstitutionstyp des Sehers nicht wegzudenken. Gedünstet oder in der Pfanne gerührt, wird das Gemüse auf die für den Seher bessere Weise zubereitet. Zu viel roh verzehrtes Gemüse kann seine Verdauung durcheinanderbringen. Nahrhaftes und für die ausgewogene Ernährung des Sehers geeignetes Gemüse ist beispielsweise Rote Bete, Möhren, grüne Bohnen, Gurken, Paprika, Knoblauch, Zwiebeln, Frühlingszwiebeln, Radieschen, Steckrüben, Süßkartoffeln, Zucchini, Spargel und Okraschoten.
- Bohnen, Getreide und Samen: Weil Bohnen, Getreide und Samen die pflanzlichen Nahrungsmittel mit der stärksten anabolischen Wirkung sind, ist es für den Seher gut, sich mit den Pflanzen dieser Kategorie zu ernähren, die sich für ihn unter bestimmten Bedingungen als sehr bekömmlich erweisen. Denn die entsprechende Kost sollte gekocht gegessen werden; Fenchelsamen und der Mexikanische Drüsengänsefuß (Epazote) in einem Bohnengericht machen die Verdauung beim Seher noch leichter. Auch Getreideschrot sollte aus dem gleichen Grund gut durchgekocht werden; nicht gekochtes Getreide, wie man es im Müsli oder in Müsli-Riegeln findet, ist für diesen Konstitutionstyp nichts. Gekochter Hafer, Basmati-Reis und Weizen sind am nahrhaftesten und haben auf die Konstitution des Sehers eine sehr ausgleichende Wirkung. Bohnen sind bekanntermaßen besonders schwer verdaulich und müssen daher vor dem Kochen eingeweicht und dann zusammen mit wärmenden bzw. windtreibenden Gewürzen gut gekocht werden. Insgesamt sollten Seher nur kleinere Mengen davon essen, die dann die Verdauung nicht vor Probleme stellen dürften. Tofu, Tempeh und Miso sind leicht verdauliche Zubereitungsformen von Soja und bestens für eine ausgewogene Ernährung eines Sehers geeignet. Bei den Hülsenfrüchten sind besonders Kidneybohnen, Mungbohnen und schwarze und rote Linsen sehr zu empfehlen.
- Milchprodukte: (Warme) Milchprodukte und Eier verleihen dem Konstitutionstyp des Sehers mit ihren anabolischen Wirkungen Auftrieb und sind daher für ihn gute Nahrungsmittel. Heiße Milch mit wärmenden, aromatischen Gewürzen, beispielsweise Kardamom, Ingwer oder Zimt tut dem Seher besonders gut, wobei die Gewürze die Verdauung erleichtern. Fermentierte (gegorene) Milchprodukte wie Joghurt und Kefir lassen sich noch besser verdauen.
- Fleisch und Fisch: Für eine ausgewogene Ernährung sind für den Seher im Idealfall mindestens zwei Mahlzeiten am Tag mit Meerestieren und/oder Geflügel ausgesprochen förderlich, insbesondere wenn er offensichtlich geschwächt ist oder unter Erschöpfung leidet. Auf rotes Fleisch kann dieser Konstitutionstyp eigentlich verzichten. Bei extremen Schwächezuständen kann dieses Fleisch für ihn jedoch von Vorteil sein.
- Sonstige Anmerkungen: Frische Nüsse und Samen in kleinen Mengen, die gut gekaut werden, sind für die Ernährung des Sehers wertvolle Ergänzungen. Sie versorgen ihn mit hochwertigem Eiweiß, mit Kohlenhydraten und Pflanzen-

ölen. Ingwer, Schwarzer Pfeffer, Kardamom, Koriander, Zimt und Kreuzkümmel (Kumin) eignen sich für diese Konstitution hervorragend als Gewürze. Wasser, Tee und warme Fruchtsäfte sind die besten Getränke für den Seher. Alle Süßungsmittel (außer weißem Zucker und künstlichen Süßstoffen) sind bei mäßiger Dosierung ebenfalls zu empfehlen.

Nahrungsmittel-Kombinationen

Regeln für das Kombinieren von Nahrungsmitteln bedeuten meistens Einschränkungen für die Lust am Essen. Ich habe solche Regeln gerne verunglimpft oder mit Verachtung gestraft – so viele Regeln, so wenig Raum für einen entspannenden Umgang mit dem Essen und so wenig Freude daran. Trotzdem will ich fünf oder sechs kulinarische – nennen wir es einfach – »Vorschläge« machen, die sich mit meinen Erfahrungen mit meinem Bauch gut anfühlen. Jeder Leser wird wahrscheinlich aus dem Bauch heraus spüren, ob diese Vorschläge für passend sind oder nicht. Wenn jemand feststellt, dass er so überhaupt nichts damit anfangen kann, dann zeigt das wahrscheinlich, dass er ein etwas eigenartiger Mensch mit ungewöhnlichen Eigenschaften ist und daher völlig zu Recht diese Idee aus seinem Leben verbannt. Die eigene, ganz persönliche Intuition und hochgeschätzte Eigenheiten beim Essen stehen in diesem Buch ohnehin an erster Stelle.

Das sind meine Empfehlungen:

- Milch oder Joghurt nicht mit sauren Früchten wie Zitrusfrüchten kombinieren! Deswegen hat wahrscheinlich noch niemand mit Erfolg einen Grapefruit-Milchshake vermarktet. Milch ist übrigens eine komplette Mahlzeit für sich, wenn sie zusammen mit etwas Kardamom, Ingwer und Muskatnuss erwärmt getrunken wird.
- Obst nicht mit Kartoffeln, Reis oder anderen stärkehaltigen Nahrungsmitteln zusammen essen! Mandarinenstücke haben im Kartoffelsalat nichts zu suchen. Fruchtzucker wird nämlich ganz schnell verdaut, Stärke hingegen langsam. Was soll der Bauch also mit einer solchen Kombination anfangen? Normalerweise verdaut er keines von beidem auf die richtige Weise.
- Melonen sollten für sich gegessen werden! Sie sind die Primadonnas unter den Nahrungsmitteln. Wenn sie gegessen werden, wollen sie die Bühne des Magen-Darm-Traktes ganz für sich und dulden nichts anderes. Sie werden sehr schnell verdaut, während Getreide, Milchprodukte und andere Nahrungsmittel, die Eiweiß oder Kohlenhydrate enthalten, viel langsamer verdaut werden. Wirft man beides zusammen in einen Bauch hinein, kommt eine ziemlich schlechte Oper dabei heraus.
- Fleisch erhitzt; Milch kühlt. Zusammen wirken beide Qualitäten gegeneinander und heben sich gegenseitig auf. Milch- und Fleischeiweiß gemeinsam zu essen, führt verstärkt dazu, das Verdauungsfeuer durcheinanderzubringen, die Vorgänge im Verdauungstrakt zu stören und unnötige Stoffwechselabbauprodukte zu produzieren.
- Eiswasser oder jede Form von mit Kohlensäure versetztem Wasser sollte während oder kurz nach einer Mahlzeit nicht getrunken werden. Dies hat den einfachen Grund, dass diese Getränke unser Verdauungsfeuer erlöschen lassen und den Verdauungsprozess aus dem Gleichgewicht bringen. Kleine Schlucke Wasser, das Zimmertemperatur hat, kann man jedoch zusammen mit den Mahl-

zeiten zu sich nehmen, denn das kann die Verdauung unterstützen. Dies gilt besonders für die Seher.

- Man sollte gut kauen! Schließen wir uns der Slow-Food-Bewegung an, lehnen wir uns zurück, genießen wir den Geschmack und kauen lange und gründlich. Mit gut gekauter Nahrung vermischter Speichel ist die perfekte Kombination. Ich wünsche eine gute Verdauung!

Die Jahreszeiten beachten!

Wie alle anderen Geschöpfe auf unserem Planeten werden auch wir Menschen durch die sich immer wieder verändernden Jahreszeiten beeinflusst. Wir verlieren zwar nicht unsere Blätter oder werfen unsere Früchte ab oder haaren oder häuten uns (obwohl ich im beginnenden Frühjahr eindeutig aufblühe), aber die Jahreszeiten und die mit ihnen verbundenen Übergänge wirken tief auf unsere Körper und auf unser Gemüt ein.

Der späte Frühling und der beginnende Sommer legen uns nahe, bei unserer Ernährung einen größeren Teil an kühlenden, weichen und beruhigenden Lebensmitteln zu uns zu nehmen sowie mehr Wasser, Minztee und Zitronenwasser (mit einer kleinen Prise Salz) zu trinken. Es ist eine gesunde Entscheidung, in der heißen Jahreszeit nicht zu viele intensiv schmeckende, scharfe und sehr würzige Speisen zu sich zu nehmen. Die Intensität und die durchdringenden Eigenschaften dieser Nahrungsmittel sind besonders schädlich für den Konstitutionstyp des Kriegers, der ja ohnehin eine große Hitze in sich hat. Stattdessen sollten er und besser wir alle auf Fruchtsäfte zurückgreifen oder eine kalte Gurkensuppe zu uns nehmen sowie grünes Blattgemüse, Obst und Melonen essen.

Im Spätsommer und im Herbst wird die Luft kühl und trocken und der Wind wird stärker. Wir Menschen und insbesondere der Konstitutionstyp des Sehers sollten es dann vermeiden, Trockenfrüchte, Rohkost, Salate und kalte Nahrung zu essen. Warme, feuchte Nahrung wie heiße Suppen, Eintöpfe und reinigende Tees sind dann viel passender. Sanftes Fasten hilft ebenfalls, wenn wir dazu gewillt sind. Dies ist die beste Zeit, um in die Sauna zu gehen, ein heißes Bad zu nehmen und sich eine Massage zu gönnen – besonders für den feinfühligen Seher.

Und im Winter und in den ersten Frühlingstagen, diesen feuchten, schweren und kalten Jahreszeiten, sollten wir uns bemühen, kalte, schwer verdauliche Nahrung und Getränke wie Käse, Joghurt, Speiseeis und Melonen zu vermeiden. Viel besser passen dann wärmende, unsere Verbindung zur Erde stärkende, gekochte Lebensmittel: Getreide, Tempeh, Miso, Suppen mit viel Ingwer, Winterkürbis und Wurzelgemüse wie Kartoffeln, Yams (der Monarch, der Kartoffeln und Yams besonders gern isst, sollte sich diese im Winter besorgen), Rote Bete, Möhren, Knoblauch und Zwiebeln. Dies ist die Jahreszeit, in der wir uns unsere Lieblingsgerichte aus der mexikanischen, indischen und thailändischen Küche am häufigsten gönnen können. Feiern wir den Wandel der Jahreszeiten mit gesunden Veränderungen in unserer Ernährung.

Erste Hilfe mit drei soliden, gesunden Mahlzeiten

Zur Kräftigung, für eine therapeutisch wirksame Nährstoffversorgung und bei der Genesung sowie jedem, der körperlichem und/oder emotionalem Stress ausgesetzt ist, sollte eine Suppe gereicht werden!

Knochenmarksuppe
Eine Knochenmarksuppe ist die Urmutter aller Suppen. In vielen Traditionen wird sie als Allheilmittel angesehen; Männer können sich davon auf einfache Weise ernähren und für sich sorgen.

Eine Knochenmarksuppe ist eine aus Hühner-, Truthahn- oder Entenknochen sowie aus Lamm-, Wild- und Rinderknochen gewonnene Brühe oder der Sud daraus. Die aus einer Abkochung, einem Dekokt, dieser so verkannten und als wertlos angesehenen Grundstoffe gewonnene Brühe enthält in gelöster Form nicht nur viel Kalzium, Magnesium, Phosphor, Silizium, Schwefel und verschiedene Spurenelemente, sondern auch noch Chondroitin und Glukosamine in einer Form, die der Körper leicht aufnehmen kann. Keine intelligente Zelle des Körpers lässt sich ein Glukosamin oder ein leckeres Chondroitin entgehen, das ihm über den Weg läuft.

Besonders in Notlagen tut eine gesunde Suppe gut; wir sollten uns ein paar Knochen besorgen (einschließlich der noch an ihnen hängenden Knorpel und Fleischfetzen), etwas biologisch angebautes Gemüse hinzufügen und alles in einem großen Topf mit sauberem Wasser kochen.

Genauer: Wenn wir für die Brühe Rinder- oder Lammknochen verwenden, sollten wir diese zunächst im Backofen anbraten. Dadurch bekommen sie einen guten Geschmack. Danach wird alles – Knochen, Knorpel, Zwiebeln, Möhren, Lauch, Sellerie, vielleicht ein paar Algen, etwas Knoblauch, was immer uns einfällt – in einen Topf mit kaltem Wasser gegeben (sodass alle Zutaten davon bedeckt sind). Nun fügen wir etwa eine halbe Tasse Apfelweinessig (auf ungefähr vier Liter Wasser) hinzu und lassen alles ein oder zwei Stunden lang stehen. Danach stellen wir dieses Gemisch aus den Elementen Erde und Wasser bei mittlerer bis niedriger Hitze auf den Herd. Langsames Erhitzen verstärkt die Loslösung einiger Nährstoffe und verbessert auch den Geschmack der Abkochung. Wenn das Ganze zu kochen beginnt, reduzieren wir die Hitze, bis die Brühe noch gerade so vor sich hin köchelt. Die Suppe sollte mindestens vier Stunden lang köcheln, auch eine Kochdauer von vierundzwanzig Stunden oder länger schadet ihr nicht. Je länger sie nämlich kocht, umso besser wird sie.

Ungefähr jede Stunde sollte die Brühe kontrolliert werden, im Bedarfsfall gibt man etwas Wasser dazu. Während das Gebräu auf diese Weise vor sich hin köchelt, werden sich darin Teile absetzen und nach oben steigen. Diese sollten wir mit einem Löffel oder einer Kelle abschöpfen und wegwerfen. Wir können dem Eintopf in den letzten zwei Stunden dieser Prozedur etwas Tragantwurzel *(Astragalus)* und/oder Glänzende Lackporlinge *(Ganoderma lucidum)*, auch unter dem Namen Reishi bekannt, hinzufügen. Etwas Petersilie, Oregano und Thymian sollte auch nicht fehlen. Diese Kräuter werden in der letzten halben Stunde hinzugegeben. Wenn alles fertig ist, werden die Knochen, das Gemüse und die Kräuter entfernt; der Sud wird in einen Behälter hinein abgeseiht und dann im Kühlschrank abgekühlt. Geronnenes und an die Oberfläche gestiegenes Fett wird entfernt. Die Suppe, die nicht direkt verbraucht wird, füllen wir in kleine Behälter und frieren sie für spätere Mahlzeiten, Notfälle und Genesungsprozesse ein. Guten Appetit!

Bielers Gemüsebrühe
Diese phänomenale Brühe beruhigt, wärmt und alkalisiert den Magen bei Übelkeit und anderen Beschwerden und in Notfällen. Ich habe sie schon Personen verab-

reicht, denen es überhaupt nicht gut ging und die aus welchen Gründen auch immer in diesem Augenblick nichts bei sich behalten konnten – manchmal nicht einmal Wasser.

Für diese Brühe schneiden wir etwa gleich große Mengen frische Petersilie, Sellerie, grüne Stangenbohnen und Zucchini klein. Dann geben wir alles in einen Topf und fügen genug Wasser hinzu, um das Gemüse gerade so zu bedecken. Das Ganze bringen wir zum Kochen und lassen es dann bei leichter Hitze acht bis zehn Minuten köcheln – nicht länger und nicht kürzer. Die Brühe mit dem Gemüse nehmen wir dann vom Herd, schütten es in einen Mixer und verflüssigen alles. Fertig!

Wenn der gepeinigte Magen nicht einmal Wasser bei sich behalten kann, sollten wir die Brühe abseihen und jeweils nur einen Teelöffel der verbleibenden Flüssigkeit auf einmal geben. Die meisten Mägen können allerdings auch die nicht abgeseihte Brühe vertragen.

Dieses Heilmittel hat fast etwas Göttliches an sich, es ist ein Superheld unter den Pflanzenheilmitteln – und rein vegetarisch.

Kitchari

Diese Mischung aus Mungbohnen, Reis und Gewürzen kommt aus der traditionellen indischen Küche zu uns. Indische Yogis glauben, dass Kitchari eine perfekt ausgewogene, heilkräftige Nahrung ist (die für alle Konstitutionstypen gut ist). Isst man regelmäßig Kitchari, wird diese Speise die Körperchemie und die physiologischen Prozesse harmonisieren und in ein Gleichgewicht bringen, die Gefühle regulieren und den Geist ruhig und klar werden lassen. Es ist eine exzellente, leicht zubereitete Speise, die man auch zu Beginn eines auf Pflanzen aufbauenden Ernährungsprogramms sowie während der Übergangsphase bei einer Umstellung der Ernährung essen kann.

Die Mungbohnen werden mit einer kleinen Menge Kombu vorgekocht. (Anstelle von Kombu kann man auch jede andere Algenart nehmen. Alle Algen enthalten reichlich Spurenelemente.) Die Konsistenz der Bohnen sollte so dick- oder dünnflüssig sein, wie es gewünscht ist; das lässt sich mit der verwendeten Menge Wasser regulieren. Parallel wird ein wenig Basmati-Reis vorgekocht, dem eine Prise Meersalz hinzugefügt ist. Dann werden jeweils etwa ein Teelöffel pulverisierter Koriander, Kuminsamen und Kurkuma zusammen mit etwa einem Esslöffel Ghee (oder einem Esslöffel ungesalzener Biobutter) kurz angebraten (sautiert). Die vorgekochten Mungbohnen und der Reis werden nun eingerührt. In den Wintermonaten können Ingwerwurzeln dazugefügt werden, die die Körperhitze unterstützen. Kitchari lässt sich im Kühlschrank aufbewahren und für den späteren Genuss wieder aufwärmen.

KAPITEL 11

Heilpflanzen für Männer

80 bemerkenswerte Heilpflanzen für Männer jeden Alters (und die Frauen, die sie lieben)

> *»Die Kunst der Medizin besteht darin, den Patienten zu amüsieren, während die Natur die Krankheit heilt.«*
> **Voltaire**

In diesem Kapitel folgen nun detaillierte Erläuterungen zu den Wirkungen von vielen in diesem Buch erwähnten Heilpflanzen und Informationen zu den Affinitäten dieser Pflanzen zu bestimmten und von ihnen beeinflussten Organsystemen.

Im fünften Kapitel dieses Buches finden sich Anleitungen zur Zubereitung von Aufgüssen, Abkochungen, Tinkturen und Ähnlichem aus diesen Heilpflanzen. Wer darüber hinaus weiterführende Informationen zu diesem Thema sucht, den verweise ich auf mein Buch *The Herbal Medicine-Maker's Handbook.*

An dieser Stelle möchte ich (ein weiteres Mal) betonen, dass ich aus einer bestimmten Perspektive an das Thema der Gesundheitsfürsorge herangehe, und zwar geht diese davon aus, dass Gesundheit unser eigentliches Zuhause ist. Gesundheit ist unser natürlicher Seinszustand und unsere Urerfahrung. Wenn wir dieses Zuhause aus welchem Grund auch immer verlassen, wird es doch für unsere Rückkehr immer da sein. Die Verbindung wird nie völlig zerbrechen, und wenn wir uns dazu entscheiden, können wir uns immer auf den Heimweg machen. Ganz gleich, wo wir uns gerade befinden, besteht der direkteste Weg nach Hause darin, unser Leben wertzuschätzen und unsere gesamte Aufmerksamkeit auf unsere Gesundheit und unser Wohlbefinden auszurichten.

Wenn wir uns jetzt eingehend mit den hier vorgestellten Heilpflanzen beschäftigen, sollten wir dabei immer im Hinterkopf haben, dass diese Pflanzen von Natur aus Nahrung für uns sind. Sie nähren uns und sind für uns wie eine reichhaltige und vielfältig gefüllte Speisekammer, die uns mit allem an Energie und Nährstoffen versorgt, was jede lebendige Zelle in unserem Körper genussvoll verwerten kann. Wer die nachfolgenden Ausführungen liest, wird feststellen, dass ich darin auf alle Eigenschaften aufmerksam mache, die eine Pflanze als Heilmittel auszeichnen, und dabei auch die verschiedenen Leiden und Beschwerden zur Sprache bringe, die die Pflanze behandeln kann. Ich bin mir bewusst, dass dies in einem Widerspruch zu dem steht, was ich oben gesagt habe, nämlich dass wir unsere Aufmerksamkeit auf unsere Gesundheit und unser Wohlbefinden ausrichten sollten. Doch diese Hinweise sind mein Zugeständnis an die Tatsache, dass die meisten Menschen bei ihrer Gesundheitsfürsorge von Fragen ausgehen wie: »Welche Heilpflanze nimmt man bei (hier kann man jetzt alles Mögliche einsetzen)?« oder:

»Mit welcher Heilpflanze lässt sich dieses Krankheitssymptom behandeln?« In unserer auf krankhafte Zustände ausgerichteten Gesellschaft und in einem allopathischen System, in dem man sich eher um Krankheiten als um die Gesundheit kümmert, entwickelt sich erst in jüngerer Zeit langsam wieder ein Bewusstsein für Gesundheit.

An dieser Stelle möchte ich Ihnen Folgendes zu bedenken geben: Was irgendeine Pflanze heilen kann, vermag sie auch auf die gleiche Weise zu verhindern. Daher mögen diese Pflanzen vor allem dazu genutzt werden, die eigene Gesundheit zu nähren, und erst in zweiter Linie dazu, Krankheiten zu behandeln! Wir sollten sie als Stärkungsmittel zur Vorsorge nutzen und damit unsere uns innewohnende gute Gesundheit sowie die Lebensweise, die unserem besonderen Naturell am besten entspricht, ergänzen.

Alfalfa (Luzerne)

(Medicago sativa)

Familie: Fabaceae (Hülsenfrüchtler)
Verwendete Pflanzenteile: Blatt, Blüte, Samen und Keim
Wirkungen und Eigenschaften: nährend und stärkend; zusammenziehende, harntreibende und alterierende (umstimmende, zustandsverändernde) Wirkung; Qualität: neutral bis kühl; salziger und leicht bitterer Geschmack
Beeinflusste Organsysteme: Verdauungssystem, Harnsystem, endokrines System (Hormone), nährt den gesamten Körper
Spezifische Indikationen: Diese dem Klee ähnliche Pflanze ist eine der reichhaltigsten Quellen für leicht assimilierbares Eiweiß und für den Körper gut verwertbare Vitamine und Mineralstoffe. Dadurch ist sie eigentlich eher eine Nahrungspflanze als ein Heilkraut. Die Saponine im Alfalfa binden im Verdauungssystem nachweislich Cholesterine, sodass sie dabei helfen, den Serum-Cholesterinspiegel zu senken. Das macht die Pflanze als Mittel zur Vorbeugung gegen die Bildung von Ablagerungen im Herz und im Gefäßsystem ausgesprochen nützlich. Als Getränk zur Stärkung unterstützt Alfalfa die Assimilierung von Eiweiß, Kalzium, Kalium, Eisen und anderen Nährstoffen. Durch die hohen Konzentrationen an alkalisierenden Mineralstoffen fungiert die Pflanze als gutes Mittel, um die Auswirkungen eines übersäuerten Körpers oder eines diesen Zustand fördernden Lebensstils wieder ins Gleichgewicht zu bringen. Obwohl man nicht unbedingt die Gründe für diese Wirkung versteht, eignet sich Alfalfa auch gut dafür, den Körper bei arthritischen Beschwerden mit allem Wichtigen zu versorgen. (Auch bei vielen anderen Heilpflanzen ist man sich übrigens über die Ursachen bestimmter Wirkungen noch im Unklaren.) Alfalfa ist auch eine gute Quelle für Phytoöstrogene und scheint auf die Tätigkeit der menschlichen Östrogene einen ausgleichenden Einfluss zu haben. Der Theorie zufolge können schwach wirksame Phytoöstrogene (aus Pflanzen) die Aktivität des Östrogens bei Frauen mit zu niedrigen Östrogenwerten verbessern. Bei Frauen mit zu hohen Östrogenwerten werden die schwächeren Phytoöstrogene hingegen zur Konkurrenz für die physiologisch aktiveren menschlichen Östrogene, weil sie deren Bindungsstellen besetzen. Das hat in diesem Fall zum Ergebnis, dass die zu starke Aktivität des Östrogens bei diesen Frauen abnimmt.

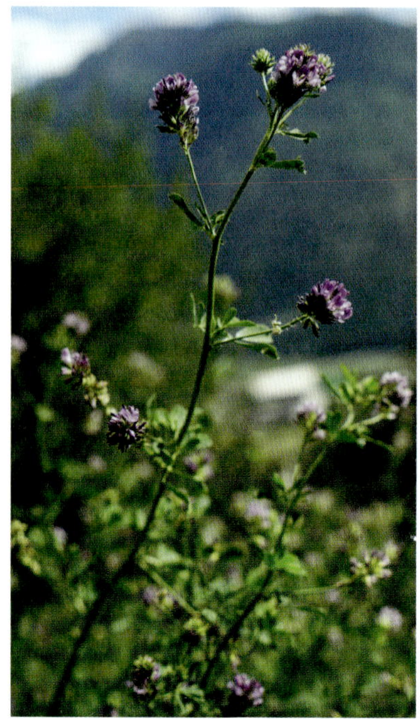

Alfalfa *(Medicago sativa)*

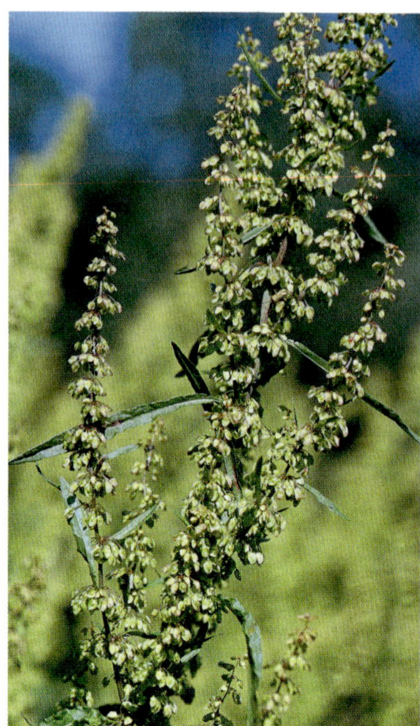

Krauser Ampfer *(Rumex crispus)*

Passende Konstitutionstypen: Alfalfa ist ein ausgesprochen gutes Stärkungsmittel, wenn bei der Konstitution des Kriegers Ungleichgewichte auffällig sind. Die Pflanze hilft dabei, das Blut alkalischer zu machen, senkt den Serum-Cholesterinspiegel, indem es die Aufnahme des Cholesterins in den Körper im Darm verhindert, und wirkt sanft und allgemein alterierend. Heilkundige im Osten warnen davor, dass eine übermäßige Verwendung dieser Pflanze zu Auszehrung führen kann, obwohl geringe Mengen für ein Ausbalancieren der Östrogenwerte nützlich sein können. Für den Seher ist ein übermäßiger Gebrauch dieser Pflanze wahrscheinlich mit Nachteilen verbunden. Alfalfa ist ein gutes Stärkungsmittel für den Konstitutionstyp des Kriegers, wenn dieser an arthritischen Beschwerden leidet.
Zubereitung und Dosierung: Vom Aufguss, in den man normalerweise noch ein wenig Pfefferminze oder Grüne Minze gibt, trinkt man dreimal am Tag 1 Tasse.

Krauser Ampfer

(Rumex crispus)

Familie: Polygonaceae (Knöterichgewächse)
Verwendeter Pflanzenteil: Wurzel
Wirkungen und Eigenschaften: alterierende (umstimmende, zustandsverändernde), galleflussfördernde, zusammenziehende Wirkung; leicht abführende Bitterpflanze; Qualität: kalt und trocken; bitterer, süßer Geschmack
Beeinflusste Organsysteme: Verdauungssystem, Ausscheidungssystem, Blut, Haut

Spezifische Indikationen: Der Krause Ampfer ist eine Heilpflanze mit verdauungsfördernder Wirkung, die gleichzeitig die Leber stimuliert und abführend wirkt. Hinsichtlich dieser abführenden Wirkung liegt seine Wirksamkeit und seine Wirkungsweise irgendwo zwischen den galleflussfördernden Pflanzen Löwenzahn und Mahonie und den weniger sanft wirkenden Pflanzen, die Anthrachinone enthalten: Aloe, Sennespflanze und Kreuzdorn. Krauser Ampfer hilft bei Verstopfung, indem er den Fluss der Galle in den Darm steigert und die Darmperistaltik anregt, ohne dabei Schmerzen zu verursachen. In seiner Funktion als verdauungsförderndes Mittel ist die Kombination aus den die Leber reinigenden Eigenschaften und der abführenden Wirkung bei dieser Heilpflanze anscheinend eine gute Unterstützung des Körpers bei Stoffwechselprozessen, die Abbauprodukte verarbeiten und aus dem Blut entfernen. Solche Abbauprodukte, die der Körper nicht mehr braucht, entstehen durch eine Ernährung, die wenig Ballaststoffe sowie viel Fett und Fleisch enthält. Indem wir die Fähigkeit der Leber verbessern, mit diesen Abfallprodukten und Fetten zurechtzukommen, verringern wir auch die Belastung anderer, sekundärer Ausscheidungsmechanismen wie beispielsweise über die Haut. Durch diese Wirkung ist der Krause Ampfer bei der Behandlung akuter und chronischer Hautleiden (und insbesondere der Hautleiden, die mit Ungleichgewichten im Bereich von Leber und Verdauung zusammenhängen) eine wirkungsvolle zusätzliche Hilfe bei der Verabreichung anderer Heilpflanzen mit alterierender Wirkung. Krauser Ampfer für sich ist ein hervorragendes alterierendes Heilmittel zur Linderung von öligen und nässenden Hautleiden wie Hautausschlägen, juckenden Quaddeln, Ekzemen und Schuppenflechte. Zusammen mit seinen blutreinigenden Eigenschaften hilft Krauser Ampfer dem Körper auch dabei, gesundes Blut aufzubauen, indem er die Leber bei der Verwertung von Eisen unterstützt. Das geschieht auf besonders effektive Weise, wenn wir diese Heilpflanze mit anderen, das Blut aufbauenden Nahrungsmitteln kombinieren, beispielsweise mit Melasse, Goji-Beeren, Rosinen, den roten Datteln der Jujube, Brennnesseln und Himbeerblättern.

Kombinationsmöglichkeiten: Krauser Ampfer lässt sich gut mit Löwenzahn, Klettenlabkraut und Klette kombinieren. Mit dieser Zusammenstellung lassen sich durch eine Verbesserung der Beschaffenheit des Blutes Hautleiden behandeln und verhindern.

Passende Konstitutionstypen: Diese Heilpflanze hilft besonders der reizbaren Konstitution des Kriegers, der zu viel Fett isst und nicht genügend Ballaststoffe zu sich nimmt, was Verstopfungen, eine ölige Haut mit vielen Pickeln und ähnliche Erscheinungen hervorruft. Auch für eine Verwendung beim Monarchen eignet sie sich, wenn dieser unter Verstopfung leidet oder Fett nur unzureichend verdauen kann. Beide Konstitutionen werden einen größeren Anteil an Obst und Gemüse auf ihrem persönlichen täglichen Speiseplan ebenfalls als Wohltat empfinden.

Zubereitung und Dosierung: Die Wurzeln werden im Herbst geerntet. Man beginnt mit der Einnahme geringer Dosierungen. Von der Abkochung nimmt man zweimal am Tag eine halbe Tasse; von der Tinktur sind zwei- bis dreimal täglich 10 bis 25 Tropfen empfehlenswert.

Artischocke

(Cynara scolymus)

Familie: Asteraceae (Korbblütler)
Verwendeter Pflanzenteil: Blatt (sowohl frisches als auch altes Blatt)
Wirkungen und Eigenschaften: Bitterpflanze; verdauungsfördernd, schützt und stärkt die Leber, fördert den Gallefluss; Qualität: kühl und feucht; süßer, bitterer, leicht salziger Geschmack
Beeinflusste Organsysteme: Leber, Gallenblase, Harnsystem
Spezifische Indikationen: Die Artischocke ist eine wunderbare, angenehm schmeckende Bitterpflanze und schützt und regeneriert ähnlich wie die Mariendistel die Leber. Obwohl sie auf eine geschädigte Leber nicht so stark einwirkt wie die Mariendistel, hat die Artischocke den Vorteil, eine wirksamere galleflussfördernde Pflanze zu sein. Diese Eigenschaft macht die Artischocke zu einer ganz besonders nützlichen Heilpflanze, wenn es im Bereich der Leber zu Stauungen kommt; sie hat sich auch als gutes Heilmittel bei schlechtem Gallefluss mit damit einhergehenden Schwierigkeiten bei der Verdauung von Fetten erwiesen, ferner bei erhöhten Cholesterin- und Triglyceridwerten im Blut und bei Gallensteinen.
Kombinationsmöglichkeiten: Diese Pflanze lässt sich in einer Abkochung gut mit Ashwagandha und Löwenzahnwurzel kombinieren. Das ergibt ein tolles, bitteres Stärkungsmittel, das mit Pfefferminze gemischt vor den Mahlzeiten eingenommen werden sollte. Diese Kombination ist in Form eines Tees auch für Menschen mit chronischer Hepatitis sehr wohltuend.
Passende Konstitutionstypen: Die Artischocke ist ein kraftvolles Heilmittel mit milder Wirkung. Die Pflanze kann als Tonikum für alle Konstitutionstypen von Nutzen sein, doch wie von den meisten Bitterpflanzen sollte der Seher auch hiervon nicht zu viel zu sich nehmen. In kleinen Mengen unterstützt die Artischocke die

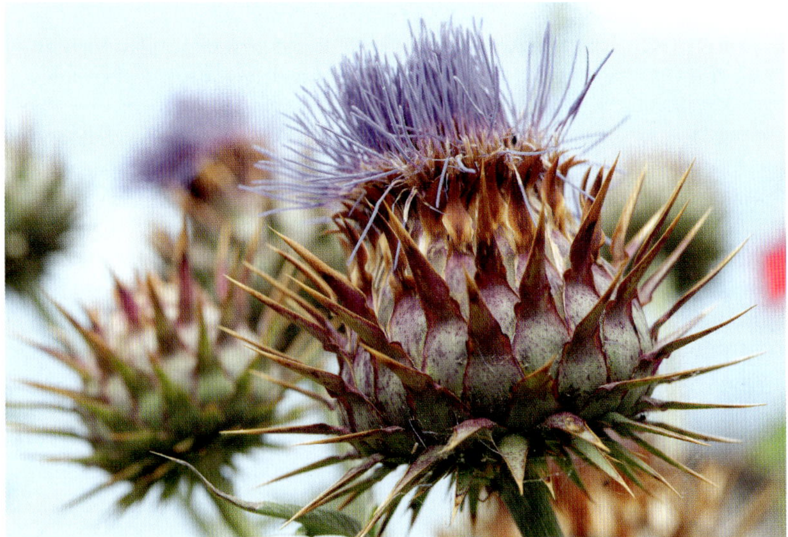

Artischocke *(Cynara scolymus)*

Konstitution des Sehers, indem sie seine schwankenden Leberfunktionen optimiert, die Sekretion seiner Verdauungssäfte verstärkt und die Verdauung von Fetten und Eiweißen fördert. Für Krieger und Monarchen ist diese Pflanze besonders deswegen wertvoll, weil sie diese Konstitutionen vor hohen Blutfettwerten und Gallensteinen schützt. Jeder wird von diesen schützenden und regenerierenden Wirkungen der Pflanze auf die Leber profitieren, mit denen schädliche Einflüsse durch Umweltgifte auf uns abgeschwächt werden. Die gleiche Wirkung hat die Artischocke auch auf Auswirkungen, die ranzige Fette, zu viel Alkohol und Ähnliches auf uns haben.

Warnhinweise: Diese Pflanze kann den Milchfluss beim Stillen stören.

Zubereitung und Dosierung: Von der Abkochung nimmt man dreimal täglich eine halbe Tasse. Von der Tinktur reichen zwei- bis dreimal am Tag 30 bis 40 Tropfen.

Ashwagandha (Schlafbeere, Winterkirsche)

(Withania somnifera)

Familie: Solanaceae (Nachtschattengewächse)

Verwendeter Pflanzenteil: Wurzel

Wirkungen und Eigenschaften: stärkend; entzündungshemmende, aphrodisische, zusammenziehende und leicht beruhigende Wirkung; adaptogen (erhöht die Anpassungsfähigkeit des Körpers und damit seine Widerstandskraft bei außergewöhnlichen Belastungen); Qualität: warm; süßer und bitterer Geschmack

Beeinflusste Organsysteme: Geschlechtsorgane, Nervensystem, Stütz- und Bewegungsapparat (Muskeln und Skelett)

Spezifische Indikationen: Diese Heilpflanze, die auch manchmal Indischer Ginseng genannt wird, gilt in der ayurvedischen Medizin als gutes Heilmittel für die Behandlung von nachlassenden Hirnfunktionen bei älteren Menschen. Bei Personen, die noch nicht zu dieser Altersgruppe gehören, verbessert Ashwagandha die Lernfähigkeit und das Erinnerungsvermögen, außerdem erhöht sie die Stresstoleranz und stärkt insgesamt die Abwehrkräfte. Die Heilpflanze ist auch gegen Impotenz und Unfruchtbarkeit beim Mann außerordentlich wirksam. Sie ist ein spezifisches, nährendes und kräftigendes Stärkungsmittel für Kinder, deren Wachstum zu wünschen übrig lässt. Auch während einer Genesungsphase und bei Krankheiten, die mit dem Alterungsprozess zu tun haben, ist Ashwagandha hilfreich. Die Pflanze besitzt eine Affinität zum Nervensystem, verbessert die geistigen Kräfte und wirkt auszehrenden Krankheiten entgegen; ferner hilft sie gegen Schlaflosigkeit und Nervenschwäche. Ashwagandha hat auch eine Affinität zum Stütz- und Bewegungsapparat und lässt sich gut bei der Behandlung von Gelenk- und Nervenschmerzen und Schwächen im Bereich der Knie und des Rückens einsetzen.

Kombinationsmöglichkeiten: Ashwagandha lässt sich gut mit Sibirischem Ginseng (Eleuthero) kombinieren, ebenso mit Suma. Aus diesen Pflanzen können wir ein sehr nahrhaftes, adaptogen wirkendes Stärkungsmittel herstellen, das speziell auf die Geschlechtsorgane und das Nervensystem einwirkt. Zusammen mit Gotu Kola können wir Ashwagandha zur Stärkung von Gehirn und Nerven nutzen; zusammen mit Ginkgo lässt sich damit bei älteren Personen Vergesslichkeit behandeln. Flug-Hafer *(Avena fatua)* ist eine gute Ergänzung zu Ashwagandha, wenn wir

Erschöpfungszustände behandeln; gemeinsam mit Amerikanischem Ginseng hat es eine leicht beruhigende Wirkung und ist ein gutes Adaptogen.

Passende Konstitutionstypen: Ashwagandha ist das klassische Stärkungsmittel für den Seher. Seine nährenden und adaptogenen Eigenschaften eignen sich besonders gut für Menschen, die nervlich erschöpft sind (sowohl körperlich als auch gefühlsmäßig) und die sich gestresst, ausgebrannt, nervös und hektisch fühlen oder keine Ruhe finden können. Die Heilpflanze ist auch ein anerkanntes Aphrodisiakum und kann bei einer schwachen Libido und bei geringer sexueller Kraft für neue Lebendigkeit sorgen. Das Gleiche gilt für leichte, mit Erschöpfungszuständen verbundenen Erektionsstörungen. Diese Wurzel unterstützt auch Kinder mit der Konstitution eines Sehers, insbesondere wenn sie schlecht zunehmen, zu Allergien neigen und dunkle Ringe unter den Augen aufweisen. Sie gilt als ein Mittel, das Blutarmut (Anämie) entgegenwirkt, und fördert bei Kindern eine Erhöhung der Hämoglobinwerte. Die Pflanze empfiehlt sich auch bei Kindern, die wegen einer chronischen Krankheit an Gewicht verlieren. Ihnen gibt man am besten eine (bei niedriger Hitze zubereitete) Abkochung dieser Wurzel in die Milch, damit sie wieder zunehmen.

Warnhinweise: Gewarnt werden muss bei dieser Pflanze vor überhaupt nichts. Diese Wurzel ist auch für Kinder völlig sicher und bei ihnen sehr wirksam. Genesende jeden Alters vertragen sie ebenfalls gut. Außerdem nährt sie ältere Menschen. Im Bedarfsfall kann sie auch während der Schwangerschaft oder der Stillzeit verwendet werden. Tatsächlich wird sie auch speziell für Schwangere empfohlen, wenn sich diese schwach fühlen, um eine Stabilisierung des Fötus zu unterstützen.

Zubereitung und Dosierung: In der ayurvedischen Medizin wird das Wurzelpulver traditionell mit warmer, gekochter Milch aufgegossen (ungefähr 1 Esslöffel pro Tasse). Diese kann man dann mit Ahornsirup oder Rohzucker süßen. Zweimal am Tag sollte davon 1 Tasse getrunken werden. Ein Aufguss mit Wasser, den man mit Wurzelpulver in einer Dosierung von ungefähr 1 Esslöffel pro Tasse zubereitet, lässt sich ebenfalls verwenden. Von der Tinktur nimmt man zwei- oder dreimal täglich 30 bis 40 Tropfen; oft werden diese zusammen mit Milch eingenommen.

Echter Baldrian

(Valeriana officinalis)

Familie: Caprifoliaceae (Geißblattgewächse), früher Valerianaceae (Baldriangewächse)
Verwendete Pflanzenteile: Wurzel und Rhizome (Wurzelstöcke)
Wirkungen und Eigenschaften: beruhigende, schmerzstillende, schlaffördernde, krampflösende, windtreibende, blutdrucksenkende Wirkung; Qualität: warm; bitterer, scharf-würziger Geschmack
Beeinflusste Organsysteme: Nervensystem, Verdauungssystem, Geschlechtsorgane
Spezifische Indikationen: Baldrian wirkt beruhigend und krampflösend. Seine Wirkungen kommen manchen Menschen sehr entgegen, andere finden sie eher störend. Die Eklektiker haben sich schon einmal mit dieser unterschiedlichen Wirkung auseinandergesetzt und stellten dabei fest, dass Baldrian den Körper wärmt und anregt. Daher wurde die Heilpflanze Menschen empfohlen, die allgemein unter Durchblutungsstörungen leiden, und bei denen insbesondere das Gehirn und die Nervenzentren schlecht mit Blut versorgt sind. Häufig wurde Baldrian bei Personen

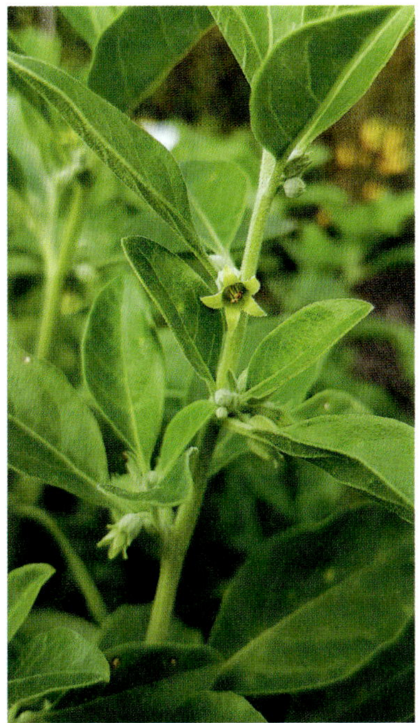
Ashwagandha *(Withania somnifera)*

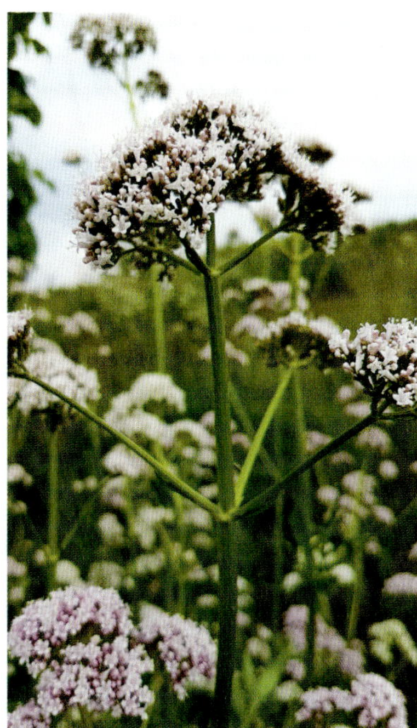
Baldrian *(Valeriana officinalis)*

mit blassem, leblosem Gesicht und blasser, stumpfer, kalter Haut und mit einem kalten Körper gegen Angstzustände, Niedergeschlagenheit und Nervosität verwendet. Bei Personen, die das genaue Gegenteil dieser Merkmale zeigten und beispielsweise besonders ausdrucksstark waren, war die Pflanze hingegen kontraindiziert. (So äußerte sich Dr. Finley Ellingwood, einer der führenden Eklektiker, einmal wie folgt zu Baldrian: »Bei Leiden, bei denen die Nervosität durch Hyperaktivität zustande kommt – was eigentlich gesteigerte Nervenkraft bedeutet –, ist diese Pflanze nicht das richtige Heilmittel.«) Neben der wunderbar entspannenden Wirkung von Baldrian hat diese Heilpflanze auch eine krampflösende Wirkung. Auf den Magen-Darm-Trakt wirkt sie stark entspannend und windtreibend; auch bei Verspannungen im Bereich der Gebärmutter ist sie wohltuend. Wer starkes Zittern und andere körperliche Symptome eines Alkoholentzuges erlebt, wird diese Beschwerden mit Baldrian lindern können.

Kombinationsmöglichkeiten: Bei Blutarmut im Gehirn, zu deren Symptomen ein blasses Gesicht, eine langsame, monotone Sprechweise und eine mutlose, schwermütige, depressive Stimmung gehören, die noch dazu Schlaflosigkeit verursacht, kann eine Kombination aus Baldrian mit Rosmarin und/oder Chinesischem Spaltkörbchen *(Schisandra chinensis)* helfen. Zusammen mit Wilder Yamswurzel und Schneeball hilft Baldrian bei Schmerzen und Krämpfen.

Passende Konstitutionstypen: Die wärmende Qualität von Baldrian passt nicht besonders gut zum Krieger, der schon von seinem Naturell her einen zu starken Blutfluss zum Gehirn hat und dessen Nervenkraft ohnehin eher zu stark ist. Diese Heilpflanze hilft bei Nervosität und Reizbarkeit, wenn diese die Nebenwirkungen eines Mangelzustandes sind, wie er häufig beim Seher anzutreffen ist; die wärmende Qualität würde auch dem Monarchen guttun. Für den Seher kann Baldrian ein wunderbares Mittel zur Entspannung sein, das seinem Geist und seinem Körper ganz allgemein ein Gefühl der Leichtigkeit und Wärme schenkt. Die Pflanze ist besonders nützlich, wenn Anspannung im Bereich des Darms zu Blähungen, Krämpfen, Verstopfung oder zu Beschwerden führt, die auf ein Reizdarmsyndrom hinweisen. Um beim Seher und Monarchen eine Form der Schlaflosigkeit zu behandeln, bei der sie nachts aufwachen, ist Baldrian in höheren Dosierungen besonders wirksam. Hat man hingegen Schwierigkeiten beim Einschlafen, hilft die Pflanze nicht so gut. Ihre stärkende Wirkung entfaltet sie am besten, wenn man einen aus der frischen Pflanze zubereiteten Extrakt zu sich nimmt.

Zubereitung und Dosierung: Vom Tee trinkt man nach Bedarf ½ bis 1 Tasse. Von der Tinktur nimmt man 15 bis 25 Tropfen dreimal am Tag oder nach Bedarf. Bei der Zubereitung einer Abkochung sollte man, um die besten Ergebnisse zu erzielen, die Pflanze nie kochen, sondern nur bei leichter Hitze köcheln lassen.

Bärentraube

(Arctostaphylos uva-ursi)

Familie: Ericaceae (Heidekrautgewächse)

Verwendeter Pflanzenteil: im Herbst oder Sommer geerntetes Blatt

Wirkungen und Eigenschaften: harntreibende, zusammenziehende, reizlindernde, beruhigende Wirkung; im Bereich des Harnsystems antiseptisch (keimtötend); Qualität: kalt; bitterer und zusammenziehender Geschmack

Beeinflusstes Organsystem: Urogenitalsystem

Spezifische Indikationen: Die Bärentraube beeinflusst alle Schleimhäute und weist eine spezifische Affinität zum Urogenitalsystem auf. Mit ihren antiseptischen, zusammenziehenden und reizlindernden Wirkungen ist diese Pflanze ausgesprochen wirksam, wenn es um die Behandlung chronischer Entzündungen von Blase und Nieren geht. Sie beruhigt, stärkt und desinfiziert das Urogenitalsystem, und mit ihren die Gewebe kräftigenden, zusammenziehenden Eigenschaften lässt sie sich gut gegen Prostataschwäche und einige Formen des Bettnässens verwenden. Mit Bärentraube werden auch Blasenkatarrh (eine Entzündung der Blasenschleimhaut), Weißfluss (Leukorrhö) und hartnäckige Gonorrhö (Tripper) und die mit ihnen zusammenhängenden Symptome behandelt. Während die Pflanze ihre tonisierende Wirkung auf die Gewebe entfaltet, wird sich allmählich die Menge des abgesonderten Schleims verringern. Die Blätter der Bärentraube lindern Rückenschmerzen, die durch Probleme mit den Nieren verursacht werden. Sie enthalten 7 bis 9 Prozent Arbutin, was für die antimikrobielle Wirkung in den Harnwegen verantwortlich ist. Außer ihrer antiseptischen Wirkung hat Bärentraube auch noch harntreibende und zusammenziehende Eigenschaften und entfernt so überschüssiges Wasser und kräftigt die Blasenwand.

Kombinationsmöglichkeiten: Bärentraube lässt sich gut mit Eibischwurzel, Schafgarbe, Quecke, Bukkostrauch *(Agathosma betulina)* und Maisgrannen kombinieren und kann mit diesen Heilpflanzen zusammen Blasenentzündungen oder Nierenbeckenentzündungen entgegenwirken. (Bei Letzterer infiziert und entzündet sich das Nierenbecken durch stockenden Harn, der infolge einer vergrößerten Prostata oder wegen Nierensteinen nicht abfließen kann.) Bärentraube ist auch ein spezifisches Mittel zur Behandlung von Beschwerden, die mit Nieren- oder Blasensteinen oder Nieren- oder Blasengrieß (vielen kleinen Steinchen) verknüpft sind. Zusammen mit Ackerschachtelhalm, Odermennig und Maisgrannen können wir mit Bärentraube auch einige Formen von Inkontinenz wie Bettnässen behandeln.

Passende Konstitutionstypen: Als Stärkungsmittel ist Bärentraube eine gute allgemein harntreibende Heilpflanze für den Konstitutionstyp des Monarchen, wenn dieser Probleme mit Nieren und Blase hat. Besonders wirksam ist sie bei ihm bei Wassereinlagerungen und chronischen oder immer wieder auftretenden Infektionen, wenn (wie es der Heilpflanzenkundige Harvey Wickes Felter im frühen 20. Jahrhundert formulierte) »die Gewebe schlaff und spannungslos sind, begleitet von einer Empfindung der Öde und Schwere. Stets sind die Gewebe auch schlecht durchblutet und mangelhaft mit Nerven versorgt, wenn eine Behandlung mit Bärentraube angebracht ist.« Bei einer Behandlung von akuten Infektionen der Harnwege ist die Pflanze bei allen Konstitutionstypen eine gute Wahl. Wir sollten sie zusammen mit einer reizlindernden Pflanze wie Eibischwurzel und/oder Maisgrannen verwenden, um Reizungen im Magendarmtrakt oder in den Harnwegen zu vermindern.

Warnhinweis: Bärentraube kann Reizungen der Magenschleimhaut hervorrufen, wenn sie häufig in hohen Dosierungen verwendet wird.

Zubereitung und Dosierung: Vom Aufguss sind viermal am Tag eine halbe Tasse zur Behandlung einer Infektion eine gute Dosierung. Von der Tinktur nimmt man für die Behandlung von Beschwerden der Harnwege je nach Bedarf 60 Tropfen in Wasser.

Becherkätzchen

(Garrya flavescens, Garrya spp.*)*

Familie: Garryaceae

Verwendeter Pflanzenteil: frisches, ganzes Blatt im Sommer

Wirkungen und Eigenschaften: krampflösende Wirkung; bitterer Geschmack

Beeinflusste Organsysteme: Urogenitalsystem, Verdauungssystem, Atmungssystem

Spezifische Indikationen: Das Becherkätzchen ist ein sicheres, wirksames und zuverlässiges Mittel zur Entspannung der glatten Muskulatur. Bei plötzlich auftretenden, heftigen Krämpfen, die von scharfen, stechenden Schmerzen begleitet werden, wirkt es erstaunlich gut; bei der Behandlung akuter Fälle war es wirkungsvoller als alle anderen krampflösend wirkenden Pflanzen. Auch zur Linderung von Schmerzen ist es sehr hilfreich; ferner bei schmerzhaften Krämpfen während der Menstruation oder bei Krämpfen der glatten Muskulatur im Bereich des Darms. Die Pflanze hilft (in Ingwertee) bei infektiösen Durchfällen; außerdem ist sie bei plötzlich auftretenden Gallenblasenbeschwerden, bei Schmerzen durch Gallensteinabgänge, bei Krämpfen der Harnleiter oder Blase und bei akuten Asthmaanfällen sehr zu empfehlen.

Kombinationsmöglichkeiten: Zusammen mit Lerchensporn, Kamille und Ingwer können wir das Becherkätzchen zur Linderung von schmerzhaften Darm- und Menstruationskrämpfen verwenden.

Passende Konstitutionstypen: Die Wirkungen dieser Heilpflanze sind für jeden Konstitutionstyp bei allen oben beschriebenen akut auftretenden Symptomen wohltuend.
Warnhinweise: Während der Schwangerschaft sollte das Becherkätzchen nicht verwendet werden. In hohen Dosierungen kann diese Heilpflanze Übelkeit hervorrufen. Zur Behandlung dumpfer, unspezifischer Schmerzen eignet sie sich nicht (siehe hierzu auch die Ausführungen zur Traubensilberkerze). Als Tonikum sollte sie nicht verwendet werden.
Zubereitung und Dosierung: Von der Tinktur kann man bis zu 15 Milliliter täglich nehmen. Man beginnt mit 40 bis 80 Tropfen und nimmt dann alle 30 bis 60 Minuten 40 Tropfen, bis Besserung eintritt.

Echter Beinwell

(Symphytum officinale)

Familie: Boraginaceae (Raublattgewächse)
Verwendete Pflanzenteile: Wurzel und Blatt
Wirkungen und Eigenschaften: zusammenziehende, reizlindernde, nährende, kräftigende, wundheilende und schleimlösende Wirkung; Qualität: kühl; bitterer und süßer Geschmack
Beeinflusste Organsysteme: Verdauungssystem, Atmungssystem, Stütz- und Bewegungsapparat (Muskeln und Skelett), Harnsystem, Haut
Spezifische Indikationen: Der Name dieser Heilpflanze ist ein Hinweis auf ihre erfolgreiche Verwendung über die Jahrhunderte hinweg, die auf der Grundlage einer empirischen Wissenschaft der Pflanzenheilkunde basiert. Doch Beinwell ist ein klassisches, allgemein bekanntes und genutztes Heilmittel für alle möglichen Beschwerden beim Menschen. Die Pflanze regt die Zellteilung an und verstärkt die Wundheilung sowohl bei inneren als auch bei äußeren Wunden. Die zusammenziehende Wirkung hilft bei der Abschwächung von Blutungen, wo immer diese im Körper auch auftreten: im Magen, in der Lunge, in den Eingeweiden, in den Nieren oder im Rektum. Die im Beinwell vorkommenden reizlindernden Stoffe wirken bei Bronchitis und Reizhusten beruhigend, außerdem wirkt die Pflanze auch schleimlösend. Der in der Beinwellpflanze vorhandene Schleim mit reizlindernden Eigenschaften heilt Geschwüre im Magen, im Zwölffingerdarm und außen am Körper.
Kombinationsmöglichkeiten: Beinwell lässt sich zur Behandlung von Magen- oder Zwölffingerdarmgeschwüren gut mit Eibisch und/oder Mädesüß kombinieren. Mit Andorn und Alant ist er bei Atemproblemen hilfreich. Mit Eibisch, Johanniskraut und Ringelblume zusammen kann man aus ihm eine wohltuende und Reizungen beruhigende Heilsalbe herstellen.
Passende Konstitutionstypen: Beinwell wirkt in erster Linie reizlindernd und erst sekundär zusammenziehend. Die Heilpflanze beruhigt und kräftigt entzündete, gereizte Schleimhäute im Bereich des Atmungssystems und im Verdauungstrakt. Sie ist ein uraltes Heilmittel bei trockenem Reizhusten, besonders wenn dieser mit blutdurchsetztem Auswurf einhergeht. Dies ist neben seinen starken, beruhigenden Wirkungen auf den Verdauungstrakt, wenn sich die Beschwerden dort bei Entzündung oder Trockenheit verschlimmern, der Grund dafür, dass Beinwell für den

Seher und den Krieger ein hervorragendes Stärkungsmittel ist und auch als Heilmittel für diese Konstitutionen bei den oben genannten Leiden sehr zu empfehlen ist. Durch seinen auffälligen Gehalt an Allantoin stimuliert Beinwell aktiv die Zellteilung. Dies macht in Kombination mit den reizlindernden und zusammenziehenden Wirkungen Beinwell zu einem sehr kraftvollen Heilmittel für die Reparatur geschädigter Gewebe (die manchmal an ein Wunder grenzt).

Warnhinweis: Siehe den Abschnitt über die Giftigkeit dieser Pflanze unten. Die Informationen dort gelten nicht für eine Verwendung der Pflanze als Wickel, für einen feuchten Umschlag oder für eine Salbe.

Zubereitung und Dosierung: Vom Tee aus den Blättern trinkt man dreimal am Tag eine halbe Tasse. Vom Kaltauszug aus der Wurzel sind ebenfalls dreimal täglich eine halbe Tasse eine gute Dosierung. Bei inneren Blutungen sollte man alle zwei Stunden 1 Tasse trinken, bis die Blutung aufgehört hat. Von der Tinktur verwendet man dreimal am Tag 20 bis 50 Tropfen. Für die äußerliche Anwendung werden die Blätter üblicherweise als Wickel oder feuchte Umschläge auf Blutergüsse, Prellungen, Verstauchungen, Fußpilz, Wunden und Geschwüre aufgelegt. Die Wurzel wird frisch zubereitet bei Wunden, Geschwüren, Knochenbrüchen und inneren Brüchen oberflächlich aufgetragen und auf diese Weise auch zur Förderung der Absonderung von Eiter aus Geschwüren verwendet. (Achtung! Einige Wunden und/oder Geschwüre müssen erst entleert werden, bevor eine Heilung am Gewebe an ihrer Oberfläche geschehen sollte. Bevor Beinwell von außen an eine Wunde herangebracht wird und dann eine rasche Heilung des Oberflächengewebes bewirkt, muss man sich vergewissern, dass auch das tiefere Gewebe in angemessenem Maß geheilt ist. Das kann beschleunigt werden, wenn Beinwell innerlich eingenommen wird.)

Giftigkeit: Pharmakologen haben mit viel Getöse eine Riesenkampagne losgetreten, bei der es um eine potenzielle Giftwirkung auf die Leber geht, die eine fortgesetzte innere Anwendung von Beinwell mit sich bringen soll. Diese Giftigkeit sei auf seinen Gehalt an Pyrrolizidin-Alkaloiden zurückzuführen. Ich selbst habe Beinwell jahrelang als zuverlässiges Heilmittel eingesetzt und plane, das auch weiterhin auf die gleiche Weise zu tun. Allerdings möchte ich den Leser auf diese aktuellen reduktionistischen Bedenken aufmerksam machen. Einem Erwachsenen schadet es nicht, einen aus Beinwellblättern oder -wurzeln zubereiteten Tee zu trinken. Auch für Kinder ist das in Ordnung, wenn sie es gelegentlich tun. Der einzige Warnhinweis, den ich abgeben möchte, betrifft Schwangere und stillende Frauen: Sie sollten keinen Beinwelltee trinken, da er möglicherweise dem Fötus und auch dem gestillten Säugling schaden kann; auch kleine Kinder sollten diese Heilpflanze nicht innerlich anwenden. Generell sollte man bei Kindern, die noch keine acht Jahre alt sind, von einer Verwendung von Beinwell absehen. Wer eine kranke Leber hat, sollte ebenfalls auf diesen Tee verzichten.

Und: Es gibt verschiedene Beinwell-Arten. Die Blätter und die Wurzeln des Echten oder Gewöhnlichen Beinwells *(Symphytum officinale)* enthalten die geringsten Konzentrationen an Pyrrolizidin-Alkaloiden. Rauer Beinwell *(Symphytum asperum)* und Futter-Beinwell *(Symphytum uplandicum)* sollten gar nicht verwendet werden, da sie Echimidin enthalten, ein giftiges Pyrrolizidin-Alkaloid. Äußerlich lässt sich Echter Beinwell in Salben und Wickeln bei allen Altersgruppen sicher und wirkungsvoll anwenden.

Bohnenkraut (Satyrkraut)

(Satureja montana, S. hortensis)

Familie: Lamiaceae (Lippenblütler)
Verwendetes Pflanzenteil: Kraut
Wirkungen und Eigenschaften: tonisierend, anregend, zusammenziehend, blähungswidrig
Beeinflusste Organsysteme: Nebenniere, Kreislauf, Verdauungsorgane, Harnsystem
Spezifische Indikationen: Nomen est omen – wenn man eine Pflanze schon nach einem Dämon (Satyr) benennt, den man mit Sinnenfreuden assoziiert und den die Römer gerne mit erigiertem Penis dargestellt haben, dann sollte eine solche Pflanze doch wohl irgendetwas mit Sexualität zu tun haben. Das Satyr- oder Bohnenkraut wird wie Thymian, Oregano und Quendel im Mittelmeerraum seit vielen Jahrhunderten als Gewürzpflanze genutzt. Durch Karl den Großen und seine Anordnungen im »Capitulare de villis«, in der er den Anbau von bestimmten Heilpflanzen vorschrieb, kamen diese »winterharten« Kräuter auch in unsere Küche und erfreuen sich großer Beliebtheit.

Die stark aromatisch duftenden und leicht bitteren Kräuter, unter denen das Bohnenkraut besonders durch seine gelinde Schärfe hervorsticht, nutzte man als Gewürz für durchaus gesunde, aber auch schwer verdauliche Speisen, daher der Name Bohnenkraut. Es wirkt blähungswidrig und desinfizierend und galt als Liebestonikum und giftwidrige Pflanze, wobei das Bergbohnenkraut *(S. montana)* der Gartenform *(S. hortensis)* deutlich überlegen ist.

Bohnenkraut ist ein traditioneller Bestandteil des Theriaks (Kräuterarzneimixtur u.a. gegen Schlangengift) und galt den Römern als Pflanze des Glücks, besonders wenn sie zu Füßen einer Satyrstatue geerntet werden konnte, wo man sie traditionell gerne angepflanzt hat.

Mönchen waren der Anbau und Gebrauch zeitweilig untersagt, um sie nicht der »unkeuschen Begier« auszusetzen – sie sollten ihr Essen lieber mit dem Mönchspfeffer würzen, der in größeren Mengen die Libido erheblich abkühlt.

Der Kräuterkundige Maurice Mességué empfahl den Gebrauch von Bohnenkraut als Tonikum, zusammen mit Bärenklau und Schöllkraut. Die Aromapflanze stimuliert Herz und Kreislauf, reguliert die Verdauungsfunktion und regt die Nebenniere an; sie ist also ideal für erschöpfte Männer, die ihren Stress nicht mehr richtig verdauen können. In dieser Richtung ist auch die Empfehlung von Hildegard von Bingen zu verstehen, Bohnenkraut zusammen mit Kümmel und Salbei gegen das Gliederzittern einzusetzen, also bei Kreislaufschwäche und nervöser Erschöpfung.
Passende Konstitutionstypen: Das Kraut passt gut zum Monarchen mit seiner diabetischen Stoffwechsellage; auch der Seher wird nervlich gekräftigt, neigt er doch von den drei Männertypen am ehesten zum Nervenzittern, also zur Neurasthenie.
Zubereitung und Dosierung: Von einem alkoholischen Auszug, am besten zusammen mit anderen Lippenblütlern, z.B. Salbei, Rosmarin, Thymian, Ysop, Katzenminze, nimmt man etwa dreimal täglich 10 Tropfen.

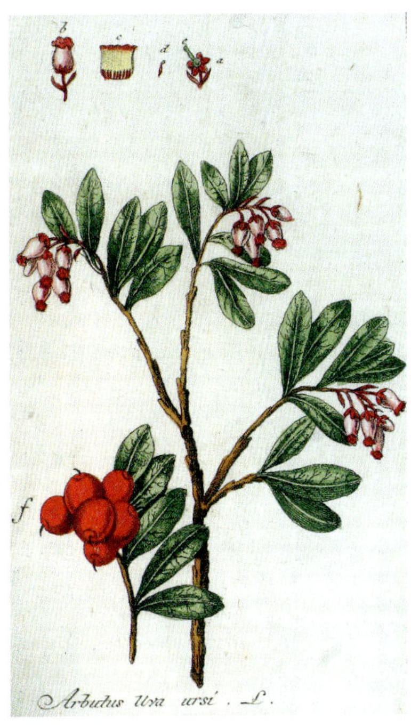

Bärentraube *(Arctostaphylos uva-ursi)*

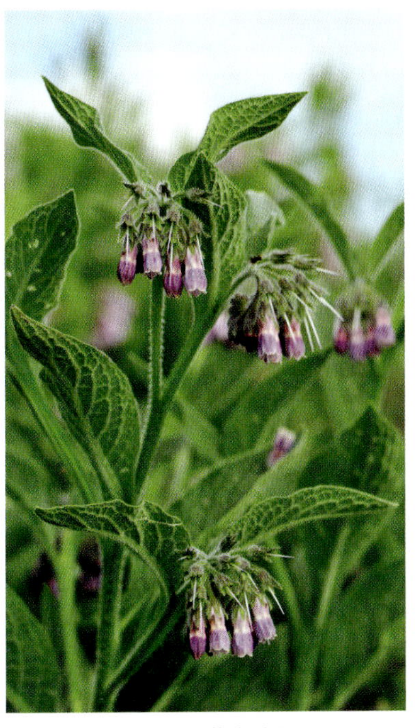

Beinwell *(Symphytum officinale)*

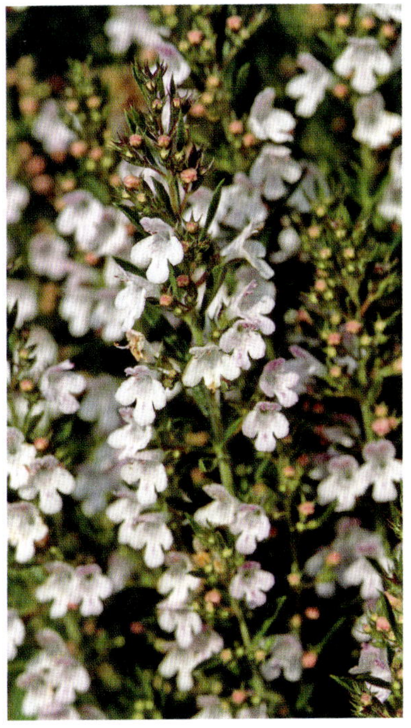

Bohnenkraut *(Satureja montana, S. hortensis)*

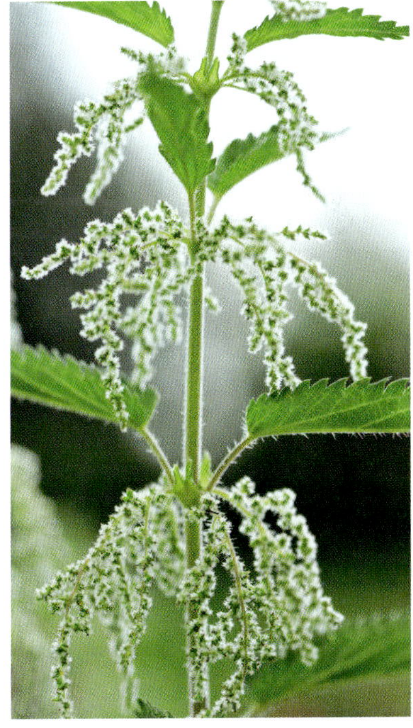

Brennnessel *(Urtica spp.)*

Brennnessel

(Urtica spp.)

Familie: Urticaceae (Brennnesselgewächse)
Verwendete Pflanzenteile: Blatt, Wurzel und Samen
Wirkungen und Eigenschaften: leicht harntreibende, stärkende Wirkung (Wurzel); stärkende, nährende, alterierende (umstimmende, zustandsverändernde), entzündungshemmende, leicht zusammenziehende, schleimlösende, leicht harntreibende, antiallergische Wirkung (Blatt); nährende und stärkende Wirkung (Samen); Qualität: kühl und trocken; leicht süßer und salziger und zusammenziehender Geschmack.
Beeinflusste Organsysteme: Urogenitalsystem, Atmungssystem, Stütz- und Bewegungsapparat (Muskeln und Skelett), Blut, Haut
Spezifische Indikationen: Die Brennnessel ist reich an Nährstoffen und lässt sich auf vielfältige Weise für den menschlichen Körper verwenden. Als Stärkungsmittel genutzt, lassen sich mit dieser Heilpflanze leichte chronische Entzündungen der Gelenke behandeln. Ihre Blätter enthalten eine Fülle von alkalisierenden Mineralstoffen, durch die die Entfernung von sauren Abfall- und Abbauprodukten unterstützt wird, die sich in den Körpergeweben angesammelt haben. Auf diese Weise sind Brennnesselblätter ein gutes Mittel zur Vorbeugung gegen Rheuma, Arthrose, Gicht und andere Leiden, die häufig mit einer schweren, eiweißreichen Ernährung zusammenhängen. Brennnesselblätter wirken harntreibend und auf die meisten Schleimhäute zusammenziehend. Das macht sie zusammen mit ihrem hohen Gehalt an Mineralstoffen, Vitamin K und Eisen zu einem wirkungsvollen Mittel, um übermäßige Absonderungen aller Art unter Kontrolle zu bringen oder Blutungen zu stoppen. Für Frauen sind sie ein guter Eisenlieferant und das besonders während der Schwangerschaft. In Übereinstimmung mit diesen Eigenschaften sind die Brennnesselblätter auch ein nützliches Tonikum für die Ernährung der Haut; sie wirken gut gegen eine Vielzahl von Hautausschlägen und alle Varianten von Ekzemen bei Kindern und Erwachsenen, insbesondere gegen nervlich bedingte Ekzeme. Brennnesselsamen haben einen hohen Anteil an essenziellen Fettsäuren, wodurch sie ein gutes, nahrhaftes Stärkungsmittel für dünne Personen sind, die an einer chronischen Krankheit leiden. Die Wurzel dieser Heilpflanze wird vor allem als Tonikum für die Prostata verwendet und beugt Erkrankungen dieses Organs vor. Auch zur Behandlung einer gutartigen Prostatavergrößerung ist Brennnesselwurzel zu empfehlen. Brennnesselblätter sind mit ihren schleimlösenden und krampflösenden Wirkungen bei der Behandlung von Verschleimungen in der Lunge hilfreich und lindern so auch bei Asthma auf sichere Weise die Beschwerden. Frische Brennnesselblätter haben besonders auf Infektionen der Nebenhöhlen und auf die allergische Reaktion bei Heuschnupfen einen sehr positiven Einfluss. Um die in den Brennnesselblättern enthaltene Ameisensäure zu bewahren, sollte man diese Blätter am besten gefriertrocknen.
Kombinationsmöglichkeiten: Brennnessel, Klette und Löwenzahn sind eine gute Kombination zur Behandlung von Ekzemen. Brennnesselwurzel und Sägepalme sind zusammen ein gutes Stärkungsmittel für die Prostata und die Harnwege und eignen sich in dieser Kombination auch für die Behandlung einer gutartigen Prostatavergrößerung. Bei kleineren und größeren Kindern können Brennnesselblätter in Kombination mit Rotklee und Klettenlabkraut als Tonikum oder zur Stärkung nach

Krankheiten dienen. Mit ihren sanften, alterierenden Wirkungen helfen diese Heilpflanzen dann bei der Normalisierung der Körperfunktionen. Mit einem Tee aus Brennnesselblättern, gesüßt mit Melasse, lässt sich Blutarmut (Anämie) behandeln.
Passende Konstitutionstypen: Diese Heilpflanze wirkt sanft und kann fast jedem helfen. Besonders gut eignet sie sich aber anscheinend für den Konstitutionstyp des Kriegers, der von Natur aus zu Übersäuerung neigt oder tendenziell zu viel Fleisch isst. Bei ihm werden durch die Brennnessel Abbauprodukte entfernt und die Schleimhäute der Harnwege, der Atemwege und des Verdauungssystems gestärkt. Die Pflanze schützt diese Bereiche des Körpers auch gegen kleinere Blutungen; außerdem wird verhindert, dass sich in den Gelenken zu viel Harnsäure ansammelt.
Zubereitung und Dosierung: Brennnesselblätter werden im Frühling und Frühsommer gesammelt, bevor die Pflanze Samen ausbildet. Vom Tee daraus trinkt man dreimal täglich 1 Tasse. Von der Tinktur daraus sind dreimal täglich 15 bis 50 Tropfen zu empfehlen. Brennnesselsamen lassen sich im Sommer und Herbst mühelos und in großer Menge einsammeln. Mit ihnen kann man seine Mahlzeiten würzen.

Cayennepfeffer

(Capsicum spp.*)*

Familie: Solanaceae (Nachtschattengewächse)
Verwendeter Pflanzenteil: Frucht
Wirkungen und Eigenschaften: anregende, windtreibende, kräftigende, zusammenziehende, durchblutungsfördernde und antiseptische Wirkung; Qualität: heiß; scharf-würziger Geschmack
Beeinflusste Organsysteme: Kreislauf, Nervensystem, Verdauungssystem, Atmungssystem, Stütz- und Bewegungsapparat (Muskeln und Skelett)
Spezifische Indikationen: Cayennepfeffer ist das reinste und beste Anregungsmittel, das die Pflanzenheilkunde kennt, und wirkt sehr schnell. Über den Kreislauf verteilen sich die Wirkungen dieser Heilpflanze im ganzen Körper. Zuerst wirkt sich Cayennepfeffer auf das Herz aus, dann auf die Arterien, danach auf die Kapillaren und schließlich auf die Nerven. Cayennepfeffer ist eine wirksame Heilpflanze, um bei akuten kritischen Zuständen von Herz und Kreislauf Erste Hilfe zu leisten. Dann kann es Herzinfarkten und Schlaganfällen vorbeugen. Cayennepfeffer stoppt auch innere wie äußere Blutungen und wird eingesetzt, um bei unzureichender Durchblutung der Körperperipherie (bei kalten Händen und Füßen) Erleichterung zu verschaffen. Er ist ein hervorragendes Mittel zur Vorbeugung und Behandlung von Erkältungen, Grippe, Schwächezuständen, Verdauungsstörungen, Kopfschmerzen, Depressionen und Arthritis. In geringen Dosierungen regelmäßig eingenommen, ist Cayennepfeffer ein spezifisches Tonikum für den Kreislauf und das Verdauungssystem. Er hilft bei Krämpfen und lindert Magen- und Darmschmerzen. Manchmal bringt er auch durch seine wärmende Wirkung auf die Eingeweide bei Verstopfung Erleichterung.
Kombinationsmöglichkeiten: Diese Heilpflanze ist zusammen mit Myrrhe und Kanadischer Gelbwurz *(Hydrastis canadensis)* ein hervorragendes antiseptisches Mittel zur Desinfizierung. Wer sich chronisch kalt fühlt, für den ist ein Ingwertee zum Aufwärmen besser geeignet als Cayennepfeffer. Ingwer hilft dabei, dass die

Körperwärme im Körper bleibt, während Cayennepfeffer dazu tendiert, Hitze auszulösen und diese dann zu zerstreuen.
Passende Konstitutionstypen: Cayennepfeffer hat heiße, katabolische (den Stoffabbau fördernde) Eigenschaften und einen scharfen, beißenden Geschmack. Dadurch wird der Kreislauf angekurbelt und das Verdauungsfeuer angefacht, was die Verdauung und die Aufnahme von Nahrung in den Körper fördert. Die starke, erhitzende Kraft dieser Heilpflanze ist normalerweise für das ohnehin schon heiße Naturell des Kriegers eine zu starke Stimulierung, die für diese Konstitution gar nicht nötig ist. Obwohl Cayennepfeffer der kühlen Konstitution des Sehers willkommene Wärme bringen kann, ist die Pflanze üblicherweise zu stark und verursacht bei der sensiblen Seher-Konstitution zu schnell Reizungen. Seher dürfen Cayennepfeffer nur in sehr kleiner Dosierung und nur selten zu sich nehmen. Viel besser passt diese Heilpflanze zur Konstitution des Monarchen. Bei ihm reinigt sie den Dickdarm und die Schweißdrüsen, hilft dabei, den Darm zu entleeren; sie hat eine stark stimulierende Wirkung auf seinen Kreislauf und steigert den Blutfluss sowie das Fließen der Lymphe. Außerdem stärkt sie sein gesamtes Nervensystem.
Zubereitung und Dosierung: 1 Esslöffel eines starken Aufgusses wird nach Bedarf mit heißem Wasser vermischt (das entspricht ungefähr ¼ Teelöffel pro Tasse). Im Notfall und wenn es darum geht, einen Herzinfarkt abzuwenden, gibt man einen gehäuften Teelöffel pulverisierten Cayennepfeffer in eine Tasse mit heißem Wasser. Von der Tinktur tropft man nach Bedarf 3 bis 10 Tropfen in ein wenig heißes Wasser. Äußerlich direkt auf Schnittwunden aufgetragenes Pulver aus Cayennepfeffer wird wehtun, aber es wird Blutungen wirksam zum Stillstand bringen und schließlich auch die Schmerzen der Verletzung verringern.

Damiana

(Turnera diffusa, Turnera aphrodisiaca)

Familie: Passifloraceae (Passionsblumengewächse), früher Turneraceae
Verwendete Pflanzenteile: Blatt und Stiel
Wirkungen und Eigenschaften: stärkend; Antidepressivum; euphorisierende, leicht abführende Wirkung; Antiseptikum für das Harnsystem; Aphrodisiakum; Qualität: warm; scharf-würziger Geschmack
Beeinflusste Organsysteme: Nervensystem, Urogenitalsystem, Verdauungssystem
Spezifische Indikationen: Die spezifischen Wirkungen dieser Heilpflanze sind nicht so gut untersucht worden wie die anderer Pflanzen, aber deren traditionelle Verwendung und Beobachtungen weisen darauf hin, dass Damiana sowohl ein gutes Stärkungsmittel für die Nerven als auch ein wirksames Aphrodisiakum ist. Als nervenstärkendes Mittel hat Damiana eine deutlich die Stimmung hebende und Depressionen abschwächende Wirkung. Die Pflanze fördert ein allgemeines Wohlgefühl. Auch wer sich übermäßig viele Sorgen macht und sich innerlich wie festgefahren fühlt, kann aus ihr Nutzen ziehen. Wer unter Niedergeschlagenheit leidet oder in anödenden, depressiven Zuständen versinkt, kann durch Damiana einen Energieschub bekommen. Unter den Heilpflanzen, die die Stimmung aufhellen, gehört Damiana zu den wirksameren in der Materia medica der Pflanzenheilkunde. Der andere Anwendungsbereich wird schon an dem lateinischen Namen *Turnera*

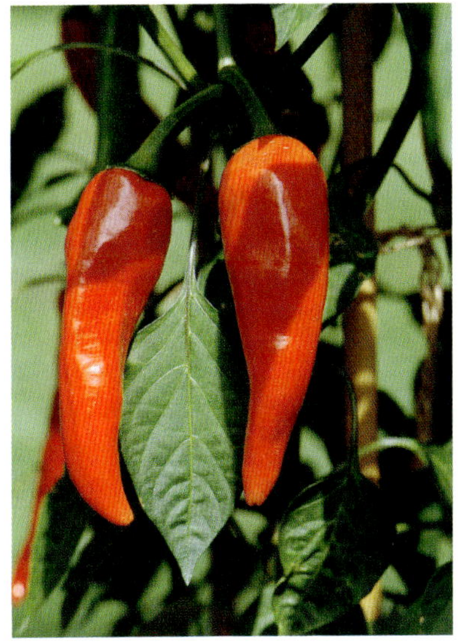

Chili, Cayennepfeffer *(Capsicum* spp.*)*

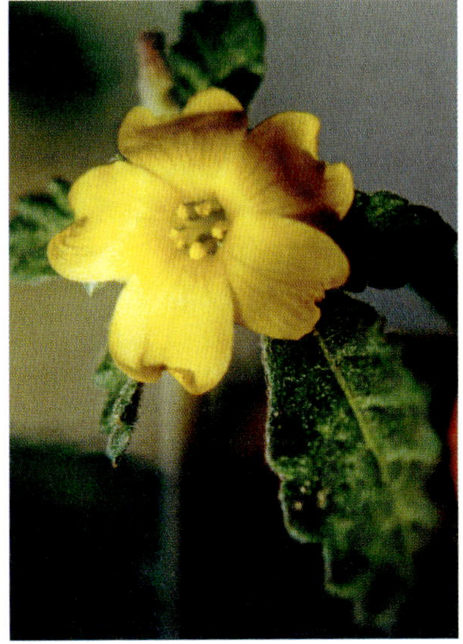

Damiana *(Turnera diffusa)*

aphrodisiaca deutlich. Damiana wird als eines der besten pflanzlichen Aphrodisiaka gepriesen und steht in dem Ruf, ein überragendes sexuelles Tonikum zu sein. Wenn Angst und Depressionen die sexuelle Erregbarkeit beeinflussen, gilt die Heilpflanze als besonders hilfreich. Es gibt Hinweise darauf, dass Damiana die Wirkung von Testosteron nachahmt oder Testosteron ergänzen kann, aber bewiesen ist das nicht. Allerdings wird damit die Verwendung dieser Pflanze in vielen Rezepturen mit anabolischen Wirkungen gerechtfertigt.

Kombinationsmöglichkeiten: Damiana lässt sich gut mit Flug-Hafer *(Avena fatua),* Helmkraut und/oder Hopfen kombinieren, um nervösen Angstzuständen entgegenzuwirken. Mit Flug-Hafer und Kolabaum zusammen ist die Heilpflanze bei depressiven Zuständen heilsam. Auch die Kombination mit Kava-Kava eignet sich hervorragend dazu, sowohl Männer als auch Frauen darin zu unterstützen, entspannter an ihre Sexualität heranzugehen.

Passende Konstitutionstypen: Sowohl für Seher als auch für Monarchen ist Damiana ein gutes Mittel bei Trübsal und Depressionen und in allen Zuständen, in denen ein wenig Euphorie genau das Richtige ist. Auch bei Personen, die Schwierigkeiten haben, aus dem Bett zu kommen, ist die Heilpflanze empfehlenswert. Als sexuelles Tonikum ist Damiana besonders geeignet, wenn der Verstand darauf besteht, sich über die fleischlichen Neigungen hinwegzusetzen, oder wenn jemand aufgrund traumatischer Erlebnisse nichts mit Sexualität zu tun haben will. Auch bei Ängsten bezüglich der eigenen sexuellen Leistungsfähigkeit oder des eigenen Erektionsvermögens kann diese Pflanze die Libido anregen und Menschen helfen, die Schwierigkeiten haben, beim Thema Sex entspannt zu bleiben. Männern mit der Konstitution des Sehers kann Damiana wegen der anabolischen, den Stoffaufbau fördernden Wirkung besonderen Auftrieb geben.

Zubereitung und Dosierung: Als Tee trinkt man dreimal am Tag 1 Tasse; von der Tinktur sind dreimal am Tag 15 bis 40 Tropfen eine gute Dosierung.

Dang Shen

(Codonopsis pilosula)

Familie: Campanulaceae (Glockenblumengewächse)
Verwendeter Pflanzenteil: Wurzel
Wirkungen und Eigenschaften: reizlindernde und schleimlösende Wirkung; steigert die Energie; Qualität: mäßig warm; süßer Geschmack
Beeinflusste Organsysteme: Verdauungssystem, Atmungssystem, Immunsystem
Spezifische Indikationen: Die Qualitäten und Wirkungen von Dang Shen ähneln denen des Chinesischen Ginseng, allerdings wirkt Dang Shen viel sanfter und ist bei Weitem nicht so teuer. Die Pflanze tut gut, wenn sie bei Krankheiten genommen wird, die mit Appetitmangel, Blutarmut (Anämie), Müdigkeit oder Kraftlosigkeit in Armen und Beinen einhergehen.
Kombinationsmöglichkeit: Zusammen mit Tragantwurzel *(Astragalus)* ist Dang Shen ein hervorragendes Stärkungsmittel für den Aufbau des Immunsystems.
Passende Konstitutionstypen: Wegen seiner sanften, stärkenden Wirkung, die die Verdauung kräftiger werden lässt und das Immunsystem stärkt, ist diese Wurzel auch für die Verwendung über eine lange Zeit hinweg ein sicheres Mittel für Männer und Frauen aller Konstitutionstypen. Der süße Geschmack von Dang Shen baut Kraft und Vitalität auf, was dann die Verdauung fördert und die Assimilation verstärkt. Es ist auch ein stärkendes Nahrungsmittel und eignet sich für den Seher, weil es dessen tendenziell zu Schwäche und Mangelzuständen neigende katabolische Konstitution mit Nährstoffen versorgt.
Zubereitung und Dosierung: Von der Abkochung trinkt man dreimal am Tag eine halbe Tasse. Man sollte Dang Shen regelmäßig als Zutat für eine stärkende Suppe oder einen entsprechenden Eintopf verwenden oder dem Müsli am Morgen oder allen Speisen mit gekochtem Getreide hinzufügen. Man kann sie auch wie eine Lakritzstange kauen.

Echter Eibisch (Althee, Arznei-Eibisch, Heilwurz, Weiße Malve)

(Althaea officinalis)

Familie: Malvaceae (Malvengewächse)
Verwendete Pflanzenteile: Wurzel und Blatt
Wirkungen und Eigenschaften: reizlindernde, harntreibende, nährende, stärkende, weichmachende, wundheilende Wirkung; Immunsystem wird sanft angeregt; fördert den Milchfluss; Qualität: kühl und feucht; süßer, fader Geschmack
Beeinflusste Organsysteme: Verdauungssystem, Harnsystem, Atmungssystem, Stütz- und Bewegungsapparat (Muskeln und Skelett), Haut
Spezifische Indikationen: Eibisch hat einen hohen Anteil an Mucopolysacchariden. Der Kaltauszug dieser Heilpflanze ergibt ein schleimiges Getränk, mit dem sich sehr gut trockene, entzündete Schleimhäute im Hals und im Verdauungstrakt vor Schaden bewahren lassen. Eibisch versorgt uns mit einer Fülle von pflanzlichen Schleimstoffen und leicht zu assimilierendem Kalzium und wird dadurch zu einem überragenden Mittel, um im gesamten Bereich des Verdauungssystems Entzündungen und Reizungen entgegenzuwirken. Die Pflanze wird häufig gegen Entzündungen

der Magenschleimhaut, bei Sodbrennen und Geschwüren im Magen, im Zwölffingerdarm und auch sonst im Magen-Darm-Trakt eingesetzt und auch bei entzündlichen Erkrankungen der Eingeweide verwendet. Es ist unklar, wie Eibisch auf die Schleimhäute der Atemwege und der Harnwege einwirkt, aber empirische Beobachtungen legen nahe, dass die Pflanze einen guten Einfluss auf diese hat und dass Trockenheit in der Lunge und brennende oder gereizte Harnwege von ihren Wirkungen profitieren. Die reizlindernde Wirkung des Eibisch ist bei Lungenbeschwerden, entzündeten Schleimhäuten der oberen Atemwege (Katarrh) und Husten besonders wohltuend. Die Polysaccharide stimulieren auf sanfte Weise die Abwehrkräfte und machen die Heilpflanze zum harntreibenden und die Symptome beruhigenden Mittel der Wahl, wenn wir gerade beginnende Infektionen der Harnwege in ihrem frühen Stadium behandeln wollen. Allerdings können wir mit Eibisch auch gegen Harnwegsinfektionen vorgehen, die gerade ihren Höhepunkt erreicht haben und bei denen es zu starkem, von einem Brennen begleiteten und häufigem Harndrang kommt. Zusammen mit anderen harntreibenden Pflanzen ist Eibisch ein sehr wirksames Mittel zur Behandlung von Nierensteinen und Nierengrieß. Er wird auch gegen Reizungen und Entzündungen im Bereich der Gelenke empfohlen. In einem Umschlag oder Wickel aufgelegt, können wir mit Eibisch ebenso wirkungsvoll Blutvergiftungen, Wundbrand (Gangrän), eiternde Wunden sowie Verbrennungen und Blutergüsse behandeln. Diese Pflanze ist wirklich ein Allheilmittel.

Kombinationsmöglichkeiten: Bei Husten wirkt diese Pflanze hervorragend in Kombination mit (Weißem) Andorn und/oder einer geringen Menge Lobelie; mit Beinwell zusammen ist Eibisch gut gegen Magengeschwüre. Ein Tee aus Eibisch, Petersilienwurzel und Wald-Hortensie hilft bei Nierensteinen und Nierengrieß. Der Kaltauszug aus einer Mischung aus Eibisch mit Süßholz, Kamille und Zimt ist ein außergewöhnlich gutes windtreibendes und reizlinderndes Mittel mit einer wohltuenden Wirkung auf Magen und Darm. Aus Eibisch mit Fenchel, Katzenminze, Zitronenmelisse und Kamille, die wir in Glycerin und Wasser quellen lassen, können wir uns ein gutes Glyzerid herstellen, das das Immunsystem von Kindern auf sanfte Weise stärkt.

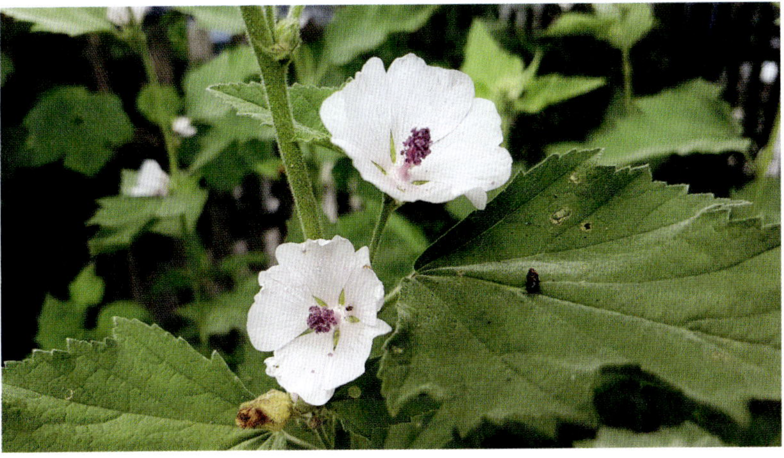

Echter Eibisch *(Althaea officinalis)*

Passende Konstitutionstypen: Der Eibisch hat sowohl auf den Seher als auch auf den Krieger eine positive Wirkung. Dem Seher hilft er dabei, die bei diesem Konstitutionstyp chronisch trockenen Schleimhäute geschmeidig und feucht zu halten; dem Krieger kann er eine Hilfe sein, wenn dieser unter Entzündungen und Reizungen leidet, die mit einer Übersäuerung des Magens, zu saurem Urin und Ähnlichem zusammenhängen.
Zubereitung und Dosierung: Wir sollten für unsere Zubereitungen die zweijährige Wurzel verwenden. Von einem Kaltauszug trinkt man dreimal am Tag 1 Tasse. Bei einer Abkochung bringt man die pulverisierte Wurzel mit Milch zum Kochen und trinkt davon bei Blutungen der Harnorgane, bei Durchfall oder Ruhr reichlich. Von der Tinktur kann man dreimal täglich 15 bis 40 Tropfen nehmen.

Kalifornischer Eidechsenschwanz (Yerba Mansa)

(Anemopsis californica)

Familie: Saururaceae (Eidechsenschwanzgewächse)
Verwendeter Pflanzenteil: Wurzel
Wirkungen und Eigenschaften: zusammenziehende, entzündungshemmende, antimikrobielle, anregende Wirkung; Qualität: warm; aromatischer, scharf-würziger Geschmack
Beeinflusste Organsysteme: Magen-Darm-Trakt, Atmungssystem, Urogenitalsystem
Spezifische Indikationen: Der Kalifornische Eidechsenschwanz ist vor allem ein Tonikum für die Schleimhäute und mit dieser Funktion ein kostbarer Ersatz für die Kanadische Gelbwurz *(Hydrastis canadensis)*, eine Pflanze, deren Fortbestand in der Wildnis gefährdet ist. Ein Extrakt aus dem Kalifornischen Eidechsenschwanz wirkt auf alle Schleimhäute des Körpers ein (auf die des Magen-Darm-Traktes, der Atemwege und des Urogenitalsystems). Sein aromatischer, scharf-würziger Geschmack und seine wärmenden Eigenschaften ähneln dem Geschmack und den Eigenschaften von Wachsmyrte und Myrrhe. Seine entzündungshemmenden, antimikrobiellen, anregenden und zusammenziehenden Wirkungen sind alle sehr nützlich bei verstopften und gestauten sowie übermäßig entspannten, erschlafften Schleimhäuten. Die Auszüge aus dieser Heilpflanze haben besonders auf subakute und chronische Leiden eine wohltuende Wirkung, bei denen Ungleichgewichte seit längerer Zeit fortbestehen und nicht aufgelöst wurden (beispielsweise bei beständigen Verschleimungen in der Lunge, die mit hartnäckigem Husten verbunden sind). Solche Extrakte leiten mehr Blut und Immunzellen zu den Geweben hin, was bei der Vollendung des Heilungsprozesses Unterstützung gibt. Die zusammenziehende Wirkung der Pflanze verbessert die Unversehrtheit der Gewebe und kontrolliert die Absonderung von Sekreten, während ihre stimulierende Wirkung bei der Entfernung von Abfallprodukten hilft, die sich angesammelt haben, und Sauerstoff und Nährstoffe zuführt, wodurch schlecht heilende Schleimhäute regeneriert werden. Der Kalifornische Eidechsenschwanz ist ein Segen, um bei Problemen mit den Nebenhöhlen und bei Kopfgrippe für Besserung zu sorgen, insbesondere bei Beschwerden, die subakut geworden sind und bei denen ein dicker Schleim abgesondert wird. Als Nasenspray hilft er bei Entzündungen von Nase und Nebenhöhlen, einen Aufguss der Pflanze

kann man wirkungsvoll als Gurgelwasser nutzen, als Spray für den Hals lassen sich Halsschmerzen behandeln. Im Urogenitalsystem hilft die Pflanze am meisten bei der Linderung von Reizungen, die nicht mehr allzu stark stören, aber bei denen doch ein vages Empfinden einer weiterhin schwelenden Infektion bleibt. (Achtung! Die Wirkungen der Kanadischen Gelbwurz – *Hydrastis canadensis* – auf die Schleimhäute sind ganz ähnlich, aber diese Pflanze eignet sich eher für Beschwerden, bei denen der Schleim gelblich gefärbt ist, während der Kalifornische Eidechsenschwanz bei Beschwerden passt, die mit weißem Schleim verbunden sind.)

Kombinationsmöglichkeiten: Gegen »Feuchtigkeit« in der Lunge, die nicht vergehen will, und gegen eine mit hartnäckigem Husten einhergehende Verschleimung der Lunge ist eine Kombination aus dem Kalifornischen Eidechsenschwanz mit Santakraut *(Eriodictyon* spp.*)* und Alant ein gutes Mittel.

Passende Konstitutionstypen: Diese Heilpflanze wirkt kräftigend und normalisierend auf Ungleichgewichte im Bereich der Schleimhäute, wie sie bei der Konstitution des Monarchen häufig vorkommen. Im Bereich der Atemwege hilft sie bei den chronischen, dickflüssigen Schleimabsonderungen, die mit Schleimhäuten in den Nebenhöhlen oder in anderen Ausbuchtungen des Körpers oder in der Lunge zusammenhängen. Im Magen-Darm-Trakt heilt die Pflanze verstopfte und durch Blutansammlungen beeinträchtigte Schleimhäute und Gewebestrukturen, deren Zustand sich immer weiter verschlechtert, was sich als chronische Neigung zur Bildung von Geschwüren und Vereiterungen der Schleimhäute oder als Schleim im Stuhl zeigt. Auf ähnliche Weise wirkt der Kalifornische Eidechsenschwanz auf das Urogenitalsystem und ist dort hilfreich, wenn chronische, gering ausgeprägte Ungleichgewichte in Verbindung mit übermäßigen Sekretabsonderungen zu beobachten sind (beispielsweise bei leichten Infektionen der Harnwege, die nicht mehr ganz verschwinden). Auch bei Problemen mit den Gelenken ist die Pflanze für Monarchen eine gute Wahl.

Warnhinweise: Diese Heilpflanze sollte besser nicht verwendet werden bei brennenden Empfindungen, akuten Reizungen oder einer akuten Entzündung der Schleimhäute in der Lunge oder in den Harnwegen. Ebenso nicht bei Geschwüren.

Zubereitung und Dosierung: Medizinisch wirksam ist bei der Pflanze vor allem die Wurzel; einige verwenden aber auch die Blätter. Von der Tinktur nimmt man bis zu fünfmal täglich 30 bis 60 Tropfen. In verdünnter Form kann man sie auch zum Gurgeln nehmen. Bei der Zubereitung von Aufgüssen und Abkochungen sollte man etwa 30 Gramm der Pflanze auf 1 Liter Wasser geben. Davon sollte man dann bis zu fünfmal am Tag ¼ bis ½ Tasse trinken.

Echte Engelwurz (Angelika), Dong Quai (Chinesische Engelwurz)

(Angelica archangelica, Angelica sinensis)

Familie: Apiaceae (Doldenblütler)

Verwendete Pflanzenteile: Wurzel, Blatt und Samen für medizinischen Gebrauch; Stängel als Konfekt

Wirkungen und Eigenschaften: windtreibende, anregende, menstruationsfördernde, krampflösende, antirheumatische, antiseptische, schleimlösende, harntreibende und schweißtreibende Wirkung; Qualität: warm; bitterer und scharf-würziger Geschmack

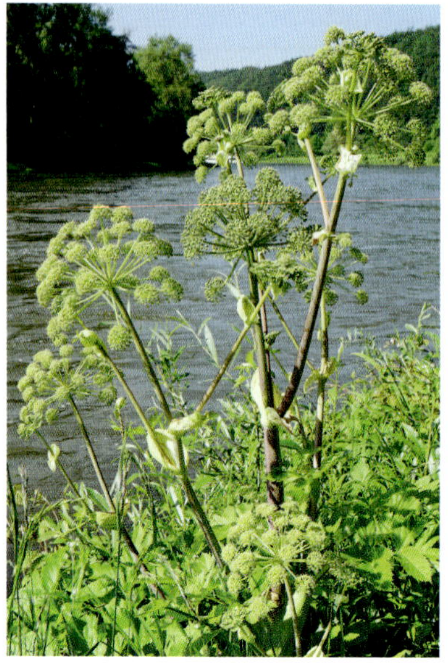
Engelwurz *(Angelica archangelica)*

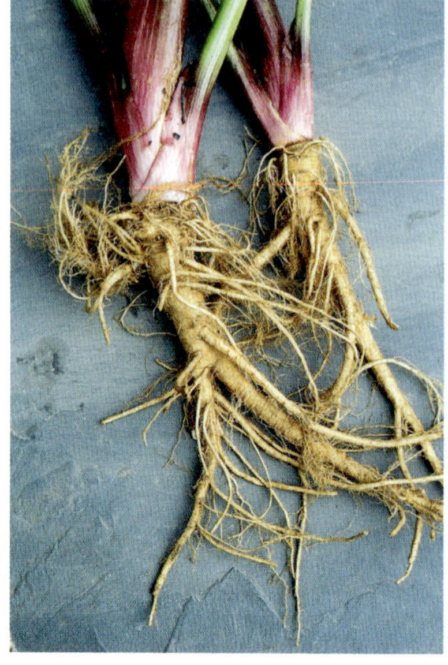
Wurzel der Echten Engelwurz

Beeinflusste Organsysteme: Atmungssystem, Kreislauf, Verdauungssystem, Stütz- und Bewegungsapparat (Muskeln und Skelett), Urogenitalsystem
Spezifische Indikationen: Als schleimlösendes Mittel bei Husten, Rippenfellentzündungen und den meisten anderen Lungenleiden, besonders wenn noch Fieber, ein grippaler Infekt oder eine Erkältung dazukommen, ist die Engelwurz eine sehr gute Heilpflanze. Sie führt bei Fieber Schweißbildung herbei und kühlt so die Haut. Die wärmende Qualität der Engelwurz und ihr hoher Anteil an windtreibenden, bitteren, ätherischen Ölen wirken krampflösend und tragen so zu einer Linderung von Magen- und Darmkrämpfen (Koliken) bei und helfen auch bei Übelkeit sowie bei Blähungen. Die Heilpflanze unterstützt die Verdauung und steigert den Appetit; sie hat eine Affinität zum Harnsystem und wirkt dort bei Entzündungen von Blase oder Harnröhre antiseptisch. Da Engelwurz bei innerlicher Anwendung oder als Wickel oder Einreibemittel auch den Kreislauf anregt und den Körper aufwärmt, wurde sie verwendet, um bei kalten, rheumatischen Entzündungen und bei Schwächen des Gefäßsystems an der Peripherie des Körpers die Beschwerden zu lindern. Wegen dieser wärmenden und den Kreislauf unterstützenden Eigenschaften ist Engelwurz auch ein Mittel, das mit seinen Wirkungen dazu beiträgt, die Menstruation anzuregen, die Monatsblutung zu regulieren und durch seine krampflösenden Eigenschaften Menstruationskrämpfe abzuschwächen.

Die Chinesische Engelwurz *(Angelica sinensis)*, allgemein unter dem Namen Dong Quai bekannt, ist die weiterverarbeitete Wurzel einer speziellen Engelwurz-Art. Sie ist von ihrer Qualität her warm und hat einen süßen, bitteren und scharf-würzigen Geschmack. Ihre Wirkungen gleichen denen der anderen Art mit dem Unterschied, dass ihre stärkende Wirkung intensiver ist. Häufig wird die Heilpflanze als »Ginseng für die Frau« bezeichnet und mit großem Erfolg als Tonikum für die weiblichen Geschlechtsorgane und für eine verbesserte Blutbildung und eine

bessere Durchblutung der Gebärmutterregion verwendet. Dong Quai eignet sich aber auch genauso gut als Tonikum für die männlichen Geschlechtsorgane und ist besonders bei Entzündungen der Prostata und der Hoden ein sehr wertvolles Heilmittel. Hodenentzündungen treten bei Erwachsenen häufig im Verlauf von Erkrankungen wie Mumps und Gonorrhö (Tripper) als schmerzhafte Komplikationen auf.
Kombinationsmöglichkeiten: Die Wurzel der Engelwurz lässt sich gut mit Huflattich kombinieren und in dieser Zusammenstellung bei Bronchialkatarrh verwenden. Zusammen mit Kamille ist sie bei Verdauungsstörungen zu empfehlen, zusammen mit Schneeball für Krämpfe im Bereich des Urogenitalsystems. Die Blätter der Engelwurz lassen sich gemeinsam mit Kamille gut gegen Verdauungsschwäche einsetzen.
Passende Konstitutionstypen: Die Engelwurz ist für die Konstitution des Sehers ein hervorragendes Heilmittel für die Verdauung, da sie sowohl wärmend ist, als auch leicht bitter schmeckt. Die Wirkungen, die das bei den Sehern vom Sympathikus dominierte vegetative Nervensystem auf seinen Magen-Darm-Trakt ausübt, werden durch die vom Engelwurz herbeigeführte gesteigerte Durchblutung dieses Bereiches und durch die Verstärkung der Sekretionen dort abgeschwächt. Die krampflösenden Eigenschaften dieser Heilpflanze gleichen auch die Tendenz dieses Konstitutionstyps zu übermäßig starken Darmkontraktionen oder zu Darmkrämpfen aus. Auch für die Konstitution des Monarchen ist die Engelwurz wegen ihrer wärmenden Qualität ein wirkungsvolles Stärkungsmittel. Die Pflanze trägt dazu bei, übermäßigen Schleim aus der Lunge zu entfernen, und verstärkt die Durchblutung der Beckenregion, was zur Auflösung von Verstopfungen führt. Diese Wirkung kann auch Frauen mit der Konstitution des Sehers helfen, die an immer wieder auftretenden Krämpfen der Gebärmutter leiden. Da die Engelwurz den Kreislauf anregt, ist sie auch für den Monarchen bei allen Beschwerden im Stütz- und Bewegungsapparat eine gute Wahl. Wegen ihrer anregenden Wirkungen sollte die Engelwurz ganz allgemein vom Krieger gemieden werden, wenn es dieser Konstitutionstyp mit Entzündungen oder Reizungen zu tun hat.

Dong Quai verbessert die Stoffwechselaktivitäten im Bereich der Leber, wofür der dadurch gesteigerte Sauerstoffverbrauch dieses Organs ein Beleg ist. Neben ihren entzündungshemmenden, schmerzstillenden und krampflösenden Wirkungen ist es diese Eigenschaft, die Dong Quai für den Seher zu einer recht nützlichen Heilpflanze macht, da er einen Hang zu einer schwachen Leber und zu Allergien hat. Die Wurzel dieser Pflanze befeuchtet den Darm, vermindert Verstopfungen, die das Resultat eines trockenen Darmes sind und zu denen es beim Seher immer wieder kommt. Dong Quai ist in der chinesischen Medizin als Blutstärkungsmittel bekannt, da es sehr schnell zu einer Vermehrung der roten Blutkörperchen führt. Diese Eigenschaft macht diese Heilpflanze auch zu einem wertvollen Nahrungsmittel für Menschen, die zu Schwäche, Blutarmut, Benommenheit, Gesichtsblässe, Taubheit in Armen und Beinen und/oder zu Herzklopfen neigen. Sie hilft bei der Normalisierung der Herzkontraktionen, während sie die Herzkranzgefäße weitet, sie verbessert die Durchblutung in der Körperperipherie und bringt den Extremitäten Wärme. All dies wirkt stabilisierend auf den Blutkreislauf des Sehers und versorgt dadurch seine Muskeln und sein Knochengerüst mit Nährstoffen, ebenso die Bauchorgane, die Geschlechtsorgane und die Atmungsorgane dieses Konstitutionstyps.
Warnhinweise: Die Engelwurz hat die Tendenz, die Blutzuckerwerte zu erhöhen. Daher sollten Diabetiker diese Pflanze meiden. Sie hat starke menstruationsför-

dernde Wirkungen, deshalb sollten Schwangere sie am besten ebenfalls nicht verwenden. Das Gleiche gilt bei übermäßig starker Menstruationsblutung. Da Dong Quai der Blutgerinnung entgegenwirkt, indem es eine Zusammenballung der Blutplättchen verhindert und die Arterien erweitert (und auf diese Weise das Blut verdünnt), sollte diese Heilpflanze nicht von jemandem genommen werden, der zu exzessiven Blutungen neigt oder blutverdünnende Wirkstoffe zu sich nimmt.
Zubereitung und Dosierung: Von einer Abkochung trinkt man dreimal am Tag eine halbe Tasse, von einem Aufguß zwei- oder dreimal am Tag ebenfalls eine halbe Tasse. Von der Tinktur gibt man ¼ bis ½ Teelöffel in eine Tasse warmes Wasser. Einen Wickel legt man auf Brust oder Gelenke auf; ein Einreibemittel wird an denselben Stellen angewendet.

Fenchel

(Foeniculum vulgare)

Familie: Apiaceae (Doldenblütler)
Verwendeter Pflanzenteil: Samen (Frucht)
Wirkungen und Eigenschaften: windtreibende, krampflösende, schleimlösende und harntreibende Wirkung; fördert den Milchfluss; aromatisch; Qualität: warm; scharf-würziger und süßer Geschmack
Beeinflusste Organsysteme: Verdauungssystem, Atmungssystem, Harnsystem
Spezifische Indikationen: Diese Heilpflanze hat wärmende, auflockernde, ein gutes Durchatmen fördernde Eigenschaften. Fenchel wärmt die Verdauungsorgane und regt sie an, und das besonders bei einer trägen Verdauung. Diese Wärme lindert Blähungen und hilft bei Kopfschmerzen, die mit Verdauungsproblemen zusammenhängen. Diese Heilpflanze ist ein hervorragendes Heilmittel für die Behandlung von Blähungen und Koliken (und wirkt bei Säuglingen und Kleinkindern wahre Wunder). Gleichzeitig regt sie einen gesunden Appetit an und fördert die Verdauung. Kleinkindern hilft sie dadurch, dass sie bei ihren stillenden Müttern den Milchfluss steigert. Fenchel befreit die Atemwege und hat eine beruhigende, entkrampfende Wirkung bei Husten und Bronchitis. Heilpflanzenmischungen und Hustensirup kann diese Pflanze einen köstlichen Geschmack verleihen und aromatisch aufbessern.
Kombinationsmöglichkeiten: Fenchel lässt sich extrem gut mit Katzenminze, Kamille und Zitronenmelisse zusammen zur Behandlung von Kinderkrankheiten nutzen, die mit Fieber verbunden sind (also beispielsweise Masern, Mumps und Windpocken). Auch bei Beschwerden im Bereich des Nervensystems, des Atmungssystems, des Verdauungssystems und bei Darmbeschwerden (Koliken, Darmgrippe) ist diese Zusammenstellung ein Heilmittel mit wohltuender Wirkung. Fenchelsamen kann bei der Frau den Milchfluss fördern und die Muttermilch für die Säuglinge noch bekömmlicher machen. Fenchel hilft, Koliken bei Babys zu vermeiden. All dies hat natürlich Auswirkungen auf den Mann: Geht es Kind und Mutter gut, kann auch er ruhig schlafen.
Passende Konstitutionstypen: Fenchelsamen tun allen Konstitutionstypen gut. Einen besonders guten Einfluss haben sie auf die Verdauung des Kriegers, weil sie nicht die anregenden Eigenschaften anderer windtreibender Heilpflanzen wie Ingwer und Amerikanischer Gelbholzbaum *(Zanthoxylum americanum)* besitzen. Bei

zu starker Gasentwicklung im Magen-Darm-Trakt verschaffen sie Erleichterung, weil sie die Ausleitung dieser Gase fördern.

Zubereitung und Dosierung: Für einen Fencheltee zermahlt man die Samen und gießt Wasser auf, dann trinkt man dreimal am Tag 1 Tasse. Von der Tinktur werden dreimal am Tag 25 bis 40 Tropfen genommen. Gegen Augenentzündungen und Verspannungen im Augenbereich helfen bei äußerlicher Anwendung auf die Augenlider gelegte Kompressen; als Augenwasser bei roten, entzündeten Augen hilft eine Kombination aus Fenchel mit Himbeere. Ein in einem Fettöl verdünntes ätherisches Öl aus der Fenchelpflanze lässt sich in die Haut einreiben oder als Kompresse auflegen und lindert so Muskelschmerzen sowie rheumatische Schmerzen.

Amerikanischer Gelbholzbaum

(Zanthoxylum americanum)

Familie: Rutaceae (Rautengewächse)

Verwendete Pflanzenteile: Rinde und Beere (leider sind die Beeren nur schwer zu bekommen)

Wirkungen und Eigenschaften: stimulierende, speichelanregende, alterierende (umstimmende, zustandsverändernde), schweißtreibende, antirheumatische und stärkende Wirkung; Qualität: warm; scharf-würziger Geschmack

Beeinflusste Organsysteme: Verdauungssystem, Kreislauf, Lymphsystem, Urogenitalsystem und Haut

Spezifische Indikationen: Der Amerikanische Gelbholzbaum ist vor allem ein gutes Anregungsmittel für den Kreislauf. Er fördert die Durchblutung der Körperperipherie, den Blutfluss in den Kapillaren und das Fließen der Lymphe. Das wärmt den

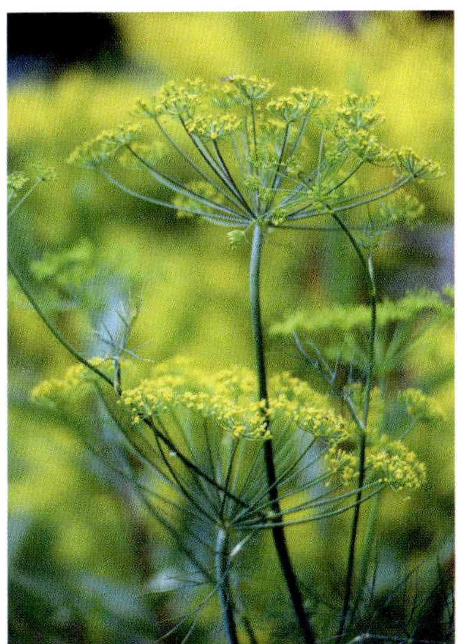

Fenchel *(Foeniculum vulgare)*

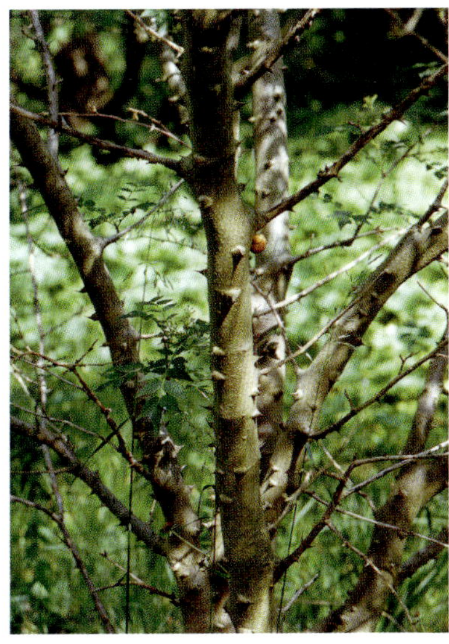

Amerikanischer Gelbholzbaum *(Zanthoxylum americanum)*

Körper, verbessert den Zustand kalter Arme und Beine und lindert Muskel- und Gelenkschmerzen. Diese Heilpflanze wärmt den Magen und stärkt die Verdauung, indem sie die Absonderung von Magen- und Darmsekreten verstärkt. Ihre alterierende Wirkung reinigt wirkungsvoll das Blut sowie Magen und Darm. Wenn wir die Rinde kauen, hilft das bei Zahnschmerzen. Sich zweimal täglich mit der pulverisierten Rinde die Zähne zu putzen, ist eine wirkungsvolle Methode, um Vereiterungen im Zahnfleisch und Zahnfleischschwund entgegenzuwirken.

Kombinationsmöglichkeiten: Mit seiner starken, stimulierenden Wirkung auf den Kreislauf, das Lymphsystem und die Schleimhäute lässt sich der Amerikanische Gelbholzbaum zur Behandlung einer Vielfalt von Leiden gut mit einer ganzen Reihe von anderen Heilpflanzen kombinieren. So eignet sich die Kombination mit Rosskastanie, um einen positiven Einfluss auf Hämorrhoiden und Krampfadern auszuüben; Ginkgo hilft dem Amerikanischen Gelbholzbaum dabei, seine Hitze im ganzen Körper zu verteilen. Die Kombination mit Ginkgo ist auch für eine Behandlung von Impotenz (beim Mann) sehr wirksam, wenn diese auf eine schlechte Durchblutung der männlichen Geschlechtsorgane zurückzuführen ist. Mit beiden Pflanzen zusammen lässt sich auch die Durchblutung des Gehirns verbessern, was Funktionsschwächen im Gehirn entgegenwirkt. Schließlich eignet sich diese Kombination auch zur Behandlung der Schaufensterkrankheit, bei der man nur kurze Strecken ohne Schmerzen in Muskeln und Gelenken zurücklegen kann, weil die Blutversorgung der Beine gestört ist. Zusammen mit Rosmarin lässt sich ebenfalls die Durchblutung des Gehirns und überhaupt die Durchblutung im ganzen Körper verbessern.

Passende Konstitutionstypen: Diese Heilpflanze ist für den Monarchen eines der wichtigsten Stärkungsmittel. Sie hat eine sanft anregende Wirkung auf das Herz und den Blutfluss in den Arterien überall im Körper und belebt dadurch ganz allgemein die träge arbeitenden Organe dieses Konstitutionstyps. Im Magen und im Darm bringen die anregenden Eigenschaften dieser Heilpflanze Wärme in die Verdauung und steigern die Absonderung von Sekreten. Schlaffe, schmerzende Muskeln werden durch die stimulierenden Wirkungen des Amerikanischen Gelbholzbaums belebt; und auch zur Anregung der Nierentätigkeit ist die Pflanze eine gute zusätzliche Hilfe, wenn in diesem Bereich der Blutfluss zu wünschen übrig lässt (was beim Monarchen oft der Fall ist). Wegen seiner krampflösenden, anregenden und windtreibenden Eigenschaften ist der Amerikanische Gelbholzbaum bei Ungleichgewichten im Magen-Darm-Trakt auch für den Seher nützlich. Besonders trifft das auf Beschwerden zu, bei denen begleitet von häufigem Rülpsen die Nahrung schnell zu gären beginnt und große Ansammlungen an Darmgasen den Magen aufblähen. Im unteren Teil des Verdauungssystems kann die Pflanze ein aufgeregtes und durcheinandergeratenes Nervensystem sehr gut wieder ins Gleichgewicht bringen, verhindert Anspannungen und Krämpfe, löst Blähungen auf und bringt dieser Region des Körpers Blut und Energie. Außer diesen wohltuenden Wirkungen auf den Magen-Darm-Trakt des Sehers verhilft der Amerikanische Gelbholzbaum dieser Konstitution zu warmen Händen und Füßen, indem er den Blutfluss bis in die Körperperipherie verstärkt und auch die Durchblutung der Haut verbessert. Daneben ist die den Kreislauf stimulierende Wirkung der Pflanze bei der Linderung von Schmerzen in den Gelenken hilfreich, die mit einer schlechten Durchblutung und einem sich daraus ergebenden schlechten Abtransport von Abbauprodukten des Stoffwechsels zusammenhängen.

Warnhinweise: Bei heißen, pochenden Gelenken und bei Entzündungen im Magen-Darm-Trakt oder überhaupt irgendwelchen akuten Entzündungen im Körper sollte eine Verwendung dieser Heilpflanze vermieden werden.
Zubereitung und Dosierung: Vom Tee wird dreimal täglich eine halbe Tasse getrunken. Von der Tinktur nimmt man dreimal täglich 20 bis 30 Tropfen.

Kanadische Gelbwurz (Kanadische Orangenwurzel)

(Hydrastis canadensis)

Familie: Ranunculaceae (Hahnenfußgewächse)
Verwendete Pflanzenteile: Wurzel und Rhizome (Wurzelstöcke)
Wirkungen und Eigenschaften: zusammenziehende, husten- und schleimlösende, antimikrobielle, leberstärkende, leicht galleflussfördernde und abführende Wirkung; stärkende Bitterpflanze; Qualität: kalt und trocken; bitterer Geschmack
Beeinflusste Organsysteme: Schleimhäute, Stütz- und Bewegungsapparat (Muskeln und Skelett), Verdauungssystem, Atmungssystem, Haut
Spezifische Indikationen: Auch wenn sich die Kanadische Gelbwurz mit ihren antimikrobiellen und entzündungshemmenden Eigenschaften für die Behandlung akuter Infektionen der Schleimhäute eignet, ist sie für diese doch in erster Linie ein kräftigendes Tonikum. Das trifft besonders auf Schleimhäute zu, die übermäßig schlaff, spannungslos und träge sind, aber bei denen die Beschwerden weniger heftig ausgeprägt sind. Mit dieser Heilpflanze kann man insbesondere solche subakuten Beschwerden wirksam behandeln und bei diesen spezifisch jene, die mit leichter Hitze oder brennenden Empfindungen einhergehen oder mit Vorgängen, die langsam und schleppend ablaufen und mit Verstopfung verbunden sind. Aber auch bei chronischen Krankheiten ist die Kanadische Gelbwurz zu empfehlen. Als sanfte, bitter schmeckende, galleflussfördernde Pflanze hat sie eine anregende Wirkung auf die Leber, was den Serum-Cholesterinspiegel senkt. Auch auf den Darm wirkt sie anregend; ferner reguliert sie den Umfang der Schleimabsonderungen im Magen-Darm-Trakt, in den Harnwegen und in den Strukturen des Atmungssystems.
Kombinationsmöglichkeiten: Die Kanadische Gelbwurz lässt sich mit Kamille bei Magenproblemen einsetzen. Zusammen mit Sonnenhut *(Echinacea)* und Sägepalme hilft sie bei Infektionen der Prostata und Schwächezuständen. In Kombination mit Mariendistel und Löwenzahn ist sie bei Leberleiden zu empfehlen. Äußerlich angewendet lassen sich eine ganze Reihe von Hautleiden einschließlich Ringelflechte, Ekzemen und unspezifischem Hautjucken mit einer Kombination aus Kanadischer Gelbwurz und Myrrhe gut behandeln. Ebenfalls zusammen mit Myrrhe können mit dieser Pflanze chronische Aphthen und alle anderen nicht wieder von allein verschwindenden kleineren Geschwüre im Mund behandelt werden.
Passende Konstitutionstypen: Die Kanadische Gelbwurz ist eine der wichtigsten antimikrobiell wirkenden Heilpflanzen überhaupt und bei vielen Menschen bei akuten Infektionen verwendbar. Als Pflanze mit tonisierender Wirkung scheint sie sich jedoch für die Konstitution des Monarchen am besten zu eignen. Sie hat auf die übermäßig entspannten Schleimhäute, die für diese überwiegend von den Aktivitäten des Parasympathikus geprägte Konstitution typisch sind, eine nützliche und anregende Wirkung. In der Lunge zeigen sich solche Bedingungen als feuchter

Husten und Rasseln in der Brust, im Dickdarm als von Schleim bedeckter Stuhl. Im Urogenitalsystem können dann allgemein feuchte, schleimige Zustände vorherrschen. Die Kanadische Gelbwurz ist als Anregungsmittel für die Funktionen des oberen Magen-Darm-Traktes zu empfehlen, wenn die Schleimhäute dort die oben erwähnte Beschaffenheit aufweisen.

Warnhinweise: Diese Heilpflanze sollte bei Erkältungen und Lungenentzündungen am besten gegen Ende der Beschwerden genommen werden, um den Schleim zu entfernen. Zu Beginn einer Erkältung, wenn die Schleimhäute trocken sind, sollte die Kanadische Gelbwurz besser nicht verwendet werden. Zu diesem Zeitpunkt ist Sonnenhut *(Echinacea)* mit ein wenig Cayennepfeffer die richtige Wahl. Über längere Zeit hinweg sollte die Kanadische Gelbwurz nicht in höheren Dosierungen eingenommen werden, da sie dann die probiotische Darmflora schwächt und die Aufnahme von Vitamin B in den Körper verringert. Auch während der Schwangerschaft sollten hohe Dosierungen vermieden werden, weil durch diese Pflanze die unwillkürliche Muskulatur der Gebärmutter stimuliert werden kann. Geringe Dosierungen während des Stillens sind in Ordnung.

Zubereitung und Dosierung: Für den Aufguss sind dreimal am Tag ¼ bis ½ Tasse die richtige Dosierung, bei der Tinktur sind es dreimal am Tag 15 bis 40 Tropfen. Äußerlich wird der Aufguss oder die Tinktur für eine Salbe zur Behandlung von Ringelflechte, Ekzemen und Juckreiz verwendet.

Ökologische Anmerkung: Die Kanadische Gelbwurz wird wegen ihrer ungeheuren Popularität so stark gesammelt, dass sie als Wildpflanze vom Aussterben bedroht ist. Beim Kauf sollte man daher nur biologisch angebaute Pflanzen nehmen. Die Mahonie, eine andere außerordentlich wirkungsvolle Arzneipflanze, kann die Kanadische Gelbwurz in vielen Fällen auf angemessene Weise ersetzen. Allerdings werden ihre Bestände in der freien Natur ebenfalls oft stark beansprucht. Man sollte beide Pflanzen sparsam verwenden.

Ginkgo

(Ginkgo biloba)

Familie: Ginkgoaceae (Ginkgogewächse)

Verwendete Pflanzenteile: Blatt und Samenkern (in Asien werden die gekochten Samenkerne als Nahrungsmittel verwendet)

Wirkungen und Eigenschaften: erweitert die Blutgefäße; entzündungshemmende und anregende Wirkung; Antioxidans (freier Radikalfänger); wirkt der Blutgerinnung entgegen; Qualität: neutral; süßer und bitterer, zusammenziehender Geschmack

Beeinflusste Organsysteme: Herz und Blutgefäße, Nervensystem, Hirngewebe, Urogenitalsystem, Atmungssystem, der ganze Körper auf zellulärer Ebene

Spezifische Indikationen: Ginkgo ist heutzutage eine der am besten erforschten Arzneipflanzen der Welt. Ginkgo hilft bei einer ganzen Reihe von Beschwerden, was auf einige wenige, ganz spezifische physiologische Wirkungen dieser Pflanze zurückzuführen ist. Die Hauptwirkung besteht darin, dass Ginkgo die Durchblutung im Gehirn und in der Körperperipherie verbessert und auf das gesamte Gefäßsystem einen normalisierenden Einfluss auszuüben scheint. Damit verbessert diese Pflanze nicht nur den Blutfluss in schlecht mit Nährstoffen versorgten Körper-

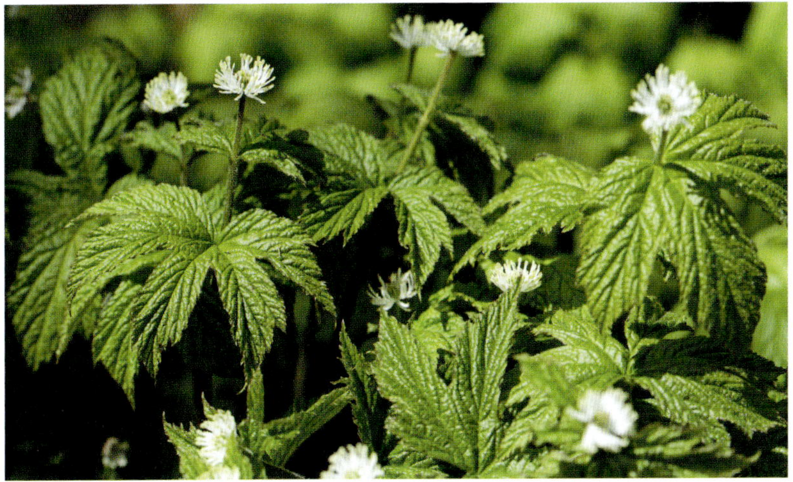

Kanadische Gelbwurz *(Hydrastis canadensis)*

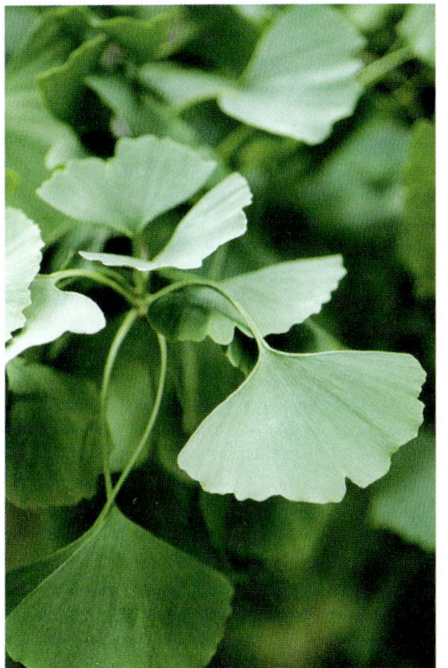

Ginkgo *(Ginkgo biloba)*

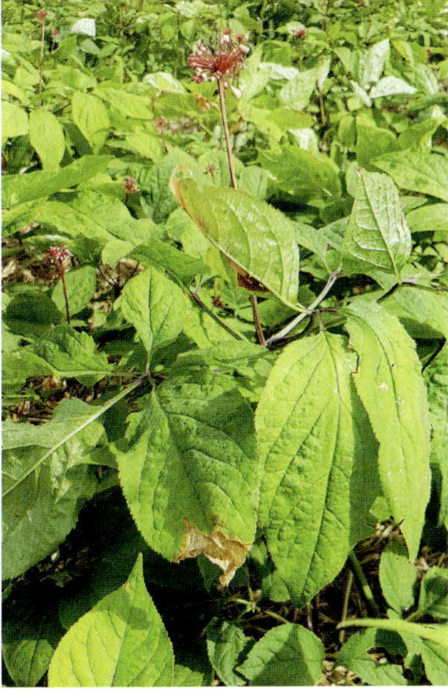

Ginseng *(Panax ginseng)*

regionen, sondern auch die Beschaffenheit des dort ankommenden Blutes selbst (wegen der verminderten Ansammlungen und Verklumpungen der Blutplättchen ist das Blut weniger zähflüssig). Dadurch können Sauerstoff und Glukose in diesen Körperregionen besser genutzt werden. Ein Großteil dieser Wirkung beruht auf den gefäßerweiternden Eigenschaften dieser Pflanze und ihrer Fähigkeit, Gefäßkrämpfe zu verhindern. Das alles verbessert das Gedächtnis, die geistige Leistungsfähigkeit sowie die Konzentration und macht Ginkgo zu einem guten Heilmittel bei Leiden, die durch eine verminderte und gestörte Durchblutung in den Extremitäten entstehen (wie bei Erektionsstörungen) oder auch durch eine schlechte Blutzufuhr zum Gehirn hervorgerufen werden (wie bei Gefäßschwächen im Gehirn, die sich oft durch Depressionen, Klingeln in den Ohren, ein schlechtes Erinnerungsvermögen, Kopfschmerzen, geistige Verwirrungszustände und allgemeine Altersschwäche bemerkbar machen).

Die Wirkungen des Ginkgo auf das Gehirn reichen dabei weit über die bloße Verbesserung der Durchblutung dieses schier unersättlichen Organs hinaus. Es wurde nachgewiesen, dass Ginkgo die Weiterleitung der Nervenimpulse in den Nervenzellen im Gehirn und die Stoffwechselprozesse dort insgesamt verbessert. Sauerstoff und Glukose können verstärkt genutzt werden. Diese bemerkenswerten Wirkungen erklären, warum Ginkgo die beliebteste Heilpflanze zur Behandlung eines schwachen Gedächtnisses und der allgemeinen Auswirkungen der Alterungsprozesse im Gehirn ist.

Außer einer verbesserten Durchblutung und den stärkenden Wirkungen auf das Gehirn wirkt diese Pflanze auch noch im gesamten Körper als Antioxidans und als freier Radikalfänger. Das hilft dabei, die Unversehrtheit der Körpergewebe aufrechtzuerhalten und Schäden an ihnen zu verhindern. Solche Schäden durch freie Radikale gelten als eine der Hauptursachen für das Altern, und die starke Wirkung des Ginkgo als freier Radikalfänger erklärt, warum die Pflanze als Tonikum für ältere und älter werdende Menschen in so breitem Umfang Verwendung findet. Tatsächlich sind diese Eigenschaften teilweise dafür verantwortlich, dass Ginkgo das Gehirn vor etlichen schädlichen Einflüssen schützt (einer schlechten Durchblutung, emotionalem Stress, giftigen Chemikalien). Ginkgo erwies sich auch als hervorragendes Heilmittel zur Behandlung von Impotenz (arterieller erektiler Dysfunktion), indem er den Blutfluss sowohl in die Penisarterien als auch in den Penisvenen verstärkt, ohne dabei insgesamt im Körper den Blutdruck zu verändern.

Kombinationsmöglichkeiten: Ginkgo lässt sich gut zusammen mit Weißdorn zur Stärkung von Herz und Gefäßen verwenden und in Kombination mit Flug-Hafer als Mittel zur Stärkung der Nerven.

Passende Konstitutionstypen: Diese Pflanze ist ein gutes Mittel zur Vorbeugung von Schäden im Bereich des Herzens und der Blutgefäße, die für den Konstitutionstyp des Kriegers typisch sind, denn sie ist ein hervorragendes Antioxidans und verdünnt das Blut. Beim Seher ist Ginkgo bei Gefäßkrämpfen nützlich und/oder auch bei allgemein schlechter Durchblutung hilfreich, insbesondere wenn diese Beschwerden durch Stress hervorgerufen werden. Kombiniert man Ginkgo mit einer anderen Pflanze mit leicht entspannender Wirkung wie Lavendel, erzielt man besonders gute Heilwirkungen. Zur Verbesserung der Durchblutung der Körperperipherie bei dem zur Trägheit neigenden Monarchen hilft Ginkgo besonders gut in Kombination mit einer wärmenden Pflanze mit anregender Wirkung wie Rosmarin.

Warnhinweise: Die Pflanze sollte nicht zusammen mit Aspirin oder anderen Medikamenten mit blutverdünnender Wirkung verwendet werden. Hohe Dosierungen können Kopfschmerzen oder Magenbeschwerden verursachen.

Zubereitung und Dosierung: Vom Aufguss wird dreimal am Tag 1 Tasse getrunken. Von der Tinktur nimmt man dreimal am Tag einen Teelöffel.

Ginseng

(Asiatischer Ginseng, Koreanischer Ginseng: *Panax ginseng*, Amerikanischer Ginseng: *Panax quinquefolium*)

Familie: Araliaceae (Araliengewächse)
Verwendeter Pflanzenteil: Wurzel
Wirkungen und Eigenschaften: Ginseng ist ein Adaptogen (und erhöht die Anpassungsfähigkeit des Körpers und damit seine Widerstandskraft bei außergewöhnlichen Belastungen); stärkt Herz und Leber; nährende, anregende, reizlindernde Wirkung; Antidepressivum; Aphrodisiakum; Qualität: mäßig warm und befeuchtend; leicht bitterer und süßer Geschmack (Asiatischer Ginseng); Qualität: neutral und befeuchtend; leicht bitterer und süßer Geschmack (Amerikanischer Ginseng)
Beeinflusste Organsysteme: Herz und Blutgefäße, Leber, Lunge, Magen, Geschlechtsorgane, hat Einfluss auf den gesamten Körper und unterstützt eine Verbesserung der physischen und geistigen Leistungsfähigkeit
Spezifische Indikationen: Ginseng stimuliert den gesamten Körper, überwindet Schwächezustände und hilft bei Mangelerscheinungen. Die Pflanze unterstützt eine Normalisierung des Blutdrucks und ist dabei insbesondere bei niedrigem Blutdruck nützlich, denn sie hat eine starke Affinität zum Kreislaufsystem. Ginseng wird verwendet, um Anämie (Blutarmut) zu behandeln. Er hilft bei Depressionen, und zwar besonders dann, wenn diese in Zusammenhang mit Erschöpfung, allgemeinen Schwächezuständen oder sexuellen Störungen auftreten. Ginseng stimuliert die Nebennierenrinde und die Hypophyse dazu, mehr Geschlechtshormone zu produzieren.
Kombinationsmöglichkeiten: Mit Sägepalme und Damiana zusammen lässt sich Ginseng gut für die Behandlung von Schwächen im Bereich des Drüsensystems einsetzen. In Kombination mit Ingwer und Flug-Hafer *(Avena fatua)* lässt sich lang anhaltendem Stress entgegenwirken. Die gleiche Kombination wirkt auch bei Anzeichen von niedrigem Blutdruck und niedrigen Blutzuckerwerten, bei Müdigkeit, bei einer Tendenz zu Depressionen und gesteigerter Anfälligkeit für Allergien. (Diese Kombination sollte viele Monate lang eingenommen werden. Dabei nimmt man sie zwei bis drei Monate hintereinander und dann einen Monat nicht. Daneben sollte auf regelmäßigen Schlaf und regelmäßige Entspannung geachtet werden.)
Passende Konstitutionstypen: Traditionell sind es ältere, geschwächte und/oder ermattete Menschen, die den Asiatischen Ginseng verwenden. Diese so hochgeschätzte Wurzel werde nur verschwendet, wenn sie von jungen Menschen genutzt werde, heißt es. Allerdings eignet sich Ginseng in der modernen Gesellschaft des Westens wahrscheinlich für jede überaktive Person, ganz gleich ob sie jung oder alt ist, denn sie ist gut für jeden, der sich durch einen stressigen Lebensstil, durch lange Arbeitstage, eine Ernährung mit Fast Food und mit schlechtem oder zu wenig Schlaf schädigt. Der Asiatische Ginseng kann jemandem zu viel Hitze zuführen, wenn diese Person schon von ihrer körperlichen Konstitution her sehr viel Wärme besitzt und sehr forsch auftritt. Wahrscheinlich wirkt er auf sehr anabolische Konstitutionen, bei denen die Merkmale des Kriegers vorherrschen, zu erhitzend und zu energetisierend, um ihn sicher damit zu behandeln. Dieser Konstitutionstyp weist tendenziell ohnehin schon Strukturen auf, die auf Hitze und hohen Blutdruck schließen lassen. Bei den Sehern ist Ginseng schon eher angebracht; bei schwa-

chen oder sehr sensiblen Menschen mit dieser Konstitution kann die Pflanze jedoch eine zu starke Stimulierung bewirken, was dann nach der Einnahme zu Nervosität und starker Aufregung führen kann. Wenn ein Seher Asiatischen Ginseng verwendet, sollte er das nur in geringen Dosierungen tun und dabei eine Mahlzeit einnehmen. Idealerweise sollte er die Pflanze nur in der kalten Winterzeit benutzen. Der Amerikanische Ginseng ist für diesen Konstitutionstyp wahrscheinlich die bessere Wahl. Dieser Ginseng kann das ganze Jahr über genommen werden, weil er von seiner thermischen Qualität her neutral ist. Er führt nicht zu einer übermäßigen Stimulation und wird der üblicherweise katabolischen Konstitution des Sehers die nötigen anabolischen Anreize geben, um ihm dabei zu helfen, sein Körpergewicht zu erhöhen und ein Wachstum der Körpergewebe zu unterstützen, womit sich auch seine Lebenskraft wieder aufbaut. Die adaptogene Wirkung dieser Pflanze verstärkt und normalisiert zudem die unregelmäßig schwankende Sekretion der Hormone beim Seher.

Wenn ein Krieger das Gefühl hat, er müsse Ginseng verwenden, dann ist auch für ihn wegen der thermisch neutralen Qualitäten der Amerikanische Ginseng die bessere Wahl, weil diese ohnehin von ihrer Konstitution her bereits warme und aktive Person dadurch nicht zu stark angeregt wird. Die Pflanze sollte der Krieger in geringen Dosierungen nehmen.

Der Monarch schließlich, der sich dumpf und träge fühlt, kann mit dem Asiatischen Ginseng nichts falsch machen, wenn er ihn in Maßen zu sich nimmt. Besonders in den Wintermonaten ist er für diesen Konstitutionstyp ein wärmendes, nährendes Stärkungsmittel. Er wird den Geist des Monarchen beleben und aufheitern, seine Kräfte erneuern und dem Körper neue Vitalität schenken, das Herz kräftigen, den Blutdruck regulieren und die Widerstandskraft gegenüber Krankheiten verstärken.

Warnhinweise: Ginseng sollte nicht von Personen genommen worden, die Anzeichen von Entzündungen, hohem Fieber oder starker Reizbarkeit zeigen, die brennende Empfindungen verspüren oder unter akutem Asthma leiden. Auch Übererregbarkeit oder hitzige, jäh aufflammende Gefühle sind Kontraindikationen. Gelegentlich kann Ginseng zu Benommenheit oder Kopfschmerzen führen. (In diesem Fall sollte die Dosierung verringert werden.) Bei einigen Personen führt Ginseng zu Schlaflosigkeit, wenn er spät abends eingenommen wird.

Zubereitung und Dosierung: Ein Stück der Wurzel kann gelutscht und gekaut werden. (Die Wurzel wird dazu so lange gedünstet, bis sie weich ist. Dann wird sie in dünne, etwas über einen Millimeter dicke Scheiben geschnitten.) Von einer Abkochung wird dreimal am Tag eine halbe Tasse getrunken. Einige Inhaltsstoffe werden beim Kochen zerstört. Es empfiehlt sich daher, sich einen speziellen Ginsengkocher zu kaufen, mit dem man die Wurzel schonender abkochen kann. Von einer Tinktur werden dreimal am Tag 15 bis 40 Tropfen eingenommen. Qualitativ hochwertiger Ginseng ist teuer. Wenn man pulverisierten Ginseng verwenden will, sollte man seinen Lieferanten gut kennen. Wenn man eine Ginsengwurzel kauft und diese dann selber pulverisiert, weiß man, was man hat.

Sibirischer Ginseng (Taigawurzel, Eleuthero)

(Eleutherococcus senticosus)

Familie: Araliaceae (Araliengewächse)
Verwendeter Pflanzenteil: Wurzel
Wirkungen und Eigenschaften: ist ein Adaptogen (erhöht die Anpassungsfähigkeit des Körpers und damit seine Widerstandskraft bei außergewöhnlichen Belastungen); steigert die Energie; stärkt das Immunsystem; Qualität: warm; süßer Geschmack
Beeinflusste Organsysteme: Immunsystem, Nervensystem, Kreislauf, Atmungssystem
Spezifische Indikationen: Der Sibirische Ginseng, eine strauchige Pflanze und ein Mitglied der gleichen Pflanzenfamilie wie der Asiatische Ginseng, ist ein klassisches Adaptogen. Das bedeutet, dass er die unspezifisch wirksame Widerstandskraft des Körpers fördert, dadurch grundsätzliche und durch Stressfaktoren hervorgerufene Ungleichgewichte verändert und dies unabhängig von der jeweiligen Beschaffenheit dieser Stressfaktoren tut. (Diese können chemischer, physikalischer, körperlicher, gesellschaftlicher, psychischer oder anderer Natur sein.) Die bemerkenswert breit gefächerten Wirkungen des Sibirischen Ginsengs lassen sich auf seine positive Wirkung auf das komplexe allgemeine Anpassungsverhalten des Körpers an Belastungen zurückführen. Ist jemand mit lang anhaltendem Stress konfrontiert, wird seine anfängliche, starke Schreckreaktion durch die Wirkungen dieser Pflanze abgemildert. Die Phase, in der jemand Stress widerstehen und ihn bewältigen kann, wird dadurch verlängert. (Ein besserer Umgang mit Stressfaktoren kann den Ausbruch der Phase starker Erschöpfung hinauszögern.) Ist eine Person dem Stress weiter ausgesetzt und befindet sie sich in dieser Erschöpfungsphase, dann kann ihr diese Heilpflanze dabei helfen, den Stress besser zu verarbeiten.

Ganz allgemein steigert Sibirischer Ginseng das Durchhaltevermögen und die geistige Wachheit, verstärkt ein Gefühl des Wohlbefindens und wirkt dadurch allgemeinen Schwächezuständen entgegen. Seine adaptogenen Eigenschaften verbessern nachgewiesenermaßen allgemein die Abwehrkräfte gegen ansteckende Krankheiten und mindern durch Strahlung entstandene Schäden im Körper. Die Wirkung dieser Heilpflanze auf die Nebennierenrinde erlaubt ihre Verwendung bei einer großen Vielfalt von Beschwerden. Aber eine besondere Affinität hat sie zum Kreislaufsystem. So zeigte sich, dass sie eine ausgleichende Wirkung auf den Blutdruck hat, und zwar sowohl bei zu hohem als auch bei zu niedrigem Blutdruck. Sie senkt den Serum-Cholesterinspiegel und lindert durch Angina bedingte Schmerzen. Der Sibirische Ginseng hat einen positiven Einfluss auf die sportliche Leistungsfähigkeit, die körperliche Ausdauer, das verkraftete Arbeitspensum und die Geschwindigkeit, mit der sich jemand nach körperlicher Verausgabung wieder erholt. Wenn wir ihn (in geringer Dosierung kontinuierlich sechs Wochen lang, danach sechs Wochen aussetzend) als Stärkungsmittel nutzen, können wir schwierige Arbeitssituationen besser bewältigen (Hitze, Lärm, Bewegung, zunehmende Arbeitsbelastung usw.). Das Gleiche gilt für den Umgang mit emotionalen und chemischen Stressfaktoren, mit dem Leben in der Großstadt und für den Umgang mit der ganz allgemeinen Grundangst, die manche Menschen nur deshalb verspüren, weil sie im 21. Jahrhundert leben.

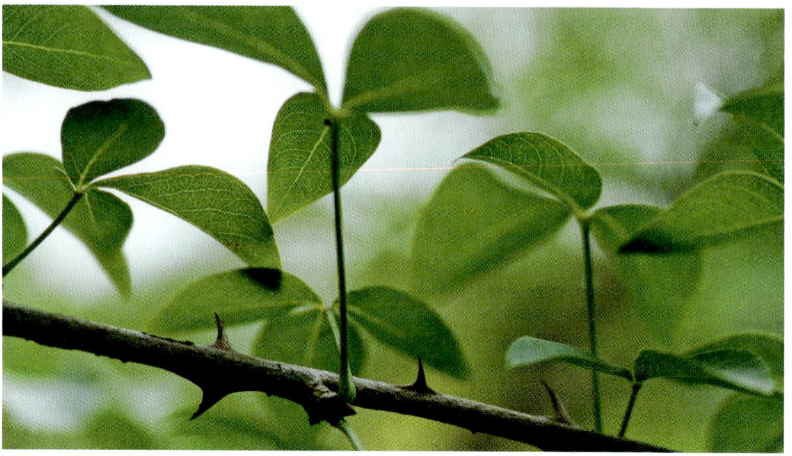

Sibirischer Ginseng *(Eleutherococcus senticosus)*

Kombinationsmöglichkeiten: Der Sibirische Ginseng funktioniert recht gut als Einzelpflanze. Bei Zusammenstellungen von Pflanzen zur Behandlung von Impotenz ist er ein wirksamer Bestandteil. In der Genesungsphase nach einem Herzinfarkt und nach chirurgischen Eingriffen ist er in Kombination mit Weißdorn gut zu verwenden, zusammen mit Süßholz und Rosmarin hilft er bei niedrigem Blutdruck; zusammen mit der Tragantwurzel steigert er die Produktion weißer Blutkörperchen während einer Chemotherapie.

Passende Konstitutionstypen: Diese Heilpflanze eignet sich für alle Konstitutionstypen, weil sie definitionsgemäß als Adaptogen bei Beschwerden, die auf einen Mangelzustand oder auf ein Übermaß zurückzuführen sind, auf ein Gleichgewicht hinwirkt. Der Sibirische Ginseng hat allerdings auch leicht wärmende und anregende Eigenschaften, die für bestimmte Menschen unangenehm sein können und bei diesen vielleicht zu Schlaflosigkeit und Reizbarkeit führen. Krieger und Seher sind die Konstitutionstypen, für die das am meisten gilt, denn sie befinden sich ja bei den Schwankungen ihrer physiologischen Vorgänge sowieso schon eher im überaktiven Bereich.

Zubereitung und Dosierung: In Zeiten großen Stresses trinkt man von einer Abkochung der Pflanze mehrmals am Tag eine halbe Tasse. Von der Tinktur nimmt man dreimal am Tag 25 bis 60 Tropfen. In Tablettenform ist dreimal täglich 1 Gramm zu empfehlen. Die angegebenen Dosierungen sollten bis zu sechzig Tage lang genommen werden; dann sollte man mit der Pflanze zwei Wochen lang pausieren – so kann man die Ergebnisse ihrer Verwendung am besten wahrnehmen. Soll der Sibirische Ginseng allgemein zur Stärkung genutzt werden, nimmt man geringe Dosierungen sechs Wochen lang mit nachfolgender sechswöchiger Pause und das mehrmals hintereinander. Zur Therapie gegen Müdigkeit und Trägheit, bei Schlafmangel, zur Vorbeugung gegen Infektionen der Atemwege, gegen Erkältungen und Grippe, um die Zeit eines mit der Einnahme von Antibiotika verknüpften Durchfalls zu verkürzen oder um Schädigungen durch eine Chemotherapie und/oder Strahlentherapie vorzubeugen oder diese zu reparieren, nimmt man die Heilpflanze so lange, bis es einem wieder besser geht.

Goji-Beere (Chinesischer Bocksdorn, Chinesische Wolfsbeere)

(Lycium chinensis)

Familie: Solanaceae (Nachtschattengewächse)
Verwendeter Pflanzenteil: Frucht
Wirkungen und Eigenschaften: nährend und stärkend; (innerlich) blutstillende, fiebersenkende und entzündungshemmende, alterierende (umstimmende, zustandsverändernde) Wirkung; Blut aufbauend; Qualität: neutral; angenehmer, süßer Geschmack
Beeinflusste Organsysteme: Blut, Leber, Lunge, Nieren, Augen
Spezifische Indikationen: Diese kleinen, roten, süßen Beeren mit dem angenehmen Geschmack haben einen außergewöhnlich hohen Gehalt an Betacarotin, Vitamin B und C sowie Linolsäure. Sie sind eine köstliche Mahlzeit für zwischendurch (kleine Kinder lieben sie) und können wie Rosinen gekocht und gebacken werden. Wie Rosinen bauen sie auch das Blut auf. Damit sind sie gut bei Blutarmut (Anämie) und lindern Benommenheit. Goji-Beeren sind ein gutes Tonikum für die Augen; sie lassen diese klar werden und sind ein Mittel gegen schlechtes Sehen allgemein, gegen trockene Augen, Nachtblindheit sowie gegen verschwommenes oder nebliges Sehen. Außerdem sind sie ein wunderbarer Imbiss, den man bei Autofahrten immer bei sich haben sollte. Ihr hoher Gehalt an Betacarotin fördert die Erneuerung der Leberzellen, senkt die Cholesterinwerte und unterbindet Fettablagerungen in den Leberzellen. Häufig wird empfohlen, sie bei allen Rezepturen mitzuberücksichtigen, die die Nieren stärken sollen. Ferner werden sie zur Behandlung von Impotenz und nächtlichen Samenergüssen verwendet.
Passende Konstitutionstypen: Diese Beeren sind ein gesundes Nahrungsmittel für alle Konstitutionstypen. Ihre milde Süße stellt bei plötzlich auftretendem Heißhunger auf Süßes zufrieden und mindert (zumindest zu einem großen Teil) allgemein das Verlangen nach Süßem. Gleichzeitig sind Goji-Beeren für diejenigen eine gute Nahrung, die sonst zu ernährungstechnisch ungesunden Naschereien greifen. Ihre nieren- und leberstärkenden Eigenschaften lassen sie zusammen mit ihren Qualitäten für den Aufbau des Blutes und ihren insgesamt nährenden und stärkenden

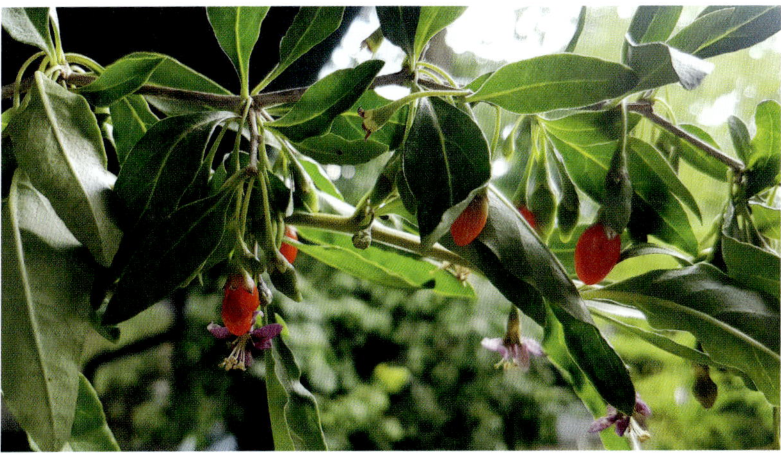

Goji-Beere *(Lycium chinensis)*

Wirkungen zu einer idealen Zwischenmahlzeit für den Seher werden, der seine Mahlzeiten ja häufig sehr unregelmäßig zu sich nimmt und bei süßen, feuchten, nahrhaften Stärkungsmitteln aufblüht. Ich kaufe diese Beeren pfundweise und stecke kleine Beutel damit in meine Jackentaschen, ins Handschuhfach, in Schubladen, einfach überallhin (sogar in die Manteltaschen meiner Freundin). Wenn man irgendwo im Freien unterwegs ist, hungrig wird und auf seiner verzweifelten Suche nach etwas Essbarem auf sie stößt, ist das einfach toll.
Zubereitung und Dosierung: Für eine Abkochung nimmt man 8 bis 15 Gramm. Goji-Beeren sollten trocken verzehrt werden.

Goldmohn (Kalifornischer Mohn, Schlafmützchen)

(Eschscholzia californica)

Familie: Papaveraceae (Mohngewächse)
Verwendete Pflanzenteile: Blüten, Blätter, Wurzel und Samenkapseln
Wirkungen und Eigenschaften: beruhigende, schlaffördernde, krampflösende und schmerzstillende Wirkung; Qualität: kühl; bitterer Geschmack
Beeinflusste Organsysteme: Nervensystem, Verdauungssystem
Spezifische Indikationen: Diese Staatsblume Kaliforniens ist eine Verwandte und eine nicht suchterzeugende Alternative zum Schlafmohn, aus dem Opium gewonnen wird. Er enthält andere, aber chemisch ähnliche Alkaloide wie der Schlafmohn, ist viel schwächer in seiner Wirkung als sein berüchtigter Verwandter und lässt sich vor allem bei Kindern gut verwenden. Mit dieser Heilpflanze lassen sich brennende, stechende Schmerzen lindern, die mit Nervenschädigungen verknüpft sind. Sollte jemand unter starker Erregbarkeit, Nervosität und Schlaflosigkeit leiden, schenkt ihm der Goldmohn seine sanfte und schlaffördernde Wirkung. Zur Nacht eingenommen fördert diese Pflanze einen erholsamen Schlaf. Auch bei langen Reisen mit dem Flugzeug oder Auto ist sie ein gutes Beruhigungsmittel für aufgeregte, zappelige und gestresste Personen jeden Alters. Bei Bedarf können wir auch die

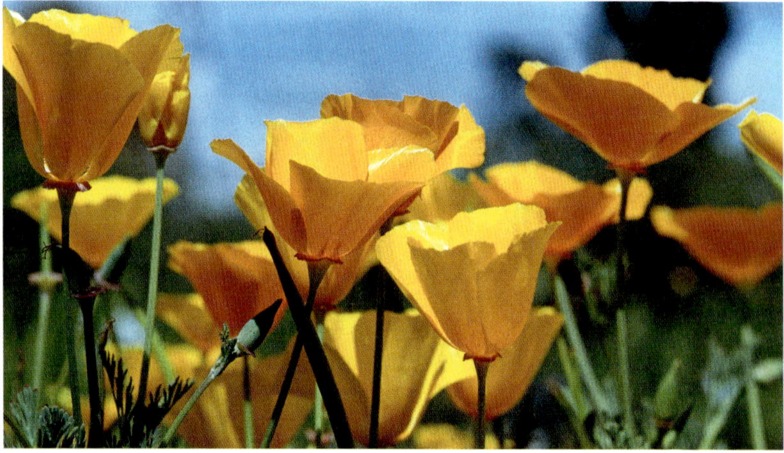

Goldmohn *(Eschscholzia californica)*

krampflösende Wirkung des Goldmohns für uns nutzen; außerdem hilft er bei der Behandlung von Magenschmerzen und Gallenblasenkoliken.

Kombinationsmöglichkeiten: Goldmohn lässt sich bei Ruhelosigkeit und Schlaflosigkeit gut mit Kamille zusammen einsetzen; bei schmerzhaften Krämpfen hilft eine Kombination aus Goldmohn mit Schneeball, Baldrian und Betonie. Mit Johanniskraut zusammen ist die Pflanze zur Linderung von Ischiasschmerzen und bei ausstrahlenden und durch einen entzündeten Zahn hervorgerufenen Nervenschmerzen zu empfehlen.

Passende Konstitutionstypen: Diese Heilpflanze hat auf alle Konstitutionstypen eine wohltuende Wirkung, indem sie die mit Magenkrämpfen, Muskelprellungen, Zahnschmerzen und Ähnlichem verknüpften Schmerzen und Beschwerden lindert. Das sanfte Naturell dieser Pflanze macht sie neben ihren Ängsten entgegenwirkenden, beruhigenden und schmerzlindernden Eigenschaften zu einem außergewöhnlich guten und zuverlässigen Helfer für den Seher. Dieser Konstitutionstyp wird häufig von Angst, Nervosität, Schlaflosigkeit und überempfindlicher Haut geplagt.

Zubereitung und Dosierung: Die grünen Samenkapseln besitzen die stärksten Eigenschaften. Man sollte allerdings besser die frische (ungetrocknete) ganze Pflanze einschließlich der Wurzeln verwenden. Vom Aufguss trinkt man nach Bedarf jeweils 1 Tasse. Bei der Tinktur verwendet man zwei- bis fünfmal am Tag oder nach Bedarf 30 bis 40 Tropfen.

Gummikraut (Grindelie)

(Grindelia spp.*)*

Familie: Asteraceae (Korbblütler)

Verwendete Pflanzenteile: junge, noch ungeöffnete gummiartig klebrige Blüten; harzige junge Blätter

Wirkungen und Eigenschaften: krampflösende, schleimlösende und entzündungshemmende Wirkung; Qualität: neutral bis leicht kühlend und feucht; bitterer, scharf-würziger Geschmack

Beeinflusste Organsysteme: Atmungssystem, Haut, Herz

Spezifische Indikationen: Das Gummikraut ist mit seinen krampflösenden und entspannend schleimlösenden Wirkungen die Heilpflanze der Wahl bei chronischem, bronchialem Husten und Infektionen der Bronchien. Es lindert heißen, trockenen Husten und raue, brennende Empfindungen in der Brust, während es gleichzeitig die Sekretbildung in der Lunge steigert. Auf die Schleimhäute der Atemwege wirkt es entzündungshemmend und kann auch wirksam zur Behandlung von Heuschnupfen eingesetzt werden. Das Gummikraut kann sanft beruhigen und hat eine leicht entspannende Wirkung auf das Herz; es senkt Herzschlag und Blutdruck. Die in einen Wickel gegebenen zerkleinerten Blüten oder ein Wickel mit der Tinktur dieser Heilpflanze ist für eine Behandlung der durch den Kontakt mit dem Eichenblättrigen Giftsumach *(Toxicodendron pubescens)* oder dem Kletternden Giftsumach *(Toxicodendron radicans)* verursachten starken, entzündlichen Hautreizungen das allerbeste Mittel. Auch gegen die Gifte mancher Insektenstiche ist das Gummikraut ein gutes Gegenmittel.

Kombinationsmöglichkeiten: Diese Pflanze lässt sich gut mit Santakraut *(Eriodictyon* spp.*)* zusammen als entspannendes, krampflösendes Mittel einsetzen, mit dem man sich bei beklemmenden Gefühlen in der Brust oder bei trockenem Husten Erleichterung verschaffen kann. In Kombination mit der Traubensilberkerze kann Gummikraut durch Husten hervorgerufene Muskelschmerzen lindern. Zusammen mit Lobelie ist es gut gegen akute asthmatische Beschwerden.

Passende Konstitutionstypen: Das Gummikraut ist bei Lungenproblemen des Sehers eine nützliche Heilpflanze. Dieser Konstitutionstyp neigt zu trockenem Husten und zu einer asthmatischen Atmung. Wenn Asthma oder andere chronische Lungenleiden mit Herzrasen einhergehen, hilft die Pflanze besonders gut.

Warnhinweise: Die Harze dieser Heilpflanze können Nierenreizungen hervorrufen, was manchmal (beispielsweise in Fällen von subakuten Infektionen der Harnwege) von Nutzen sein kann. Allerdings ist durch diese Wirkung Gummikraut bei chronischen Nierenleiden kontraindiziert.

Zubereitung und Dosierung: Vom Aufguss wird dreimal am Tag 1 Tasse getrunken. Von der Tinktur nimmt man dreimal täglich 20 bis 50 Tropfen. Für die äußerliche Anwendung fertigt man sich mit den zerstoßenen Blättern und Blüten einen Wickel an oder legt eine mit dem Aufguss oder der Tinktur getränkte Kompresse auf. Für eine örtlich begrenzte, äußerliche Anwendung bei starken Hautreizungen, die durch Kontakt mit dem Eichenblättrigen Giftsumach *(Toxicodendron pubescens)* oder dem Kletternden Giftsumach *(Toxicodendron radicans)* entstehen können, vermischt man einen starken Tee aus Gummikraut mit Tonerde und Pfefferminzlikör und trinkt außerdem als innerlich angewendete Ergänzung Süßholztee.

Gurmar

(Gymnema sylvestre)

Familie: Apocynaceae (Hundsgiftgewächse), früher Asclepiadaceae (Seidenpflanzengewächse)

Verwendeter Pflanzenteil: Blatt

Wirkungen und Eigenschaften: wirkt Diabetes entgegen, blutzuckersenkende Wirkung; bitterer Geschmack

Beeinflusste Organsysteme: Verdauungssystem (Zunge, Darm, Bauchspeicheldrüse)

Spezifische Indikationen: Die ayurvedischen Ärzte beobachteten, dass beim Kauen nur weniger Blätter dieser Pflanze süße Nahrung nicht länger süß schmeckt, sondern geschmacklos wird. Sie nannten die Pflanze daher »Zuckerzerstörer«. Jüngere klinische Versuche zeigten, dass ein Gurmar-Extrakt einen steuernden Einfluss auf die Blutzuckerwerte haben kann, Beta-Zellen der Bauchspeicheldrüse regeneriert und das Verlangen nach Süßem bei der betreffenden Person bremst. Diese auffällige Wirkung von Gurmar setzt an zwei Stellen im Körper an: an den Geschmacksknospen der Zunge und an der absorbierenden Oberfläche im Darminneren. (Die Struktur der Geschmacksknospen, die Zucker im Mund aufspüren, ist fast identisch mit der Struktur der Gewebe, die im Darm Zucker absorbieren.) Gurmar enthält eine organische Säure (Gymnemasäure), deren molekulare Anordnung der von Glukosemolekülen gleicht. Wird Gurmar oral verabreicht, besetzen die Moleküle der Gymnemasäure ein bis zwei Stunden lang die entsprechenden Bindestellen an den Rezeptoren auf den Geschmacksknospen, sodass diese durch kein Zuckermolekül aktiviert werden können. Der süße Geschmack wird auf diese Weise einfach ausgelöscht. Auf ganz ähnliche Weise besetzen die den Zucker nachahmenden Moleküle dieser Pflanze auch die Andockstellen an den Rezeptoren in den absorbierenden, äußeren Zellschichten im Darm und verhindern auch dort, dass Zuckermoleküle vom Darm aufgenommen werden. Gurmar unterdrückt also den Geschmack süßer Nahrungsmittel sowie das Verlangen, diese zu essen. (Noch Stunden nach dem Kontakt der Zunge mit Gurmarblättern wird eine leckere, aus mehreren süßen Schichten bestehende Schokoladentorte geschmacklich zu einer Riesenenttäuschung werden – was irgendwie eine deprimierende Erfahrung ist.) Später – in der Annahme, dass wir das Stück Torte doch gegessen haben, was wahrscheinlich aber nicht der Fall war – würde Gurmar die von dem ganzen von uns einverleibten Zucker ausgelösten Wirkungen auf die Stoffwechselprozesse in erheblichem Maße reduzieren, indem es beim größten Teil der Zuckermoleküle verhindert, während des Verdauungsprozesses vom Darm absorbiert zu werden. Diese Wirkung löst eine größere Veränderung bei den Blutzuckerwerten aus. Gurmarblätter unterscheiden sich mit ihrer gesunden, allmählich eintretenden Wirkung dabei deutlich von der schnellen Wirkung vieler blutzuckersenkender Medikamente. Gurmar erhöht die Insulinkonzentrationen, indem es die Insulin produzierenden Zellen in der Bauchspeicheldrüse erneuert und revitalisiert. Gleichzeitig verbessert es die Aufnahme von Glukose in die Zellen, indem es die Aktivität der Glukose nutzenden Enzyme steigert, was letztlich die Blutzuckerwerte senkt, weil auf diese Weise das Adrenalin daran gehindert wird, die Leber zur Produktion von Glukose zu veranlassen. Die Qualitäten von Gurmar verheißen sowohl für Personen mit Typ-1-Diabetes als auch solche mit Typ-2-Diabetes Gutes, da durch sie die Blutzuckerwerte erfolgreich unter Kontrolle gebracht werden, ohne dass diese unter die normalen Werte absinken. Damit haben wir mit Gurmar eine einfache, billige und wirksame Methode an der Hand, mit der wir die Aufrechterhaltung gesunder Glukosekonzentrationen unterstützen können. Die Blätter sind auch dafür bekannt, den Serum-Cholesterinspiegel sowie die Triglyceridwerte zu senken.

Passende Konstitutionstypen: Gurmar ist für jeden, der es schwierig findet, seine Lust auf Süßes zu kontrollieren oder der sich immer wieder gierig mit Süßigkeiten vollstopft und durch den exzessiven Zuckerkonsum das Risiko eingeht, seine Gesundheit zu schädigen, eine sehr wirksame Heilpflanze. Das Gleiche gilt für Personen, die versuchen, bei der Kontrolle ihres Gewichts Unterstützung zu bekommen. Die molekulare Struktur von Gurmar kann die Aufnahme von bis zu 50 Prozent der durch die Ernährung zugeführten Zuckerkalorien in den Körper unterbinden. Alles in allem ist Gurmar für die Konstitution des Monarchen das allerbeste Stärkungsmittel (und auch ein recht spezifisches Mittel gegen die Auswirkungen, die ein exzessiver Konsum von Süßem auf den Seher hat). Oben wurde bereits darauf hingewiesen, dass Gurmar ein sicheres und wirksames Pflanzentonikum ist, das alle unterstützt, die an sich eine Insulinresistenz feststellen, deren Blutzuckerwerte hoch bleiben und die daher unabhängig von ihrer Ernährungsweise immer weiter an Gewicht zunehmen. Den gleichen Nutzen von dieser Heilpflanze haben diejenigen, die an Unterzuckerung oder an Diabetes vom Typ 1 oder Typ 2 leiden. Keiner der Inhaltsstoffe von Gurmar macht abhängig, und die Pflanze kann über lange Zeit eingenommen werden. (Achtung! Gurmar nimmt auf die gleiche Weise wie beim süßen Geschmack süßer Nahrungsmittel auch den bitteren Geschmack bitterer Substanzen weg. Auf salzigen, scharf-würzigen, zusammenziehenden oder sauren Geschmack hat die Pflanze hingegen keine spürbaren Auswirkungen.)

Warnhinweise: Wird Gurmar mit anderen Substanzen zusammen eingenommen, die gegen Diabetes wirken, müssen die Blutzuckerwerte genau überwacht werden, damit sie nicht unter die Normalwerte absinken.

Zubereitung und Dosierung: Das getrocknete, pulverisierte Blatt wird (a) verwendet, um den Geschmack von Zucker zu beseitigen und das Verlangen nach Süßem nachhaltig zu unterdrücken und aufzuheben. Dazu wird eine Prise des Pulvers auf die Zunge gegeben. Die Wirkung wird ein oder zwei Stunden lang anhalten. Hat man das noch nie erlebt, sollte man zunächst etwas Süßes probieren, dann eine Prise vom pulverisierten Gurmarblatt (oder ein paar Tropfen des Extraktes) auf die Zunge geben, es im Mund hin und her bewegen und danach die gleiche Süßigkeit noch einmal probieren. (b) Zur Reduzierung der Blutzuckerwerte nach dem Verzehr von Zucker nimmt man täglich 300 bis 400 Milligramm Pulver zusammen mit den Mahlzeiten ein. (c) Um die Blutzuckerwerte und den Insulinbedarf bei Typ-1-Diabetes zu senken, verzehrt man jeden Tag 300 bis 400 Milligramm und macht das mindestens drei bis vier Wochen lang, damit man die positiven Veränderungen auch tatsächlich erlebt. Diese Menge Gurmar kann man auch länger nehmen – beispielsweise über einen Zeitraum zwischen sechs Monaten und zwei Jahren hinweg. Dann kann man alle Vorzüge genießen, die der Grund sind, weswegen man diese Pflanze verwendet. Die individuell erzielten Ergebnisse variieren natürlich abhängig von der Beschaffenheit des jeweiligen gesundheitlichen Zustandes und vom Ausmaß der Probleme.

Hafer

(Avena sativa, Avena fatua)

Familie: Poaceae (Süßgräser); (die kultivierte Form: Echter Hafer, Saat-Hafer: *Avena sativa;* die wilde Form: Flug-Hafer, Wind-Hafer: *Avena fatua*)

Verwendete Pflanzenteile: unreife Samenkörner (milchige Ährchen) sowie Haferstroh

Wirkungen und Eigenschaften: nährend und stärkend, reizlindernde, leicht anregende, wundheilende Wirkung; Antidepressivum; stärkt die Nerven; Qualität: warm und feucht; süßer Geschmack

Beeinflusste Organsysteme: Nervensystem, Kreislauf, Geschlechtsorgane, Haut

Spezifische Indikationen: Hafer ist ein wichtiges Stärkungsmittel für die vielen ganz unterschiedlichen Menschen, die sich immer wieder mit ihren Kräften verausgaben und dann ausgezehrt zurückbleiben oder deren Lebensstil häufig von völliger Hektik geprägt ist. Es ist ein Nerventonikum, das wie geschaffen ist für Personen, die gerade einen Absturz hinter sich haben und ganz ausgebrannt dastehen oder die das Gefühl haben, sie stünden kurz davor. Hafer ist ein süßes, Energie lieferndes, nahrhaftes, aufbauendes Tonikum, das das Nervensystem bei denjenigen kräftigt, die es überbeansprucht haben und/oder es zu wenig nähren – die zu lange auf Kosten ihrer Nervenkraft tätig sind, ohne ihre Reserven wieder aufzufüllen. Hafer

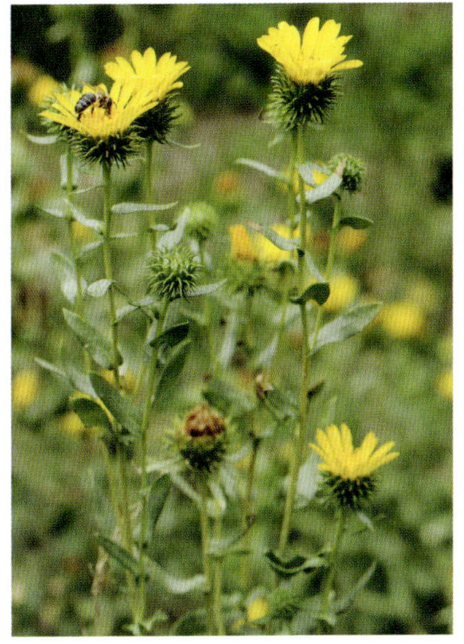
Gummikraut *(Grindelia spp.)*

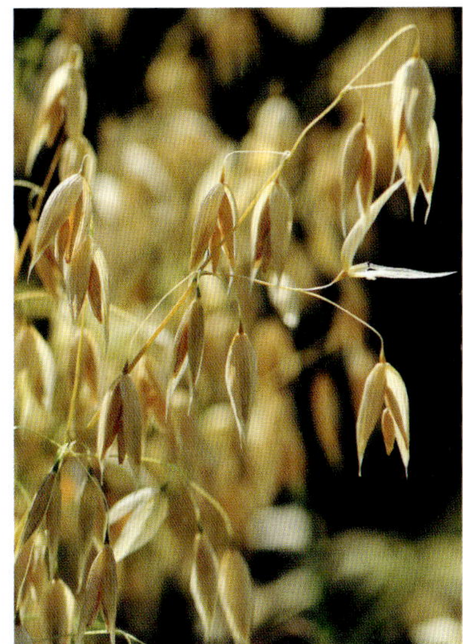
Hafer *(Avena sativa, A. fatua)*

ist auch für jene gut, die sich von den Folgen einer Abhängigkeit von stimulierenden Mitteln wie Kokain, Koffein, zu viel Reality-TV und Ähnlichem erholen. Die Heilpflanze ist jedoch kein Heilmittel für schnelle Lösungen solcher Probleme. Sie unterstützt uns dabei, wieder zu einem gesunden Lebensstil zurückzufinden und diesen erneut zu etablieren. Dazu müssen wir sie einen bis sechs Monate lang zu uns nehmen, idealerweise in Kombination mit Amerikanischem Ginseng (und Brennnesselsamen, wenn diese im Herbst zuvor gesammelt wurden). Wer sich eher zu viel der Entspannung hingegeben hat und gerade einen Entzug von Beruhigungsmitteln wie Alkohol und Nikotin durchläuft, für den ist Helmkraut das bessere und passendere Nerventonikum. Flug-Hafer nützt auch Menschen, die in Verbindung mit Nervenerschöpfung bei sich Herzklopfen, Kopfschmerzen und/oder eine geringe Libido feststellen.

Kombinationsmöglichkeiten: Alle nervenstärkenden Heilpflanzen lassen sich gut mit Hafer kombinieren, und zwar unabhängig davon, ob die Rezeptur zur Entspannung oder zur Anregung genutzt wird. Zusammen mit Helmkraut und Kamille ist Hafer gut gegen Schwermut und Depressionen, die Kombination mit Weißdorn ergibt ein gutes Tonikum für Herz und Blutgefäße.

Passende Konstitutionstypen: Flug-Hafer ist ein hervorragendes Stärkungsmittel für alle nervösen und erschöpften Menschen und verhindert bei diesen, sich völlig zu verausgaben. Für dünne, nervöse Menschen mit wenig Reserven eignet sich diese Pflanze besonders gut. Solche Menschen haben oft dunkle Ringe unter den Augen, die nichts mit Allergien zu tun haben. Sie sind nach einem langen und tiefen Nachtschlaf noch müde und können nur schlecht mit Stress umgehen, wodurch ihre Anpassungsfähigkeit leidet. Die warme und feuchte Qualität des Flug-Hafers führt daher zur Kräftigung der kühlen, trockenen Konstitution des Sehers, auf den diese Pflanze einen ausgleichenden Einfluss hat und dessen feines und hoch entwickeltes Nervensystem sie nährt. Wahrscheinlich ist Hafer eines der besten Mittel, das kontinuierlich genommen werden kann, um die erschöpften Nerven dieses Konstitutionstyps dabei zu unterstützen, wieder in einen Gleichgewichtszustand zu gelangen.

Zubereitung und Dosierung: Haferstroh, das reich an Kieselerde und Kalzium ist, wird zur Zubereitung eines mineralreichen Tees verwendet. Den kann man trinken oder äußerlich auf die entsprechenden Stellen der Haut aufbringen, um deren Beschaffenheit zu verschönern oder Hautleiden zu lindern. Vom Tee wird dreimal täglich 1 Tasse getrunken. Eine Tinktur stellt man am besten aus den frischen, grünen Samen her, die geerntet werden, solange sie sich noch in ihrem milchigen Zustand befinden und noch nicht hart sind. Von dieser Tinktur nimmt man dreimal am Tag 20 bis 50 Tropfen.

Weitere Verwendungsmöglichkeiten: Die Samen (in Form von Hafergrütze oder Haferflocken) werden auch zur Zubereitung eines sehr nahrhaften schleimigen Haferbreis (Porridge genannt) verwendet. Auch für den Muskelaufbau bei Haustieren werden sie genutzt.

Helmkraut

(Scutellaria lateriflora)

Familie: Lamiaceae (Lippenblütler)

Verwendete Pflanzenteile: alle oberirdischen Teile

Wirkungen und Eigenschaften: nervenstärkende, beruhigende, krampflösende Wirkung; Qualität: kalt und trocken; bitterer, leicht süßer Geschmack

Beeinflusste Organsysteme: Nervensystem, Stütz- und Bewegungsapparat (Muskeln und Skelett)

Spezifische Indikationen: Helmkraut ist reich an mineralischen Nährstoffen, die für ein gesundes Nervensystem, bei dem sich alles im Gleichgewicht befindet, erforderlich sind. Es ist ein sicheres, zuverlässiges Stärkungsmittel für das zentrale Nervensystem, baut allgemein die Nerven auf, beruhigt und wirkt gleichzeitig auch noch krampflösend. Die Heilpflanze macht auch das Herz ruhiger, vermindert übermäßige Hitze und nimmt überhitzten Gefühlen wie Wutanfällen, Ärger, Hass und Eifersucht wirksam die Kraft und kühlt sie herunter. Helmkraut löst Verspannungen der Skelettmuskulatur und lindert spezifisch nervöse Angstzustände und nervlich bedingte Reizbarkeit, wenn diese Zustände mit körperlicher oder emotionaler Überanstrengung gekoppelt sind. Es fördert Ruhe und wirkt auch bei Ungleichgewichten im Bereich des Herzens, die durch überaktive Nerven verursacht wurden, beruhigend und ausgleichend. Helmkraut ist eine nützliche Heilpflanze zur Behandlung von Leiden, die mit einem Übermaß zusammenhängen, das zu Ärger, Launenhaftigkeit, Unleidlichkeit und offensichtlich zutage tretender Gereiztheit führt. Die Pflanze ist aber auch bei Mangelzuständen zu empfehlen, die sich als nervöse Ängstlichkeit und Gereiztheit zeigen, die als ein Gefühl der Überforderung oder der eigenen Ohnmacht offensichtlich werden können oder das Gefühl hervorrufen, etwas in viel zu hohem Maße ausgesetzt zu sein. Die Pflanze ist eine gute Unterstützung, wenn sich jemand von Tabak- oder Alkoholsucht befreien will, da sie dabei hilft, Entzugserscheinungen wie Schlaflosigkeit und starke Stimmungsschwankungen durchzustehen.

Kombinationsmöglichkeiten: Zusammen mit Gotu Kola lässt sich diese Heilpflanze gut als Tonikum verwenden, das geistige Klarheit fördert. Mit Kamille kombiniert hilft Helmkraut bei Unruhe und Schlaflosigkeit.
Passende Konstitutionstypen: Diese Heilpflanze ist für den Krieger eines der wichtigsten Stärkungsmittel, das die Nerven entspannt und dabei hilft, die feurigen Emotionen dieses Konstitutionstyps in ruhigere Bahnen zu lenken. Gleichzeitig werden die diese Zustände begleitenden Spannungen im Nervensystem und Verspannungen der Muskeln abgebaut. Man könnte meinen, dass die nervenstärkenden Eigenschaften das Helmkraut auch für den Seher zu einem perfekten Heilmittel machen, aber Personen, die von ihrer Konstitution her schon sehr viel Kälte mitbringen oder unter Mangelzuständen leiden, dünn oder schwach sind, kommen mit Flug-Hafer *(Avena fatua)* und Jujube viel besser zurecht. Ich empfehle dem Seher, der ein kaltes und trockenes Naturell hat, von einer längeren Verwendung dieser Pflanze Abstand zu nehmen, weil die Pflanze sehr bitter schmeckt und eine kalte, trockene Qualität und Energetik aufweist. In den meisten Fällen ist Helmkraut ein hervorragendes Nerventonikum für den robusten, intensiven und erhitzten Krieger, während sich Flug-Hafer, Jujube oder Herzgespann viel besser für den Seher eignen.
Zubereitung und Dosierung: Die oberirdischen Teile der Pflanze sollten vor der Blüte geerntet werden. Getrocknetes oder frisches Helmkraut sollte nie gekocht werden, da dies seine therapeutische Wirksamkeit beeinträchtigt. Eine längere Lagerung hat denselben Effekt. Von einem Aufguss trinkt man dreimal täglich 1 Tasse. (Zur Linderung von Symptomen, die mit einem Entzug von Alkohol oder anderen Drogen einhergehen, kann man auch stündlich eine halbe Tasse trinken und dies dann mit der Abschwächung der Intensität der jeweiligen Symptome allmählich auslaufen lassen.) Auch für die Herstellung einer Tinktur eignet sich die frische, ungetrocknete Pflanze am besten. Bei der Tinktur sind dreimal täglich 15 bis 40 Tropfen eine gute Dosierung.

Echtes Herzgespann (Löwenschwanz)

(Leonurus cardiaca)

Familie: Lamiaceae (Lippenblütler)
Verwendete Pflanzenteile: Blütenspitzen und Blätter
Wirkungen und Eigenschaften: stärkt die Nerven; entspannt das Herz; wirkt der Wirkung von Adrenalin entgegen; harntreibende und krampflösende Wirkung; Qualität: etwas kalt und trocken; scharf-würziger, bitterer Geschmack
Beeinflusste Organsysteme: Nervensystem, Kreislauf, Herz, Geschlechtsorgane
Spezifische Indikationen: Das Herzgespann ist vor allem ein Beruhigungsmittel für das Herz. Über seine Wirkung auf das Nervensystem trägt diese Heilpflanze bei einem rasend schnellen, heftig pochenden Herzschlag zu dessen Verlangsamung bei. Auch bei etlichen anderen Problemen mit dem Herzen, die durch Nervenanspannung hervorgerufen werden oder durch ein Übermaß an von außen auf jemanden einstürmenden Impulsen entstehen, die zu einem Zustand der Reizüberflutung führen, bringt das Herzgespann eine Verbesserung. Die Heilpflanze schwächt die Wirkung von Adrenalin ab und entspannt so die übermäßig angeregten Nerven des Sympathikus, durch die der Körper viel zu stark in den Kampf- oder Fluchtmodus

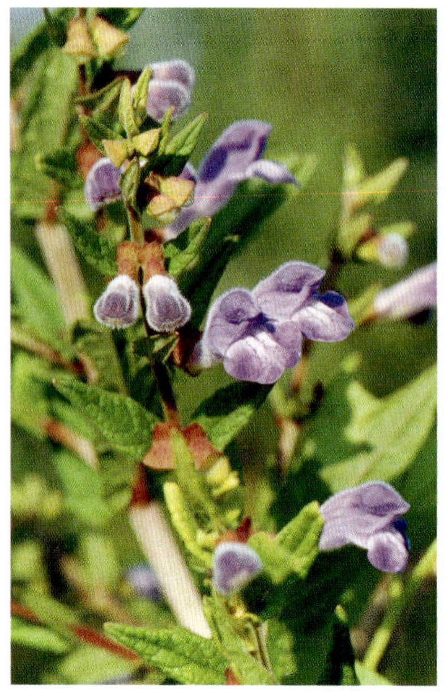

Helmkraut *(Scutellaria lateriflora)*

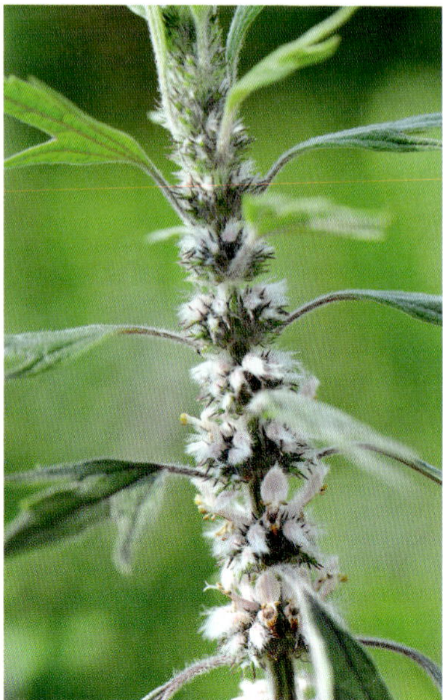

Echtes Herzgespann *(Leonurus cardiaca)*

gerät. Auch die (überaktive) Schilddrüse wird vom Herzgespann auf indirekte Weise unterstützt, was ebenfalls bewirkt, dass der viel zu aktive Sympathikus verlangsamt wird. Das Herzgespann verringert Ansammlungen von Blutplättchen in den Blutgefäßen und senkt ein wenig die Blutfettwerte, was sich alles in allem positiv auf das Herz und die Gefäße auswirkt. (Sowohl der deutsche als auch der lateinische Name der Pflanze deuten auf die Wirkung der Pflanze auf das Herz hin.) Als Heilpflanze mit einer allgemein entspannenden Wirkung auf das Nervensystem und mit sanften menstruationsfördernden Wirkungen ist das Herzgespann für Frauen ideal, die unter einer spärlichen und von Schmerzen begleiteten Menstruationsblutung leiden, die durch Stress negativ beeinflusst wird.

Kombinationsmöglichkeiten: Eine Kombination aus Herzgespann, Hafer und Jujube hat eine ausgleichende Wirkung auf nervöse und mit Ängsten und Mangelzuständen verbundene Grundmuster. Zur positiven Beeinflussung von Strukturen, die mit einem Übermaß in Verbindung stehen, verwenden wir eine Kombination aus Herzgespann und Helmkraut. Als Tonikum für die Geschlechtsorgane ist die Heilpflanze mit Sägepalme, Himbeere oder Shatavari zusammen zu empfehlen. Die allgemein entspannenden Eigenschaften des Herzgespanns und die Wirkung dieser Heilpflanze auf das Herz lassen sich gut mit den Wirkungen von Wolfsfuß zusammen gegen die Auswirkungen einer Schilddrüsenüberfunktion einsetzen.

Passende Konstitutionstypen: Dieses Heilmittel nützt sowohl dem Krieger als auch dem Seher. Das Herzgespann bringt übermäßig erregte, reizbare, von Ärger, Wut und Exzessivität geprägte Strukturen, aber auch solche, die mit nervösen Mangelzuständen verknüpft sind, ins Gleichgewicht. Obwohl bei oberflächlicher Betrachtung das Herzgespann sich vor allem für den Seher zu eignen scheint, passt die Pflanze wahrscheinlich am besten, wenn wir etwas gegen sich verschlimmernde

Zustände im Nervensystem des Kriegers unternehmen wollen. Das Herzgespann ist eigentlich eher ein Beruhigungsmittel als ein Stärkungsmittel; die starke Aufgeregtheit des Kriegers wird durch seine übermäßig erregten Nerven hervorgerufen, die eigentlich nur eine einfache beruhigende Einwirkung auf sie benötigen, damit sich ihr Feuer abschwächt und sie wieder in einen ausgeglicheneren Zustand kommen. Die Aufgeregtheit des Sehers hingegen beruht auf einem Mangel und erfordert neben einer Beruhigung eine Versorgung mit Nährstoffen, damit er wieder zu Kräften kommt und dadurch sein körperliches Gleichgewicht wiederfindet. Wir können das Herzgespann, aber auch Jujube gegen Herzklopfen einsetzen, aber beide Heilpflanzen haben völlig unterschiedliche Wirkungen: Das Herzgespann wirkt eher beruhigend, während Jujube stärker als Tonikum wirkt. Aus diesem Grund eignet sich das Herzgespann als einzelne Heilpflanze viel besser, um ein übermäßig aufgeregtes Herz beim Krieger zu besänftigen, während sie beim Seher diese Probleme zwar schnell unter Kontrolle bringen kann, aber langfristig besser in Kombination mit Jujube wirkt oder sogar durch Jujube ersetzt werden sollte. Jujube kann mit ihren nährenden und stärkenden Qualitäten dem Seher viel mehr nützen. Das Herzgespann eignet sich bei der Konstitution des Kriegers bei einer Verschlimmerung seiner Beschwerden auch für eine langfristige Verwendung; die Wirkungen dieser Heilpflanze beruhigen den Krieger auf sanfte Weise, und ihr Einfluss auf die Beschaffenheit seines Blutes beugt Schädigungen seines Herzens und seiner Gefäße vor.

Zubereitung und Dosierung: Vom Tee reichen dreimal täglich 1 Tasse, von der Tinktur sind es zwei- bis viermal täglich 20 bis 40 Tropfen.

Himbeere

(Rubus idaeus)

Familie: Rosaceae (Rosengewächse)
Verwendete Pflanzenteile: Blatt und Frucht
Wirkungen und Eigenschaften: zusammenziehende, kräftigende und krampflösende Wirkung; Qualität: trocken; bitterer, zusammenziehender Geschmack (Blätter); Qualität: etwas warm; süßer und saurer und zusammenziehender Geschmack (Frucht)
Beeinflusste Organsysteme: Urogenitalsystem, Verdauungssystem, Augen
Spezifische Indikationen: Beim Himbeer(blätter)tee handelt es sich um einen der am meisten gerühmten Kräutertees zur Kräftigung und Stärkung der weiblichen Geschlechtsorgane. Himbeerblätter liefern aber männlichen Geschlechtsorganen die gleichen Nährstoffe und stärken sie genauso; sie kräftigen sie und lindern Reizungen der Blase und der Prostata. Mit Himbeerblättertee können wir auch akute Magenprobleme behandeln und Schnupfen, grippalen Infekten sowie anderen, mit Fieber einhergehenden Krankheiten entgegenwirken. Diese Pflanze hat sich bei Kindern besonders gut bewährt. Mit ihrer zusammenziehenden Wirkung ist sie auch bei Durchfall eine gute Wahl; für den Darm ist sie ein gutes Tonikum mit verlässlicher Wirkung. Darüber hinaus reinigt sie die Schleimhäute von Mund, Hals und Magen und heilt Aphthen. Ein Himbeeraufguss lässt sich hervorragend als entzündungshemmende Augenspülung einsetzen, ferner als Mundspülung oder Gur-

gelwasser gegen Halsschmerzen, Aphthen im Mund und auf der Zunge und/oder Zahnfleischbluten.

Kombinationsmöglichkeiten: Zusammen mit Doldigem Wintergrün *(Chimaphila umbellata)* lässt sich die Himbeere zur Behandlung und Kräftigung des Urogenitalsystems von Männern wie Frauen nutzen; in Kombination mit Salbei wirkt es gut als Mundspülung oder Gurgelwasser. Mit Augentrost als Aufguss haben wir ein gutes Augenwasser bei der Hand. Mit Katzenminze, Fenchel und Rotklee hat Himbeere eine gute Wirkung bei Beschwerden von Kindern.

Passende Konstitutionstypen: Diese sanft stärkende Heilpflanze harmonisiert die Verdauung, normalisiert den Stuhlgang, schwächt Entzündungsprozesse ab und unterstützt die Regeneration der Körpergewebe. Mit diesen Wirkungen eignet sie sich für alle Konstitutionstypen. Der renommierte Heilpflanzenkundige Dr. John Christopher hat lange Vorträge über die Verwendung der Himbeere als Stärkungsmittel mit vorbeugender und aufbauender Wirkung gehalten. Er empfahl dringend, diese Pflanze bei allen Reisen mit sich zu führen. Außerdem riet er allen Mitgliedern einer Reisegesellschaft, einmal am Tag eine Tasse Himbeertee zu trinken, um Krankheiten vorzubeugen und sich während der Reise wohlzufühlen. Himbeerblätter haben kühle und trocknende Eigenschaften, daher ist der Konstitutionstyp des Sehers, der eine Tendenz zu Kälte und Trockenheit aufweist, gut beraten, diese Pflanze mit einer warmen und befeuchtenden Heilpflanze wie Süßholz, Rotulme oder Eibischwurzel zu kombinieren.

Zubereitung und Dosierung: Vom Aufguss trinkt man dreimal am Tag 1 Tasse. Von der Tinktur sollten dreimal am Tag 15 bis 50 Tropfen eingenommen werden.

Hopfen

(Humulus lupulus)

Familie: Cannabinaceae (Hanfgewächse)

Verwendeter Pflanzenteil: (zapfenförmiger) Blütenstand

Wirkungen und Eigenschaften: beruhigende, schlaffördernde, krampflösende, antimikrobielle und zusammenziehende Wirkung; verdauungsfördernde Bitterpflanze; Qualität: kühl; bitterer Geschmack

Beeinflusste Organsysteme: Nervensystem, Verdauungssystem

Spezifische Indikationen: Hopfen ist ein enger Verwandter des Hanfes und hat eine deutlich entspannende Wirkung auf das zentrale Nervensystem. Damit ist er also eher ein Beruhigungsmittel als ein stärkendes Tonikum. Diese Pflanze entspannt ganz allgemein den gesamten Körper, hat aber eine spezielle Affinität zum Verdauungssystem. Besonders im Magen kommen ihre stark krampflösenden Eigenschaften zur Geltung, außerdem wirkt sie antimikrobiell und hat die Tendenz, die Aktivität der Gärungserreger, die zu Magenverstimmungen führen können, einzudämmen. Neben diesen Wirkungen hat Hopfen einen milden, aromatischen, bitteren Geschmack, und die Kombination all dieser Wirkungen macht die Pflanze zu einem nützlichen Heilmittel für Menschen, die einen nervösen Magen haben oder dazu neigen, sich bei Stress schlecht zu ernähren.

Kombinationsmöglichkeiten: Zusammen mit Kamille lässt sich Hopfen bei nervösem Magen und Verdauungsstörungen einsetzen.

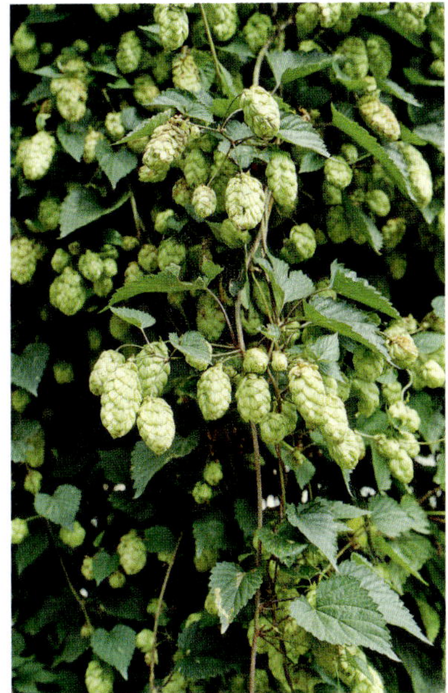

Hopfen *(Humulus lupulus)*

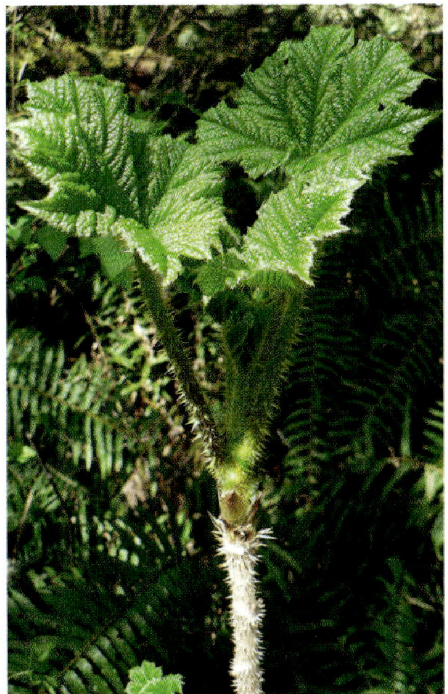

Igelkraftwurz *(Oplopanax horridus)*

Passende Konstitutionstypen: Hopfen wird häufig als beruhigende Pflanze verwendet und hilft bei Schlaflosigkeit. Interessant ist im Vergleich zu Baldrian, einer anderen beliebten Pflanze mit beruhigender Wirkung, die unterschiedliche Funktionsweise der beiden Pflanzen auf die einzelnen Konstitutionstypen. Hopfen (oder dessen aus den Drüsen der weiblichen Pflanze zubereitetes Pulver, das Lupulin) lässt sich gut gegen Nervosität, Reizbarkeit und gegen Schlaflosigkeit einsetzen, die von zu starker Durchblutung des Gehirns und zu viel Hitze im Gehirn (zerebraler Hyperämie) begleitet wird. Baldrian hingegen wird besser bei jemandem verwendet, der unter zerebraler Anämie, also unter zu schwachem Blutfluss im Gehirn leidet (was dann tendenziell dazu führt, dass bei dieser Person Depressionen und ein Gefühl von Niedergeschlagenheit ausgelöst wird). Anders ausgedrückt ist Hopfen für Menschen gut, die bei Stress im Gesicht rot anlaufen, deren Schläfen pulsieren, die hitzig sind und gefühlsmäßig schnell in Aufruhr geraten sowie Eifersucht, Neid und ähnliche Gefühle verspüren. Hopfen eignet sich auch für diejenigen, die zum Grübeln neigen, nachts aufbleiben und viel zu viel über alles Mögliche nachdenken und dabei ganz aufgeregt sind. Baldrian hingegen ist für Menschen von Nutzen, die bei Stress unter Erschöpfung leiden, ein blasses Gesicht haben, und dazu neigen, vor der Welt zurückzuschrecken und in ihren Aktivitäten nachzulassen. Hopfen ist daher für den Konstitutionstyp des Kriegers mit seinem erhitzten und unter Stress stehenden Nervensystem gut geeignet, ferner für den Seher, wenn dieser sich in einen Zustand starker innerer Erregung hineindenkt. Baldrian ist dagegen für den eher depressiv und mutlos gestimmten Monarchen und sein aus diesen Gründen gestresstes Nervensystem die richtige Heilpflanze, oder auch für den Seher, wenn sich dieser in einem Zustand der Erschöpfung befindet. Wollen wir dennoch für den Seher Hopfen verwenden, dann muss diese Pflanze durch andere Pflanzen wie dem Amerikanischen Ginseng oder Flug-Hafer *(Avena fatua)* ergänzt werden, die den Seher stärker nähren und dann in einer solchen Kombination am besten wirken. Ein weiteres mit Stress verknüpftes Thema sind vorzeitige Samenergüsse bei Männern vom Konstitutionstyp des Kriegers. Für sie kann ein Teelöffel Hopfentinktur vor dem Sex wahre Wunder bewirken. (Für den Seher ist der Flug-Hafer als Stärkungsmittel für diesen Zweck viel besser geeignet; Monarchen haben dieses Problem nur selten.)

Warnhinweise: Hopfen darf bei Personen nicht verwendet werden, die an vegetativen Depressionen leiden (die von körperlichen Beschwerden oder vegetativen Funktionsstörungen begleitet werden, ferner von diffusen Symptomen, Dumpfheit und Inaktivität).

Zubereitung und Dosierung: Zur Nacht hilft 1 Tasse eines Aufgusses beim Einschlafen. Von der Tinktur sollten dreimal täglich 15 bis 35 Tropfen genommen werden. Zur örtlich begrenzten Anwendung wird ein in einem heißen Aufguss getränktes Tuch auf die Körperstellen aufgelegt, an denen jemand heiße, pochende Schmerzen verspürt, Kopfschmerzen oder Zahnschmerzen hat oder Hitze im Kopf bemerkt.

Igelkraftwurz

(Oplopanax horridus)

Familie: Araliaceae (Araliengewächse)

Verwendete Pflanzenteile: Wurzelrinde und unterer Stiel

Wirkungen und Eigenschaften: alterierende (umstimmende, zustandsverändernde), kräftigende, blutzuckersenkende, adaptogene (die Anpassungsfähigkeit des Körpers und damit seine Widerstandskraft bei außergewöhnlichen Belastungen erhöhende) Wirkung; wirkt Arthritis entgegen; Qualität: warm; süßer und bitterer Geschmack

Beeinflusste Organsysteme: Drüsensystem, Stütz- und Bewegungsapparat (Muskeln und Skelett), Haut, Verdauungssystem, Atmungssystem

Spezifische Indikationen: Die Igelkraftwurz ist eine wichtige Arzneipflanze, die bei vielen nordamerikanischen Urvölkern im Westen Nordamerikas und im Südosten Alaskas zur Heilung, bei Zeremonien zur Reinigung und als Schutzamulett genutzt wird. Die traditionelle Anwendung dieser Heilpflanze ist damit sehr umfangreich. Eine Abkochung der inneren Wurzelrinde und des unteren Stiels wird als Tee getrunken und in dieser Form zur Behandlung einer ganzen Reihe von Beschwerden eingesetzt, beispielsweise bei Rheuma, Arthritis, Diabetes, Magen- und Verdauungsbeschwerden, Tuberkulose, bei trockenem Husten, der aus der Lunge kommt, sowie bei Erkältungen und Fieber. Die Verwendung der Igelkraftwurz bei Arthritis und Rheuma ist bei allen an der Pazifikküste im Nordwesten Nordamerikas beheimateten Urvölkern zu beobachten. Als Wickel werden die Wurzel und deren Rinde zur Behandlung von geschwollenen Drüsen, Geschwüren, wunden Stellen und anderen äußerlich auftretenden Infektionen genutzt. Das Vorhandensein einer insulinähnlichen Substanz in dieser Heilpflanze, durch die sie auf Diabetes einwirkt, hat die modernen pharmazeutisch-medizinischen Konzerne massiv auf Igelkraftwurz aufmerksam werden lassen. Mir haben viele Menschen mitgeteilt, dass sie Extrakte aus dieser Pflanze als vollständigen oder partiellen Ersatz für Insulin genutzt haben und sehr erfreut über die Ergebnisse waren. Eine respektvolle Untersuchung der jahrhundertelangen Anwendung dieser Heilpflanze durch alte Völker und die Fortführung klinischer Forschungen durch Heilpflanzenkundige zu den Verwendungsmöglichkeiten von *Oplopanax horridus* steht noch aus.

Passende Konstitutionstypen: Diese wärmende Heilpflanze eignet sich nicht für Personen mit offenkundigen Anzeichen für Hitze. Ihre warme Qualität tut eher dem Seher gut, obwohl sie für ihn oft zu intensiv sein könnte und mit ihrem außergewöhnlich kräftigen (an Sellerie erinnernden) Geschmack seinem Magen Probleme bereiten kann. Als Stärkungsmittel ist die Igelkraftwurz wahrscheinlich für den Monarchen am besten, ebenso für alle Personen, die immer wieder übermäßig viel Süßes essen und an Gewicht zunehmen. Zusammen mit Bitterpflanzen und Nahrungsergänzungsmitteln, die Chrom enthalten, ist diese Pflanze bei chronischem Heißhunger auf Süßes, verzögert auftretender Unterzuckerung und Typ-2-Diabetes (mit Übergewicht, hohen Triglycerid- und Cholesterinwerten sowie hohem Blutdruck) hilfreich. Bei den eher nervösen, zittrigen, aufgeregten Zuständen einer akuten Unterzuckerung ist die Igelkraftwurz nicht die passende Heilpflanze.

Warnhinweise: Ich habe noch nie etwas über irgendwelche giftigen Nebenwirkungen dieser Pflanze gehört, aber es handelt sich um eine sehr kraftvolle Heilpflanze mit starken Wirkungen.

Zubereitung und Dosierung: Die Abkochung wird in einer Dosierung von ½ bis 1 Tasse dreimal täglich eingenommen. Bei einer Tinktur sind dreimal am Tag 15 bis 30 Tropfen eine gute Menge. Im Tee nimmt man dreimal täglich 3 Gramm der pulverisierten Pflanze zu sich.

Ingwer

(Zingiber officinale)

Familie: Zingiberaceae (Ingwergewächse)

Verwendeter Pflanzenteil: Rhizom (der Wurzelstock oder Erdspross, ein unterirdisch wachsender Teil des Sprosses)

Wirkungen und Eigenschaften: entzündungshemmende, windtreibende, durchblutungsfördernde und krampflösende Wirkung; regt den Kreislauf an; schweißtreibend; wirkt Übelkeit entgegen; Qualität: heiß; scharf-würziger Geschmack

Beeinflusste Organsysteme: Verdauungssystem, Kreislauf, Stütz- und Bewegungsapparat (Muskeln und Skelett)

Spezifische Indikationen: Ingwer ist ein Heilmittel mit ausgesprochen wärmenden Qualitäten. Vieles von dem, was er bewirkt, lässt sich seinen Wirkungen auf das Kreislaufsystem zuschreiben. Im Verdauungstrakt wirkt Ingwer krampflösend, windtreibend und anregend. Indem er die Durchblutung der Verdauungsorgane fördert, stimuliert er deren Aktivitäten. Die Pflanze verstärkt auch die Verdauungsfunktionen, indem sie den Gallefluss von der Leber erhöht. Ihre krampflösenden Qualitäten machen sie zu einem guten Heilmittel bei der Linderung von Gebärmutterkrämpfen oder allen anderen Krämpfen im Unterleib. Neben seiner wärmenden Wirkung hat Ingwer auch entzündungshemmende Eigenschaften, was ihn zu einer besonders segensreichen Pflanze bei der Behandlung von rheumatischen Beschwerden macht, die sich bei kaltem Wetter verschlimmern und bei Hitze verbessern.

Ganz allgemein ist Ingwer überall dort hilfreich, wo in irgendeiner Körperregion durch mangelnde Durchblutung die Stoffwechselaktivitäten zu langsam oder träge ablaufen oder ins Stocken geraten. Ingwer ist auch als schweißtreibendes Mittel wirksam, wenn er bei fiebrigen Erkrankungen als heißer Tee getrunken wird und dann das Schwitzen verstärkt. Er ist als Tee oder Tinktur ein sehr gutes windtreibendes Mittel zur Behandlung von Magen- oder Darmbeschwerden wie Magenkrämpfen, Blähungen, Verdauungsstörungen, Übelkeit, Reise- und Seekrankheit. Bei Letzterer sollten ein bis zwei mit getrocknetem Ingwer gefüllte Kapseln (Größe 00) oder eine gut gefüllte Pipette mit einer Ingwertinktur in ein wenig Wasser ungefähr eine halbe Stunde vor Beginn der jeweiligen Fahrt oder Seereise eingenommen werden. Das wirkt besser als die häufig in solchen Fällen verwendeten Medikamente mit dem Wirkstoff Dimenhydrenat.

Kombinationsmöglichkeiten: Mit den meisten Heilpflanzen, die bei Verdauungsstörungen hilfreich sind, kann man Ingwer gut kombinieren. Er verstärkt die Aufnahme anderer Heilpflanzen in den Körper und verlangsamt deren Abbau.

Passende Konstitutionstypen: Die wärmende Qualität von Ingwer macht diese Heilpflanze für den Monarchen zu einem guten Stärkungsmittel. Ingwer wirkt seiner trägen Verdauung in Magen und Darm entgegen und kann die Entfernung von Verschleimungen in der Lunge begünstigen; die Pflanze bringt auch Wärme in die Extremitäten. Ihre galleflussfördernde Wirkung kann nützlich sein, um Stauungszustände aufzulösen und einen zu langsamen Stoffwechsel im Bereich der Leber auf Trab zu bringen. In geringer Dosierung kann Ingwer auch für den Seher von Nutzen sein, weil er Unterleibskrämpfe abschwächt, die bei ihm durch zu viel nervöse Anspannung verursacht werden. Ingwer verbessert auch die Durchblutung des Magen-Darm-Trakts und der Hautregionen, von denen der Sympathikus des Sehers das Blut weglenkt. Im Allgemeinen funktioniert Ingwer bei Menschen besser, die eine anregende Wirkung brauchen. Der Krieger oder alle Personen mit akuten Entzündungen oder Gewebereizungen sollten zu viel Ingwer meiden; wahrscheinlich wird die Pflanze ihre Leiden sonst verschlimmern. Ungleichgewichte bei der Konstitution des Kriegers, die mit dem Darm zusammenhängen, lassen sich viel besser mit Pfefferminze behandeln.

Warnhinweise: Ingwerpulver sollte nicht verschluckt werden, wenn es nicht in einer Kapsel eingeschlossen ist oder als Flüssigpräparat eingenommen wird, da es die Speiseröhre schädigen kann. Wer eine akute Entzündung hat, sollte Ingwer nur in sehr mäßiger Dosierung verwenden. Da die Heilpflanze die Absorption anderer Heilmittel und Medikamente verstärken kann, sollte sie nicht zusammen mit Aspirin oder anderen Mitteln mit blutverdünnender Wirkung eingenommen werden.

Zubereitung und Dosierung: Vom Aufguss (aus frischem oder getrocknetem Ingwer) nimmt man 1 Tasse mit Zitrone und je nach Bedarf ein wenig Honig. Von Kapseln nimmt man 1 oder 2 (Größe 00). Einen frischen Ingweraufguss sollte man hauptsächlich als anregendes, schweißtreibendes Mittel für die Behandlung von Erkältungen oder bei Frösteln verwenden oder äußerlich auf der Körperoberfläche auftragen. Getrockneter Ingwer eignet sich gut als Mittel gegen Blähungen und Krämpfe sowie bei einer trägen Verdauung. Ansonsten lässt sich die Heilpflanze als Zutat für alle Fleischgerichte zur Unterstützung der Verdauung bei der Beseitigung von für den Körper toxischen (giftigen) Stoffen verwenden.

Jambu (Parakresse, Prickelblume)

(Acmella oleracea, Spilanthes oleracea, Spilanthes acmella)

Familie: Asteraceae (Korbblütler)
Verwendete Pflanzenteile: ganze blühende Pflanze sowie Wurzel
Wirkungen und Eigenschaften: anregend, alterierend (umstimmend, zustandsverändernd), stärkend; regt das Immunsystem an, stimuliert den Kreislauf; stark speichelanregende, schmerzstillende, antiseptische, antibakterielle, antimykotische (gegen Pilze gerichtete), wurmtötende, antivirale Wirkung; Mittel gegen Malaria; Qualität: warm; scharf-würziger Geschmack
Beeinflusste Organsysteme: Verdauungssystem, Kreislauf, Harnsystem, Atmungssystem, Stütz- und Bewegungsapparat (Muskeln und Skelett)
Spezifische Indikationen: Jambu ist auch unter dem Namen »Zahnwehpflanze« bekannt. Unter den Heilpflanzen, mit denen sich Infektionen bekämpfen lassen, hat sie selbst in geringen Konzentrationen mit ihren Wirkungen auf den lebenden Organismus den Rang eines Meisters im Kickboxen. Nur wenige der für ihre fiesen Qualitäten berüchtigten Krankheitserreger können ihren Angriff abwehren: Bakterien, Pilze, Hefepilze und Viren, einschließlich Kolibakterien *(Escherichia coli)*, Salmonellen, *Candida albicans*, mit Malaria zusammenhängende Spirochäten, und sogar der durch Zecken übertragene Borreliose-Erreger *(Borrelia burgdorferi)* – alle fallen sie dem beharrlichen Ansturm des auf der Zunge ein Prickeln auslösenden Jambu, der Prickelblume, zum Opfer. Dennoch ist die gesamte Pflanze für den Menschen und andere warmblütige Tiere ungiftig.

Bei innerer Anwendung wird Jambu zu einem Mittel, das das Gefäßsystem stimuliert (und dabei die Nebennieren schont) und auf diese Weise die Durchblutung der Extremitäten verbessert. Die kegelförmigen Blüten dieser Heilpflanze schmecken ähnlich wie die des Sonnenhuts *(Echinacea)* und des Amerikanischen Gelbholzbaums *(Zanthoxylum americanum)*. Die drei Pflanzen ähneln sich auch in ihren Inhaltsstoffen und ihren Eigenschaften. Beim Verzehr dieser Pflanzen kommt es wie beim Jambu zu prickelnden, kribbelnden Empfindungen. Und auch Jambu besitzt Eigenschaften, die das gesamte Immunsystem steuern und die Produktion weißer Blutkörperchen (Leukozyten) und des gegen Viren wirksamen Interferons erhöhen.

Die den Speichelfluss geradezu zum Sprudeln bringende Wirkung der Pflanze hat rasch auch die Ohrspeicheldrüsen erfasst, wodurch der Mund mit antimikrobiellem Speichel förmlich durchflutet wird. (Auf diese Weise werden Zähne und Zahnfleisch mit einem erstklassigen, stärkenden Heilwasser umspült.) Gleichzeitig wird das dazu in Wechselbeziehung stehende Lymphsystem stimuliert. Diese genau abgestimmte Verbesserung und Verstärkung der Durchblutung und des Lymphflusses verteidigt nicht nur den menschlichen Wirt gegen opportunistische, mikroskopisch kleine Eindringlinge, sondern kräftigt und belebt auch das gesamte Terrain der inneren Gewebe und hilft gleichzeitig dem Körper dabei, die Abbauprodukte aus seinen Stoffwechselvorgängen loszuwerden. Die speichelanregende Wirkung hat sich als ausgesprochen nützlich erwiesen, um viele Entzündungen im Mund und im Hals zu behandeln. Sie steigert auch den Appetit und verbessert die Verdauung (besonders nach schweren Mahlzeiten kurz vor dem Schlafengehen) und hilft bei jeder Form von Blähungen. Der sehr starke Speichelfluss hilft gegen Übelkeit und im Bedarfsfall auch bei der Überwindung des Brechreizes. Für mich ist Jambu ein wahres Phyto-Idol!

Kombinationsmöglichkeiten: Diese Heilpflanze lässt sich mit Sonnenhut kombinieren und wirkt dann wie ein Kraftschub zur Verbesserung der Abwehrkräfte und zur Stärkung des Immunsystems. Vermischen wir Jambu mit einer kleinen Menge Myrrhe, Thymian und einer zur Aufbesserung des Geschmacks von uns bevorzugten Pflanze, können wir daraus ein stärkendes, antibakteriell wirkendes Mundwasser herstellen, mit dem sich das Zahnfleisch kräftigen lässt, die Mundhygiene insgesamt verbessert wird und degenerative Erkrankungen des Zahnfleischs behandelt werden können.
Passende Konstitutionstypen: Diese Pflanze ist für alle Menschen geeignet, die Zähne und Zahnfleisch haben und sie auch behalten wollen, und für alle, die Zahnschmerzen haben und sie loswerden wollen. Alle Konstitutionstypen können Jambu spezifisch dafür verwenden, den Wirkungen der oben aufgeführten Krankheitserreger etwas entgegenzusetzen. Als Mittel zur Stärkung des Immunsystems lässt sich diese Pflanze ebenso bei fast jedem gut einsetzen, obwohl sie wie der Amerikanische Gelbholzbaum sogar noch besser wirkt, wenn sie mit (stärkenden) Pflanzen kombiniert wird, die spezifischer auf die jeweilige Konstitution zugeschnitten sind. Die Seher werden den verstärkten Blutfluss in die Peripherie ihres Körpers zu schätzen wissen, was die anregende Wirkung auf Hände und Füße ausdehnt und auch die Durchblutung der Haut verändert. Den Monarchen wird die sanfte Anregung des Blutflusses in den Arterien ihres ganzen Körpers guttun, was die im Allgemeinen träge arbeitenden Organe dieser Konstitution belebt.
Zubereitung und Dosierung: Von der Tinktur nimmt man drei- bis fünfmal täglich 30 bis 40 Tropfen. Ein Aufguss ist für ein Penisbad sehr zu empfehlen.

Johanniskraut

(Hypericum perforatum)

Familie: Hypericaceae (Johanniskrautgewächse)
Verwendete Pflanzenteile: Blütenspitzen mit noch ungeöffneten Knospen und die äußersten Blätter
Wirkungen und Eigenschaften: entzündungshemmende, zusammenziehende, harntreibende, wundheilende, beruhigende, schmerzstillende, antiseptische Wirkung; Antidepressivum; Qualität: kalt; bitterer, zusammenziehender Geschmack
Beeinflusste Organsysteme: Nervensystem, Stütz- und Bewegungsapparat (Muskeln und Skelett), Harnsystem, Haut
Spezifische Indikationen: Diese Pflanze wirkt als Antidepressivum, denn sie hebt die Stimmung und steigert die Fähigkeit, Schwierigkeiten zu bewältigen. Sie hilft beim Umgang mit milden bis mäßig starken Depressionen, die durch externe Faktoren zustande kommen, beispielsweise durch die Veränderungen der Jahreszeiten, die Trennung von einem geliebten Menschen und andere vorübergehende Tiefschläge. Johanniskraut ist auch eine gute ergänzende Hilfe bei Depressionen, die durch tiefer liegende emotionale Probleme hervorgerufen werden und denen gleichzeitig mit anderen von außen ansetzenden Maßnahmen entgegengewirkt wird, zum Beispiel mit Yoga, Meditation, der Wertschätzung des Gegebenen (und vor allem sich selbst gegenüber), mit körperlichen Übungen, Erholung und Verarbeitung der Geschehnisse sowie durch mehr Wassertrinken. Die Heilpflanze hilft auch beim

Umgang mit den Wechseljahren (bei Frauen und Männern) und besonders bei Gefühlen der Wertlosigkeit oder der geringen Wertschätzung durch andere oder beim Gefühl des Gefangenseins in endlosen Routinen.

Johanniskraut ist therapeutisch von besonderem Wert, wenn es um die Behandlung von Wirbelsäulentraumen geht (die durch Stürze und Unfälle hervorgerufen wurden), ferner bei eingeklemmten Nerven und allen anderen von den Nerven herrührenden Schmerzen (durch Prellungen, Blutergüsse, Verstauchungen, Zerrungen, heftige Erschütterungen, Ischias, Operationstraumen oder durch Reisen hervorgerufene Nerventraumen). Johanniskraut verbessert auch aus dem Gleichgewicht geratene Schlafmuster. Seine virenhemmenden Eigenschaften machen es zu einem geeigneten Heilmittel für die Behandlung von Gürtelrose, Herpes, Windpocken (die Pflanze ist auch für Kinder recht sicher) und für den Einsatz gegen andere Viren, die sich gerne in den Nervengeweben von Menschen aufhalten. Ein Ölauszug ist bei äußerlicher Anwendung auch bei der Behandlung von Prellungen, traumatischen Nervenverletzungen und Verbrennungen äußerst wirksam. Man sollte ihn sofort auf der Verletzung aufbringen – je eher, desto besser. (Wenn ein solcher Ölauszug richtig zubereitet wird, hat er übrigens die schönste tiefrubinrote Färbung, die man je zu Gesicht bekommen wird.) Ein solches Öl lindert wirkungsvoll Nervenschmerzen, stechende Schmerzen und Ischiasschmerz. (Wir sollten es dann auf den Körperstellen einreiben, an denen die Schmerzen entstehen.) Auch bei Taubheitsgefühlen und von Kribbeln begleiteter Gefühllosigkeit der Nerven ist es hilfreich. Bei chronischen Schmerzen sollten wir eine Johanniskrauttinktur innerlich anwenden. Nehmen wir einen Teelöffel vom Ölaufguss zu uns, wirkt dieser gut gegen Magenschleimhautentzündungen und Magengeschwüre. In Form eines Klistiers können wir ihn zur Linderung von mit Entzündungen verbundenen Beschwerden in den Dickdarm einbringen. Es ist durchaus sinnvoll, die äußerliche Anwendung dieser Heilpflanze durch ihre innerliche Anwendung zu ergänzen.

Kombinationsmöglichkeiten: Als Ölaufguss lässt sich diese Pflanze sehr gut mit Ringelblume und Arnika kombinieren und wirkt dann bei äußerlicher Anwendung entzündungshemmend, wundheilend, schmerzstillend und antiseptisch. Eine Johanniskraut-Tinktur lässt sich gut mit Ringelblume und Salbei zusammen als Mundspülung einsetzen, um so Entzündungen und Infektionen des Zahnfleisches entgegenzuwirken. Zusammen mit Zitronenmelisse eingenommen kann Johanniskraut in den Wintermonaten die mit dieser Jahreszeit einhergehenden Winterdepressionen lindern. Um die schweren Schmerzen bei Trigeminusneuralgie zu mindern, eignet sich eine Kombination mit Mutterkraut.

Passende Konstitutionstypen: Johanniskraut eignet sich für alle Konstitutionstypen, wenn es auf die entsprechenden Symptome abgestimmt zur Linderung von Schmerzen und anderen Auswirkungen eines körperlichen Traumas verwendet wird. Bei innerlicher Anwendung wird seine Eigenschaft als Antidepressivum besonders den Monarchen ansprechen, der eine Tendenz zu Depressionen hat, die durch äußere und tiefer sitzende innere Faktoren ausgelöst werden. Der auf seine Umgebung sehr sensibel reagierende Seher wird die seine Stimmung aufhellenden Wirkungen der Pflanze ebenfalls mögen, besonders wenn er mit seiner depressiven Stimmung auf eine Veränderung in den Jahreszeiten reagiert.

Warnhinweise: Johanniskraut kann die Wirkung von Medikamenten beeinflussen. Wer also Medikamente nimmt, sollte den verschreibenden Arzt oder Apotheker um

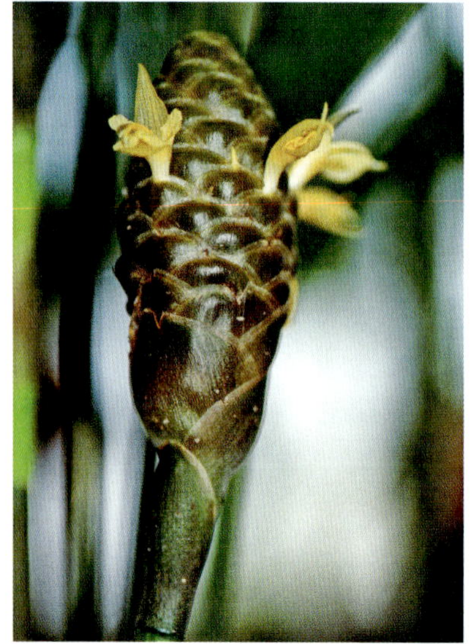

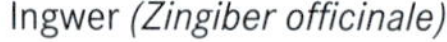

Ingwer *(Zingiber officinale)*

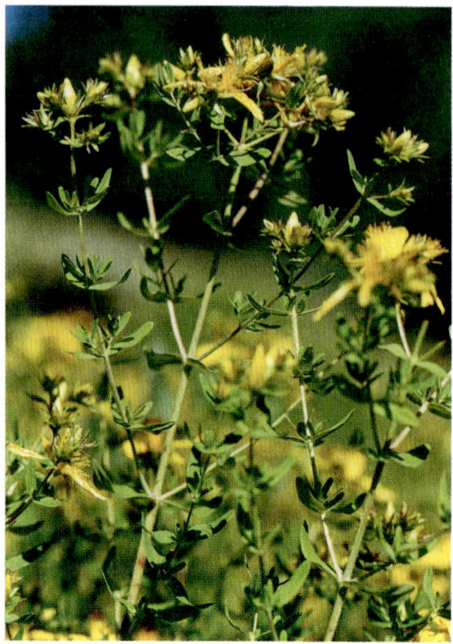

Johanniskraut *(Hypericum perforatum)*

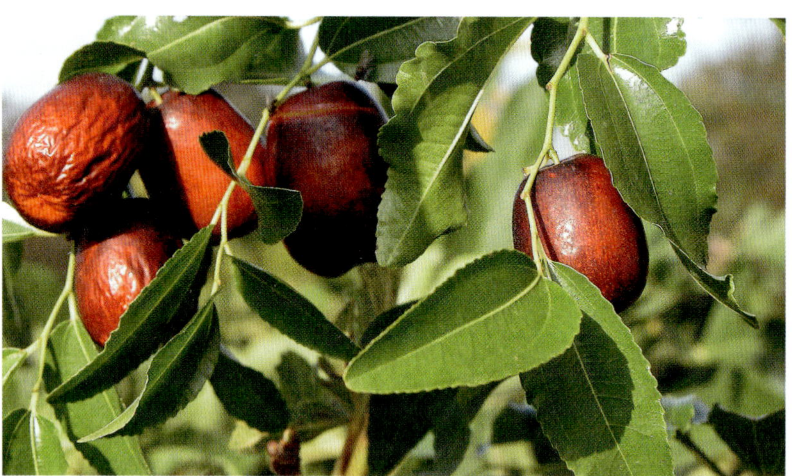

Chinesische Jujube *(Ziziphus jujuba)*

zusätzliche Informationen über diese bitten. Einige Stellen zur Überwachung von Lebensmitteln und die Sicherheit von Arzneimitteln haben die Pflanze auf der Grundlage von Berichten über giftige Wirkungen auf Tiere als unsicher bezeichnet (obwohl sie sich dabei nicht auf Berichte oder Studien über giftige Wirkungen auf den Menschen beruft). Umfangreiche empirische Beobachtungen im Rahmen der wissenschaftlich betriebenen Pflanzenheilkunde haben gezeigt, dass es sich beim Johanniskraut um eine bemerkenswert sichere und wirksame Heilpflanze für den Menschen handelt. Allerdings sollten Menschen mit heller Haut, die diese Pflanze nehmen, längere Aufenthalte in der prallen Sonne vermeiden. (Das ist wahrscheinlich ohnehin anzuraten.)

Zubereitung und Dosierung: Alle Zubereitungsformen sind dann von der bestmöglichen Qualität, wenn man frische, ungetrocknete Pflanzen dafür verwendet. Von einem Aufguss sollte dreimal am Tag 1 Tasse getrunken werden, eine Mundspülung sollte man genauso oft vornehmen. Von einer Tinktur sind dreimal am Tag 20 bis 40 Tropfen zu empfehlen. Für die Behandlung akuter Nervenschmerzen nimmt man davon 5 ml am Tag. Für die äußerliche Anwendung eignet sich ein Ölaufguss aus frischen Pflanzen am besten, der direkt auf die entzündeten, verletzten Nerven, die lädierten Bereiche und überhaupt auf alle Stellen mit Hautentzündungen aufgebracht wird.

Chinesische Jujube (Chinesische Dattel)

(Ziziphus jujuba)

Familie: Rhamnaceae (Kreuzdorngewächse)
Verwendete Pflanzenteile: Frucht (Dattel) *(Ziziphus jujuba)* und Samen *(Ziziphus jujuba* var. *Spinoza)*
Wirkungen und Eigenschaften: Früchte (Datteln): Sie stärken die Nerven, sind nahrhaft und kräftigend; haben eine schleimlösende und leicht beruhigende Wirkung; Qualität: feucht; süßer Geschmack. Samen: Sie stärken die Nerven; leicht beruhigende, schmerzstillende Wirkung; Qualität: feucht; süßer und saurer Geschmack
Beeinflusste Organsysteme: Nervensystem, Verdauungssystem, Herz und Blutgefäße
Spezifische Indikationen: Bei mangelndem Appetit und schlechter Verdauung sind die Datteln sehr zu empfehlen. Sie ergeben ein nährendes, Kraft spendendes Tonikum, das Nervenerschöpfung vorbeugt und behandeln kann. Auch bei Energiemangel und allgemeiner Schwäche sind sie nützlich, außerdem haben sie einen stabilisierenden Einfluss auf das Gefühlsleben. Sie helfen dabei zuzunehmen und unterstützen mangelernährte Personen darin, wieder zu Kräften zu kommen. Die Samen sind ein hervorragendes Stärkungsmittel für die Nerven und haben eine leicht beruhigende Wirkung, was die Reaktion des Körpers auf Adrenalin modifizieren kann. Indem Jujubesamen den Sympathikus mit Nährstoffen versorgen und ruhiger machen, schenken sie besonders denjenigen Personen neue Kraft und nähren die, deren Körperfunktionen zu lange durch Adrenalin in den Adern beherrscht wurde. (Der Sympathikus ist der Teil des Nervensystems, der die körperliche Reaktion eines Kampf- oder Fluchtmodus hervorruft, durch die dann Energie in die Regionen des Körpers geschickt wird, die dieser zur Bewältigung der von außen kommenden Stressfaktoren braucht.) Jujube mindert Ängste und lindert nervöse Gereiztheit. Die Heilpflanze hilft ganz spezifisch bei Herzklopfen. Auf dünne, ängstliche, nervöse Menschen, denen es schwerfällt, den Alltagsstress auf ein erträgliches Maß zu begrenzen, wirkt Jujube sehr gut als Tonikum.
Kombinationsmöglichkeiten: Zusammen mit Flug-Hafer *(Avena fatua)* wirkt Jujube besonders bei den Personen gut, die durch ihr Nervensystem dauernd angetrieben sind und schnelles und kräftiges Herzklopfen kennen. Mit dieser Kombination lassen sich Schlaflosigkeit, Gereiztheit, Nervenerschöpfung und ein schlechtes Gedächtnis behandeln, da sie die Nerven beruhigt und auch den Geist und die

Gefühle ruhiger werden lässt. Sie verringert auch spontan auftretende, unangemessene Schweißausbrüche oder nächtliches Schwitzen.
Passende Konstitutionstypen: Für Seher mit Nervenerschöpfung, insbesondere wenn diese Erschöpfung auch noch mit einer offensichtlich vom Herzen ausgehenden Gereiztheit einhergeht, eignet sich Jujube sehr gut. Die Früchte und Samen sind in ihren therapeutischen Wirkungen dem Flug-Hafer ähnlich (siehe auch die Ausführungen zum Flug-Hafer und zum Herzgespann).
Zubereitung und Dosierung: Die roten Datteln gelten im Vergleich zu den schwarzen Datteln als die mit den stärkeren medizinisch wirksamen Eigenschaften. Nach der Zubereitung einer Abkochung sollten die Datteln gegessen werden. Für eine Abkochung nimmt man 3 bis 10 Datteln oder 10 bis 15 Milligramm zerstoßene Samen. Die Datteln werden wegen ihrer gesundheitsfördernden Eigenschaften auch Suppen oder Eintöpfen hinzugegeben und mitgekocht; außerdem verbessern sie den Geschmack einer Mahlzeit.

Kakaobaum

(Theobroma cacao)

Familie: Malvaceae (Malvengewächse), früher Sterculiaceae (Sterkuliengewächse)
Verwendeter Pflanzenteil: bohnenförmige Samen
Wirkungen und Eigenschaften: anregende und entspannende Wirkung; euphorisierend; bitterer Geschmack
Beeinflusste Organsysteme: Nervensystem, Herz und Blutgefäße, Hormonsystem
Spezifische Indikationen: Schokolade wird aus Kakaobohnen hergestellt. Das wichtigste Alkaloid im Kakao ist Theobromin (das auch für den bitteren Geschmack des Kakaos verantwortlich ist). Kakao enthält von Natur aus eine winzige Menge Koffein, und Theobromin selbst ist auch strukturell eng mit Koffein verwandt, allerdings ist seine stimulierende Wirkung auf das zentrale Nervensystem bei Weitem nicht so intensiv wie die von Koffein. Dafür ist die Wirkung von Theobromin auf Muskeln, Nieren und Herz viel ausgeprägter. Studien an der Universität Michigan kamen zu dem Ergebnis, dass der Verzehr von Zartbitterschokolade das Gehirn zur Produktion von natürlichen Opiaten veranlasst, die Schmerzen dämpfen und ein Gefühl des Wohlbefindens verstärken. Forscher am Institut für Neurowissenschaften in San Diego fanden heraus, dass Zartbitterschokolade drei Substanzen enthält, die mutmaßlich die Eigenschaft besitzen, Cannabinoide nachzuahmen, und zwar entweder direkt durch eine Aktivierung der Rezeptoren für Cannabinoide oder indirekt durch eine Steigerung der Anandamid-Konzentrationen sowie der Konzentration von Substanzen, die mit diesen zusammen vorkommen und den Abbau von Anandamid unterbinden. (Anandamid ist ein Botenstoff, dem man auch die liebevolle Bezeichnung »Glücksmolekül« gegeben hat und der die mit einem Gefühl der Glückseligkeit verbundenen Rezeptoren im Gehirn aktiviert.) Schokolade macht nicht körperlich abhängig. Echte Allergien gegen Schokolade sind selten. Zartbitterschokolade fördert nicht die Entstehung von Akne. Schokolade macht nicht dick. (Der Zucker in Süßigkeiten ist hingegen ein Dickmacher.) Kakaobutter ist ein ungesättigtes Fett wie Olivenöl oder Avocadoöl und hat erwiesenermaßen nur positive Wirkungen auf die Gesundheit. Schokolade enthält Antioxidanzien, die vor Krank-

heiten des Herzens und des Gefäßsystems schützen können, sowie Stearinsäure, die die Werte des guten Cholesterins erhöhen kann. Die Antioxidanzien (Phenole) sind die gleichen, die man auch in Rotwein gefunden hat. Schokolade fördert keinen Karies. (Der Zucker in Süßigkeiten tut das.) Tatsächlich enthält reine Zartbitterschokolade sogar Tannine und damit antibakteriell wirkende Substanzen, die Karies vorbeugen. Und obwohl nie nachgewiesen wurde, dass Schokolade ein Aphrodisiakum ist (Pech gehabt!), hat sich das Theobromin als eine Substanz erwiesen, die sowohl körperliche als auch geistige Entspannung bewirkt und Wohlgefühl sowie Wachheit hervorruft. Schokolade enthält kleine Mengen einer Substanz, die leicht die Stimmung hebt, nämlich Phenyläthylamin (Phenethylamin); das ist der gleiche chemische Stoff, den unser Gehirn produziert, wenn wir uns glücklich fühlen oder verliebt sind. Schokolade ist eine besondere Leckerei, die die meisten Menschen wirklich genießen; sie wird seit Jahrhunderten mit Liebe, Romantik und Sex in Verbindung gebracht. Eine solche Verknüpfung alleine könnte unter den entsprechenden Umständen schon zu Herzflimmern, schneller, flacher Atmung und sexuellem Interesse führen. Könnte man bei einem »bewährten« Aphrodisiakum auf mehr hoffen?

Wie bei allen Heilpflanzen ist die Qualität der pflanzlichen Zubereitung wichtig für das Erreichen der gewünschten Wirkungen. Es ist extrem viel mittelmäßige Schokolade in Umlauf. Daneben gibt es aber auch die wirklich göttliche Schokolade.

Kombinationsmöglichkeiten: Einige werden hocherfreut darüber sein, wenn sie hören, dass sich mit Milch gemischte Schokolade als das beste »Sportgetränk« erwiesen hat. Diese wirklich sehr nahrhafte, als »Schokoladenmilch« bezeichnete Nahrung versorgt den menschlichen Körper mit allem, was dieser an Nährstoffen braucht, um nach strapaziösen körperlichen Anstrengungen wieder zu Kräften zu

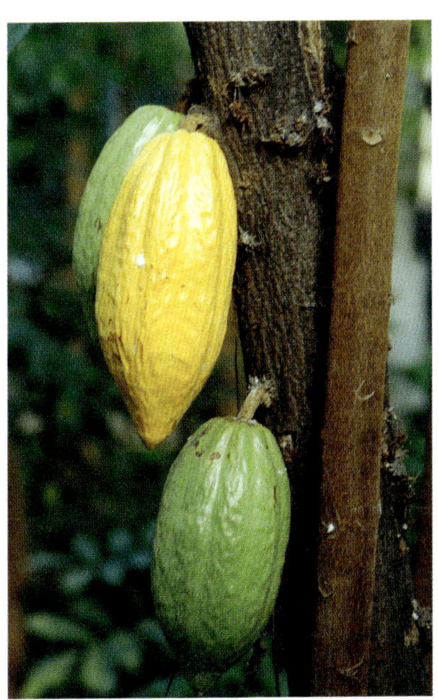

Kakaobaum *(Theobroma cacao)*

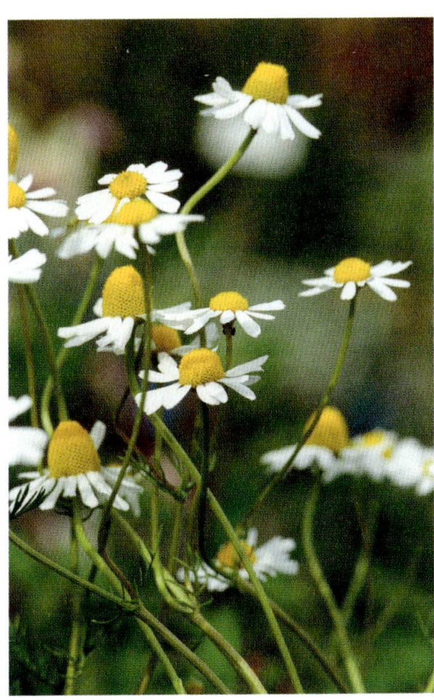

Echte Kamille *(Matricaria recutita)*

kommen und sich selbst zu reparieren. Eine aktuelle Studie der Universität Indiana hat das erst kürzlich festgestellt. Dabei musste sich Schokoladenmilch mit den besten Designer-Sportgetränken messen, deren Hersteller nicht gerade sehr glücklich über das Endergebnis waren.

Passende Konstitutionstypen: Ob der Seher nun die Schokolade irgendwo versteckt und heimlich genießt oder ob der Krieger sie in einem eiweißreichen Schokoladenriegel vertilgt oder ob der Monarch sie auf einem von ihm organisierten gesellschaftlichen Ereignis elegant in großer Vielfalt und prächtiger Fülle zur Schau stellt, immer eignen sich die Samen dieser Pflanze ausgesprochen gut, um bei allen Konstitutionstypen reine Freude und lebhafte Fröhlichkeit hervorzurufen sowie die Stimmung zu heben.

Warnhinweis: In seinen unzähligen Formen ist Schokolade etwas ausgesprochen Verführerisches und zweifellos psychisch und in sozialer Hinsicht suchterzeugend.

Zubereitung und Dosierung: Kakao kann man ganz nach Bedarf so oft man will und in der Form, die man am liebsten genießt, zu sich nehmen.

Echte Kamille

(Matricaria recutita)

Familie: Asteraceae (Korbblütler)

Verwendeter Pflanzenteil: Blüte

Wirkungen und Eigenschaften: krampflösende, windtreibende, nervenstärkende, entzündungshemmende, antiseptische, wundheilende, schmerzstillende, husten- und schleimlösende Wirkung; milde Bitterpflanze; Qualität: neutral; bitterer, leicht beißend-stechender Geschmack

Beeinflusste Organsysteme: Nervensystem, Verdauungssystem, Harnsystem, Stütz- und Bewegungsapparat (Muskeln und Skelett)

Spezifische Indikationen: Kamille ist ein mildes Beruhigungsmittel, das Kindern, Erwachsenen und älteren Menschen gleichermaßen guttut. Die Heilpflanze beruhigt das Nervensystem und ist für die Behandlung von Schlaflosigkeit, Unruhe, nervöser Reizbarkeit bei Kindern, Angstzuständen, nervösen Verdauungsbeschwerden, Blähungen, Reisekrankheit, Nasenkatarrh und vielen Formen von Entzündungen überaus nützlich. Die Blüten haben sich als ein exzellentes Mittel für Magen- und Darmbeschwerden erwiesen, die durch Krämpfe oder durch Blähungen hervorgerufene Schmerzen gekennzeichet sind, und das besonders dann, wenn geistiger Stress und Anspannung die Neigung zu Entzündungen verschlimmern. Ein Tee aus Kamillenblüten hat auf Krämpfe oder andere schmerzhafte Symptome in der Nieren- und Blasenregion ebenfalls eine beruhigende Wirkung. Bei innerer und äußerer Anwendung ist Kamille für Schleimhäute, Gelenke, Muskeln, Wunden und Hautreizungen ein ganz hervorragendes entzündungshemmendes Mittel.

Kombinationsmöglichkeiten: Bei nervöser Unruhe ist Kamille zusammen mit Hopfen und Baldrian eine heilsame Zusammenstellung; zusammen mit Eibisch und Hopfen kann man sie gut bei nervösen Verdauungsbeschwerden einsetzen. Aus der Kombination von Kamille mit Katzenminze, Fenchel und Zitronenmelisse lässt sich ein guter Tee zubereiten, der Stockungen und Blutansammlungen auflöst und bei Fieber kühlend wirkt, Grippesymptome abschwächt und grundsätzlich gut zur Beruhi-

gung von unter Spannung stehenden, vom Naturell her heißen, unleidlichen Kindern ist, die von einer Magenverstimmung oder Verdauungsstörungen geplagt werden.
Zubereitung und Dosierung: Vom Aufguss nimmt man dreimal täglich 1 Tasse ein. Von der Tinktur sind dreimal am Tag 30 bis 50 Tropfen eine gute Dosierung.

Kava-Kava (Rauschpfeffer)

(Piper methysticum)

Familie: Piperaceae (Pfeffergewächse)
Verwendete Pflanzenteile: Wurzel (Lateralwurzeln) und Rhizome (Wurzelstöcke)
Wirkungen und Eigenschaften: wirkt Angst entgegen; entspannt die Skelettmuskeln; schmerzstillende, beruhigende Wirkung; Qualität: warm; bitterer, scharfwürziger Geschmack
Beeinflusste Organsysteme: Stütz- und Bewegungsapparat (Muskeln und Skelett), Verdauungssystem, Harnsystem, Nervensystem
Spezifische Indikationen: Lange bevor die Weißen die Südsee entdeckten, wurden im gesamten Bereich der pazifischen Inseln Getränke aus Kava-Kava verwendet, um Körper und Geist zu entspannen, in einen erfrischenden Schlaf zu fallen und Schmerzen zu lindern. Die Pflanze verringert in geringen Dosierungen Ängste, schwächt Nervosität ab, mindert Stress und kann sogar akute Panikattacken auflösen. Kava-Kava entspannt den Geist und klärt die Gedanken. Höhere Dosierungen haben eine beruhigende Wirkung, was bei Schlaflosigkeit und bei Menschen, die Schwierigkeiten mit dem Einschlafen haben, hilfreich ist. Schmerzstillend wirkt die Heilpflanze besonders gut auf Magen, Darm und Harnwege. Auch bei einer Reizblase, bei Harnleiterkrämpfen und Darmschmerzen ist sie nützlich. Sie entspannt eine verspannte Rückenmuskulatur und tut allgemein bei Muskelkrämpfen aller Art gut, besonders dann, wenn Emotionen dabei eine Rolle spielen. Außerdem kann sie Asthma und Spannungskopfschmerz lindern. Bei direkter Anwendung ist Kava-Glyzerid ein hervorragendes Mittel gegen die durch Aphthen hervorgerufenen Schmerzen.
Kombinationsmöglichkeit: Zusammen mit Johanniskraut ist diese Pflanze gut gegen Angstzustände und Depressionen.
Passende Konstitutionstypen: Der von Natur aus gesellige Monarch mit seinem leichten Hang zu Depressionen wird die den Geist aufhellende und Aufschwung verleihende Wirkung dieser Pflanze und das sich daraus ergebende gesteigerte Maß an lebhaftem sozialem Kontakt überaus genießen. Der getriebene Krieger wird die durch Kava-Kava gegebene Erlaubnis zur Entspannung und zum Ausruhen gerne nutzen. Der Seher jedoch, der sich so häufig von allem getrennt und ängstlich fühlt und Schwierigkeiten hat, insbesondere in einem geselligen Rahmen mit anderen in Beziehung zu treten, wird wahrscheinlich für die himmlischen Wirkungen von Kava-Kava am dankbarsten sein. Auch bei seinem physischen Körper mit seinem überaktiven Nervensystem, das auf kleine Ungleichgewichte reagiert, wird Kava-Kava die Reizungen für seine Nerven vermindern. Der Seher wird es sehr schätzen, dass sich die Spannung in seinen Muskeln löst, sich sein nervöser Magen beruhigt und die Darmkrämpfe nachlassen, und dass andere mit den Gefühlen zusammenhängende Beschwerden schwächer werden. Gleichzeitig trägt Kava-Kava dazu bei, dass er leichter einschlafen kann.

Warnhinweise: Wenn man Medikamente nimmt, sollte man mit dieser Pflanze vorsichtig umgehen. Ihre würzige Beschaffenheit kann die Wirkung einiger Arzneimittel verstärken, besonders die von Antidepressiva. Wer die Pflanze aus welchem Grund auch immer verwendet, besonders dann, wenn er in Feierlaune ist, sollte nicht vergessen, dass sie auch als »Rauschpfeffer« bezeichnet wird und die Koordination und das Sprechen beeinträchtigen kann. Zum Wohle aller sollte jeder, der Kava-Kava zu sich nimmt, darauf verzichten, mit dem Auto zu fahren oder irgendwelche Maschinen zu bedienen, die komplexer oder gefährlicher sind als ein elektrischer Bleistiftspitzer oder ein Butterstreichmesser. Man sollte auch im Hinterkopf haben, dass die Wirkung dieser Pflanze je nach Dosierung eine andere ist. Die Menge, mit der jemand gut umgehen kann, ist eine spezifisch nur für das jeweilige Individuum geltende Größe. Wer merkt, dass er lange mit der Geisterwelt kommuniziert hat, kann davon ausgehen, dass er erst einmal genug genommen hat. Besser kann es dann nicht mehr werden.
Zubereitung und Dosierung: Von der Tinktur werden ein- bis viermal am Tag 10 bis 60 Tropfen genommen. Die harzartige Beschaffenheit der Pflanze führt dazu, dass sie nicht wasserlöslich ist. Anstatt also einen Tee aus ihr zuzubereiten, vermischt man pulverisiertes Kava-Kava mit Wasser, Kokosmilch oder irgendeiner anderen Flüssigkeit – dabei gibt man etwa 15 Gramm Pulver auf einen halben Liter Flüssigkeit. Daraus bereitet man dann eine wässrige Paste zu. Diese sollte man vollständig verbrauchen, bevor sie nach wenigen Stunden schal wird.

Will man Kava-Kava zur Entspannung als Freizeitgetränk verwenden, verrührt man etwas Kavapulver in einem Glasgefäß mit Kokosmilch, ein wenig Lecithin, einer kleinen Menge Öl und etwas Sojamilch – Alkohol ist unnötig –, erhitzt das Ganze auf dem Herd und lässt es fünf Minuten köcheln. Dann seiht man die Flüssigkeit ab, fügt ein paar Gewürze hinzu (vielleicht ein paar Messerspitzen Zimt und ein Stück Vanillestange oder Mandelextrakt und etwas geriebene Muskatnuss). Danach kommt die Mischung zusammen mit ein paar reifen Bananen in einen Mixer und wird zu einem tropischen Elixier verarbeitet, das man dann in ein zum festlichen Anlass passendes Behältnis gießt. Nun werden ein paar Freunde zusammengerufen und man reicht das Kava-Kava im Kreis herum. Alle werden eine gesunde Party feiern – und niemand hat hinterher einen Kater.

Klette

(Arctium lappa)

Familie: Asteraceae (Korbblütler)
Verwendete Pflanzenteile: Wurzel und Samen
Wirkungen und Eigenschaften: alterierende (umstimmende, zustandsverändernde), leberstärkende, harntreibende, schweißtreibende und aphrodisische Wirkung; Bitterpflanze; Qualität: kühl; bitterer, leicht süßer Geschmack
Beeinflusste Organsysteme: Haut, Blut, Verdauungssystem, Urogenitalsystem, Stütz- und Bewegungsapparat (Muskeln und Skelett)
Spezifische Indikationen: Die Klette ist eine der am häufigsten verwendeten Heilpflanzen mit alterierender Wirkung. Wegen des hohen Inulingehalts ihrer Wurzel gilt sie als osmotisch wirksame, harntreibende Heilpflanze, die die Ausscheidung

von Flüssigkeiten und Abbauprodukten des Stoffwechsels über die Nieren verstärkt. Wenn wir die Pflanze eine lange Zeit nehmen, kann sie der Ansammlung von Abbauprodukten in den Körpergeweben entgegenwirken und auch bei Problemen mit der Haut helfen – beispielsweise bei Akne, Geschwüren, Schuppenflechte und trockenen, schuppigen Ekzemen die Haut kräftigen und ihren Zustand normalisieren. (Sonnenhut eignet sich eher zur Behandlung von Hautausschlägen, die durch eine akute Belastung mit Giftstoffen hervorgerufen werden.) Die Klette enthält ätherische Öle, die bei innerer Anwendung schweißtreibend wirken und die Entfernung von schädlichen Abbauprodukten aus dem Körper über den Schweiß fördern. Das macht die Pflanze zu einem wirksamen Heilmittel mit reinigender Wirkung, um Geschwüre, Gerstenkörner, Aphthen und Ähnliches loszuwerden. Neben ihrer harntreibenden Wirkung unterstützen die Samen auch die Nierenfunktion und helfen dem Körper dabei, einer Übersäuerung des Blutes und einer mit den Nieren verknüpften Blutvergiftung entgegenzuwirken. Dies wiederum hilft bei Gelenkentzündungen an Armen und Beinen. Klette regt den Appetit an und auch das Fließen der Verdauungssäfte, insbesondere fördert sie durch ihre bitteren Eigenschaften und ihre Wirkungen auf die Leber den Gallefluss. Mit der Zeit verbessert die alterierende Wirkung der Klette die Stoffwechselprozesse insgesamt und baut den Körper auf, bis dieser wieder in einem gesunden Zustand ist. Dazu werden die an der Körperoberfläche auftretenden Anzeichen für einen schlechten Gesundheitszustand wie Hautkrankheiten, aber auch Gelenkschmerzen und Empfindungen von Trägheit oder Lustlosigkeit im Bereich der Geschlechtsorgane angegangen.

Kombinationsmöglichkeiten: Bei einer inneren Anwendung ist eine Kombination mit Sarsaparille, Klettenlabkraut, Krausem Ampfer und Rotklee ein gutes Mittel gegen Hautleiden. Eine Abkochung von Klette und Beinwellwurzel eignet sich innerlich angewendet zur Behandlung hartnäckiger und chronischer Geschwüre der Haut. Klette, Sägepalme, Damiana und Sarsaparille kräftigen in dieser Kombination die männlichen Geschlechtsorgane.

Passende Konstitutionstypen: Neben Löwenzahn ist Klette wahrscheinlich das wichtigste Stärkungsmittel für den Krieger. Sie hat eine sanft reinigende Wirkung auf die Leber und die Nieren, was dem sehr anabolischen Naturell des Kriegers entgegenwirkt. Als osmotisch wirksame, harntreibende Heilpflanze vermindert sie die Rückhaltung von Natrium und steigert das Harnvolumen sowie die damit verknüpfte Ausscheidung von Abbauprodukten. Die Klette ist eine nützliche Heilpflanze zur Reinigung der Haut und zur Behandlung von Problemen mit Muskeln und Gelenken, die durch Giftstoffe oder zu große Mengen von Abbauprodukten aus Stoffwechselprozessen entstehen. Außerdem ist die Pflanze reich an alkalisierenden Mineralstoffen, die dabei helfen, das Blut vor Übersäuerung zu bewahren. Eine aus den Samen zubereitete Tinktur eignet sich hervorragend für die Behandlung von geröteten, entzündeten Gelenken. Obwohl die Klette vor allem für den Krieger gut ist, kann diese Heilpflanze wegen ihrer sanft reinigenden, alterierenden Wirkung in Kombination mit anderen nährenden Stärkungsmitteln auch für den Seher bei der Behandlung von Ungleichgewichten seiner Haut ein sinnvolles Mittel sein, um diese Zustände wieder zu normalisieren. Die Klette ist eine ungiftige Heilpflanze und verliert ihre Wirksamkeit auch bei einer Verwendung über einen langen Zeitraum hinweg nicht.

Zubereitung und Dosierung: Von einem aus der Wurzel zubereiteten Kaltauszug trinkt man dreimal am Tag 1 Tasse. Für eine Abkochung werden die Samen verwendet; von ihr trinkt man mindestens zwei Wochen lang dreimal täglich eine halbe Tasse. Ist die harntreibende Wirkung zu stark, sollte man die letzte Portion am späten Nachmittag und nicht am Abend zu sich nehmen. Bei der Tinktur sind dreimal am Tag 20 bis 50 Tropfen eine gute Dosierung.

Klettenlabkraut (Klebkraut)

(Galium aparine)

Familie: Rubiaceae (Rötegewächse)
Verwendete Pflanzenteile: alle oberirdischen Teile
Wirkungen und Eigenschaften: harntreibende, alterierende (umstimmende, zustandsverändernde), entzündungshemmende, kräftigende, zusammenziehende Wirkung; Qualität: kalt und trocken; etwas bitterer, süßer und salziger Geschmack
Beeinflusste Organsysteme: Lymphsystem, Harnsystem
Spezifische Indikationen: Das Klettenlabkraut ist das feinste Stärkungsmittel für das Lymphsystem und eine Heilpflanze mit reinigender, kühlender und harntreibender Wirkung. Obwohl diese Wirkungen, die das Klettenlabkraut auf das Lymphsystem ausübt, nur in geringem Maß verstanden werden, scheint die Pflanze bei lymphatischen Schwellungen zu helfen, besonders, wenn diese von einer akuten, heißen Entzündung begleitet werden. Klettenlabkraut eignet sich ideal für die Behandlung aller Probleme, die mit dem Lymphsystem zu tun haben, wie vergrößerte Lymphknoten (Mandeln, Polypen usw.), Hautkrankheiten und Ausschläge sowie Geschwüre und Tumoren, die das Ergebnis einer schlecht abfließenden Lymphe sind. Klettenlabkraut ist darüber hinaus eine entzündungshemmende Pflanze mit harntreibender Wirkung, sie lindert Reizungen der Prostata und hilft auch bei brennenden Empfindungen und Reizungen der Harnwege wie bei Entzündungen von Nieren und Blase, einschließlich solchen, die mit Hindernissen für Steine und Grieß aus Blase oder Niere zu tun haben. Auch bei heißem Urin und Reizungen am Blasenhals ist die Pflanze hilfreich. Außerdem hat sie einen positiven Einfluss auf den Stuhlgang und beeinflusst, dass er gut funktioniert.
Kombinationsmöglichkeiten: Mit Ringelblume und Sonnenhut *(Echinacea)* zusammen lässt sich diese Pflanze gut bei Problemen mit dem Lymphsystem verwenden. In der Kombination mit Eibisch und Bärentraube lässt sie sich für die Behandlung von Blasen- oder Nierenentzündungen einsetzen und mit Sonnenhut und Mahonie bei einer entzündeten Prostata.
Passende Konstitutionstypen: Als Stärkungsmittel scheint Klettenlabkraut für jeden Krieger, bei dem sich eine Tendenz zur Rückhaltung von Natrium zeigt, sowie bei Entzündungen und Reizungen der Harnwege eine angemessene Heilpflanze mit reinigender Wirkung auf den Harntrakt zu sein. Es ist bei Fieber ein gutes, harntreibendes Mittel, das die Körpertemperatur absenkt und die Nierenfunktionen unterstützt. Auch die Gänge, die zur Leber und anderen inneren Organen hin oder von diesen weg führen, werden von dieser Pflanze freigehalten, was eine Auflösung von Stauungszuständen in diesen Organsystemen bewirkt und generell reinigende Wirkungen hat. Diese Wirkungen sind für alle Konstitutionstypen wohltuend; am

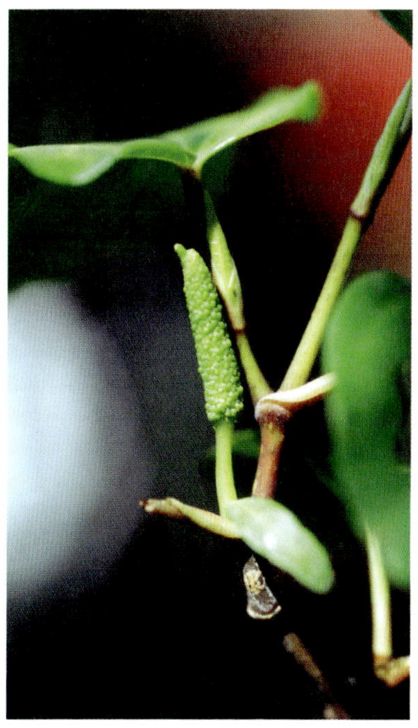
Kava-Kava *(Piper methysticum)*

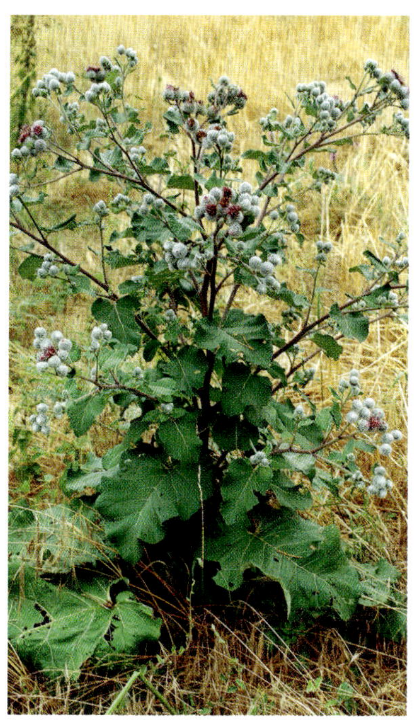
Klette *(Arctium lappa)*

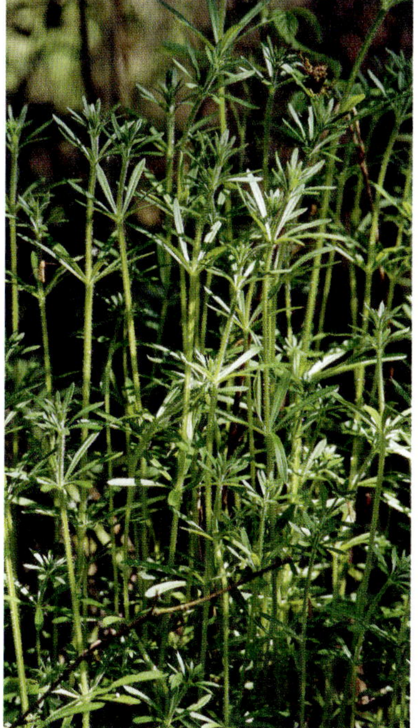
Klettenlabkraut *(Galium aparine)*

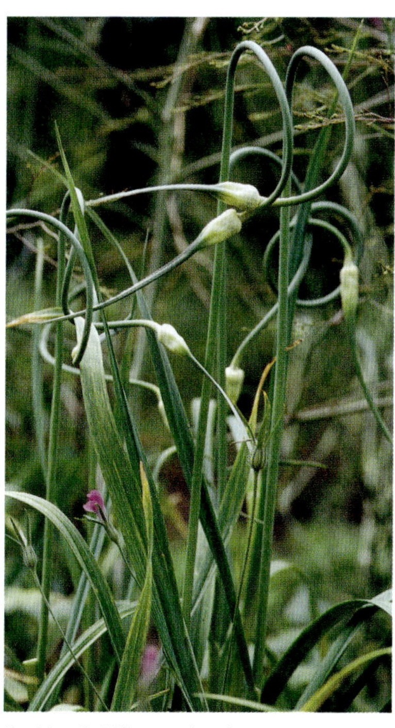
Knoblauch *(Allium sativum)*

meisten profitiert jedoch speziell der anabolische Krieger davon, der großzügig Stoffwechselabbauprodukte produziert (und auch noch die Tendenz hat, diese bei sich zu behalten). An dieser Stelle möchte ich mich bei den Einsichten von Matthew Wood bedienen, der es in seinem Buch *Die Weisheit der Pflanzen* so formuliert: »Kurzum, das Klettenlabkraut kühlt, befeuchtet, filtert, entgiftet und unterstützt die Transportvorgänge in den verborgenen Bahnen, in denen sich im Körper Flüssigkeiten bewegen.« Für den feurigen Krieger können die Eigenschaften dieser Pflanze jedenfalls ausgesprochen angenehm sein.
Zubereitung und Dosierung: Der Saft aus der frischen Pflanze ist die wirksamste Zubereitungsform. (Klettenlabkraut verliert seine Eigenschaften, wenn es getrocknet oder erhitzt wird.) Dreimal am Tag nimmt man davon 2 bis 3 Teelöffel in ein wenig Wasser. Von einem Aufguss trinkt man dreimal täglich 1 Tasse. Bei der Tinktur aus der frischen, ungetrockneten Pflanze sind dreimal täglich 40 bis 60 Tropfen zu empfehlen.

Knoblauch

(Allium sativum)

Familie: Amaryllidaceae (Amaryllisgewächse, auch Narzissengewächse genannt), Unterfamilie der Lauchgewächse (Allioideae); früher Liliaceae (Liliengewächse)
Verwendeter Pflanzenteil: Knolle (Knoblauchzehen)
Wirkungen und Eigenschaften: allgemein bestens bekanntes Hausmittel gegen alles. Es hat alterierende (umstimmende, zustandsverändernde), kräftigende, anregende, schweißtreibende, schleimlösende, blutdrucksenkende, amphotere (je nach Umgebung sehr unterschiedliche), krampflösende, antimykotische (gegen Pilze gerichtete), antimikrobielle, nährende, nervenstärkende, galleflussfördernde, windtreibende und wundheilende Wirkung; Qualität: heiß; scharf-würziger Geschmack
Beeinflusste Organsysteme: Atmungssystem, Herz und Blutgefäße, Immunsystem
Spezifische Indikationen: Die wichtigsten Wirkungen von Knoblauch betreffen das Kreislaufsystem. Diese Heilpflanze verringert die Cholesterinwerte im Blut, ebenso die Triglyceridwerte und Gefäßablagerungen, während sie gleichzeitig das Verhältnis der HDL-Cholesterine zu den LDL-Cholesterinen zugunsten des HDL-Cholesterins verändert. Knoblauch hemmt auch Ansammlungen von Blutplättchen und unterstützt einen Abbau von Fibrin, was Arteriosklerose vorbeugt. Bei Menschen mit Bluthochdruck hat sich gezeigt, dass Knoblauch bei regelmäßiger Verwendung blutdrucksenkend wirkt. Daneben tut er aber auch Menschen gut, die eher zu niedrige Blutdruckwerte haben. Die regelmäßige Verwendung von Knoblauch bei der Zubereitung von Mahlzeiten ist ein sehr guter Weg, gegen die meisten Infektionen der Atemwege und des Verdauungssystems vorzubeugen. Knoblauch eignet sich zur Behandlung von Lungenleiden, insbesondere bei chronischer Bronchitis, Entzündungen der Atemwege, immer wiederkehrenden Erkältungen, Grippe und Keuchhusten. Roh hat er antimikrobielle und antimykotische (gegen Pilze gerichtete) Eigenschaften. Er wirkt gegen Viren, Bakterien und alle möglichen Eindringlinge in das Verdauungssystem. Infektionen lassen sich daher gut mit Knoblauch behandeln, ebenso kann diese Heilpflanze Parasiten aus dem Körper entfernen. Eine eingeölte und geschälte Knoblauchzehe für die Nacht in das

Rektum einzuführen, kann bei Kindern einen Befall mit Darmwürmern, insbesondere Madenwürmer und Hakenwürmer, beseitigen. (Dabei sollte man darauf achten, dass diese Zehe nirgends Einschnitte oder Einkerbungen aufweist, weil andernfalls empfindliches Gewebe mit starkem Brennen reagieren kann.) Der Knoblauch mit rötlicher Haut hat gegen Parasiten eine stärkere Wirkung als andere Sorten.

Kombinationsmöglichkeiten: Mit Huflattich und Lobelie lässt sich Knoblauch gut kombinieren, um bei Bronchitis und Asthma Erleichterung zu verschaffen; zusammen mit Sonnenhut, Wildem Indigo *(Baptisia tinctoria)* und Kanadischer Gelbwurz *(Hydrastis canadensis)* wirkt Knoblauch antimikrobiell. Zwiebeln haben ähnliche Eigenschaften wie Knoblauch und werden häufig in Kombination mit ihm oder als Ersatz für ihn verwendet.

Passende Konstitutionstypen: Als Stärkungsmittel eignet sich Knoblauch wegen seiner wärmenden Wirkung am besten für das Kreislaufsystem des Monarchen. Bei Seher und Krieger ist die Pflanze wahrscheinlich bei längerem Gebrauch zu stark reizend. Dem Krieger ist vermutlich eher ein kühlendes Lebermittel zu empfehlen wie Löwenzahnwurzel und Artischockenblätter, das ihm dabei hilft, sein Cholesterin loszuwerden.

Warnhinweise: Knoblauch wirkt stark und sollte in hohen Dosierungen nicht von Personen genommen werden, die zu Reizungen im Bereich der Magenschleimhaut neigen, auch nicht während der Schwangerschaft und von stillenden Frauen. Eine Verwendung in der Küche ist für diesen Personenkreis unbedenklich.

Zubereitung und Dosierung: Als Stärkungsmittel lässt sich Knoblauch in roher wie auch in gekochter Form der Ernährung hinzufügen (ein bis drei Zehen am Tag). Zur Steigerung des Appetits kann man rohen Knoblauch zerhacken oder mit der Knoblauchpresse zerquetschen und dann in ein kleines Gefäß mit Olivenöl geben. Wenn man Knoblauch als Arzneimittel verwendet, sollte man ihn am besten nicht kochen oder garen. Von einer Tinktur sind dreimal täglich 15 bis 40 Tropfen in Wasser eine gute Dosierung.

Knorpeltang (Carrageen, Irisch Moos)

(Chondrus crispus)

Familie: Gigartinaceae

Verwendeter Pflanzenteil: getrockneter Thallus

Wirkungen und Eigenschaften: nährende, stärkende, reizlindernde, weichmachende, schleimlösende Wirkung; Qualität: kühl und feucht; leicht süßer und salziger, fader Geschmack

Beeinflusste Organsysteme: Atmungssystem, Harnsystem, Verdauungssystem, Haut

Spezifische Indikationen: Diese Alge ist ein äußerst nährstoffreiches Stärkungsmittel und ein Nahrungsergänzungsmittel, das Genesungsprozesse unterstützt. Sie hat einen hohen Gehalt an Eisen, Jod, Brom und vielen anderen Mineralstoffen und enthält darüber hinaus Vitamin A und den Vitamin-B-Komplex. Ihre schleimige Beschaffenheit und ihre reizlindernden Eigenschaften machen sie vor allem für die Behandlung von Bronchitis, Lungenentzündung, Entzündungen der Magenschleimhaut, Sodbrennen und Magengeschwüren zu einem wertvollen Heilmittel.

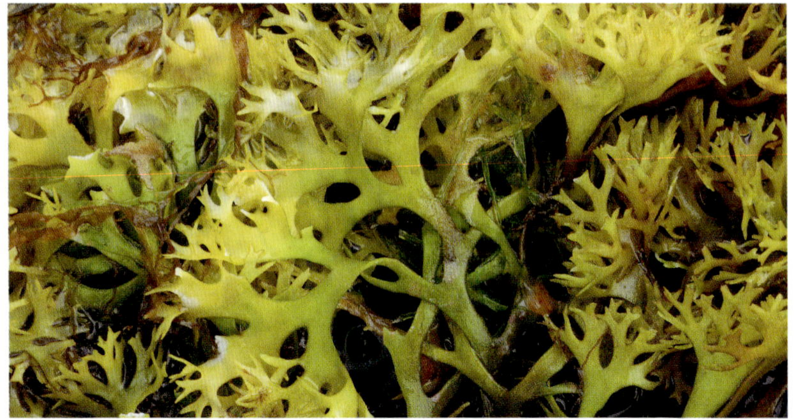

Knorpeltang *(Chondrus crispus)*

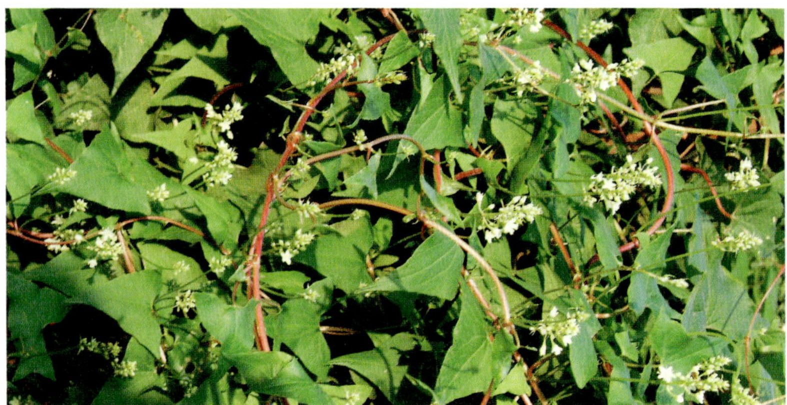

Vielblütiger Knöterich *(Polygonum multiflorum)*

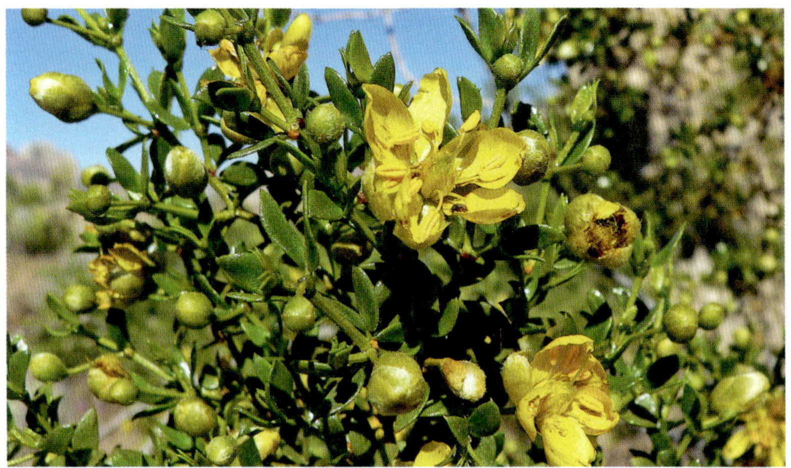

Kreosotbusch *(Larrea mexicana, L. tridentata)*

Kombinationsmöglichkeiten: Mit Süßholz zusammen lassen sich Entzündungen der Bronchien lindern; mit Eibisch Entzündungen der Magenschleimhaut mindern und Verdauungsbeschwerden behandeln.
Passende Konstitutionstypen: Diese nahrhafte, befeuchtende Meeresalge nährt das Blut, die Körperflüssigkeiten und die Gewebe und macht sie dadurch zu einem hervorragenden Stärkungsmittel bei Mangelzuständen, die als Trockenheit in Erscheinung treten. Diese regenerierenden, reizlindernden Eigenschaften sind ideal für den Seher, dem sie guttun und den sie entspannen. Menschen mit dieser Konstitution haben mir von den Wirkungen dieser Alge vorgeschwärmt und sie als Nahrungsmittel gepriesen, das gleichzeitig ihre Lunge beruhigt und ihren Darm geölt hat.
Zubereitung und Dosierung: Von einer Abkochung werden dreimal am Tag ½ bis 1 Tasse getrunken. Von einer Tinktur sind dreimal täglich 15 bis 40 Tropfen zu empfehlen. Sie lässt sich gut mit der Nahrung aufnehmen und Nachspeisen, Puddings und Smoothies hinzufügen.

Vielblütiger Knöterich (Fo-Ti, He Shou Wu)

(Polygonum multiflorum, Fallopia multiflora)

Familie: Polygonaceae (Knöterichgewächse)
Verwendeter Pflanzenteil: Wurzel
Wirkungen und Eigenschaften: verjüngende, stärkende, alterierende (umstimmende, zustandsverändernde), harntreibende und abführende Wirkung; Qualität: feucht; bitterer, süßer und zusammenziehender Geschmack
Beeinflusste Organsysteme: Verdauungssystem, Nieren, Stütz- und Bewegungsapparat (Muskeln und Skelett), Geschlechtsorgane, Herz und Blutgefäße
Spezifische Indikationen: Diese Pflanze unterstützt den Körper dabei, die Nieren- und Lebertätigkeit zu normalisieren. Sie baut Energie wieder auf, und erhält bei Personen im fortgeschrittenen Alter die Kräfte und die Vitalität sowie die Fruchtbarkeit. Der Vielblütige Knöterich ist eine Heilpflanze, die wegen ihrer verjüngenden und Jugendlichkeit bewahrenden Wirkung gerühmt wird. Sie kann über lange Zeit eingenommen werden und entfaltet auf diese Weise auch am besten diese Wirkung. Eine wiederholte Einnahme sorgt für den Aufbau von gesundem Blut und gesundem Sperma, kräftigt den unteren Rücken und die Knie und hilft bei Schlaflosigkeit, nächtlichen Samenergüssen und Impotenz. Gleichzeitig werden Knochen, Sehnen, Bänder und Muskeln gekräftigt. Eine lang anhaltende Verwendung wirkt den Auswirkungen der Alterungsprozesse entgegen, beugt vorzeitigem Ergrauen der Haare, einer welken Haut und Seheintrübungen vor. Der Knöterich befeuchtet den Darm und unterstützt so die Linderung von Anzeichen einer durch Trockenheit hervorgerufenen Verstopfung.
Passende Konstitutionstypen: Der Vielblütige Knöterich (auch unter den Namen He Shou Wu oder Fo-Ti bekannt) ist eine sichere, ungiftige Heilpflanze, die dabei hilft, Symptome einer körperlichen Schwäche zu lindern oder ihnen vorzubeugen. Zusammen mit der befeuchtenden, abführenden Wirkung dieser Pflanze auf den Darm machen diese Eigenschaften den Vielblütigen Knöterich zu einem idealen Tonikum für den Konstitutionstyp des Sehers. Seine ausgefallenen Qualitäten in der Wirkung gegen frühzeitiges Altern sind für alle Konstitutionstypen geeignet.

Zu seinem Repertoire an vielversprechenden Eigenschaften zur Förderung eines langen Lebens hat der Knöterich auch noch die Fähigkeit, den Blutfluss durch das Herz hindurch zu verstärken. Das führt letztlich dazu, dass das Cholesterin in Bewegung gerät, und wirkt seiner Ablagerung als Belag an den Arterienwänden entgegen. Diese Wirkung ist ein Hinweis darauf, dass diese Pflanze auch ein besonders wirksames Stärkungsmittel für das Herz und die Blutgefäße des Konstitutionstyps des Kriegers ist.
Zubereitung und Dosierung: Als Abkochung (Dekokt) werden 2 Teelöffel mit circa 0,25 l Wasser in ein Glasgefäß gegeben (keine Stahlgefäße verwenden) und dort bei geringer Hitze geköchelt. Davon wird dann zweimal am Tag ½ bis 1 Tasse getrunken. Von der Tinktur werden dreimal am Tag 30 bis 50 Tropfen eingenommen.

Kreosotbusch

(Larrea mexicana, Larrea tridentata)

Familie: Zygophyllaceae (Jochblattgewächse)
Verwendete Pflanzenteile: Blatt und Stiel
Wirkungen und Eigenschaften: alterierende (umstimmende, zustandsverändernde), entzündungshemmende, antiseptische, antimikrobielle, harntreibende, schleimlösende Wirkung; Antioxidans; Qualität: kalt und trocken; sehr bitterer, salziger, scharf-würziger Geschmack
Beeinflusste Organsysteme: Verdauungssystem, Haut, Kreislauf, Ausscheidungssystem, Atmungssystem, Urogenitalsystem
Spezifische Indikationen: Diese intensiv schmeckende Wüstenpflanze ist ein kraftvolles Heilmittel, das dem gesamten Körper hilft und auch bei schwierigen Leiden gut funktioniert. Es stärkt die Organsysteme und baut Gewebe wieder auf. Es reinigt die unteren Eingeweide und kräftigt die für die Peristaltik zuständigen Muskeln. Es wird verwendet, um Stauungszustände in der Leber, Arthritis, Rheuma, Steinablagerungen, Magenverstimmungen, Blasenprobleme, Nierenleiden, Hämorrhoiden und entzündete Wunden zu behandeln. Es hat sich gezeigt, dass der Kreosotbusch freie Radikale beseitigen kann, was dazu beiträgt, die Leber und die Lunge vor diesen destruktiven Stoffen zu schützen. Er wird bei Wunden aller Art und bei Hautleiden wegen seiner antiseptischen Eigenschaften und zur Heilung eingesetzt.
Kombinationsmöglichkeiten: Der Geschmack des Kreosotbusches kann geringfügig verbessert werden, indem man die Pflanze mit Süßholzwurzel zusammen zu sich nimmt. Die Kombination mit Kanadischem Gelbwurz *(Hydrastis canadensis)* und Sonnenhut *(Echinacea)* hat antibiotische Wirkungen. Zusammen mit Alant, Santakraut *(Eriodictyon spp.)* und Gummikraut *(Grindelia spp.)* lässt sich Kreosotbusch zum Schutz der Lunge verwenden; zusammen mit den Wurzeln der Engelwurz (Angelika), Traubensilberkerze und Wilder Yamswurzel vermag er Gelenkschmerzen zu lindern und rheumatische und arthritische Beschwerden zu verbessern. Mit Kurkuma in Form einer Salbe ist der Kresosotbusch ein gutes Mittel zur Behandlung chronischer Hautleiden.
Passende Konstitutionstypen: Das Schlüsselwort für diese Pflanze ist *Intensität.* Dadurch wird sie als eine der wichtigsten Heilpflanzen gekennzeichnet, die dem Krieger zur Seite stehen. Mit seiner kalten Qualität und seinem sehr bitteren

Geschmack kann der Kreosotbusch dabei helfen, das unter Dampf stehende Naturell des Kriegers ein wenig abzukühlen und ihm mehr Leichtigkeit zu schenken. Als stark entzündungshemmendes Mittel entfernt der Kreosotbusch Hitze und Giftstoffe aus dem Atmungssystem, dem Darm und den Harnwegen, entgiftet die Leber und beseitigt Stauungszustände in diesem Organ. All dies bewirkt er mit großer Geschwindigkeit. Diese Wüstenpflanze ist ein wirkungsvolles Mittel für die Behandlung chronischer Hautleiden und arthritischer Beschwerden, die von Schmerzen. Schwellungen und Rötungen begleitet werden. Ihre bitteren, scharf-würzigen Geschmackseigenschaften passen auch gut zum Monarchen, der dadurch von Ansammlungen im Verdauungssystem befreit wird und auch noch Unterstützung erfährt, regelmäßig Stuhlgang zu haben. Dazu kommt, dass der Kreosotbusch die Leberfunktionen, die Absonderung von Drüsensekreten und ganz allgemein die Stoffwechselprozesse verbessern kann.

Warnhinweis: Bei Hepatitis oder offenkundig akuten Leberkrankheiten, in der Schwangerschaft und beim Stillen sollte die Pflanze nicht innerlich angewendet werden; auch Kinder sollten sie nicht einnehmen.

Zubereitung und Dosierung: Bei der Tinktur sollte man mit einer Dosierung von dreimal am Tag 15 bis 30 Tropfen beginnen; bei schwierigen Beschwerden kann man die Dosierung bis auf einen Teelöffel erhöhen. Verwendet man Kapseln, nimmt man normalerweise dreimal am Tag 2 davon (Größe 00). Diese Pflanze als Aufguss oder Abkochung zu sich zu nehmen, erscheint jedem, der einmal aus Kreosotbusch zubereiteten Tee getrunken hat, als eine fast unbegreifliche Vorstellung. Allerdings ist dreimal am Tag eine halbe Tasse davon für die Stoischen und Mutigen unter uns die richtige Dosierung. Äußerlich lässt sich die Pflanze als Einreibemittel, Salbe oder Tinktur anwenden. Kreosotbusch ist für die Erste Hilfe geeignet, aber auch für eine langfristige Anwendung.

Kürbis

(Cucurbita pepo)

Familie: Cucurbitaceae (Kürbisgewächse)

Verwendeter Pflanzenteil: Samen

Wirkungen und Eigenschaften: strukturierend, nährend und stärkend; kräftigt die Blasenfunktion; hormonell regulierend, kühlend, sexuell stärkend

Beeinflusste Organsysteme: Harnsystem, Prostata

Spezifische Indikationen: Der Gartenkürbis liefert mit seinen Samen ein wertvolles Heilmittel mit Wirkung auf die männlichen Geschlechtsorgane. Besonders in Russland und den Balkanländern ist der Verzehr der Samen eine vielgeliebte Tradition – die Samen sollen die Kräfte des Herkules übertragen, die Potenz fördern und dies bis ins hohe Alter. In Ländern, in denen viele Kürbiskerne gegessen werden, zum Beispiel in Rumänien, sollen Männer jedenfalls wesentlich weniger Prostataleiden entwickeln.

Kürbiskerne wirken günstig auf einen erhöhten Harndrang bei nervöser Reizblase. Sie sind keimhemmend und kühlend bei Blasenentzündung (da helfen auch Melonenkerne gut). Daher ihr Einsatz bei Reizblase, Blasen- und Nierenentzündung. Kürbiskerne wirken dank Phytosterole, vor allem β-Sitosterol, abschwellend

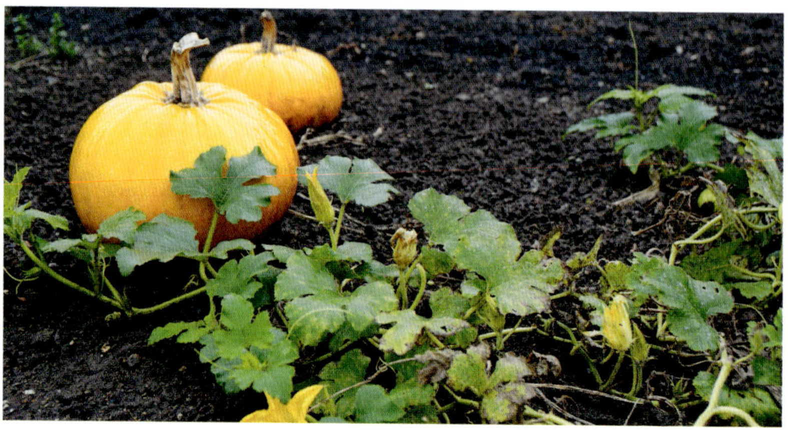

Kürbis *(Cucurbita pepo)*

bei einer Vergrößerung der Prostata und wirken bei Prostataadenom Stufe I und II ausgesprochen günstig auf das Harnverhalten.

Die Wirkung auf die Reizblase bei Frauen ist schon lange bekannt. Immer wieder hat sich das in der Praxis bestätigt, wenn beispielsweise Ehefrauen die Prostatamittel ihrer Männer einnehmen, damit diese auch aufgebraucht werden, wenn der »skeptische« Göttergatte mal wieder zu nachlässig war oder nicht genügend überzeugt von Naturheilkunde – und siehe da, die lästigen Blasensymptome der Frauen sind plötzlich Geschichte, und auch die Lust stellt sich wieder ein.

Kombinationsmöglichkeiten: Kürbiskerne wirken am besten zusammen mit den Früchten der Sägepalme und weiteren Nieren-/Blasenmitteln wie Goldrute, Schachtelhalm und Zitterpappel.

Passende Konstitutionstypen: Sie sind für alle drei Männertypen gut geeignet.

Zubereitung und Dosierung: Am besten als Fertigpräparat in Kapselform.

Kurkuma (Gelbwurz)

(Curcuma longa)

Familie: Zingiberaceae (Ingwergewächse)

Verwendeter Pflanzenteil: Rhizom (Wurzelstock)

Wirkungen und Eigenschaften: entzündungshemmende, antibakterielle, antimykotische (gegen Pilze gerichtete), galleflussfördernde, leberstärkende, antivirale Wirkung; Antioxidans; Qualität: warm; scharf-würziger, bitterer Geschmack

Beeinflusste Organsysteme: Verdauungssystem, Stütz- und Bewegungsapparat (Muskeln und Skelett)

Spezifische Indikationen: Kurkuma ist eine sehr stark wirkende, entzündungshemmende Heilpflanze. Sowohl ihre ätherischen Öle als auch ihr noch wirkungsvolleres Flavonoid, das Kurkumin, lassen sich bei Behandlungen von akuten Entzündungen hinsichtlich der therapeutischen Resultate mit denen von Hydrocortison vergleichen. Kurkuma hat den Vorteil, ungiftig zu sein. Bei chronischen Entzündungen wirkt die Pflanze allerdings nicht so stark wie Hydrocortison. Kurkuma sta-

bilisiert auch erwiesenermaßen die Mastzellen (die für eine allergische Reaktion verantwortlich sind), wodurch es für Überempfindlichkeiten jeder Art nützlich ist. Die Pflanze ist auch ein exzellentes Stärkungsmittel, das als Vorbeugung gegen Heuschnupfen genutzt werden kann. Sie hilft bei Asthma (in Kombination mit einer feuchten Lunge, bei der sich Gewebeflüssigkeit in der Lunge einzulagern beginnt) sowie bei anderen allergischen Reaktionen auf Allergene in der Luft wie Pollen, Staub oder Katzenschuppen. Man konnte auch nachweisen, dass Kurkumin die Leber schützt und damit ähnlich wirkt wie die Mariendistel. Gleichzeitig hat Kurkuma jedoch stärkere galleflussfördernde Eigenschaften, senkt die Cholesterinwerte im Blut und wirkt Ansammlungen von Blutplättchen entgegen. Kurkuma ist eine der wichtigsten Heilpflanzen zur Behandlung von Erkrankungen der Gallenblase, da sie entzündungshemmend wirkt und den Gallefluss fördert. Wegen ihrer anregenden Wirkung auf den Magen bringt sie diesen bei einer zu schwachen Absonderung von Magensekreten dazu, mehr Sekrete in den Magen abzugeben, was sie zusammen mit den in ihr vorhandenen proteolytischen (eiweißspaltenden) Enzymen zu einer willkommenen Unterstützung bei der Verdauung von Eiweißen werden lässt.
Kombinationsmöglichkeiten: Mit dem Genuss Grünen Tees und der Zuführung von Kurkuma versorgen wir uns mit sehr wirksamen Antioxidanzien, was bei Lunge und Blase auf direktem Wege den Stress auf diese Organe begrenzt, der beispielsweise durch Rauchen entsteht.
Passende Konstitutionstypen: Kurkuma ist ein hervorragendes Stärkungsmittel für Monarchen, bei denen sich Anzeichen für eine träge Leber und eine träge arbeitende Verdauung finden. Besonders wirksam ist die Pflanze, wenn Eiweiße schlecht verdaut und assimiliert werden und dies bei Allergien eine Rolle spielt. Auch für Seher mit einer schwachen Leber und mit Allergien kann Kurkuma von Nutzen sein, aber bei dieser Konstitution müssen wir darauf achten, dass der Magen nicht übermäßig gereizt und angeregt wird. Kurkuma ist eine der stärksten entzündungshemmenden Heilpflanzen für die Behandlung arthritischer Probleme, und bei jeder – für die Konstitution des Sehers typischen – Entzündung im Bereich des Stütz- und Bewegungsapparates (von Muskeln und Skelett) sollten wir an sie denken.
Warnhinweise: Bei einer akuten Magenschleimhautentzündung ist eine Verwendung dieser Heilpflanze nicht anzuraten.
Zubereitung und Dosierung: Wir sollten die Pflanze in frischem Zustand klein schneiden, bevor ihr das Wasser entzogen wird, denn getrocknete Kurkuma lässt sich nur mit großen Schwierigkeiten schneiden. Die pulverisierte Heilpflanze kann man seinen Mahlzeiten hinzufügen oder in Wasser rühren und dann trinken. 1 bis 2 Teelöffel Pulver am Tag sind eine gute Dosierung. Von einer Tinktur sind zwei bis viermal am Tag 10 bis 40 Tropfen zu empfehlen.

Lerchensporn (Yan Hu Suo)

(Corydalis yanhusuo)

Familie: Papaveraceae (Mohngewächse)
Verwendeter Pflanzenteil: Rhizom (Wurzelstock)
Wirkungen und Eigenschaften: schmerzstillende, krampflösende, menstruationsfördernde Wirkung; regt den Kreislauf an; Qualität: warm; scharf-würziger, bitterer Geschmack

Beeinflusste Organsysteme: Kreislauf, Lunge, Leber, Verdauungssystem, Geschlechtsorgane
Spezifische Indikationen: Diese Heilpflanze gehört zu den Mohngewächsen und ist wie seine botanischen Verwandten ein starkes Schmerzmittel. (Es besitzt in dieser Hinsicht etwa 1 Prozent der Wirksamkeit von Opium.) Die Kombination aus Alkaloiden, die für die schmerzstillenden Eigenschaften verantwortlich ist, erreicht allerdings 40 Prozent der Wirksamkeit von Morphin bei Schmerzen, die durch Blutandrang und Stauungszustände in der Brust, in Magen und Dickdarm und im Bereich der Gebärmutter entstehen, ebenso bei Schmerzen, die mit inneren Brüchen im Bauchbereich (Hernien) sowie traumatischen Verletzungen zusammenhängen.
Kombinationsmöglichkeiten: Lerchensporn wirkt ganz allgemein in der Kombination mit Goldmohn und Giftlattich *(Lactuca virosa)* schmerzstillend sowie mit den folgenden Heilpflanzen lindernd bei folgenden spezifischen Schmerzen: mit Becherkätzchen *(Garrya flavescens)* und Dong Quai bei mit der Menstruation verknüpften Schmerzen, mit Mutterkraut *(Tanacetum parthenium)* und Baldrian gegen Kopfschmerzen sowie mit Süßholz und Fenchel bei Darmbeschwerden. Bei allen anderen Schmerzen sollte Lerchensporn in geringer Dosierung genommen werden; bei Bedarf kann man die Dosierung steigern. Bei den Betroffenen die nötige Ruhe sicherzustellen, ist dabei ebenfalls hilfreich.
Passende Konstitutionstypen: Diese Heilpflanze entfaltet ihre schmerzstillende Wirkung bei allen Konstitutionstypen.
Warnhinweise: Hohe Dosierungen können Benommenheit hervorrufen. Während der Schwangerschaft sollte man auf Lerchensporn verzichten.
Zubereitung und Dosierung: Alkoholauszüge und Essigsäureextrakte sind die wirksamste Zubereitungsform. (Essigsäureextrakte bestehen aus einer Alkoholtinktur mit 10 Prozent Essig darin.) Für eine Abkochung verwendet man bis zu 15 Milligramm Pflanzenmaterial, das man mit Wasser aufkocht. Lerchensporn ist auch in Tablettenform erhältlich und wird dann oft als Yan Hu Suo bezeichnet.

Löwenzahn

(Taraxacum officinale)

Familie: Asteraceae (Korblütler)
Verwendete Pflanzenteile: Wurzel und Blatt
Wirkungen und Eigenschaften: harntreibende, nährende, stärkende, abführende, galleflussfördernde, magenstärkende, antirheumatische Wirkung; Qualität: kühl und trocken; bitterer Geschmack (Wurzel). Qualität: kühl und trocken; bitterer und leicht süßer Geschmack (Wurzel im Frühling). Qualität: kühl und trocken; bitterer Geschmack (Blatt)
Beeinflusste Organsysteme: Verdauungssystem, Stütz- und Bewegungsapparat (Muskeln und Skelett), Harnsystem
Spezifische Indikationen: Löwenzahnwurzel wirkt kühlend (entgiftend) auf die Leber. Sie gilt als ein passiver Wirkstoff und lässt sich bei einer großen Vielfalt von Beschwerden einsetzen, die mit Entzündungen verbunden sind. Sie stärkt die Leber und verhindert dadurch Erkrankungen dieses Organs, außerdem regeneriert sie die

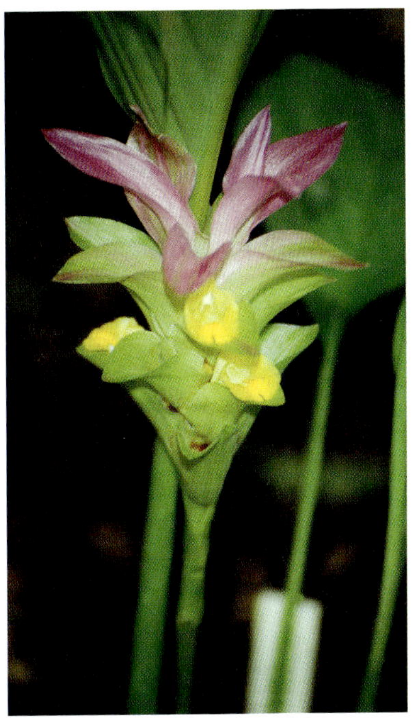

Kurkuma *(Curcuma longa)*

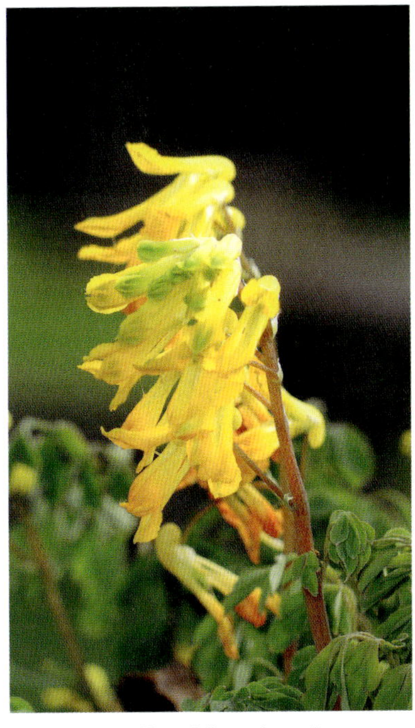

Lerchensporn *(Corydalis yanhusuo)*

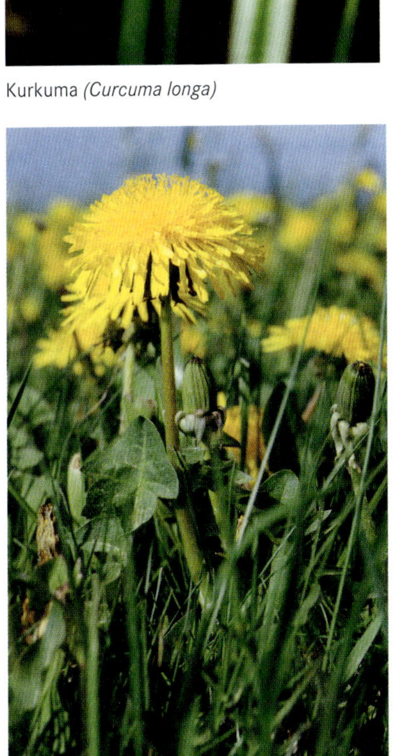

Löwenzahn *(Taraxacum officinale)*

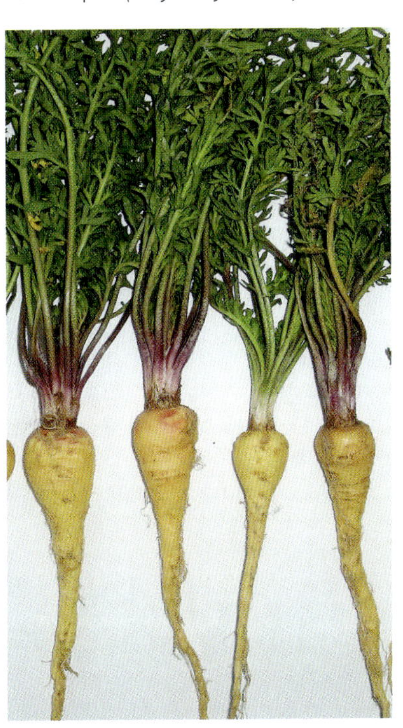

Maca *(Lepidium meyenii)*

Leber während und nach Erkrankungen wie beispielsweise einer Hepatitis. Löwenzahnwurzel verringert die Cholesterinwerte im Blut und auch die Östrogenwerte (wahrscheinlich indem es das Ausleiten der Östrogene durch die Leber verstärkt). Löwenzahn stimuliert den Zellstoffwechsel im gesamten Körper und verstärkt die Abgabe von Stoffwechselabbauprodukten in den Blutstrom, wodurch diese schließlich in die Leber gelangen und dort aus dem Blut entfernt werden. Löwenzahntee beugt der Bildung von Gallensteinen vor, da er die Produktion von Galle in der Leber und den Gallefluss fördert. Ihr hoher Inulingehalt macht die Wurzel zu einem osmotisch wirksamen, harntreibenden Mittel, das den Aufbau und die Ausscheidung von Harnstoff und Harnsäure im passenden Ausmaß anregt. Löwenzahnwurzel wirkt alterierend (umstimmend, zustandsverändernd), wenn im Falle einer Selbstvergiftung Hautleiden, Aphthen und Probleme mit den Gelenken auftreten, die mit den entstandenen Giftstoffen verknüpft sind. Löwenzahn lässt sich auch gut bei einer Behandlung von Muskelrheumatismus einbinden und ist ein nützliches Stärkungsmittel für leichte Fälle einer Überproduktion von Magensäure.

Löwenzahnblätter sind ein sicheres und sehr wirkungsvolles harntreibendes Mittel mit einem hohen Kaliumgehalt (der noch höher ist als in der Wurzel), was Kaliummangel zu vermeiden hilft. Wenn wir sie vor einer Mahlzeit zu uns nehmen, regt ihr bitterer Geschmack den Appetit an und fördert die Verdauung und die Assimilation von Nährstoffen.

Kombinationsmöglichkeiten: Bei Magenbeschwerden lässt sich Löwenzahn gut mit Kamille kombinieren; zusammen mit Mahonienwurzel empfiehlt sich Löwenzahn bei Krankheiten von Leber und Galle. Gemeinsam mit Schafgarbe und Quecke hilft er gegen Wassereinlagerungen im Körper.

Passende Konstitutionstypen: Die allgemeine Wirkung dieser Heilpflanze besteht darin, auf sanfte Weise übermäßig starken anabolischen Prozessen im Körper, die den Stoffaufbau vorantreiben, entgegenzuwirken. Diese Wirkung schwächt auch die Tendenz zu einer leichten Übersäuerung ab, die ein wichtiges Kennzeichen für die von den Merkmalen des Kriegers geprägte Konstitution ist. Der Krieger verbringt viel zu viel Zeit mit dem Aufbau von Strukturen, ohne die damit verbundenen Abbauprodukte zu entfernen. Löwenzahn schützt den Krieger daher auch vor Problemen mit dem Herzen oder den Gefäßen, weil er die Cholesterinwerte senken und durch seine harntreibende Wirkung das Blutvolumen (und damit den Blutdruck) verringern kann. Diese Heilpflanze stärkt Konstitutionen mit öliger, roter, entzündeter, von Akne gezeichneter Haut und ist außergewöhnlich gut dazu geeignet, Personen herunterzukühlen, die schnell heiß laufen, ein starkes Verlangen nach viel Öl und Fett in der Nahrung verspüren, zu Wut neigen, alles gerne mit Kraft oder Gewalt lösen, hitzige, plötzlich aufwallende Gefühle haben, in ihrer Hitze nicht im Gleichgewicht sind und unter immer wieder auftretenden Gelenkschmerzen leiden. Löwenzahn kann auch der Seher gut verwenden, ebenso der Monarch, und zwar bei allen Leiden, bei denen eine sanfte Reinigung der Leber erforderlich ist. Das betrifft alle, die nicht loswerden können, was sie loswerden sollten (Cholesterin, zu viel Eiweiß, Gicht und Ähnliches).

Warnhinweise: Große Mengen Löwenzahn können bei Gallensteinen oder Verstopfungen bzw. Verengungen im Darm und in den Gallengängen zu Koliken führen.

Zubereitung und Dosierung: Von einer Abkochung (der Wurzel) ist dreimal am Tag eine halbe Tasse zu empfehlen. Einen Aufguss (aus den Blättern) trinkt man als harntreibendes Mittel heiß über den ganzen Tag hinweg. Inulin, ein wichtiger Inhaltsstoff des Löwenzahns, ist nicht alkohollöslich; daher ist diese Heilpflanze als Tinktur nicht so wirkungsvoll.

Maca (Peru-Ginseng)

(Lepidium meyenii)

Familie: Brassicaceae (Kreuzblütengewächse)
Verwendeter Pflanzenteil: Wurzel
Wirkungen und Eigenschaften: tonisierend, anregend auf Keimdrüsentätigkeit
Beeinflusste Organsysteme: Kreislauf, Hoden, Hormonsystem, Stoffwechsel
Spezifische Indikationen: Maca wächst in den Anden in extremen Lagen bis 4000 Meter Höhe, bevorzugt auf Vulkanerde. Dabei ist es extremen Temperaturschwankungen und UV-Strahlung ausgesetzt, so wie die Menschen auch, die dort leben. Da die Trockenheit beachtlich ist, haben viele Andenpflanzen Speicherwurzeln entwickelt, so auch Maca, das mit unserer Gartenkresse entfernt verwandt ist. Die Wurzelknollen enthalten neben viel Wasser Senföle und Steroide, die ausgesprochen belebend auf den Stoffwechsel wirken. Die Andenvölker jedenfalls schwören auf ihr »Superfood« mit dem sehr hohen Nährwert und bereiten daraus einen süßlich aromatischen Brei, Mazamorra, oder ein aphrodisisches Bier, Maca chicha.

Inzwischen wird Maca sogar in großem Stil in China angebaut, vor allem, weil es in dem Ruf steht, die körperliche Leistungsfähigkeit und psychische Belastbarkeit zu steigern. Maca erhöht zudem die Spermienzahl, was im Zeitalter zunehmender Unfruchtbarkeit in westlichen Ländern wichtig geworden ist, schließlich liegt es zu etwa 40 Prozent an uns Männern, wenn der Kinderwunsch unerfüllt bleibt. Maca aktiviert aber nicht nur das männliche Hormonsystem, es wirkt auch aphrodisierend auf Frauen und ist damit die ideale Liebesspeise.
Passende Konstitutionstypen: Maca ist besonders für den Monarchen und den Seher geeignet.
Zubereitung und Dosierung: Am besten als Kapselpräparat in einer Dosierung von täglich 1000 mg.

Mädesüß

(Filipendula ulmaria)

Familie: Rosaceae (Rosengewächse)
Verwendete Pflanzenteile: alle oberirdischen Teile
Wirkungen und Eigenschaften: antirheumatische, entzündungshemmende, magenstärkende, säurebindende und zusammenziehende Wirkung; Qualität: kühl und feucht; leicht bitterer und zusammenziehender Geschmack
Beeinflusste Organsysteme: Verdauungssystem, Stütz- und Bewegungsapparat (Muskeln und Skelett)
Spezifische Indikationen: Mädesüß ist eine salicylathaltige, entzündungshemmende Pflanze und wirkt daher in gewissem Maße wie ein pflanzliches Aspirin. Neben den Wirkungen seiner Salicylate, durch die Mädesüß Fieber senkt, Entzün-

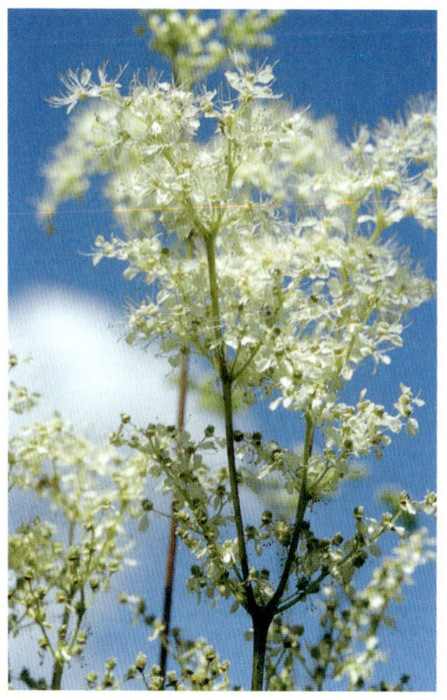

Mädesüß *(Filipendula ulmaria)*

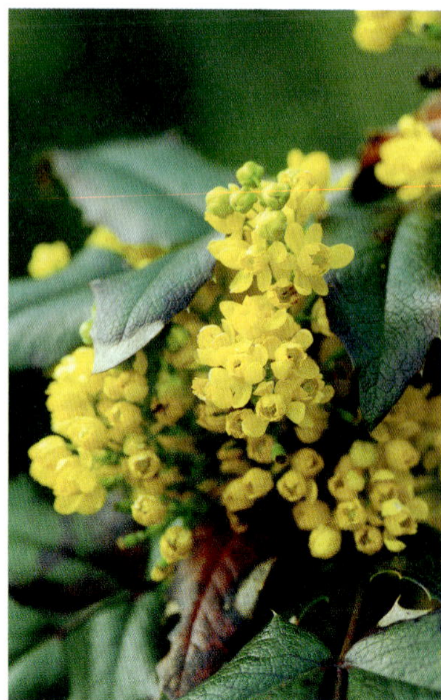

Mahonie *(Mahonia aquifolium)*

dungen abschwächt und Schmerzen lindert, beeinflusst es hauptsächlich Magen und Darm. Obwohl wir den genauen Mechanismus nur unzureichend verstehen, ist Mädesüß eine der besten Heilpflanzen gegen Übersäuerung im Magen. Seine sanfte, zusammenziehende Wirkung hilft bei der Aufrechterhaltung intakter Schleimhäute bei Reizungen, brennenden Empfindungen und Entzündungen im Magen und im Dünndarm. Mädesüß verbessert den Tonus der Auskleidung des Dünndarms, strafft und festigt dessen Gewebe und erhöht dadurch die Fähigkeit des Körpers zur Aufnahme von Nährstoffen erheblich. Bei Übelkeit, Sodbrennen, Magenschleimhautentzündung und Magengeschwüren verschafft die Heilpflanze Erleichterung. Die Verwendung von Mädesüß ist manchmal geboten, wenn wir unter verschiedenen, gleichzeitig auftretenden Symptomen einer Magenverstimmung leiden und dabei auch noch Kopfschmerzen haben. Die sanft zusammenziehende Wirkung der Pflanze eignet sich auch zur Behandlung von Durchfallerkrankungen bei Kindern und das besonders dann, wenn die Ursache dafür die Lebensmittel sind, die gegessen wurden.

Hinsichtlich des Stütz- und Bewegungsapparats ist Mädesüß gut gegen Entzündungen in den Gelenken, reizt aber gleichzeitig nicht den Darm und verdünnt auch nicht das Blut. Es lindert Arthrose und Schmerzen bei einer rheumatoiden Arthritis und alle akuten, durch Gewalteinwirkung von außen hervorgerufenen, traumatischen Entzündungen.

Kombinationsmöglichkeiten: Eine Kombination aus Mädesüß, Eibisch und Kamille ist ein gutes Mittel gegen Magenprobleme; zusammen mit der Wilden Yamswurzel lassen sich rheumatische Schmerzen behandeln.

Passende Konstitutionstypen: Diese Heilpflanze ist vor allem ein Stärkungsmittel für den Krieger bei Beschwerden in Magen und Darm, beispielsweise bei einer Übersäuerung des Magens mit damit verknüpften Reizungen des Magen-Darm-

Trakts. Zu den entsprechenden Symptomen gehören Sodbrennen, saures Aufstoßen und die Tendenz, sich nach einer Mahlzeit besser zu fühlen. Obwohl Mädesüß für diese Konstitution nicht zu den wichtigsten Stärkungsmitteln gehört, kann die Pflanze für den Krieger sehr nützlich sein, besonders wenn dieser neben den genannten Beschwerden auch unter Kopfschmerzen oder Entzündungen der Muskeln und Gelenke des Stütz- und Bewegungsapparates leidet. Akute und chronische arthritische Beschwerden, rheumatische Erkrankungen oder eine Gichterkrankung lassen sich mit Mädesüß gut behandeln, vor allem wenn sie Schmerzen verursachen, zu Rötungen führen oder Schwellungen verursachen. Die sanften, aber tiefgehenden Wirkungen dieser Pflanze machen sie auch zu einem geeigneten Heilmittel für den sensiblen Seher sowie für Kinder und ältere Menschen.
Warnhinweis: Obwohl Mädesüß eine sehr sanft wirkende Heilpflanze ist und bei Darminfektionen von Kindern außergewöhnlich gut hilft, können sehr hohe Dosierungen die Schleimhäute reizen und dadurch Übelkeit hervorrufen.
Zubereitung und Dosierung: Von einem Tee trinkt man dreimal täglich 1 Tasse oder variiert das je nach Bedarf. Von einer Tinktur nimmt man dreimal am Tag 20 bis 40 Tropfen.

Mahonie

(Mahonia aquifolium)

Familie: Berberidaceae (Berberitzengewächse)
Verwendete Pflanzenteile: Wurzel und Rhizom (Wurzelstock)
Wirkungen und Eigenschaften: alterierende (umstimmende, zustandsverändernde), galleflussfördernde, leberanregende, abführende, entzündungshemmende Wirkung; stärkende Bitterpflanze; Qualität: kalt; bitterer Geschmack
Beeinflusste Organsysteme: Verdauungssystem, Haut, Blut, Lymphsystem, Ausscheidungssystem, Urogenitalsystem
Spezifische Indikationen: Die Wurzel der Mahonie hat eine leberstärkende Wirkung, sie kräftigt auch die Gallenblase. Damit ähneln ihre Wirkungen denen der Kanadischen Gelbwurz *(Hydrastis canadensis)*. Die Mahonie kann deswegen in vielen Fällen diese wild wachsende, vom Aussterben bedrohte Arzneipflanze wirksam ersetzen. Die Mahonie besitzt eine klare Affinität zum Urogenitalsystem und hat sich für die Behandlung von Infektionen der Prostata als sehr wohltuendes Heilmittel erwiesen. Mahonie enthält Berberin. Sie mindert Entzündungen der Schleimhäute, fördert den Gallefluss und reinigt dadurch die Leber, besonders bei einer subklinischen Vergiftung dieses Organs, die durch toxische Substanzen aus der Umwelt, eine schlechte Ernährung oder Krankheitserreger verursacht wurde. Mahonie ist ein sehr wirksames, bitteres Stärkungsmittel, das die Absonderung von Verdauungssekreten aller Art steigert. Die Heilpflanze hat einen besonders guten Ruf wegen ihrer alterierenden Wirkung auf Hautleiden wie Akne und Ekzeme, wenn diese mit einer überforderten Leber in Verbindung stehen. Mahonie hat ein insgesamt sehr breites Wirkungsspektrum bei der Behandlung von Infektionen mit Hefepilzen, Pilzen und Bakterien im Magen-Darm-Trakt.
Kombinationsmöglichkeiten: Mahonie mit Klette und Klettenlabkraut ist eine gute Kombination zur Behandlung von Hautleiden; zusammen mit Krausem Amp-

fer oder dem Amerikanischen Faulbaum *(Rhamnus purshiana)* erleichtert sie den Stuhlgang. Mit Eibisch und Sägepalme zusammen ist sie ein außerordentlich gutes Heilmittel für eine Behandlung von Infektionen der Prostata.

Passende Konstitutionstypen: Dieses Lebermittel ist für den Magen und das Verdauungssystem des Sehers vielleicht ein wenig zu bitter und zu intensiv. Sehr geringe Dosierungen können sich für die Behandlung von Hautleiden bei dieser Konstitution jedoch eignen. An den entsprechenden Körperstellen äußerlich angewendet ist Mahonie auch bei Infektionen der Haut wirksam. Mahonienwurzel ist ein hervorragendes, katabolische Prozesse stimulierendes Mittel für die Leber des Kriegers und des Monarchen und bei diesen Konstitutionen gegen Hautleiden sehr nützlich. Für den Krieger ist Mahonie ein klassisches Heilmittel zur Behandlung eines Leidens, das in der Traditionellen Chinesischen Medizin als übermäßig starkes Leberfeuer beschrieben wird und das sich als Reizbarkeit, durch die Tendenz zu Wutausbrüchen, starken Verspannungen im Nacken und in den Schultern, durch Schlaflosigkeit, intensive Kopfschmerzen und Verstopfung zeigt. Wenn eine gereizte Leber behandelt wird, bei der sich diese Symptome zeigen, ist eine Kombination aus Mahonie und anderen leberstärkenden Pflanzen wie Mariendistel und Löwenzahn mit eher auf passive Weise kräftigenden Wirkungen hilfreich.

Zubereitung und Dosierung: Von einer Abkochung trinkt man dreimal am Tag 1 Tasse. Von einer Tinktur nimmt man dreimal täglich 15 bis 30 Tropfen. Als Magenbitter kann man zur Unterstützung der Verdauung vor den Mahlzeiten 10 bis 15 Tropfen einer Tinktur verwenden.

Weitere Verwendungsmöglichkeiten: Zur Behandlung von Durchfall, der durch das Trinken von unbehandeltem Wasser entstanden ist, oder um Bakterien oder Einzeller aus dem Darm zu vertreiben, die nicht von alleine verschwinden, stellt man eine starke Abkochung aus einer Kombination aus Mahonienwurzel und Bitterholz (Quassiabaum) her und trinkt diese dann über den Tag hinweg wie Tee. Noch besser ist es, diese Abkochung zur Vorbeugung zu nutzen und sie einen Tag vor einem eventuellen Kontakt mit verunreinigtem oder unbehandeltem Wasser zu trinken.

Maisgrannen

(Zea mays)

Familie: Poaceae (Süßgräser)

Verwendete Pflanzenteile: Blütennarbe (feine, weiche Fäden) aus der weiblichen Blüte (der Ähre)

Wirkungen und Eigenschaften: harntreibende, reizlindernde, kräftigende Wirkung; Qualität: kühl, außerdem Eigenschaften, die amphoteren Stoffen gleichen und sowohl ein Potenzial zum Trocknen als auch zum Befeuchten besitzen; süßer und zusammenziehender Geschmack

Beeinflusste Organsysteme: Urogenitalsystem, Kreislauf

Spezifische Indikationen: Bei akuten Entzündungen des Urogenitalsystems (Harnröhre, Blase oder Prostata) sind Maisgrannen sehr hilfreich. Die Pflanze eignet sich besonders gut bei Leiden, bei denen Urin in der Blase zersetzt und Eiter gebildet wird. Bei einem Blasenkatarrh reinigt sie die Schleimhäute der Blase und wirkt bei krankhaften Ablagerungen antiseptisch. Maisgrannen sind hochge-

schätzte Beruhigungsmittel für das Harnsystem bei Blaseninfektionen von Kindern. Die reizlindernde Wirkung hilft bei der Behandlung von Bettnässen und dies besonders bei Fällen, bei denen dieses Leiden auf eine Schwäche oder Reizung des Nierensystems zurückzuführen ist. (Achtung! Man sollte immer frische, grüne Maisgrannen aus biologischem Anbau – die auch nicht gegen Schädlinge gespritzt wurden – verwenden oder solche, die erst kurz zuvor getrocknet wurden. Die Maisgrannen sollten wie junger, süßer Mais riechen und schmecken. Ansonsten lässt sich auch ein Flüssigextrakt aus den frischen Blütennarben verwenden. Die dunkle, rotbraune Färbung von Maisgrannen in vielen Geschäften weist darauf hin, dass diese alt und oxidiert und für eine Verwendung praktisch wertlos sind.)
Kombinationsmöglichkeiten: Maisgrannen lassen sich zusammen mit Wegerich, Johanniskraut und Odermennig gut zur Stärkung der Blase und gegen Bettnässen einsetzen. Bei Infektionen der Blase sollten sie mit Bärentraube und Quecke kombiniert werden. Mit Quecke, Sägepalme und Schafgarbe sind sie bei einer Entzündung oder Vergrößerung der Prostata empfehlenswert.
Passende Konstitutionstypen: Dieses süß schmeckende, glitschige Heilmittel hat eine beruhigende, kräftigende und kühlende Wirkung auf heiße, gereizte Gewebe. Ihre bemerkenswerte Fähigkeit, bei unangenehmen und mit brennenden Schmerzen verbundenen Beschwerden im Bereich eines entzündeten Harntraktes Erleichterung zu verschaffen, macht sie für den Konstitutionstyp des Kriegers zu einem wahren Pflanzenhelden. Sie lässt sich gut gegen Entzündungen von Blase und Prostata, die mit brennenden Empfindungen einhergehen, und/oder bei zu starkem oder zu häufigem Drang zum Harnlassen einsetzen. Auch jedes Kind oder jeder Erwachsene mit einer unzureichenden Fähigkeit zur Kontrolle der Blasenfunktion wird diese Pflanze begrüßen.
Zubereitung und Dosierung: Die frischen (ungetrockneten) Maisgrannen sollten für den Verzehr so beschaffen sein, wie man es auch bei frischem, jungem Mais am Maiskolben erwarten würde. Sie sind süß und nahrhaft. Für einen Aufguss nimmt man frische Maisgrannen; das ist die Zubereitungsform mit der stärksten Wirkung. Dreimal am Tag 1 Tasse ist eine gute Dosierung. Bei Bettnässen sollte vor dem Schlafengehen allerdings darauf verzichtet werden. Von einer Tinktur nimmt man zwei- bis fünfmal am Tag 30 bis 50 Tropfen.

Mariendistel

(Silybum marianum, Carduus marianum)

Familie: Asteraceae (Korbblütler)
Verwendeter Pflanzenteil: reifer Samen
Wirkungen und Eigenschaften: stärkt, schützt und regeneriert die Leber; nährend; reizlindernde Wirkung; Antioxidans; Qualität: kalt; bitterer und süßer Geschmack
Beeinflusste Organsysteme: Verdauungssystem (insbesondere die Leber), Haut
Spezifische Indikationen: Die Mariendistel schützt die Leber vor einer breiten Palette von Umweltgiften. Sie hat die einzigartige Fähigkeit, die Membranen der Hepatozyten (der wichtigsten funktionalen Zellen der Leber) zu verändern und deren Durchlässigkeit zu verringern. Auf diese Weise verhindert sie, dass giftige Substanzen in die Leber durchdringen. Die Mariendistel ist ein wirkungsvolles

Antioxidans (viel wirkungsvoller als Vitamin E) und verhindert Schädigungen der Leber durch die Aktivitäten freier Radikale. Sie verhindert auch, dass Glutathion (eine chemische Substanz, die auf komplexe Weise an der entgiftenden Tätigkeit der Leber beteiligt ist) in zu großer Menge abgebaut wird. Zusätzlich hat die Mariendistel eine besonders starke Wirkung bei der Verhinderung von Schädigungen durch Lipidperoxide (die durch Fette schlechter Qualität in der Nahrung in den Körper gelangen).

Genauso wichtig wie die schützenden Wirkungen der Mariendistel auf die Leber sind ihre regenerierenden Wirkungen. Es ist nicht einfach, eine Substanz zu finden, die solche Wirkungen hat, aus diesem Grunde ist die Mariendistel eine Heilpflanze mit einer einmaligen Bedeutung inmitten der Vielfalt der uns in der Pflanzenheilkunde zur Verfügung stehenden Arzneipflanzen. Indem die Mariendistel die Proteinsynthese in der Leber anregt, fördert sie in einer geschädigten Leber die Reproduktion von Zellen. Deswegen wird sie auch als Stärkungsmittel bei Personen verwendet, die sich von einem Leberschaden erholen, der durch Alkohol, Drogen, giftige Substanzen wie die im Grünen Knollenblätterpilz *(Amanita phalloides)* vorkommenden oder durch Narkosemittel, Medikamente oder Steroide hervorgerufen wurde. Auch (subtile und offensichtliche) Schädigungen, die man sich durch Lösungsmittel, Ausdünstungen, Abgase, Pestizide und andere chemische Schadstoffe zugezogen hat, gehören dazu und lassen sich mit dieser Heilpflanze positiv beeinflussen.

Kombinationsmöglichkeiten: Bei Lebererkrankungen wie Hepatitis, die durch Mikroben hervorgerufen werden, ist die Mariendistel weniger wirksam. Wenn wir bei solchen Erkrankungen eine Heilung bewirken wollen, sollten wir dieser Pflanze noch Artischocken- und Pfefferminzblätter hinzufügen, die als Tonikum für die Leber dienen und erhöhte Konzentrationen von Leberenzymen verringern, Erschöpfung mindern und Muskelschmerzen lindern. Diese Kombination schützt den Körper auch vor anderen Symptomen, die mit einer durch Viren hervorgerufenen Hepatitis in Verbindung stehen.

Mit einer Kombination aus Mariendistel, Artischocke und Löwenzahn können wir den Wirkungen eines Gelages mit viel Fett oder denen einer Ernährung, die viel zu viel Fette minderer Qualität enthält, etwas entgegensetzen. (Danach trinken wir eine Tasse Pu-Erh-Tee, fermentierten Grünen Tee, der deutlich besser schmecken dürfte.) Lecithin unterstützt die Aufnahme der Mariendistel in den Körper.

Passende Konstitutionstypen: Angesichts der Fülle an Giftstoffen in unserer modernen Umwelt, denen fast jeder von uns an seinem Lebensort ausgesetzt ist, hat diese Heilpflanze auch auf fast jeden eine ausgesprochen wohltuende Wirkung. Sie ist ein hervorragendes Stärkungsmittel für die allgemein schwache Leber des Sehers, schützt aber auch bei allen Konstitutionstypen vor Schädigungen dieses Organs. Man sollte jedoch beachten, dass die Mariendistel keine Heilpflanze ist, die den Gallefluss besonders stark fördert. Daher muss sie bei den mit einer trägen Leber verbundenen Symptomen mit Pflanzen kombiniert werden, welche die Galle stärker anregen wie beispielsweise Artischockenblätter oder Löwenzahnwurzel. Die Mariendistel hat eine sehr heilsame Wirkung auf die Schuppenflechte, was wahrscheinlich daran liegt, dass diese Heilpflanze die Leber bei der Bewältigung von mit Giftstoffen belasteten Stoffen unterstützt. Ganz allgemein sollte jeder Konstitutionstyp die Mariendistel ergänzend einbeziehen, wenn es darum geht, Ungleichgewichte im Bereich der Haut zu heilen.

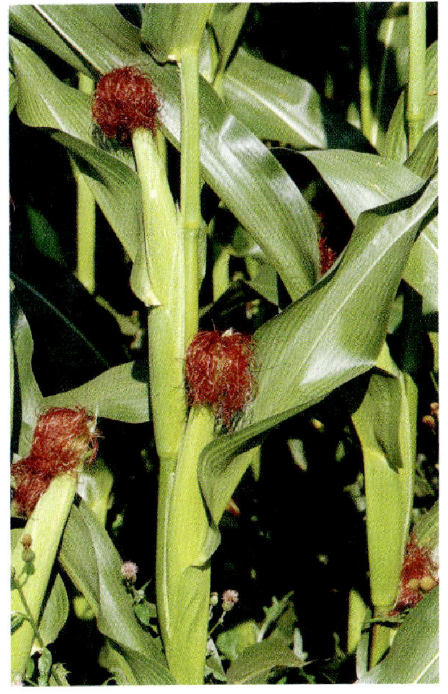

Maisgrannen *(Zea mays)*

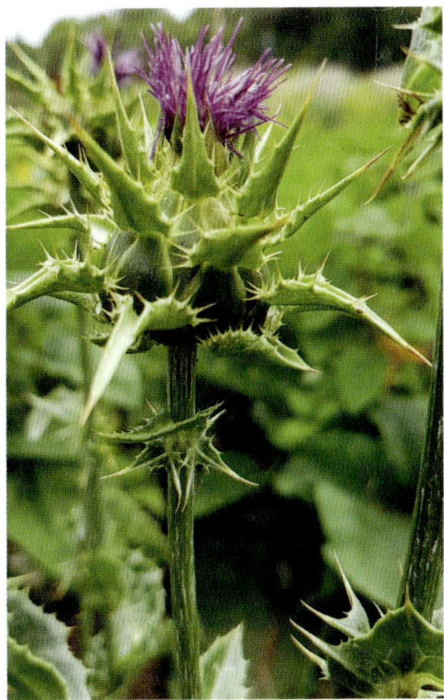

Mariendistel *(Silybum marianum)*

Zubereitung und Dosierung: Aus den Samen der Mariendistel lässt sich mit Wasser kein Extrakt herstellen, auch die Zubereitung eines Aufgusses mit Wasser funktioniert nicht. Man sollte daher die Samen zu einem Pulver zerreiben, das man dann seinen Mahlzeiten hinzufügt, oder sie in Kapselform zu sich nehmen. Von einem Pulver nimmt man am Tag 10 Gramm. Von einer Tinktur reichen drei- bis viermal am Tag 15 bis 45 Tropfen. (Achtung! Eine wirksame Mariendistel-Tinktur hat einen hohen Gehalt an Äthylalkohol, denn dieser ist nötig, um das Silymarin und damit den Wirkstoff, der für die positive Wirkung der Mariendistel verantwortlich ist, zu extrahieren. Silymarin ist nicht wasserlöslich. Wer keinen Alkohol verträgt, sollte eine Einnahme dieser Tinktur vermeiden oder den Alkohol durch einen Lösungsmittelaustausch aus der Tinktur entfernen. Eine Beschreibung dieses Verfahrens findet sich im fünften Kapitel.)

Mönchspfeffer (Keuschlamm)

(Vitex agnus-castus)

Familie: Verbenaceae (Eisenkrautgewächse)
Verwendeter Pflanzenteil: reife Beere
Wirkungen und Eigenschaften: stärkend; menstruationfördernde und wundheilende Wirkung; Qualität: wärmend und trocken; bitterer, scharf-würziger Geschmack
Beeinflusste Organsysteme: Urogenitalsystem, Haut
Spezifische Indikationen: In früheren Zeiten wurde diese Pflanze verwendet, um die männliche Libido zu verringern, was besonders für Klostermönche nützlich war und für Männer, die in den Priesterstand eintraten – die Pflanze ist daher auch

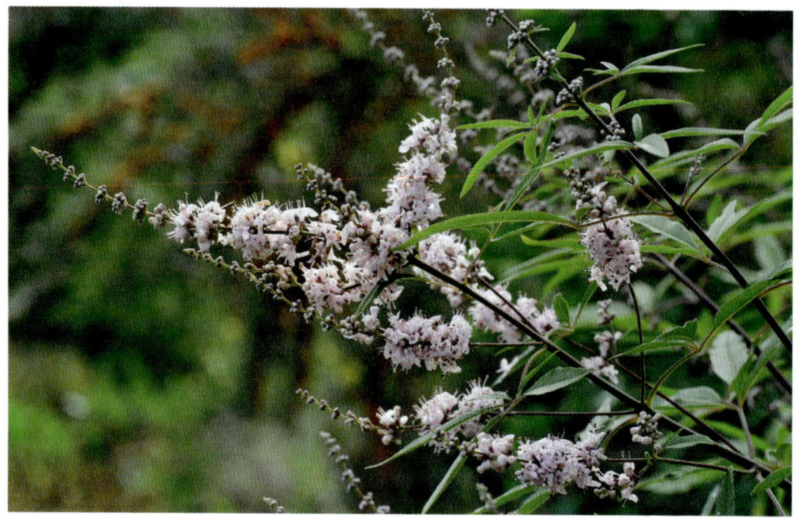

Mönchspfeffer *(Vitex agnus-castus)*

unter dem Namen »Keuschlamm« und »Keuschbaum« sowie »Abrahamstrauch« bekannt. Die Bezeichnung »Liebfrauenbettstroh« ist ein Hinweis darauf, dass der Mönchspfeffer später auch den Ruf bekam, eine Heilpflanze für Frauen zu sein. Er eignet sich bei ihnen vor allem zur Behandlung von Beschwerden, die mit den weiblichen Hormonen verknüpft sind. Die Beere des Mönchspfeffers hilft Männern mit Schwierigkeiten (und mit den entsprechenden Widerständen) während der Veränderungsprozesse, die sie in der Lebensmitte (in den Wechseljahren des Mannes, der sogenannten Andropause) durchlaufen, und kann ihnen die Anpassung an diesen wichtigen Übergang erleichtern. Der Heilpflanzenkundige Christopher Hobbs hat in seinem hervorragenden Buch *Vitex! The Women's Herb* auf Studien hingewiesen, die zeigen, dass diese Pflanze dabei helfen kann, bei (männlichen und weiblichen) Teenagern Akne unter Kontrolle zu bringen (und möglicherweise auch die Wutanfälle bei Heranwachsenden), indem die Aktivität der Hormone stärker ins Gleichgewicht gebracht wird.

Passende Konstitutionstypen: Die amphoteren (je nach den vorherrschenden Bedingungen sehr unterschiedlichen) Eigenschaften des Mönchspfeffers helfen dabei, das Hormonsystem zu normalisieren – ganz gleich, ob es dabei um Prozesse geht, die zu stark oder zu schwach ausgeprägt sind. Dadurch eignet sich diese Heilpflanze für alle Konstitutionstypen. Wahrscheinlich sollte der Krieger diese warme, scharf-würzige Pflanze nur sparsam benutzen. Für den Seher mit seinen für ihn typischen sprunghaften Veränderungen und seiner Unregelmäßigkeit dagegen wird der Mönchspfeffer zu einem ausgesprochen nützlichen Stärkungsmittel, das ihm dabei hilft, sein hormonelles Gleichgewicht wiederzufinden.

Warnhinweise: Mönchspfeffer sollte nicht während einer Hormontherapie eingenommen werden. Frauen, die die Antibabypille nehmen, werden wahrscheinlich auf jeden Fall den Wunsch verspüren, eine Verwendung dieser Pflanze zu vermeiden, da Mönchspfeffer der durch die Antibabypille bewirkten Unterdrückung der Hormonproduktion entgegenwirken kann.

Zubereitung und Dosierung: Von einem Aufguss nimmt man dreimal täglich 1 Tasse. Von einer Tinktur sind dreimal am Tag 20 bis 40 Tropfen zu empfehlen. Über eine äußerliche Anwendung sprach der Heilpflanzenkundige John Gerard im 16. Jahrhundert: Man sollte eine Salbe aus den Blättern des Mönchspfeffers zubereiten und diese auf den Hodensack auftragen, um ein Anschwellen der Hoden zu verringern. (Siehe auch die Ausführungen zum Thema Hodenentzündungen im siebten Kapitel.)

Mumijo

(Shilajit)

Verwendete Pflanzenteile: Exsudat
Wirkungen und Eigenschaften: verjüngend, Aphrodisiakum, Antioxidans; wirkt Altersprozessen entgegen; entzündungshemmende Wirkung; Qualität: kalt; bitterer Geschmack
Beeinflusste Organsysteme: Urogenitalsystem, Verdauungssystem, Hormonsystem, Blut, Stütz- und Bewegungsapparat (Muskeln und Skelett), Haut
Spezifische Indikationen: Mumijo (»Zerstörer der Schwäche«) ist ein exotisches, verjüngendes Stärkungsmittel, dessen botanische Ahnenreihe viele Jahrtausende und möglicherweise Jahrmillionen weit zurückreicht. Dieses geheimnisvolle Exsudat, das aus urzeitlichem Humus besteht und in den Spalten steiler Felswände im Himalaya gesammelt wird, ist ein Hauptbestandteil der ayurvedischen Verfahren zur Aufrechterhaltung der Gesundheit, aber im Westen relativ unbekannt. Wenn ein besorgniserregendes Gesundheitsproblem auf kein anderes Mittel richtig reagiert, greifen asiatische Ärzte mit großem Vertrauen auf Mumijo zurück. Noch spannender dabei und der eigentliche Grund dafür, dass ich Mumijo hier vorstelle, ist jedoch seine verjüngende Wirkung. Es steigert die Energie im Kern unseres Wesens, die für die sexuelle Kraft und Gesundheit verantwortlich ist. Mumijo enthält Fulvin- und Huminsäuren sowie Benzopyrone, die die wirksamsten natürlich vorkommenden Antioxidanzien und freie Radikalfänger sind. Mumijo hat eine stark entzündungshemmende Wirkung, klärt das Denken und verbessert das Gedächtnis und die Fähigkeit, mit Stress umzugehen. Seit Langem wird es verwendet, um die Blutzuckerwerte zu regulieren und Diabetes vorzubeugen. Darüber hinaus senkt es den Serum-Cholesterinspiegel und die Werte für Trigylceride und Phospholipide. Außerdem führt es zu einer anhaltenden Verbesserung der Vitalität, insbesondere des Geschlechtstriebs und der sexuellen Leistungsfähigkeit des Mannes, und gilt daher als das indische Viagra. Es verbessert nämlich die Funktion des gesamten Urogenitalsystems einschließlich der Prostata. Des Weiteren ist es ein Lieferant qualitativ hochwertiger Spurenelemente, ferner von Eisen und Kalzium, was Blutarmut und Osteoporose zu verhindern hilft. Es beschleunigt den Prozess der Genesung nach Krankheiten, Verletzungen oder allen anderen Strapazen für den Körper. Wenn wir irgendeiner Rezeptur aus Heilpflanzen Mumijo hinzuzufügen, verstärkt das die Vorzüge der anderen Heilpflanzen, indem es ihre Bioverfügbarkeit steigert und ihre Nährstoffe tief in die Gewebe des Körpers hineintransportiert.
Kombinationsmöglichkeiten: Für die so bemerkenswerten, verjüngenden Wirkungen von Mumijo ist seine Eigenschaft verantwortlich, die anabolischen und katabolischen Vorgänge im Körper in ein Gleichgewicht zu bringen. Für einige Per-

sonen trägt die katabolische Qualität dazu bei, dass eine Entgiftung stattfindet, die in Abhängigkeit von der Beschaffenheit der Konstitution des Betreffenden und seines Lebensstils mehr oder weniger heftig sein kann. Um diese Wirkung zu harmonisieren, sollte Mumijo mit Ashwagandha ergänzt werden, wodurch die Reinigungsprozesse im gesamten Körper auf eine verträglichere Weise ablaufen und der Erholungsprozess verstärkt wird. (Ashwagandha ist ein Adaptogen, das den Körper bei starkem Stress stabilisiert und dadurch die allgemein kräftigende Wirkung von Mumijo unterstützt.) Diese Kombination ist auch für eine langfristige Einnahme geeignet, wobei sie mit anderen, auf die jeweilige Konstitution abgestimmten Heilpflanzen mit sehr spezifischen, stärkenden und therapeutischen Wirkungen erweitert werden kann.

Passende Konstitutionstypen: In der Wissenschaft des Ayurveda gilt Mumijo als verjüngende Substanz, deren Verwendung für alle Konstitutionstypen gleichermaßen empfohlen werden kann.

Warnhinweise: Nicht während der Schwangerschaft einnehmen! Bei manchen Menschen kann Mumijo eine milde Reinigungskrise hervorrufen (siehe dazu auch die Informationen im Abschnitt über Kombinationsmöglichkeiten).

Zubereitung und Dosierung: Mumijo ist eine asphaltartige Substanz, die aus Felsspalten an steilen Felswänden hoch im nepalesischen und indischen Himalaya austritt. Dieses Exsudat besteht aus pflanzlichem und anderem organischen Material, das über lange Zeit hinweg zu Humus verwandelt und danach unter Felsschichten zusammengepresst wurde. Dies geschah vor Millionen von Jahren, als die üppigen Landschaften solcher einst fruchtbaren Täler durch die Bewegungen der Erdplatten zu den höchsten Gebirgsketten der Welt umgeformt wurden. Dabei wurde dieses organische Material eingeschlossen und im Fels und im Boden konserviert. Heute entstehen durch starke Monsunregen und die extremen Bedingungen für die immer wieder auftauenden und gefrierenden Felsformationen Risse in ihnen, die bei heißem Wetter dazu führen, dass Mumijo in seiner ganz ursprünglichen Form aus diesen Bergwänden durch geothermischen Druck quasi »ausgeschwitzt« wird. Es besteht aus einer dichten, bioaktiven, mineralreichen Masse mit einem außergewöhnlich hohen Anteil an organischer Materie mit einer großen Vielfalt an sekundären Pflanzenstoffen, Antioxidanzien, Nährstoffen, Enzymen, Hormonen, Aminosäuren, antibiotisch sowie viren- und pilzhemmend wirksamen Substanzen und anderen exotischen Stoffen, die noch nicht identifiziert und benannt wurden. Das Exsudat wird in seiner rohen, unverarbeiteten Form aus diesen Felsspalten (mit sehr viel Geschick und großem Mut) herausbefördert, später gereinigt und dann durch Waschen, Zermahlen und Kochen zubereitet. Meines Wissens ist diese Substanz nur als handelsüblich abgepacktes Produkt erhältlich und online leicht zu finden.

Mutterkraut (Falsche Kamille)

(Tanacetum parthenium)

Familie: Asteraceae (Korbblütler)

Verwendete Pflanzenteile: Blatt und Blüte

Wirkungen und Eigenschaften: fiebersenkende und entzündungshemmende Wirkung; stärkende Bitterpflanze; Wurmmittel; Qualität: kühl; bitterer Geschmack

Beeinflusste Organsysteme: Verdauungssystem, Nervensystem, Stütz- und Bewegungsapparat (Muskeln und Skelett)
Spezifische Indikationen: Die meisten Wirkungen des Mutterkrauts lassen sich auf die Fähigkeiten dieser Pflanze zur Blockierung bestimmter, Entzündungen auslösender chemischer Stoffe im Körper zurückführen (insbesondere der Prostaglandine, aber auch der Histamine). Das Mutterkraut, das überall in Hinterhöfen und Gärten wächst, ist damit den Wirkungen von Aspirin erstaunlich ähnlich und wurde deswegen auch gegen Arthritis, Migräne, Fieber und Ähnlichem eingesetzt. Wie Aspirin kann es in geringem Ausmaß das Blut verdünnen, hilft vorbeugend gegen übermäßige Ansammlungen von Blutplättchen und die Bildung von Verklumpungen im Blut sowie gegen Erkrankungen des Herzens und der Blutgefäße. Es scheint eine vernünftige Alternative zu dem synthetischen Aspirin zu sein. Im Gegensatz zu Aspirin, das tendenziell den Magen schädigen kann, ist das Mutterkraut aber auch eine aromatische Bitterpflanze, die bekannt dafür ist, sich positiv auf die Verdauung auszuwirken. Auch seine Wirkungen bei Migräne sind unbestritten. Diese Wirkung lässt sich der Fähigkeit dieser Pflanze zuschreiben, nicht nur die Produktion entzündungsfördernder Stoffe zu verhindern, sondern auch Gefäßverengungen im Gehirn entgegenzuwirken, die durch die Reaktion auf Adrenalin, Serotonin und andere Substanzen entstehen. Mutterkraut verschafft zudem bei Tinnitus und Benommenheit Erleichterung. Akute rheumaähnliche Beschwerden bei arthritischen Entzündungen werden ebenfalls durch diese Heilpflanze gemindert. Als hervorragende Bitterpflanze für den Magen hilft sie bei Übelkeit und regt die Verdauung an. Angeblich hilft sie auch bei Schwermut und Gefühlen von Traurigkeit und verstärkt Gefühle des Wohlbefindens.
Kombinationsmöglichkeiten: Mit Ginkgo und Traubensilberkerze zusammen lässt sich diese Pflanze gut für die Behandlung von Tinnitus und Benommenheit verwenden, außerdem ist sie zur Vorbeugung von Cluster-Kopfschmerzen eine gute

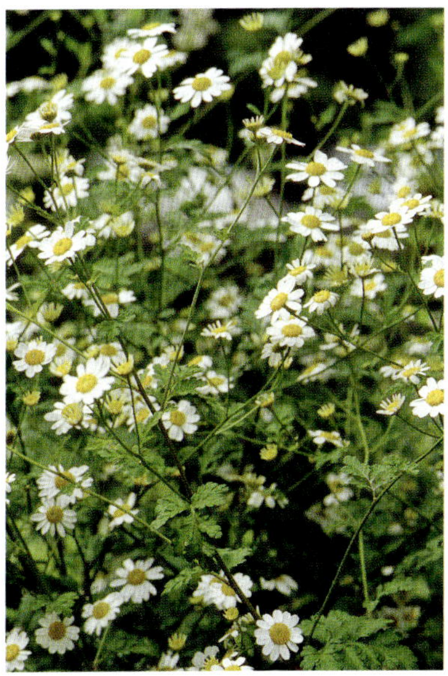

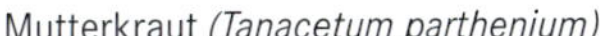

Mutterkraut *(Tanacetum parthenium)*

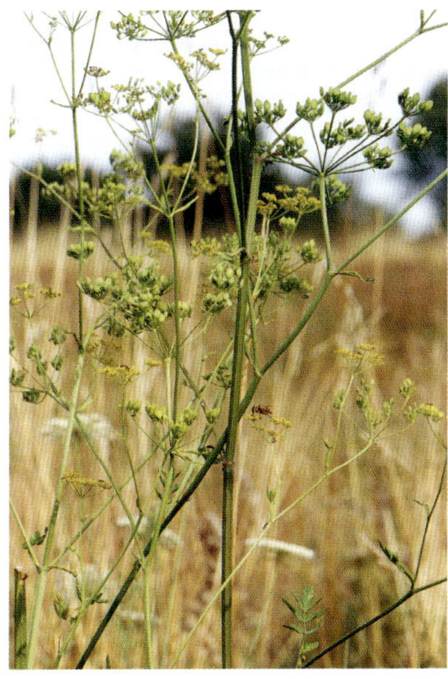

Pastinak *(Pastinaca sativa)*

Wahl. Gegen Darm- und Madenwürmer wirkt das Mutterkraut gut in Kombination mit Bitterholz (Quassiabaum), Knoblauch und Mahonie.

Passende Konstitutionstypen: Die blutverdünnenden Eigenschaften des Mutterkrauts scheinen speziell auf die Konstitution des Kriegers zugeschnitten zu sein. Für Krieger mit einem Hang zu Entzündungen im Bereich des Stütz- und Bewegungsapparates oder für die Krieger, die unter Kopfschmerzen leiden, die mit Entzündungen einhergehen, ist diese Heilpflanze besonders nützlich.

Warnhinweis: Mutterkraut kann bei einigen Personen Reizungen im Mund hervorrufen.

Zubereitung und Dosierung: Am besten ist es, ein frisches Blatt vom Mutterkraut zwei- bis dreimal am Tag zu kauen. Das wird die Freisetzung von chemischen Substanzen mindern, die Migräne auslösen können. Von einer Tinktur (aus frischen Blättern und Blüten) nimmt man dreimal täglich 15 bis 30 Tropfen mit ein wenig Wasser.

Pastinak

(Pastinaca sativa)

Familie: Apiaceae (Doldenblütler)
Verwendeter Pflanzenteil: Wurzel
Wirkungen und Eigenschaften: anregend, ausscheidend
Beeinflusste Organsysteme: Verdauungs- und Harnorgane
Spezifische Indikationen: In alten Kräuterbüchern, zum Beispiel in dem von Dioskurides, liest man immer wieder von Geheimrezepten wie dem Theriak, der jedes Gift neutralisieren und die Lebenskraft anregen soll. Da meistens auch exotische Gewürze und Opium enthalten waren, konnten sich Normalsterbliche diese Wundertränke nicht leisten. – So dachte man sich den »Theriak des armen Mannes« aus. Dieser bestand vor allem aus Doldenblütlern, die man entweder vor der Haustür sammeln oder ohne Probleme anbauen konnte. Ein mögliches Rezept für einen solchen Theriak wäre ein Gemisch aus Pastinak, Engelwurz, Meisterwurz, Bibernelle, Liebstock und Petersilie sowie den Früchten von Kümmel – in Alkohol oder als (Wurzel-)Tee. Auch Bertram und Mutterwurz kommen infrage.

Viele Doldenblütler hatten schon immer einen legendären Ruf, wie uns so mancher Name verrät, beispielsweise die Engelwurz, die man als Universalmittel gegen Angst, Schmerzen, Magen- und Lungenleiden und als magisches Schutzmittel verwendete; oder der Liebstöckel, der den Stock, also den Penis, lieb machen soll, was nichts anderes heißt, als dass er die »unkeusche Begier« anregt; oder die Petersilie, von der es heißt, »sie bringe den Mann aufs Pferd und die Frau unter die Erd«, weil sie oft als Abortivum, aber auch als Liebesmittel für Männer gebraucht wurde. (In einer »Petersiliengasse« befand sich außerdem gerne das städtische Freudenhaus.)

Zu den Doldenblütlern und Wurzelgemüsen zählt auch der Pastinak, aus dem man ein köstliches Püree machen kann und der sich vorzüglich als Suppengewürz eignet, besonders, wenn die Suppe zur Liebe anreizen soll. Es heißt ja nicht ohne Grund, die Liebe gehe durch den Magen.

Die Wurzeln des Pastinaks wirken dank ihrer ätherischen Öle und Flavonoide leicht harntreibend und harnwegsreizend und helfen bei der Ausscheidung von

Stoffwechselschlacken – allgemein eignen sich Doldenblütler auch zur Ausleitung von Umweltgiften und bewirken daher auch eine Besserung bei einem schlechten Spermiogramm, das häufig mit Toxinen zusammenhängt. Der hohe Inulingehalt sorgt für eine Regulation der Bauchspeicheldrüse bei einer diabetischen Stoffwechsellage – hier sollte man auch an Wegwartewurzel, Löwenzahnwurzel, Heidelbeerblätter und Rosmarin denken, zum Beispiel als Tinkturgemisch oder als Tee.

Aber auch als Liebesmittel hat der Pastinak einen guten Ruf. Im Zeitalter von Viagra haben viele vergessen, dass eine Steigerung der Liebeskraft einfach etwas Zeit benötigt und eine dauerhafte, aber stete Einnahme von leichten Tonika immer noch der bessere Weg ist. Seit vielen Jahren gibt es ein Pastinakpräparat in der Apotheke (Aslan Herrenkapseln) zu kaufen. Es sollte dauerhaft angewendet werden, am besten morgens zusammen mit Ginseng-Kapseln (von Florafarm). Aber es schadet in dieser Zeit natürlich nicht, wenn man Pastinak zusätzlich als aphrodisische Suppenzutat verwendet.

Passende Konstitutionstypen: Der Pastinak ist besonders für den Monarchen und den Seher geeignet.

Zubereitung und Dosierung: Von einer Teezubereitung (gerne in einer Mischung) trinkt man täglich 2 bis 3 Tassen. (Von den Pastinak-Kapseln aus der Apotheke sind täglich 2 bis 3 Kapseln eine gute Dosierung.)

Potenzholz (Muira puama)

(Ptychopetalum olacoides)

Familie: Olacaceae

Verwendete Pflanzenteile: Stamm- und Wurzelholz

Wirkungen und Eigenschaften: anregend, vitalisierend, zusammenziehend

Beeinflusste Organsysteme: Nervensystem, Genitalien

Spezifische Indikationen: Der Begriff »Potenzholz« wurde früher allgemein für Hölzer mit einer Wirkung auf die Libido angewendet. Heute versteht man unter diesem Namen die Rinde eines amerikanischen Tropenbaumes, den die indigenen Völker im Amazonas seit Urzeiten zur Anregung der Libido als Aphrodisiakum gebrauchen. Sie fertigen aus der pulverisierten Rinde Liebessalben oder alkoholische Auszüge. Als Tee sollte man eine Abkochung zubereiten.

Potenzholz wird vor allem als Stärkungsmittel eingesetzt. Es wirkt allgemein kräftigend und beruhigend bei Nervosität. Es hemmt körpereigene Enzyme wie Phosphodiesterase, das bei erektiler Dysfunktion eine Rolle spielt, daher die Anwendung bei Potenzproblemen.

Passende Konstitutionstypen: Potenzholz regt den Stoffwechsel des Monarchen an, stärkt das Nervenkostüm des Sehers, auch der müde Krieger wird wieder munter.

Kombinationsmöglichkeiten: Es passt gut zu Yohimbe, Ginseng und Kolanuss; Magenempfindliche sollten hierbei allerdings etwas aufpassen.

Die Berliner Kräutermanufaktur Sensatonics hat verschiedene Liebestränke mit Potenzholz im Sortiment (z. B. »Bella Muira«, »Aphrodite« oder »Venuswave«). Die Kräuterrezepte halten, was sie versprechen, und garantieren aphrodisischen Spaß.

Zubereitung und Dosierung: Von einem Tee (gerne in einer Mischung) trinkt man täglich etwa 2 Tassen und bei Bedarf.

Pygeum (Afrikanischer Pflaumenbaum)

(Pygeum africanum)

Durch übermäßiges Sammeln seiner Blätter und Früchte ist der Fortbestand dieses Baumes mittlerweile so stark gefährdet, dass seine Verwendung als Heilpflanze nicht mehr guten Gewissens unterstützt werden kann. Um die Gesundheit der Prostata zu fördern, sollte man lieber auf die entzündungshemmenden Eigenschaften von Kurkuma zurückgreifen.

Quecke

(Agropyron repens)

Familie: Poaceae (Süßgräser)
Verwendete Pflanzenteile: Rhizom (Wurzelstock) und Wurzel
Wirkungen und Eigenschaften: harntreibende, reizlindernde und antimikrobielle Wirkung; Qualität: kalt und feucht; süßer Geschmack
Beeinflusstes Organsystem: Urogenitalsystem
Spezifische Indikationen: Die Quecke kann zwar eine ziemlich lästige Pflanze im Garten sein, wenn sie sich dort wohlfühlt, aber sie ist auch eine der wichtigen Heilpflanzen unter den Gräsern. So ist sie bei der Behandlung einer vergrößerten und/oder unter einer Infektion leidenden Prostata wertvoll. Ihre reizlindernden Wirkungen beruhigen die Entzündungen und Gewebereizungen bei entzündeter Harnröhre, Blase oder Prostata. Sie ist auch zur Linderung von Schmerzen hilfreich, die durch abgehende Nierensteine und Nierengrieß verursacht werden. Wer dazu harntreibende Mittel einsetzt, sollte viel Wasser trinken; dann wirken diese auch am besten.

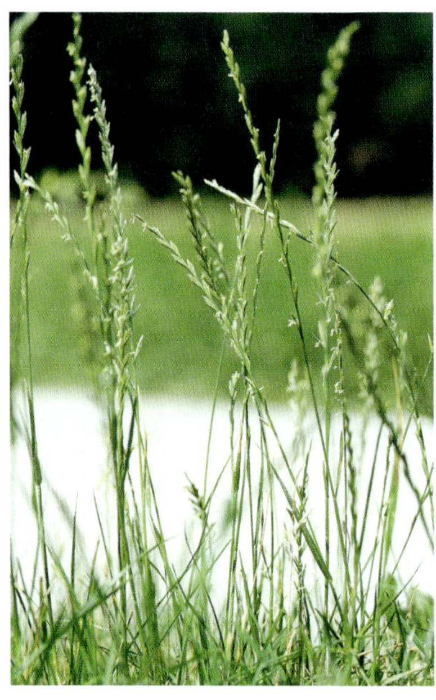

Quecke *(Agropyron repens)*

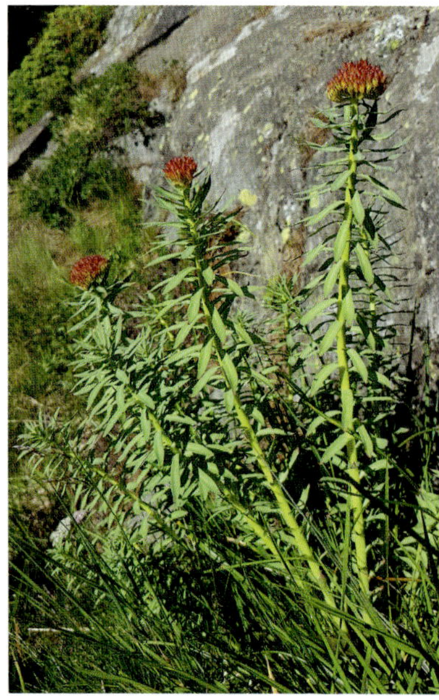

Rosenwurz *(Rhodiola rosea)*

Kombinationsmöglichkeiten: Bei allen Infektionen des Urogenitalsystems ist die Quecke zusammen mit Schafgarbe, Bärentraube, Löwenzahn und Bukkostrauch *(Agathosma betulina)* eine gute Wahl. Zusammen mit Sägepalme, Sonnenhut *(Echinacea),* Wald-Hortensie und Maisgrannen lassen sich Infektionen der Prostata und/oder eine vergrößerte Prostata behandeln. Als Tonikum bei der Behandlung von Nierensteinen eignet sich die Kombination mit Gewöhnlichem Wasserdost *(Eupatorium cannabinum);* sie unterstützt das Fließen der entsprechenden Flüssigkeiten.
Passende Konstitutionstypen: Bei chronischen Nierenleiden ist die Quecke eine gute Heilpflanze für den Krieger. Auch Seher mit akuten Nierenreizungen können von ihr profitieren.
Zubereitung und Dosierung: Von einer Abkochung wird dreimal am Tag 1 Tasse getrunken. Von einer Tinktur nimmt man dreimal täglich 40 bis 60 Tropfen in Wasser. Wenn diese Heilpflanze ein bisschen nach Essig schmeckt, ist sie wahrscheinlich alt; dann sollte man auf einen Kauf verzichten. Ein wirksamer Ersatz ist Hundszahngras *(Cynodon dactylon),* auch Bermudagras genannt.

Rosenwurz (Nordischer Ginseng)

(Rhodiola rosea)

Familie: Crassulaceae (Dickblattgewächse)
Verwendeter Pflanzenteil: Wurzel
Wirkungen und Eigenschaften: bitter, zusammenziehend, mild aromatisch und wohlriechend; allgemein stärkend und mild anregend; wirkt regulierend auf die Stresshormone
Beeinflusste Organsysteme: Kreislauf, Nebenniere
Spezifische Indikationen: Die Rosenwurz liebt die hohen Berge und das raue Klima des Nordens. In den arktischen Regionen nutzt man die wohlriechende Pflanze schon seit Urzeiten als kräftigendes Nahrungsmittel, um der Wildnis besser gewachsen zu sein. Auch soll sie ein erfülltes und langes Leben garantieren.

Ähnlich wie bei Ginseng werden auch bei der Rosenwurz meist Pflanzen verwendet, die etwa 5 bis 6 Jahre alt sind. Die Rosenwurz enthält Tannine und Flavonoide mit zahlreichen Spurenelementen, Koffein und Phenole. Typisch ist ein rosenartiger Duft der Wurzel; alkoholische Auszüge daraus schmecken sehr zusammenziehend.

Besonders in Russland wird sie schon lange als Adaptogen geschätzt. Sie erhöht die geistige und körperliche Leistungsfähigkeit, und durch die regulierende Wirkung auf den Cortisolspiegel hilft sie bei Schlafstörungen und bei Folgen von seelisch-geistigen Dauerbelastungen.

Rosenwurz regt die DHEA-Produktion an und wirkt mild anregend bei Antriebs- und Libidoschwäche und bei leichten Depressionen. In Russland und der Mongolei setzt man sie sogar bei Persönlichkeitsstörungen ein. Sie wird auch als Begleitmittel bei chronischen Lungenleiden verwendet, die die Lebenskraft schwächen, bei Infektneigung und beim Fatigue-Syndrom.
Kombinationsmöglichkeiten: Ashwagandha, die Taigawurzel und Melisse gelten als gute Ergänzungsmittel.

Passende Konstitutionstypen: Besonders der Krieger- und der Sehertyp profitieren von der adaptogenen Wirkung. Der Krieger findet zu seiner Form zurück, ist aber gleichzeitig gemäßigter, und der Sehertyp kann seine Batterien auf sanfte Weise wieder aufladen und stärkt mithilfe der Rosenwurz sein empfindliches Nervenkostüm.
Zubereitung und Dosierung: Am besten nimmt man die Rosenwurz als Kapselpräparat ein. 400 bis 600 mg täglich sind eine gute Dosierung. Man sollte sie morgens einnehmen, und das kurmäßig über 3 bis 7 Wochen fortführen. Bewährt hat sich eine Kombination von Rosenwurz-Kapseln mit einem mineralischen Präparat zur Nervenstärkung (z. B. Weleda Neurodoron Tabletten, morgens und mittags 2 bis 3 Tabletten auf der Zunge zergehen lassen).

Rosmarin

(Rosmarinus officinalis)

Familie: Lamiaceae (Lippenblütler)
Verwendeter Pflanzenteil: Kraut
Wirkungen und Eigenschaften: anregend und stimulierend; durchwärmend
Beeinflusste Organsysteme: Herz und Kreislauf, Verdauungsorgane, Muskulatur
Spezifische Indikationen: Ein ausgewachsener, blühender Rosmarinbusch ist ein wahrer Augenschmaus. Zudem umgibt ihn eine Duftaura, die an Urlaub, Wind und Sonne erinnert – daher vielleicht auch sein Name »Tau des Meeres« (von lat. *ros marinus*). Was dermaßen die Sinne erfreut, kann man nur der Liebesgöttin Aphrodite unterstellen, in südlichen Ländern schmückt sich die Braut nicht ohne Grund mit Rosmarin.

Seine sanfte Bitterkeit macht ihn zu einem beliebten Küchengewürz, vor allem von Fleischspeisen – dazu ein guter Rotwein, und Amore schwingt im Raum.

In Rezepturen gegen niedrigen Blutdruck und Erschöpfung sollte Rosmarin nicht fehlen. Am besten nimmt man ihn tagsüber, denn auf manche wirkt er wie ein starker, aufputschender Espresso.

Der bittere und aromatische Rosmarin wird erfolgreich beim metabolischen Syndrom mit diabetischer Stoffwechsellage eingesetzt. Die Gewürzpflanze hilft auch bei der Regulierung des Zuckerhaushaltes und hat zudem eine leberprotektive und krampflösende Wirkung, zum Beispiel bei Blähungen und Druckgefühl im Bauchraum, oft auch mit Sodbrennen und Erschöpfung nach dem Essen verbunden.

Seine durchwärmende und schmerzstillende Wirkung macht den Rosmarin zu einem idealen Mittel bei Muskelverspannungen, Neuralgien, Gelenksleiden und Durchblutungsstörungen, am besten als Massageöl oder Creme.
Kombinationsmöglichkeiten: Als ätherische Öldroge passt Rosmarin gut zu den verwandten Pflanzen Lavendel, Thymian und Salbei, die als Gewürznoten in Herrenparfüms eine wichtige Rolle spielen. Als Tee- oder Tinkturgemische wirken diese Pflanzen anregend auf Herz- und Kreislauf und stärken die Lungenfunktion. Auch bei Migräne, Schwindel und Gedächtnisschwäche kann eine Tinktur Linderung verschaffen. Als Herzmittel passt Rosmarin sehr gut zu Weißdorn und zu Herzgespann und Lavendel.
Passende Konstitutionstypen: Rosmarin ist besonders für den Monarchen und den Seher geeignet.

Zubereitung und Dosierung: Am besten als Tee zubereiten (gerne in einer Mischung). Von einer Tinktur (z.B. von Ceres) nimmt man dreimal täglich 5 bis 10 Tropfen. Für ein aphrodisisches Männeröl kann man 2 bis 3 ml ätherisches Rosmarinöl in 50 ml Mandelöl einmischen. Zusätze von einigen Tropfen der ätherischen Öle von Zeder, Sandelholz, Tanne oder Tonka geben dem Ganzen eine sinnlich-erotische Note. Wegen seiner durchblutungsfördernden Wirkung wird Rosmarin auch oft in Haarwässern und Aftershave-Lotionen verwendet. Männer mit einer sitzenden Lebensweise, also die typischen Bürohengste, besonders wenn sie dem Monarch entsprechen, sollten auf jeden Fall viel Rosmarin in ihre Essensrezepte integrieren. Mit dem erfrischenden Duft von Rosmarin kann man auch den Büroalltag genussvoller erleben, eine einfache Möglichkeit zur Raumbeduftung ist ein Spray (z.B. das »Energy-Raumspray« von Lunasol, Soluna in Donauwörth, das man auch gut zur Konzentrationssteigerung in Lernphasen nutzen kann). Einen viel »medizinischeren« Duft hat die Muskelcreme von »Retterspitz«. Diese Salbe hilft zwar hervorragend bei Muskelschmerzen, der Geruch ist jedoch sehr herb und wenig erotisch.

Gewöhnliche Rosskastanie

(Aesculus hippocastanum)

Familie: Sapindaceae (Seifenbaumgewächse), früher Hippocastanaceae (Rosskastaniengewächse)
Verwendete Pflanzenteile: getrocknete Frucht (die Kastanie in ihrer Kapsel), Blatt, Rinde
Wirkungen und Eigenschaften: Die Frucht stärkt den Kreislauf und hat eine zusammenziehende und krampflösende Wirkung. Die Rinde hat eine kräftigende, zusammenziehende und fiebersenkende (hier bei intermittierendem Fieber), ferner eine betäubende und antiseptische Wirkung. Qualität: neutral bis kühl und trocken; leicht bitterer, zusammenziehender, scharf-würziger Geschmack
Beeinflusste Organsysteme: Kreislauf und Blutgefäße (insbesondere die Venen), Urogenitalsystem, Verdauungssystem und das Blut
Spezifische Indikationen: Die Rosskastanie wird vor allem zur Behandlung von Beschwerden verwendet, die das Kreislaufsystem betreffen, und zwar dann, wenn Flüssigkeiten, die normalerweise frei fließen, ins Stocken geraten. Diese Pflanze verkleinert Ödeme, die auf eine bestimmte Körperstelle begrenzt sind (lokale Ödeme), da sie verhindern kann, dass Flüssigkeit aus den Kapillaren und den kleinen Venen austritt. Gleichzeitig steigert sie die Resorption von Flüssigkeit aus den Geweben in die Kapillaren. Außerdem verstärkt die Rosskastanie den Tonus der Venen und hilft dadurch bei der Behandlung und der Verhütung von Krampfadern, die mit einer übermäßigen Entspannung der Gefäßwände der Venen verbunden sind. Die Pflanze besitzt eine besondere Affinität zu Stauungen in den Gefäßen, die zu Hämorrhoiden führen.

Die Rosskastanie ist als Heilpflanze nicht so sehr für eine Behandlung von akuten Beschwerden geeignet, sondern eher für die Linderung von Beschwerden im Zusammenhang mit überfüllten Gefäßen. Sie hilft sehr gut bei Nervenschmerzen im Bereich der inneren Organe, besonders in der Leberregion, die durch Blutandrang verursacht werden; des Weiteren bei Schmerzen im gesamten Körper, die mit prallen Geweben, einem Pulsieren und allgemeinem Unwohlsein einhergehen, sowie bei unangenehmen Empfindungen im Mastdarm, die von brennenden oder anderen Schmerzen begleitet werden.

Die Pflanze hat eindeutig auch das Potenzial, bei Zuständen von Erschlaffung und Stagnation im Bereich der Prostata hilfreich zu sein.

Die Rosskastanie wird zudem innerlich verabreicht, um bei schmerzenden Füßen und geschwollenen Waden, die durch langes Stehen oder viel zu langes Sitzen und die damit verbundenen Wassereinlagerungen verursacht werden, Erleichterung zu verschaffen. Oberflächlich als Gel oder Lotion aufgetragen verkleinert die Rosskastanie Hämorrhoiden, verbessert den Zustand geschwollener Venen und lindert Verstauchungen und durch Sportverletzungen hervorgerufene Schwellungen. Sie löst Blutergüsse auf, tut gut, wenn sie bei geschädigten Bandscheiben im Bereich der Wirbelsäule eingerieben wird, wo sie Heilungsprozesse unterstützt, und verschafft Bettlägerigen Linderung, indem sie auf die Haut aufgetragen die Blutzirkulation wieder in Gang bringt.

Kombinationsmöglichkeiten: Für die Behandlung von Krampfadern lässt sich die Rosskastanie gut mit Weißdorn, Schafgarbe, Ingwer und Amerikanischem Gelbholzbaum *(Zanthoxylum americanum)* kombinieren. Sie wird dann innerlich verabreicht. Um nächtliche Krämpfe in den Beinen abzumildern, sollte man sie zusammen mit Schneeball und die Nahrung ergänzenden Kalzium- und Magnesiumpräparaten einnehmen.

Passende Konstitutionstypen: Diese Pflanze ist gut geeignet, wenn jemand einen dumpfen Schmerz im Bereich der Leber verspürt, tendenziell das Gefühl hat, alle inneren Organe und die Eingeweide seien verstopft oder es gäbe dort Flüssigkeitsansammlungen, oder wenn es zu schmerzhaften Hämorrhoiden oder Krampfadern kommt. All diese Symptome sind charakteristisch für die Konstitution des Monarchen, obwohl sie sich im Krankheitsfall bei jedem Konstitutionstyp zeigen können. Auch bei chronischen, mit Blutandrang und Ödemen verbundenen Leiden des Monarchen kann diese Pflanze helfen, besonders wenn sie mit Kreislaufstimulanzien wie Amerikanischem Gelbholzbaum *(Zanthoxylum americanum)* und Ingwer kombiniert wird.

Warnhinweise: Diese Pflanze sollte nicht zusammen mit irgendeinem Medikament oder Heilmittel verwendet werden, welches das Blut verdünnt, oder wenn es Probleme mit Blutungen gibt. Die Samenschalen sind giftig, und die Blätter oder die grünen Außenschalen der Frucht zu essen, kann Symptome einer Magen-Darm-Entzündung hervorrufen, ferner Hautrötungen und Benommenheit. Überdosierungen können zu Erbrechen, Durchfall und Vergiftungserscheinungen führen.

Zubereitung und Dosierung: Die in Scheiben geschnittenen, frischen Kastanien werden getrocknet. Als Aufguss wird dreimal am Tag eine halbe Tasse mit der getrockneten, pulverisierten Kastanie verwendet. Eine Kastanientinktur wird in Dosierungen von 1 bis 10 Tropfen drei- bis viermal am Tag eingenommen. Für eine Abkochung wird 1 Teelöffel der Rinde mit circa 0,25 l Wasser vermischt; davon nimmt man ein- bis dreimal am Tag nicht mehr als einen Esslöffel. Für äußerliche Anwendungen werden die Blätter zerkleinert und dann als Umschlag angelegt; oder als Lotion zubereitet und bei den oben beschriebenen Beschwerden und zur Behandlung von Hautgeschwüren eingesetzt.

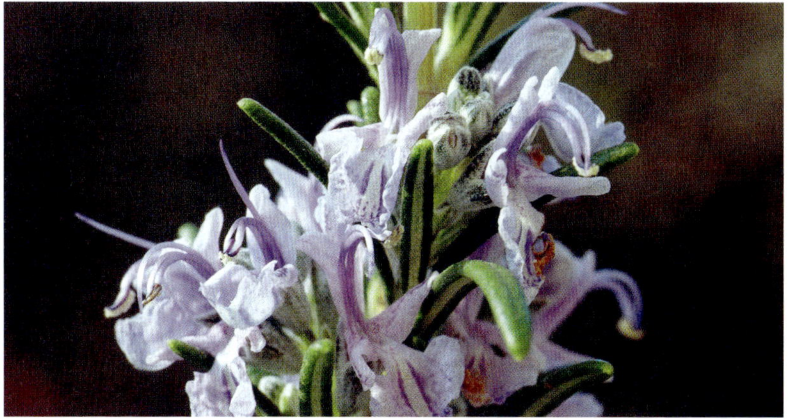

Rosmarin *(Rosmarinus officinalis)*

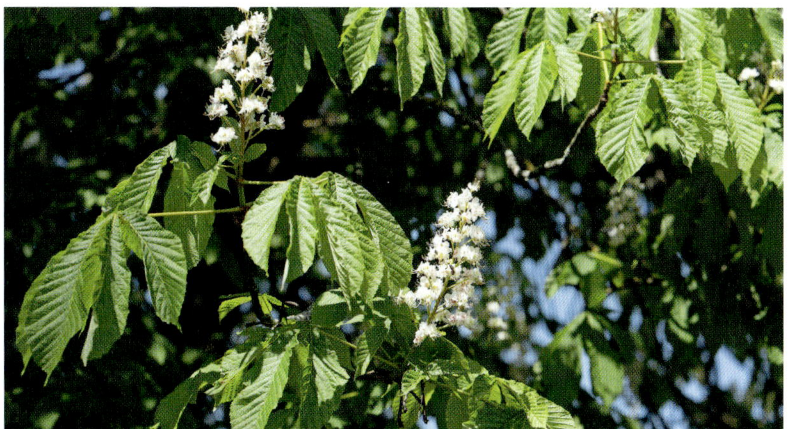

Gewöhnliche Rosskastanie *(Aesculus hippocastanum)*

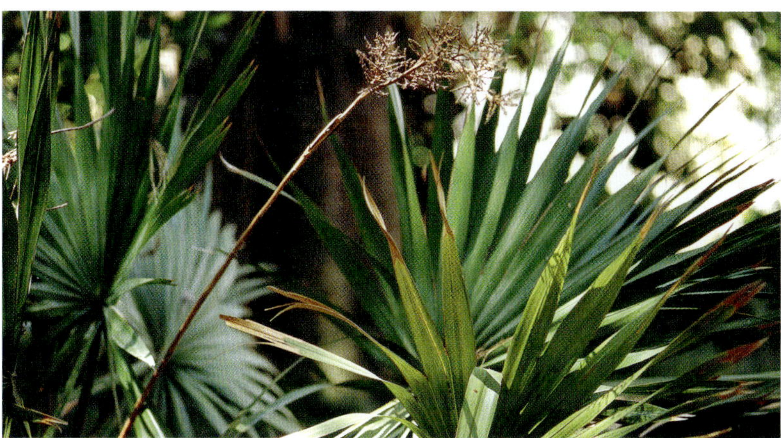

Sägepalme *(Serenoa repens)*

Sägepalme

(Serenoa repens, Sabal serrulata)

Familie: Arecaceae (Palmengewächse)
Verwendeter Pflanzenteil: Beere
Wirkungen und Eigenschaften: nährend; harntreibende, schleimlösende Wirkung; im Bereich des Harnsystems antiseptisch (keimtötend); Qualität: warm; süßer, öliger, scharf-würziger Geschmack
Beeinflusste Organsysteme: Urogenitalsystem, Nervensystem, Verdauungssystem
Spezifische Indikationen: Die Beere der Sägepalme ist eine nahrhafte, fettreiche und anabolische Stoffwechselvorgänge fördernde Frucht. Anscheinend ist sie ein spezifisches Tonikum für die Geschlechtsdrüsen von Mann und Frau und eignet sich zur Behandlung von Leiden, die mit Spannungslosigkeit sowie Schwäche oder Auszehrung verbunden sind. Es ist bekannt, dass sie einen steuernden Einfluss auf die Größe und die Funktion der Geschlechtsorgane ausübt; aus diesem Grunde wurde sie in den frühen Stadien einer Hodenschrumpfung eingesetzt, um diesen Prozess umzukehren. Eine kontinuierliche Verwendung der Sägepalme tut auch Frauen gut, die unter einer Vergrößerung der Eierstöcke leiden, durch die Druckempfindlichkeit und dumpfe, unspezifische Schmerzen verursacht werden und durch die die sexuelle Aktivität nachlässt. Über eine längere Zeit eingenommen kann die Sägepalme kraftlosen, geschwächten Personen wieder zu neuer Lebendigkeit verhelfen. Mit dieser allgemeinen Kräftigung kann sich eine auf Schwäche und Erschöpfung zurückzuführende nervöse Reizbarkeit verringern.

Die Beeren der Sägepalme haben bei regelmäßiger Einnahme einen direkten Einfluss auf die gesamten männlichen Geschlechtsorgane – und dabei besonders auf die Prostata. So ist die Beere auch ein spezifisches Heilmittel zur Behandlung einer gutartigen Prostatavergrößerung. Sie vermindert die Schwellung der Prostata und verschafft bei vielen damit einhergehenden Symptomen Erleichterung, wie zum Beispiel bei Harntröpfeln, zögerlichem Urinfluss und unzureichender Entleerung der Harnblase. Extrakte aus der Beere der Sägepalme erwiesen sich als gut geeignet, um einer Umwandlung von Testosteron in Dihydrotestosteron (DHT) vorzubeugen, die in der Prostata (und in der Kopfhaut und in den Haarfollikeln) abläuft. Die Extrakte steigern auch den Abbau und die Ausscheidung von DHT (siehe auch den entsprechenden Abschnitt auf Seite 108, wo die mögliche Rolle von DHT bei einer Prostatavergrößerung erläutert wird). Anzeichen im Bereich der männlichen Geschlechtsorgane, die für eine Behandlung mit der Sägepalme sprechen, sind eine Vergrößerung der Prostata, die mit pochenden, dumpfen, unspezifischen Schmerzen einhergeht, die Absonderung von Prostataflüssigkeit und der Ausfluss von Schleim oder einer gelblichen, wässrigen Flüssigkeit, begleitet von einer Schwächung der sexuellen Kraft. Sägepalme ist auch die richtige Heilpflanze, wenn es in Verbindung mit einer vergrößerten Prostata Symptome für eine Hodenentzündung gibt.
Kombinationsmöglichkeiten: Die Sägepalme wirkt in der Kombination mit Sonnenhut *(Echinacea)*, Mahonie, Ringelblume und dem Bukkostrauch *(Agathosma betulina)* bei einer Behandlung von Infektionen der Prostata und bei Entzündungen des Urogenitalsystems außergewöhnlich gut. Wenn wir Sägepalme mit der gleichen Menge an Sonnenhut kombinieren und diese Mischung in Form eines Zäpfchens einset-

zen, können wir damit eine entzündete und vergrößerte Prostata behandeln. Die Wald-Hortensie und der Ackerschachtelhalm sind zusammen mit der Sägepalme zur Behandlung einer vergrößerten Prostata ebenfalls eine gute Kombination. Damiana und Amerikanischer Ginseng ergänzen die Sägepalme, wenn wir etwas gegen allgemeine Schwächezustände tun wollen, die mit ungesunden und Spannkraft vermissenden Geschlechtsorganen in Verbindung stehen. Gemeinsam mit nervenstärkenden Pflanzen wie Helmkraut und Baldrian hilft die Sägepalme dabei, einer durch Angst entstandenen Impotenz entgegenzuwirken.

Passende Konstitutionstypen: Als allgemeines Stärkungsmittel ist die Sägepalme ein idealer Nährstofflieferant für die Konstitution des Sehers. Die warme Qualität und der süße, scharf-würzige Geschmack der Beere verbessert die Verdauung und die Assimilation, was eine Gewichtszunahme fördert und die Kraft steigert. Sie lindert Reizungen der Schleimhäute im Bereich der Atemwege und ist ein Tonikum, das seine besondere Kraft bei der Anregung der Nährstoffversorgung von Nervenzentren im Körper zeigt. Für die spezifische Verwendung als Heilmittel für die Prostata kann die Sägepalme von allen Konstitutionstypen verwendet werden, am besten zusammen mit Heilpflanzen, die dann spezifischer auf die Beschaffenheit der jeweiligen Person abgestimmt sind.

Zubereitung und Dosierung: Die reife Beere ist dann am besten für eine Verwendung geeignet, wenn sie nur zum Teil angetrocknet ist. Auch eine Tinktur sollte aus solchen teilweise getrockneten Beeren hergestellt werden. Von einer Abkochung wird dreimal am Tag 1 Tasse getrunken. Von einer Tinktur nimmt man dreimal am Tag 25 bis 50 Tropfen ein. (Damit diese besser schmeckt, kann man sie zusammen mit ¼ Teelöffel saurer Vitamin C-Kristalle in ein wenig Wasser mischen.) Von den Kapseln (Größe 00) mit der pulverisierten Beere darin nimmt man dreimal täglich 2 Stück. Mit dieser Pflanze zubereitete Zäpfchen werden nach jedem Stuhlgang rektal eingeführt.

Sarsaparille

(Smilax officinalis)

Familie: Smilacaceae (Stechwindengewächse)

Verwendete Pflanzenteile: getrocknete Wurzel und Rhizom (Wurzelstock)

Wirkungen und Eigenschaften: alterierende (umstimmende, zustandsverändernde), stärkende, antirheumatische, harntreibende und schweißtreibende Wirkung; Qualität: kalt und feucht; süßer, scharf-würziger Geschmack

Beeinflusste Organsysteme: Urogenitalsystem, Blut, Stütz- und Bewegungsapparat (Muskeln und Skelett), Haut

Spezifische Indikationen: Die Wirkungen der Sarsaparille auf den menschlichen Körper werden nur unzureichend verstanden. Wie es scheint, ist sie jedoch mit ihren alterierenden und anabolischen, den Stoffaufbau fördernden Wirkungen eine nützliche Heilpflanze. Einige Forschungen beziehen sich auf die alterierende Wirkung der Sarsaparille und zeigen zumindest, dass sie Endotoxine (Giftstoffe, die durch den Zerfall von Bakterien freigesetzt werden) im Darm binden kann. Das mindert die Giftbelastung der Leber und macht Sarsaparille wegen ihrer das Blut reinigenden Eigenschaften zu einer guten Heilpflanze gegen Schuppenflechte und

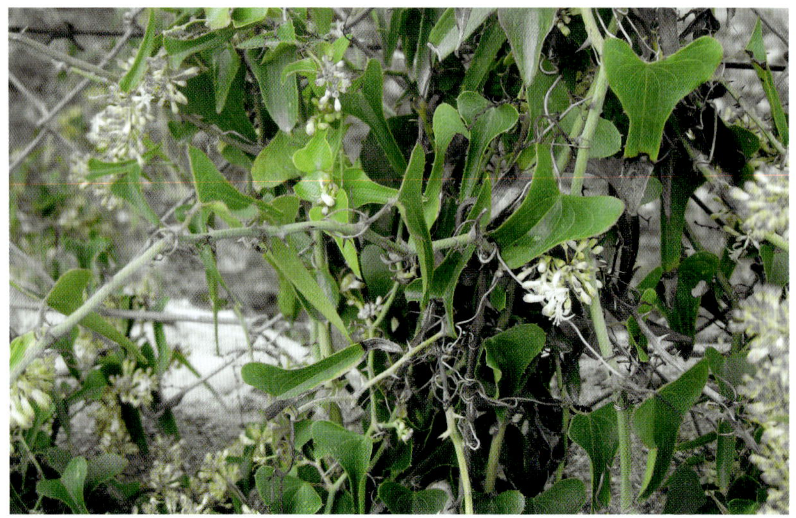

Sarsaparille *(Smilax officinalis)*

Arthritis. Die Pflanze wird wegen ihrer anabolischen Wirkungen gepriesen, weswegen sie von Gewichthebern und anderen Athleten genommen wird, die mit ihrer Hilfe versuchen, zusätzlich an Muskelmasse zu gewinnen. Einige der Inhaltsstoffe der Sarsaparille ließen sich im Labor in Testosteron umwandeln; das bedeutet aber nicht zwingend, dass eine solche Umwandlung auch im menschlichen Körper erfolgt. Empirische Beobachtungen deuten aber darauf hin, dass Sarsaparille eine sanfte, einem Androgen ähnliche Wirkung hat und so auf sinnvolle Weise als sexuelles Tonikum und anabolisches Stärkungsmittel dienen kann.

Kombinationsmöglichkeiten: Sarsaparille lässt sich gut mit Sägepalme und Sonnenhut *(Echinacea)* kombinieren und nährt und kräftigt dann die männlichen Geschlechtsorgane. Ebenso gut wirkt sie in Kombination mit Klette, Klettenlabkraut und Mariendistel bei der Behandlung starker, durch Schuppenflechte hervorgerufener Hautreizungen oder trockener, Schuppen bildender Hautexzeme. Zusammen mit dem Sassafrasbaum und Löwenzahn wirkt die Pflanze blutreinigend und als Stärkungsmittel.

Passende Konstitutionstypen: Diese Heilpflanze ist ein gutes allgemeines Schmerzmittel für die Konstitution des Sehers. Ihre Wurzel besitzt einen hohen Gehalt an aufbauenden, stärkenden Saponinen und wirkt vorbeugend gegen katabolische Wirkungen, die die Reserven des Körpers aufzehren. Sie gibt dem Seher bei Schwächezuständen neue Kräfte und ist auch als Tonikum für die Prostata dieses Konstitutionstyps ausgesprochen gut geeignet. Sarsaparille hat eine sanft reinigende Wirkung auf den Seher. Bei diesem kann ja die schwache Verdauung in Kombination mit einer Ernährung mit viel Fleisch und einem geringen Gehalt an Ballaststoffen zu einer Ansammlung von Endotoxinen führen, aus denen dann hohe Konzentrationen an Giftstoffen im Blut resultieren. Dem Seher tut auch die alterierende Wirkung dieser Pflanze gut, da sie ihm bei der Behandlung von Hautleiden und Problemen mit dem Stütz- und Bewegungsapparat und als vorbeugende Maßnahme gegen die Entstehung dieser Beschwerden helfen kann.

Zubereitung und Dosierung: Von einer Abkochung nimmt man dreimal am Tag 1 Tasse zu sich. (Wenn man damit bei Erkältungen und Fieber eine schweißtreibende Wirkung erzielen will, sollte man sie heiß trinken und eine starke Abkochung verwenden.) Von einer Tinktur sind dreimal am Tag 15 bis 25 Tropfen eine gute Dosierung.

Sassafrasbaum

(Sassafras albidum)

Familie: Lauraceae (Lorbeergewächse)
Verwendete Pflanzenteile: Wurzel und Wurzelrinde
Wirkungen und Eigenschaften: windtreibende, alterierende (umstimmende, zustandsverändernde), leberstärkende, schweißtreibende, harntreibende, antirheumatische, antiseptische und zusammenziehende Wirkung; Qualität: warm und trocken; süßer und scharf-würziger, köstlicher Geschmack
Beeinflusste Organsysteme: Verdauungssystem, Urogenitalsystem, Stütz- und Bewegungsapparat (Muskeln und Skelett), Haut
Spezifische Indikationen: Diese Heilpflanze ist von Heilpflanzen mit alterierender Wirkung wahrscheinlich die mit dem besten Geschmack. Sie ist harntreibend und regt die Leber an. Zusammen mit Sarsaparille hat sie mit ihrem Geschmack dafür gesorgt, dass das klassische Root Beer in den USA zu einem solchen Erfolg wurde. Neben seinem köstlichen Geschmack unterstützt der Sassafrasbaum eine Entgiftung des gesamten Körpers und hilft durch seine reinigende Wirkung im Bedarfsfall bei Bluterkrankungen. Für die Behandlung von Hautleiden und Problemen mit den Knochen und Gelenken ist er ebenso ein gutes Heilmittel, beispielsweise bei Akne, Hautausschlägen, Schuppenflechte, (innerlich und äußerlich angewendet)

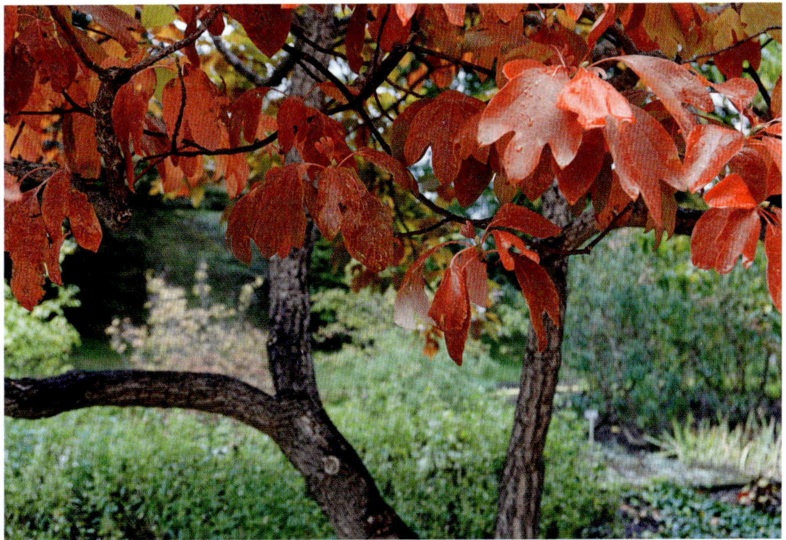

Sassafrasbaum *(Sassafras albidum)*

bei den durch den Kontakt mit dem Eichenblättrigen Giftsumach *(Toxicodendron pubescens)* oder dem Kletternden Giftsumach *(Toxicodendron radicans)* verursachten starken, entzündlichen Hautreizungen, ferner bei Gicht und rheumatisch bedingten Schmerzen.

Kombinationsmöglichkeiten: Der Sassafrasbaum entfaltet in einer Rezeptur zusammen mit anderen Pflanzen seine beste Wirkung. Mit Klette, Krausem Ampfer, Löwenzahn, Rotklee und Klettenlabkraut verbessert er chronische Ungleichgewichte in der Beschaffenheit des Blutes und damit verbundene Symptome im Bereich der Haut und des Knochengerüsts.

Passende Konstitutionstypen: Für die Seher und die Monarchen mit ihrer kühlen Konstitution ist die Wurzel des Sassafrasbaums viel besser geeignet als für den Krieger, der von sich aus schon viel zu erhitzt ist, um diese Pflanze häufiger einzunehmen. Der Krieger kann sie höchstens gelegentlich in Form eines erfrischenden Wurzelbiers (des klassischen Root Beers) genießen. Der von seiner Qualität her warme Sassafrasbaum mit seiner stimulierenden Wirkung auf den Kreislauf vertreibt kalte Feuchtigkeit aus dem Körper, wodurch er in idealer Weise zur Konstitution des Monarchen passt. Hautleiden bei Teenagern mit einer von den Merkmalen eines Sehers oder Monarchen dominierten Konstitution lassen sich recht erfolgreich beheben, wenn wir die alterierenden, die Leber reinigenden Wirkungen des Sassafrasbaumes mit den Wirkungen anderer harntreibender und alterierender Pflanzen kombinieren (siehe auch den Abschnitt über Kombinationsmöglichkeiten weiter oben).

Warnhinweise: Mit Wasser hergestellte Auszüge stimulieren in großen Mengen die Leber und können zu einer starken Reinigungsreaktion des Körpers führen. In hohen Dosierungen sollte diese Pflanze nicht über längere Zeit eingenommen werden. Das destillierte ätherische Öl des Sassafrasbaums ist giftig; Safrol, der giftige Inhaltsstoff dieser Pflanze, ist aber nicht wasserlöslich. Daher ist ein aus der ganzen Pflanze zubereiteter Aufguss oder Tee ziemlich sicher.

Zubereitung und Dosierung: Man verwendet bei dieser Pflanze einen Kaltwasserauszug, bei dem man das Pflanzenmaterial über Nacht einweichen lässt. Davon nimmt man dann dreimal am Tag ¼ bis ½ Tasse. Eine Abkochung lässt man nur zehn Minuten lang kochen. Von ihr trinkt man ebenfalls dreimal am Tag ¼ bis ½ Tasse. Die richtige Dosierung für eine Tinktur sind dreimal täglich 5 bis 20 Tropfen. Äußerlich lässt sich die Pflanze als Antiseptikum auf der Haut anwenden.

Schafgarbe

(Achillea millefolium)

Familie: Asteraceae (Korbblütler)

Verwendete Pflanzenteile: Blatt und Blüte

Wirkungen und Eigenschaften: schweißtreibende, harntreibende, windtreibende, zusammenziehende, entzündungshemmende, (innerlich) blutstillende, wundheilende, antiseptische und kräftigende Wirkung; verdauungsfördernde Bitterpflanze; Qualität: warm; bitterer, scharf-würziger Geschmack

Beeinflusste Organsysteme: Herz und Blutgefäße, Verdauungssystem, Urogenitalsystem, Haut

Spezifische Indikationen: Der elegante Charme der drei Grazien aus den mythologischen Erzählungen, die uns aus der griechischen Antike überliefert sind und die für Strahlkraft, Freude und Fülle stehen, findet seine Entsprechung in den drei Grazien der Pflanzenwelt in Form von drei »Unkräutern«: Schafgarbe, Wegerich und Löwenzahn. Obwohl in den Medien gegenwärtig vor allem den eher exotischen und ökonomisch profitableren Pflanzen eine besondere Hochachtung entgegengebracht wird, werden die drei grünen Grazien für immer als Universalhelfer des Menschen Verehrung genießen. Wahrscheinlich sind es die drei wertvollsten Heilpflanzen am Wegesrand, die uns dem überlieferten und aktuellen Wissen nach zur Verfügung stehen. Die Schafgarbe ist eine unserer besten schweißtreibenden Heilpflanzen, die uns zur Unterstützung des Körpers bei Fieber und zur Begleitung von Kinderkrankheiten, die mit Fieber einhergehen, zur Verfügung stehen. Heißer Schafgarbentee erhöht die Hitze im Körper, bringt den Kreislauf und den Blutfluss ins Gleichgewicht und lässt uns schwitzen.

Aber diese auffälligen Vorzüge werden durch die Nützlichkeit dieser Heilpflanze als Stärkungsmittel und als ein Mittel zur Ersten Hilfe bei Notfällen in den Schatten gestellt. Sie wird wegen ihrer zusammenziehenden, entzündungshemmenden, krampflösenden und harntreibenden Wirkungen auf das Urogenitalsystem eingesetzt sowie als stärkende Bitterpflanze mit zusammenziehender und entzündungshemmender Wirkung auf den Magen-Darm-Trakt. Heilpflanzenkundige nutzen Schafgarbe auch für die Behandlung von hohem Blutdruck; diese Wirkung wird durch die gefäßerweiternden und harntreibenden Eigenschaften dieser Pflanze erzielt, durch die der Blutdruck gesenkt wird und die Blutgefäße gekräftigt werden. Schafgarbe enthält einen hohen Anteil an ätherischen Ölen und ist daher auch ein zuverlässiges Antiseptikum für die Behandlung von Infektionen der Harnwege und bei Schleimabsonderungen aus der Blase. In Form eines Kaltauszuges hilft Schafgarbe gegen Inkontinenz. Mit ihrer windtreibenden Wirkung und ihrem bitteren und zusammenziehenden Geschmack eignet sich diese Heilpflanze auch als wirkungsvolles Magentonikum und für das Abschwächen von Entzündungen, die bei Magengeschwüren auftreten. Als warmer Tee ist Schafgarbe bei Menstruationskrämpfen empfehlenswert. In früherer Zeit wurde die Pflanze als zusammenziehendes Mittel für die Gebärmutter eingesetzt sowie als Stärkungsmittel, um die Gebärmutter vor einer zu großen Erschlaffung ihrer Muskulatur zu bewahren. Daneben ist sie auch ein zuverlässiges Tonikum für den Mann, dem sie dabei hilft, die Spannkraft der Gewebe seiner Prostata und seines Urogenitalsystems zu erhalten und die Gesundheit der betreffenden Organe allgemein zu bewahren. Pulverisierte Schafgarbe lässt sich äußerlich als wirkungsvolles Mittel zum Stoppen von Blutungen und zur Heilung von Wunden verwenden, besonders wenn wir die Pflanze noch mit pulverisiertem Ackerschachtelhalm kombinieren. (Das Pulver können wir direkt auf eine blutende Wunde auftragen.)

Kombinationsmöglichkeiten: Schafgarbe lässt sich gut mit Pfefferminze, Holunderblüten und Ingwer zusammen als schweißtreibendes Hausmittel zur Behandlung von Erkältungen, grippalen Infekten, Fieber und häufigen Kinderkrankheiten wie Windpocken und Masern verwenden. (Bei Fieber sollten wir diese Kombination als Heißgetränk zu uns nehmen.) Ist das Fieber heiß, trocken, niederschmetternd und wird es von Gereiztheit begleitet, nehmen wir Schafgarbe als einzelne Heilpflanze oder die oben angeführte Kombination zur Linderung der Beschwer-

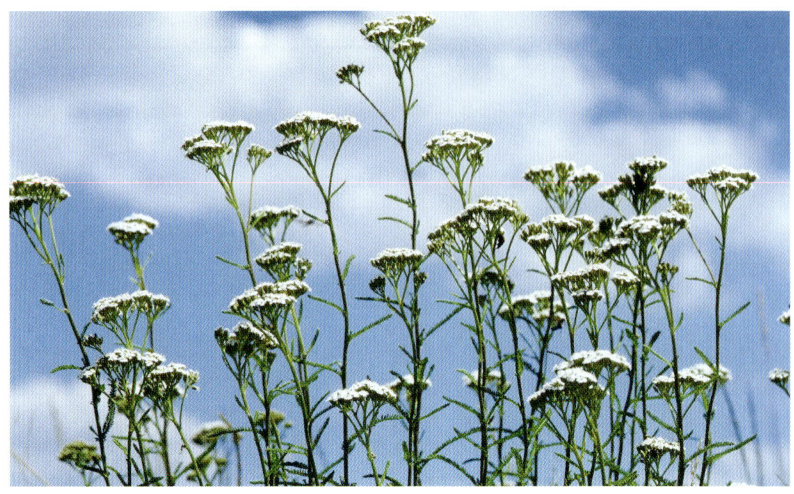

Schafgarbe *(Achillea millefolium)*

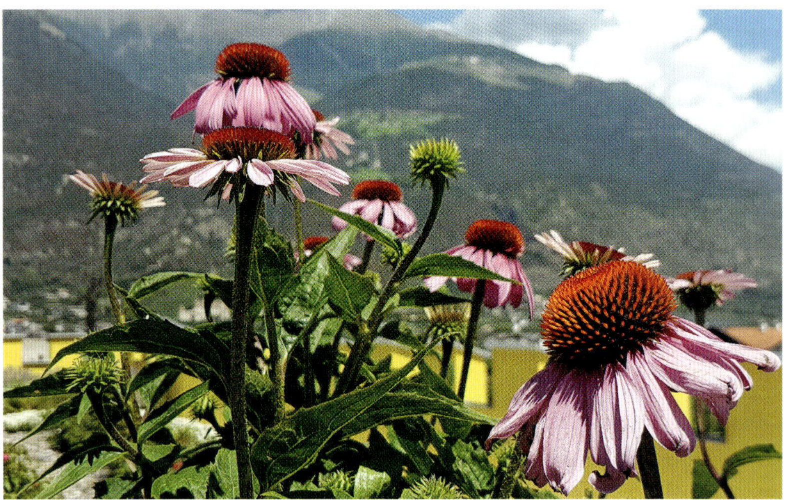

Sonnenhut *(Echinacea* spp.*)*

den. Bei heißem Fieber und unleidlichen Klienten, die dazu noch über Muskelschmerzen klagen, kombinieren wir Schafgarbe mit Durchwachsenem Wasserdost *(Eupatorium perfoliatum)*. Fühlen sich der Oberkörper, der Kopf und der Brustbereich ungewöhnlich heiß an, ist die Kombination aus Schafgarbe und Knolliger Seidenpflanze *(Asclepias tuberosa)* zu empfehlen. Zur Normalisierung des Blutdrucks ist Schafgarbe mit Weißdorn und Knoblauch eine gute Wahl. Bei Krämpfen verwenden wir die Heilpflanze zusammen mit Schneeball. In Kombination mit Salbei, Chinesischem Spaltkörbchen *(Schisandra chinensis)* und Kreosotbusch können wir Schafgarbe für ein Penisbad verwenden. Als Magenbitter zur Behandlung akuter Magengeschwüre hat sich Schafgarbe in Verbindung mit Kamille bewährt. Und mit Bukkostrauch *(Agathosma betulina)* und Quecke zusammen eignet sie sich für die Behandlung chronischer Infektionen von Prostata und Harnwegen. (Für diesen Zweck ist es am besten, einen auf Zimmertemperatur gebrachten Tee zu trinken.)

Passende Konstitutionstypen: Dieses sanft wirkende, zuverlässige Heilmittel eignet sich im Rahmen der jeweils spezifischen Anwendungsgebiete für alle Konstitutionstypen. Als allgemeines Stärkungsmittel ist Schafgarbe jedoch wahrscheinlich am besten für den Krieger. Die harntreibenden, zusammenziehenden und entzündungshemmenden Eigenschaften dieser Heilpflanze machen sie bei dieser Konstitution zu einem guten Tonikum für die Harnwege, wenn diese zu Entzündungen und Reizungen neigen. Schließlich kann Schafgarbe auch ein von Reizungen und Entzündungen geplagtes Verdauungssystem wieder ins Gleichgewicht bringen; die ätherischen Öle dieser Heilpflanze enthalten entzündungshemmende Inhaltsstoffe, die denen der Kamille ähnlich sind.

Zubereitung und Dosierung: Für medizinische Zwecke werden die weißen oder rosafarbenen Blüten der Schafgarbe verwendet, die gelben Blüten sind nur für dekorative Zwecke geeignet. Von einem Tee trinkt man dreimal täglich 1 Tasse. Bei fieberhaften Erkrankungen sollte der Tee heiß getrunken werden und dies stündlich. Dann geht man zu Bett, legt eine heiße Wärmflasche auf seine Füße, schwitzt und schläft ein. Schafgarbe ist eines unserer besten Heilmittel zur Behandlung von Erkältungen und grippalen Infekten, die von Fieber begleitet werden. Bei einer Tinktur sind dreimal täglich 15 bis 30 Tropfen eine gute Dosierung.

Sonnenhut (Echinacea)

(Echinacea spp.*)*

Familie: Asteraceae (Korbblütler)

Verwendete Pflanzenteile: Wurzel, Samen sowie Saft der ganzen Pflanze einschließlich der Blüten

Wirkungen und Eigenschaften: alterierende (umstimmende, zustandsverändernde), lymphanregende, entzündungshemmende, leicht antimikrobielle und speichelanregende Wirkung; stärkt das Immunsystem; Qualität: kühl; bitterer, scharf-würziger Geschmack

Beeinflusste Organsysteme: Immunsystem, Lymphsystem, Atmungssystem, Geschlechtsorgane

Spezifische Indikationen: Genau betrachtet ist der Sonnenhut keine Heilpflanze, die eine starke antimikrobielle Wirkung hat. Vielmehr regt Sonnenhut den Körper dazu an, Infektionen wirksamer zu bekämpfen, indem er die Grundsubstanz des Bindegewebes kräftigt, Hyaluronsäure (die ein Bestandteil dieser Grundsubstanz ist) stabilisiert und gleichzeitig die Aktivität der Hyaluronidase (einem Enzymsystem, das die intakte Struktur der Hyaluronsäure beeinträchtigen kann) hemmt. Diese Hyaluronidase verringert die Stabilität der Hyaluronsäure und ermöglicht so den einfacheren Transport von Mikroben durch das betreffende Gewebe. Wird die Stabilität der Hyaluronsäure erhöht, wird die Ausbreitung von Mikroorganismen eingeschränkt. Das ist vielen Bakterien kein Geheimnis geblieben, und so reagieren sie darauf, indem sie selbst Hyaluronidase absondern, um so ihren Weg durch den Körper wieder zu einer unbeschwerten Reise werden zu lassen. Die Fähigkeit des

Sonnenhuts, Hyaluronidase unwirksam zu machen, ist einer seiner Hauptvorzüge, um zu großen Erleichterungen der Reisebedingungen von Mikroben und der damit einhergehenden Ausbreitung einer Infektion im Körper vorzubeugen. Neben dieser stabilisierenden Wirkung auf die Hyaluronsäure regt Sonnenhut auch den Aufbau von neuem Bindegewebe an. Die Kombination dieser beiden Wirkungen ist bei einer ganzen Reihe von akuten und chronischen Schädigungen von Geweben hilfreich. Neben den genannten Wirkungen auf das Immunsystem regt Sonnenhut auch die Aktivität der Fresszellen (Phagozyten) an, die wichtiger Bestandteil des körpereigenen Abwehrsystems sind. (Diese Fresszellen umschließen und verschlingen Bakterien und fremde Stoffe und zersetzen sie.) So kann der Körper dann schneller und effektiver auf die Infektionserreger reagieren und diese besser bekämpfen. Außerdem wird auch noch die Konzentration von Properdin erhöht, einem Eiweiß, das den Immunzellen dabei hilft, Viren und Bakterien im Blut zu neutralisieren. Und als wäre das nicht genug, ahmt der Sonnenhut zudem die Wirkung von Interferon nach, einem Eiweiß, das die Widerstandskraft der Zellen gegen Viren steigert. Genau diese Wirkung ist typisch für diese Heilpflanze.

Insgesamt gesehen ist der Sonnenhut ein sehr nützliches Mittel zur Behandlung von Blutvergiftungen, Geschwüren, Abszessen, akuten Infektionen mit Bakterien oder Viren, giftigen Bissen aller Art und den allergischen Reaktionen, wie sie durch den Kontakt mit dem Eichenblättrigen Giftsumach *(Toxicodendron pubescens)* oder dem Kletternden Giftsumach *(Toxicodendron radicans)* verursacht werden. Auch für die Behandlung von Infektionen im Bereich der oberen Atemwege, wie Entzündungen der Mandeln, der Bronchien oder des Kehlkopfs, ist Sonnenhut ein exzellentes Mittel.

Kombinationsmöglichkeiten: Diese Pflanze lässt sich mit vielen Pflanzen gut kombinieren: Zusammen mit Sägepalme und Brennnesselwurzel können damit Infektionen oder chronische Entzündungen der Prostata behandelt werden, auch auf eine gutartige Prostatavergrößerung hat diese Kombination einen guten Einfluss. Sägepalme (in Form eines Zäpfchens) wirkt zusammen mit dem Sonnenhut ebenfalls heilsam bei der Behandlung einer entzündeten oder vergrößerten Prostata. Sonnenhut und Klettenwurzel sind eine gute Mischung zur Behandlung von Geschwüren und Abszessen. Eine Kombination aus dem Harz der Myrrhe, Meerrettich, Knoblauch und Kanadischer Gelbwurz *(Hydrastis canadensis)* mit Sonnenhut wirkt gut gegen Mandelentzündungen und andere mit dem Lymphsystem verknüpfte Leiden. Schafgarbe, Bärentraube und Sonnenhut sind bei Blaseninfektionen zu empfehlen; zusammen mit Knoblauch und Bartflechte hat Sonnenhut eine starke antimikrobielle Wirkung. (Der Sonnenhut allein wirkt nur schwach antimikrobiell.)

Passende Konstitutionstypen: Als eine Heilpflanze, die das Immunsystem stimuliert und die Abwehrkräfte stärkt, ist der Sonnenhut für fast jeden Menschen eine nützliche Heilpflanze. Am besten wirkt Sonnenhut jedoch, wenn er mit Heilpflanzen oder Tonika kombiniert wird, die genauer auf die betreffende Konstitution zugeschnitten sind. So ist beim Konstitutionstyp des Sehers eine Kombination mit Tragantwurzel (Astragalus), Süßholz oder Sibirischem Ginseng eine gute Wahl; beim Krieger hilft die Kombination mit Durchwachsenem Wasserdost; beim Monarchen kann Sonnenhut gut zusammen mit Myrrhe oder Wachsmyrte *(Myrica cerifera)* seine Wirkung entfalten. Hinsichtlich seiner kräftigenden Wirkung auf die Körpergewebe ist Sonnenhut für alle empfehlenswert, die irgendeine Entzündung haben.

Auf die Konstitutionstypen bezogen, eignet er sich mit dieser Eigenschaft am besten für den Seher, da dieser zu Gewebeschwäche neigt, sowie für den Krieger mit seiner ohnehin starken Tendenz zu Entzündungen.

Warnhinweise: Sonnenhut kann in hohen Dosierungen verwendet werden – das ist wahrscheinlich in den meisten Fällen auch die beste Verwendungsweise. Allerdings kann die Heilpflanze bei Kleinkindern Magenreizungen hervorrufen. Im Mund verursacht Sonnenhut prickelnde, kribbelnde Empfindungen und verstärkt den Speichelfluss. Gegen akute Entzündungen hilft er recht gut, zur Vorbeugung ist diese Pflanze aber nur etwa zehn Tage lang zu empfehlen, danach lässt ihre Wirksamkeit nach.

Zubereitung und Dosierung: Bei akuten Beschwerden nimmt man die Heilpflanze stündlich oder alle zwei Stunden ein. Die getrocknete Wurzel verliert schnell an Wirkung, deswegen sollte möglichst die frische Wurzel verwendet werden, auch für die Zubereitung einer Tinktur. Eine Trocknung der Wurzel darf nie lange zurückliegen. Von einer Abkochung nimmt man eine Tasse; zur Verbesserung des Geschmacks kann man sie mit Süßholz oder Fenchel vermischen. Bei einer Tinktur ist eine Dosierung von einem Teelöffel bis zu einem Esslöffel (5 bis 15 Gramm) empfehlenswert, besonders bei den ersten Anzeichen für eine Erkältung oder vor Zeiten, in denen die Wahrscheinlichkeit für Erkrankungen hoch ist. Bei den ersten Zeichen einer Blutvergiftung sind 15 bis 30 Gramm am Tag hilfreich.

Chinesisches Spaltkörbchen

(Schisandra chinensis)

Familie: Schisandraceae (Sternanisgewächse)

Verwendeter Pflanzenteil: Samen

Wirkungen und Eigenschaften: adaptogen (erhöht die Anpassungsfähigkeit des Körpers und damit seine Widerstandskraft bei außergewöhnlichen Belastungen); zusammenziehende, kräftigende, schleimlösende Wirkung; Antioxidans; schützt die Leber; Qualität: warm; saurer Geschmack (enthält aber alle fünf Geschmacksrichtungen)

Beeinflusste Organsysteme: Nervensystem, Nebennieren, Atmungssystem, Verdauungssystem, Leber

Spezifische Indikationen: Die Wirkungen des Chinesischen Spaltkörbchens lassen sich auf vier Bereiche aufteilen. Erstens ist die Pflanze ein mildes Adaptogen, das dabei hilft, die Widerstandskraft gegen unspezifische Stressfaktoren zu steigern. Daher kann man sie besonders gut bei Menschen anwenden, die sich von einer langen Krankheit, von Schwächezuständen oder körperlichem und geistigem Burn-out erholen. Zweitens tut sie der Leber gut, unterstützt die Regeneration des Lebergewebes und normalisiert die Konzentrationen der Leberenzyme. Drittens wirkt die Heilpflanze auf die Atemwege und hilft den Atemorganen bei kraftlosem, chronischem Husten und kraftlosen, schwerfälligen Atemzügen, durch die man schnell außer Atem gerät. Schließlich wirkt das Chinesische Spaltkörbchen auch noch regulierend auf Funktionen des zentralen Nervensystems ein. Bei geistiger und körperlicher Erschöpfung, die von Kopfschmerzen begleitet werden, sind Alkoholauszüge dieser Pflanze eine gute Wahl, ebenso bei Herzklopfen oder Angstzustän-

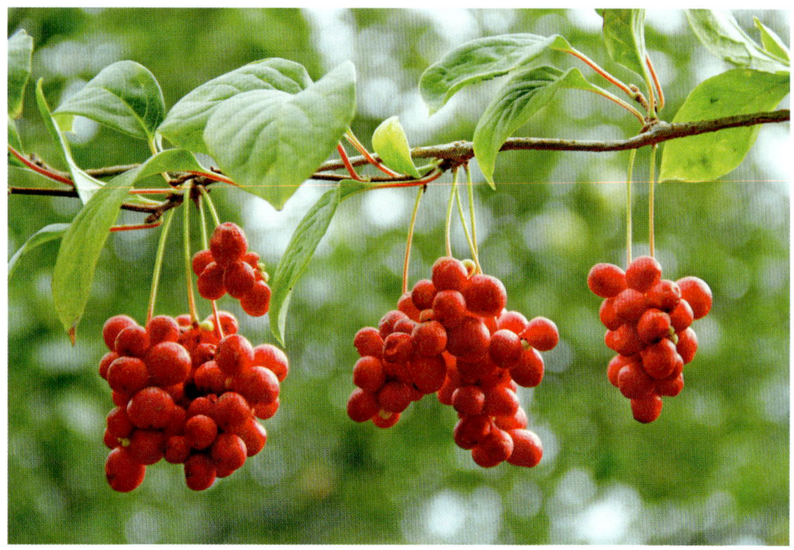

Chinesisches Spaltkörbchen *(Schisandra chinensis)*

den. Ihre wässrigen Extrakte haben eher anregende Wirkungen, die denen von Kaffee nicht unähnlich sind, aber deutlich schwächer ausfallen. Es hat sich auch erwiesen, dass die Pflanze eine normalisierende Wirkung auf die Sekretion von Magensäure hat und den pH-Wert den Bedürfnissen des Körpers entsprechend erhöhen oder senken kann.

Passende Konstitutionstypen: In Abhängigkeit von den Heilpflanzen, mit denen das Chinesische Spaltkörbchen kombiniert wird, kann sowohl die Konstitution des Sehers als auch die des Monarchen bei ihren Leiden von den Vorzügen dieser Pflanze profitieren. Der Seher neigt strukturell dazu, Stress gegenüber nur eine geringe Widerstandskraft aufzubauen und hat eine Tendenz zu Nervosität, Angst und Reizbarkeit. Ihm tut ein alkoholischer Auszug aus dieser Heilpflanze ausgesprochen gut. Neben dieser allgemeinen adaptogenen Wirkung kann das Chinesische Spaltkörbchen auch dabei helfen, die Leber zu stärken, der Neigung zu flacher Atmung entgegenzuwirken und die Sekretion der Magensäfte beim Seher zu normalisieren. Letztere schwanken bei Stress sehr stark. Beim Monarchen kann ein wässriger Extrakt aus dieser Pflanze einen Beitrag zur Stimulation des bei ihm eher zu inaktiven Nervensystems und seiner zu schwachen Sekretion von Magensäften leisten. Wenn diese Pflanze bei der Konstitution des Sehers benutzt wird, sollte sie mit nährenden Stärkungsmitteln zusammen eingesetzt werden, die die Nebennieren mit Nährstoffen versorgen. Zu solchen Pflanzen gehören Süßholz und Amerikanischer Ginseng. Beim Monarchen verbessern Kurkuma, Rosmarin und Ingwer die Wirkungen des Chinesischen Spaltkörbchens.

Warnhinweis: Die Pflanze kann gelegentlich Sodbrennen verursachen.

Zubereitung und Dosierung: Von einer Abkochung kann dreimal täglich ½ bis 1 Tasse getrunken werden; von einem Kaltwasserauszug ebenfalls dreimal täglich ½ bis 1 Tasse. Von einer Tinktur werden dreimal am Tag 15 bis 40 Tropfen eingenommen.

Echtes Süßholz (Lakritze)

(Glycyrrhiza glabra)

Familie: Fabaceae (Hülsenfrüchtler)
Verwendeter Pflanzenteil: Wurzel
Wirkungen und Eigenschaften: schleimlösende, entgiftende, entzündungshemmende, nährende, stärkende und abführende Wirkung; Mittel für die Nebennieren; Qualität: kühl, neutral und feucht; sehr süßer, bitterer Geschmack
Beeinflusste Organsysteme: Atmungssystem, Verdauungssystem, endokrines System (Hormone), Haut
Spezifische Indikationen: Süßholz übernimmt eine Rolle, die der Aktivität eines Hormons im Körper entspricht. Es sorgt nämlich dafür, dass einige Steroidhormone (Aldosteron, Cortisol und Progesteron) ihre Wirkung über einen längeren Zeitraum hinweg entfalten können, indem es die Aktivität von Enzymen verringert, durch die diese Hormone in der Leber abgebaut werden. Das hat zur Folge, dass sich die Aktivitäten dieser Hormone im Körper verstärken. In Bezug auf das Aldosteron wird Süßholz zu einem nützlichen Mittel für Menschen mit zu niedrigem Blutdruck (die große Mengen an klarem Urin ausscheiden). In Bezug auf Cortisol wird diese Heilpflanze zu einem hervorragenden entzündungshemmenden Mittel. Tatsächlich kann die längere Zeit, in der Cortisol intakt bleibt und aktiv ist, dabei helfen, dass Personen, die die Substanz Prednison als Medikament einnehmen, weniger davon benötigen. Süßholz scheint auch ausgleichend auf die Östrogenwerte zu wirken.

Außer diesem Einfluss auf die Hormone verhindert Süßholz anscheinend auch Schädigungen der Leber durch bestimmte giftige Substanzen (was insbesondere bei einer durch Viren hervorgerufenen Hepatitis nützlich ist, denn Süßholz wirkt auch virenhemmend). Seine entzündungshemmenden Eigenschaften wirken sehr heilsam auf Geschwüre im Bereich des Verdauungssystems und besonders auf Zwölffingerdarmgeschwüre und schwächen auch andere entzündliche Prozesse im Magen-Darm-Trakt ab. Das wird noch dadurch unterstützt, dass Süßholz Reparaturmechanismen in Gang setzt und die Bildung von Schleim anregt. Eine Mundspülung mit Süßholz oder das direkt auf die betroffenen Stellen aufgebrachte Pulver heilt Aphthen. Süßholz hilft auch dabei, die Lunge und den Darm feucht zu halten, wenn diese Organe zu trocken sind.
Kombinationsmöglichkeiten: Süßholz lässt sich gut mit Kamille, Eibischwurzel und Beinwellblättern kombinieren, um bei Magengeschwüren und Zwölffingerdarmgeschwüren sowie anderen Entzündungen im Bereich des Darms für eine Besserung zu sorgen. Zusammen mit Königskerze und Gummikraut *(Grindelia* spp.*)* lassen sich mit dieser Pflanze Bronchitis und Virusinfektionen behandeln, bei denen ein trockener, kratzender Husten zurückbleibt. Die Kombination aus Sibirischem Ginseng mit Süßholz ist bei Stress ein wunderbares Stärkungsmittel zur Aufrechterhaltung eines gut funktionierenden Immunsystems. Süßholz wird häufig Rezepturen aus verschiedenen Heilpflanzen hinzugefügt, um die Mischungen zu harmonisieren, damit die Pflanzen besser zusammenwirken können und die für den Körper unangenehmen Aspekte anderer Pflanzen durch die entgiftende und abmildernde Wirkung des Süßholzes nicht so sehr zum Tragen kommen, ohne dass gleichzeitig die vorteilhaften Wirkungen dieser Pflanzen beeinträchtigt werden. Auch sein süßer Geschmack ist ein Grund dafür, Süßholz als Zusatz zu verwenden,

denn er überdeckt die oft herben, strengen und unangenehmen Geschmacksrichtungen von Bitterpflanzen mit ihren anregenden Wirkungen auf den Körper.

Passende Konstitutionstypen: Die neutrale Qualität von Süßholz in Kombination mit seiner Eigenschaft, Menschen unter Stress dabei zu helfen, diesen besser zu verkraften, und seine anhaltende entzündungshemmende Wirkung sowie seine Fähigkeit, Schädigungen in Magen und Darm zu beheben, lassen diese Pflanze zu einem sinnvollen Heilmittel für den häufig überhitzten und oft getriebenen Krieger werden. Dieses Stärkungsmittel scheint aber insgesamt der Konstitution des Sehers noch besser zu helfen. Erstens hält Süßholz dessen häufig chronisch trockene Lunge und den bei dieser Konstitution oft ebenso trockenen Dickdarm feucht. Zweitens kann es die Zeit verlängern, die Cortisol und Aldosteron in intaktem Zustand im Blutstrom verbleiben, und entlastet dadurch die beim Seher oft geschwächten (und überbeanspruchten) Nebennieren, weil diese dann geringere Mengen dieser Hormone produzieren müssen. So wird Süßholz bei lang anhaltendem Stress für diese Konstitution zu einem nützlichen Stärkungsmittel (besonders in Kombination mit Sibirischem Ginseng) und zu einem hervorragenden entzündungshemmenden Mittel. Die Wirkung der Pflanze auf das Aldosteron kann hilfreich sein, wenn Nervenerschöpfung zu chronischer Müdigkeit und niedrigem Blutdruck führt, was beim Seher häufig der Fall ist. Die Eigenschaft von Süßholz, die Östrogen- und Progesteronwerte aufrechtzuerhalten, kann ebenfalls für den Seher günstig sein, dem es grundsätzlich an Steroiden mangelt.

Warnhinweise: Diese Heilpflanze ist Personen mit Ödemen oder hohem Blutdruck nicht zu empfehlen, wenn diese Symptome mit übermäßigen Wassereinlagerungen zusammenhängen. In diesem Fall ist die Verwendung einer speziellen Form des Süßholzes anzuraten, der das Glycyrrhizin (auch Glycyrrhizinsäure genannt) entzogen wurde – und damit die Substanz, die Ödeme oder Kopfschmerzen hervorrufen kann. Entsprechende Präparate mit entglycyrrhizinisiertem Süßholz (DGL)

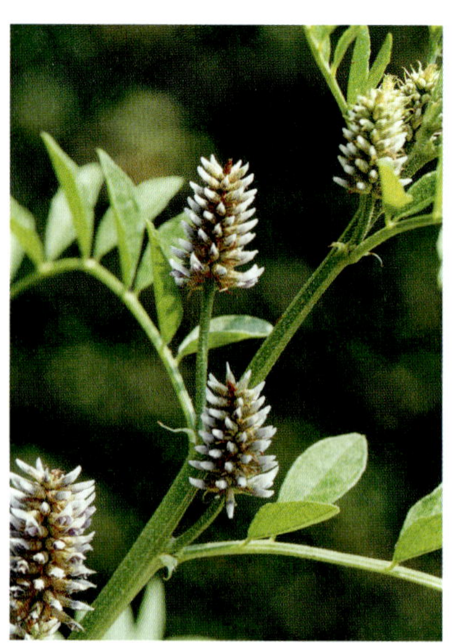

Echtes Süßholz *(Glycyrrhiza glabra)*

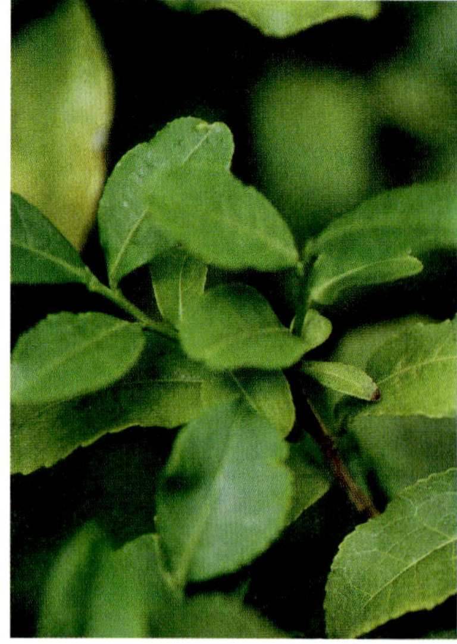

Teestrauch *(Camellia sinensis)*

sind im Handel erhältlich. Um hohem Blutdruck entgegenzuwirken, können vor dem Essen einige DGL-Tabletten gekaut werden.

Bei längerer Verwendung der Pflanze sollte die Aufnahme von Kalium gesteigert und die von Natrium verringert werden. Das lässt sich durch eine kaliumreiche Ernährung und eine gleichzeitige Verwendung von Löwenzahnblättern und/ oder Brennnesselblättern erreichen. Einige Heilpflanzenkundige glauben, dass die mutmaßlichen Nebenwirkungen von Süßholz darauf zurückzuführen sind, dass nicht die ganze Pflanzenwurzel, sondern daraus hergestellte Extrakte und Süßigkeiten eingenommen wurden.

Zubereitung und Dosierung: Von einer Abkochung nimmt man dreimal täglich eine halbe Tasse. Von einer Tinktur sind dreimal am Tag 15 bis 30 Tropfen eine gute Dosierung.

Teestrauch (Grüner Tee und Weißer Tee)

(Camellia sinensis)

Familie: Theaceae (Teestrauchgewächse)

Verwendeter Pflanzenteil: Blatt

Alle Tees (Schwarzer Tee, Grüner Tee, Weißer Tee, Oolong-Tee) stammen von der gleichen Pflanze, der Teepflanze. In den Anbaugebieten von *Camellia* bestimmen Variationen beim Wetter und in der Höhe, die Bodenbeschaffenheit, der genaue Zeitpunkt, an dem Blätter und Knospen gepflückt werden, und die Art, wie diese dann nach der Ernte welken und getrocknet und/oder mit Dampf behandelt werden, nicht nur die zahlreichen Sorten, sondern auch die riesige Vielfalt an ganz unterschiedlichen energetischen Qualitäten und faszinierenden Geschmacksrichtungen.

Wirkungen und Eigenschaften: Antioxidans; hebt die Stimmung; zusammenziehende Wirkung; bitterer, zusammenziehender Geschmack

Beeinflusste Organsysteme: Nervensystem, Schleimhäute, Verdauungssystem, Herz und Blutgefäße

Spezifische Indikationen: Grüner Tee hat sich seit jüngerer Zeit auch im Markt für gesundheitsfördernde Nahrungsmittel etabliert, was größtenteils auf Studien zu den physiologischen Wirkungen seiner Polyphenole zurückzuführen ist. Aktuelle Studien zeigen, dass die Antioxidanzien unter den Inhaltsstoffen dieser Pflanze eventuell auf sehr wirkungsvolle Weise die Tätigkeit verschiedener krebserregender Stoffe unterbinden und die Entwicklung von Krebsgeschwülsten hemmen können. Die Polyphenole im Tee haben erwiesenermaßen eine vorbeugende Wirkung gegen Prostatakrebs. Grüner Tee kann vielleicht auch Schäden an den Arterien verhindern, die mit einer sehr fettreichen Ernährung in Verbindung stehen. Die notwendige Dosis dafür ist allerdings ziemlich hoch (siehe auch die Ausführungen zum Pu-Erh-Tee weiter unten).

Die andere Hauptwirkung von Grünem Tee ergibt sich aus seinem Koffeingehalt. Im Durchschnitt enthält Grüner Tee ungefähr halb so viel Koffein wie Kaffee und hat eine sehr angenehme, sanfte, erhebende Kraft. Die harntreibende Eigenschaft von Grünem Tee wirkt zusammenziehend auf die Schleimhäute. Weißer Tee, die am wenigsten oxidierte Form von Grünem Tee, enthält nur winzige Mengen an Koffein, hat aber den höchsten Wert an Antioxidanzien.

Kombinationsmöglichkeiten: Die Teepflanze passt gut zu Zitronengras (Citronella) mit ein wenig Honig, ferner zu den Gewürzen, die für einen klassischen indischen Chai (Gewürztee) verwendet werden, beispielsweise Schwarzer Pfeffer, Kardamom, Zimt, Ingwer und Gewürznelken. Damit lässt sich ein köstlich wärmendes Getränk zubereiten, das die Stimmung hebt und die Energie steigert.
Passende Konstitutionstypen: Wahrscheinlich haben wir es hier mit der gesündesten koffeinhaltigen Pflanze überhaupt zu tun. Wenn Grüner Tee in mäßigen Dosierungen getrunken wird, ist er für den Monarchen mit seinem träge arbeitenden Nervensystem ein sinnvolles Anregungsmittel. Außerdem hat er neben seiner anregenden Wirkung auf das Nervensystem harntreibende und zusammenziehende Wirkungen, was die übermäßig erschlafften und entspannten Schleimhäute im Magen-Darm-Trakt des Monarchen straffen kann und ihm dabei hilft, die übermäßigen Wassereinlagerungen in seinem Körper in den Griff zu bekommen. Die Feinschmecker unter den Monarchen und die gefräßigen Krieger (und auch die Fast Food bevorzugenden Seher) sollten vielleicht Folgendes beachten: Es gibt einen besonderen Grünen Tee namens Pu-Erh-Tee, von dem den Erkenntnissen der Traditionellen Chinesischen Medizin zufolge bekannt ist, dass er Fett und Giftstoffe aus verzehrten fettreichen Nahrungsmitteln (beispielsweise bei einer Ernährung mit einem hohen Anteil an Fleisch) entfernt. Forscher in China berichten, dass Pu-Erh-Tee der beste Tee zum Abnehmen und zur Verringerung der Cholesterin- und Triglyceridwerte ist.
Zubereitung und Dosierung: Für einen Aufguss sollte man zunächst frisches Quellwasser nehmen und so häufig wie möglich auf hartes Wasser verzichten. Man gibt einen gehäuften Teelöffel der Blätter auf etwa 180 Milliliter Wasser. Das Ganze lässt man 1 bis 3 Minuten ziehen. Zahllose faszinierende Varianten des Grünen Tees, jede mit ihren eigenen unverwechselbaren Kennzeichen, erfordern spezifische Mengen und Zubereitungsrituale. Ich empfehle, in diesem exotischen Gartenbereich der Pflanzenheilkunde auf eigene Erkundungsreise zu gehen. Wenn dabei ein Tee entdeckt wird, der einen ganz besonders erfreut, dann kann man online danach suchen und die beste Zubereitungsmethode erkunden, mit der man von den Vorzügen dieses Tees profitieren kann. Es ist nützlich, zu wissen, dass etwa 80 Prozent des Koffeins im Tee innerhalb der ersten dreißig Sekunden des Ziehens aus den Blättern freigesetzt werden. Wenn man also den Koffeingehalt des Tees verringern will, sollte man den Tee ganz normal ziehen lassen, dann aber das Wasser nach den ersten dreißig Sekunden komplett abgießen. Auf die verbleibenden Blätter gießt man nun frisches kochendes Wasser. Die Polyphenole beginnen sich erst in der dritten Minute des Ziehens aus den Blättern zu lösen.

Tragantwurzel (Astragalus)

(Astragalus membranaceus)

Familie: Fabaceae (Hülsenfrüchtler)
Verwendeter Pflanzenteil: Wurzel
Wirkungen und Eigenschaften: stärkend; anregende, harntreibende Wirkung; Qualität: warm; süßer Geschmack
Beeinflusste Organsysteme: Verdauungssystem, Immunsystem, Atmungssystem, Harnsystem

Spezifische Indikationen: Diese Heilpflanze lässt sich zur Verbesserung der Widerstandskraft und zur Stärkung des gesamten Immunsystems verwenden. Mit ihr kann man chronische Lungenschwäche behandeln und den Allgemeinzustand des gesamten Körpers positiv beeinflussen. Tragantwurzel stärkt die Verdauung und erhöht die Wirksamkeit der Stoffwechselprozesse, indem sie die Energie der inneren Organe ins Gleichgewicht bringt. Das führt insgesamt zu mehr Energie, was dann die allgemeine Widerstandskraft gegenüber Krankheiten erhöht. Die Pflanze ist ein zuverlässiges Stärkungsmittel für Lunge und Nieren. Sie bewirkt auch eine Verbesserung der Blutbeschaffenheit und ist ein gutes Mittel bei allen Krankheiten, die den Körper auszehren und erschöpfen. Auch die Wundheilung wird von ihr unterstützt.

Dafür dass diese Heilpflanze als die gegenwärtig beste in Bezug auf eine Stärkung der Abwehrkräfte gilt, verstehen wir ihre Wirkungsweise noch nicht besonders gut. Es wurde nachgewiesen, dass Tragantwurzel die Interferonproduktion erhöht und dadurch Infektionen durch Viren vorbeugt, aber das reicht nicht aus, um die anderen und häufig außergewöhnlichen Wirkungen dieser Pflanze zu erklären, die sich bei klinischen Beobachtungen feststellen lassen. Heilpflanzenkundige im Westen verwenden diese chinesische Pflanze vor allem zur Unterstützung bei der Behandlung von Erschöpfungszuständen und zur Steigerung des Durchhaltevermögens bei Personen, die schnell ermüden. Außerdem fördert die Tragantwurzel bei Menschen mit einem angegriffenen Immunsystem den Aufbau der Abwehrkräfte (wie beispielsweise bei Personen, die häufig erkältet sind, einer Chemo- oder Strahlentherapie unterzogen wurden oder HIV-positiv sind).

Kombinationsmöglichkeiten: Tragantwurzel lässt sich gut mit anderen Heilpflanzen kombinieren, da sie allgemein deren Wirkungen verstärkt. Zusammen mit Liguster erhöht sie bei Personen, die einer Chemo- oder Strahlentherapie unterzogen wurden, die Anzahl der weißen Blutkörperchen.

Passende Konstitutionstypen: Diese Heilpflanze ist ein sanftes Stärkungsmittel mit tiefgreifender Wirkung. Sie tut besonders Menschen gut, die von Natur aus zu

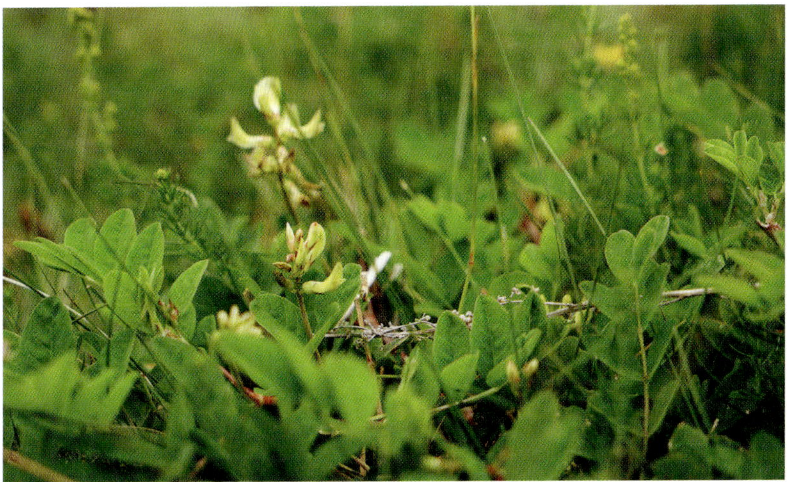

Tragant *(Astragalus membranaceus)*

Schwäche neigen. Tragantwurzel baut auf, ohne das zu sehr zu forcieren, und wirkt anscheinend ausgezeichnet, wenn eine Immunschwäche mit Erschöpfungszuständen einhergeht. Die energiespendende Heilpflanze lässt sich bei allen Konstitutionstypen einsetzen; als Kräfte aufbauendes, verjüngendes Tonikum eignet sie sich jedoch wahrscheinlich am besten für den Seher. Bei der Verwendung von Tragantwurzel als Tonikum wird dieser Konstitutionstyp nicht mehr so schnell krank und ist insbesondere nicht mehr so anfällig für Infektionen der Atemwege, die, wenn sie überhaupt noch vorkommen, weniger häufig auftreten und nicht mehr so schlimm sind.
Warnhinweise: Bei einer akuten Infektion oder während akuter allergischer Reaktionen sollte diese Heilpflanze besser nicht eingenommen werden. Wenn akute Beschwerden nicht verschwinden wollen und die betreffende Person schwächer wird, ist sie hingegen zu empfehlen. Auch während der Schwangerschaft kann man sie bedenkenlos einsetzen.
Zubereitung und Dosierung: Für eine Abkochung verwendet man 2 oder 3 lange Wurzeln und nimmt davon 2 bis 5 Esslöffel täglich. Man kann die Wurzeln auch als kräftigendes Getränk nutzen, die Pflanze dünsten oder schmoren oder bei der Zubereitung von Reis, Bohnen, Suppen oder Eintöpfen in Wasser gekocht dazugeben. Von einer Tinktur nimmt man drei- bis viermal am Tag 30 bis 40 Tropfen. Mit ihr lassen sich auch Rezepturen aus anderen Heilpflanzen anreichern, um die Wirkungen von diesen zu verstärken.

Traubensilberkerze

(Actaea racemosa, Cimicifuga racemosa)

Familie: Ranunculaceae (Hahnenfußgewächse)
Verwendete Pflanzenteile: (getrocknete) Wurzel und Rhizom (Wurzelstock)
Wirkungen und Eigenschaften: krampflösende, beruhigende, alterierende (umstimmende, zustandsverändernde) und menstruationsfördernde Wirkung; Qualität: kühl; süßer, scharf-würziger, leicht bitterer Geschmack
Beeinflusste Organsysteme: Geschlechtsorgane, Stütz- und Bewegungsapparat (Muskeln und Skelett), Atmungssystem
Spezifische Indikationen: Traubensilberkerze ist in der Lage, dumpfe, unspezifische Schmerzen fast überall im Körper wirkungsvoll abzuschwächen. Diese Eigenschaft ist teilweise auf die krampflösenden und entzündungshemmenden Wirkungen dieser Heilpflanze zurückzuführen, allerdings spielt dabei auch die beruhigende Wirkung auf die Schmerzwahrnehmung eine Rolle. Neben dieser allgemeinen Wirkung auf den gesamten Körper ist Traubensilberkerze aber auch ein spezifisches Heilmittel für die Geschlechtsorgane, wobei sie besonders häufig zur Regulierung von Ungleichgewichten im weiblichen Körper eingesetzt wird. So lässt sich ihre Verwendung zur Linderung von Schmerzen, die mit der Menstruation zusammenhängen, teilweise auf die oben erwähnten Eigenschaften dieser Pflanze zurückführen, allerdings gibt es auch Hinweise darauf, dass Traubensilberkerze die Gebärmutter insgesamt kräftigt. Andernfalls wäre es nicht zu erklären, dass sie bei Beschwerden dieser Art so gut und anhaltend wirkt und dass sie auch bei einer schwachen und verhalten einsetzenden oder unterdrückten Regelblutung helfen kann. Obwohl diese Pflanze traditionell als »Frauentonikum« angesehen wird, soll-

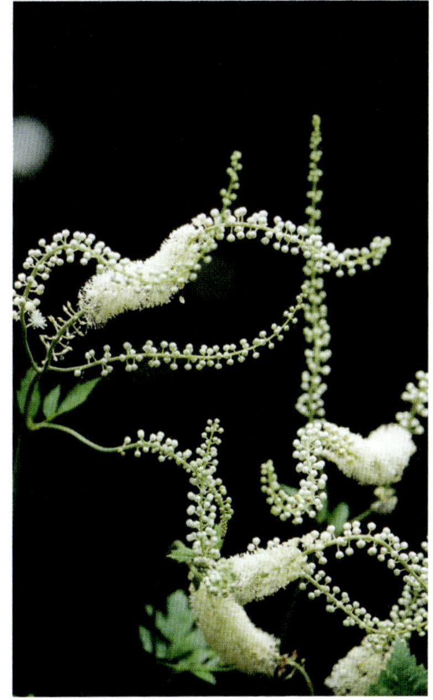

Traubensilberkerze *(Actaea racemosa, Cimicifuga racemosa)*

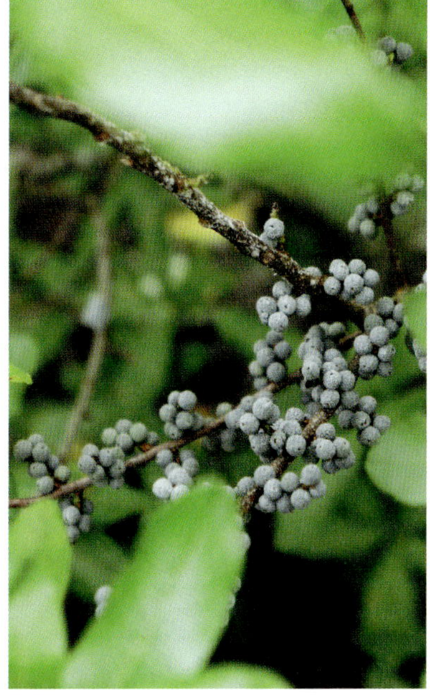

Wachsmyrte *(Myrica cerifera)*

ten wir nicht über eine ähnliche positive Wirkung auf die Prostata hinwegsehen. Außerdem soll hier noch einmal betont werden, dass Traubensilberkerze auch erfolgreich zur Behandlung von rheumatischen Schmerzen eingesetzt wird und darüber hinaus arthritische Schmerzen sowie Muskel- und Nervenschmerzen lindern kann. Ihre krampflösenden Eigenschaften lassen sich bei Keuchhusten und auch bei leichteren Beschwerden im Bereich der oberen Atemwege nutzen.

Kombinationsmöglichkeiten: Zusammen mit Santakraut *(Eriodictyon* spp.*)*, Gummikraut *(Grindelia* spp.*)* und Alant hilft Traubensilberkerze gut bei Problemen im Bereich der oberen Atemwege. In Kombination mit Schafgarbe, Schneeball und Sägepalme lassen sich Beschwerden behandeln, die die weiblichen und männlichen Geschlechtsorgane betreffen; mit der Wurzel der Engelwurz (Angelika) zusammen ist die Traubensilberkerze gut gegen rheumatische Entzündungen.

Passende Konstitutionstypen: Diese Heilpflanze ist nur schwer einer bestimmten Konstitution zuzuordnen, da sie sich in bestimmten Zeiten für die Behandlung fast jeder Person eignet. Die besondere Heilkraft bei dumpfen, unspezifischen Schmerzen scheint eher zur kühlen Natur und dem trägen Kreislauf des Monarchen zu passen; die entzündungshemmenden Wirkungen deuten eher auf eine besondere Eignung für den Krieger hin. Der feinfühlige Seher könnte allerdings feststellen, dass diese Pflanze bei ihm Kopfschmerzen auslöst und möglicherweise seinen niedrigen Blutdruck noch weiter senkt. Für Seher, die diese Pflanze vertragen, kann sie aber in Bezug auf seine vielen unspezifischen Schmerzen im Bereich der Muskeln und Gelenke eine wohltuende Wirkung haben. Wie bei allem anderen auch, kann man es ebenso bei der Differenzierung der Eignung von bestimmten

Heilpflanzen für die einzelnen Konstitutionen übertreiben. Traubensilberkerze wird Menschen guttun, die sich nach einer Verwendung dieser Pflanze wohlfühlen, und wer an unspezifischen, dumpfen Schmerzen leidet, die mit Stauungszuständen aller Art verbunden sind, sollte sie einfach ausprobieren. Und wenn sie tatsächlich zu einer Besserung der Beschwerden führt, bleibt man einfach dabei.

Warnhinweise: Bei der Traubensilberkerze sollte die getrocknete und nicht die frische Pflanze verwendet werden. Die meisten Pflanzen aus der Familie der Hahnenfußgewächse können giftig sein, wenn sie frisch gegessen werden. Das Trocknen der Wurzeln und Rhizome verändert die Chemie der Pflanze und macht die Traubensilberkerze in dieser Zubereitungsform zu einem sicheren Heilmittel. Trotzdem sollte sie während der Schwangerschaft nicht eingenommen werden. Zu hohe Dosierungen können außerdem Übelkeit und Kopfschmerzen hervorrufen.

Zubereitung und Dosierung: Von einer Abkochung trinkt man dreimal am Tag 1 Tasse; von einer Tinktur nimmt man je nach Bedarf etwa 30 Tropfen in Wasser. Über den Tag verteilt geringe Dosierungen zu konsumieren, hat eine stärkere Wirkung, als weniger häufig hohe Dosierungen einzunehmen.

Wachsmyrte

(Myrica cerifera)

Familie: Myricaceae (Gagelstrauchgewächse)

Verwendete Pflanzenteile: Wurzelrinde, kleine Würzelchen

Wirkungen und Eigenschaften: zusammenziehend, schweißtreibend und anregend; Qualität: warm; scharf-würziger und zusammenziehender Geschmack

Beeinflusste Organsysteme: Kreislauf, Verdauungssystem, Atmungssystem und Haut

Spezifische Indikationen: Die Wachsmyrte ist eine Heilpflanze, die den Kreislauf anregt und bei vielen Leiden hilft, die durch eine bessere Durchblutung und einen verbesserten Lymphfluss gelindert werden. Die Wirkung ist stark und löst die Kälte im Körper auf. Damit steigt die Vitalität sowie die Widerstandsfähigkeit gegenüber Krankheiten. Die verlässliche, zusammenziehende Wirkung der Pflanze lässt sich zur Behandlung von Durchfall und Ruhr einsetzen; sie ist zudem als Gurgelwasser bei Halsschmerzen zu empfehlen. Zur Abschwächung von Blutungen in der Lunge und in den Eingeweiden ist Wachsmyrte ebenfalls zu empfehlen.

Kombinationsmöglichkeiten: Zusammen mit Cayennepfeffer verstärkt Wachsmyrte die Durchblutung und bringt den Lymphfluss in Schwung, wodurch dann auch bei Schleimhäuten, die durch Infektionen oder mangelnde Durchlässigkeit geschwächt sind, eine beschleunigte Heilung bewirkt wird. In Kombination mit dem Kalifornischen Eidechsenschwanz können wir Wachsmyrte als Stärkungsmittel bei einer erschwerten Atmung verwenden, die mit übermäßig starken Absonderungen dickflüssigen Schleims in die Atemwege verbunden ist.

Passende Konstitutionstypen: Als Stärkungsmittel passt diese Heilpflanze am besten zum Monarchen. Ihre zusammenziehenden Eigenschaften straffen die bei dieser Konstitution häufig auftretenden übermäßig entspannten Schleimhäute und verringern dadurch die zu starke Produktion von Schleim. Die anregende Wirkung auf den Kreislauf bringt den Geweben Sauerstoff und Nährstoffe und transportiert gleichzeitig Abbauprodukte fort, was es den Membranen erlaubt, ihre Funktionen besser zu erfüllen. Wachsmyrte ist bei der Behandlung chronischer Leiden im oberen Magen-Darm-Trakt zu empfehlen, wenn diese mit zu schwachen Stoffwechselaktivitäten einhergehen. Sehen Zunge und Zahnfleisch schlaff und blass aus, lässt sich Wachsmyrte mit guten Ergebnissen verwenden, da sie positiv auf die Magenfunktionen einwirkt. Sie hilft auch bei chronischen Ungleichgewichten im Darm, die zu Schleim im Stuhl führen. Bei akuten Entzündungen der Darmschleimhäute sollte von einer Verwendung dieser Heilpflanze allerdings abgesehen werden. Bei übermäßiger Verschleimung mit dickem, zähflüssigem Schleim und übermäßig entspannten Schleimhäuten im Bereich der Atemwege ist Wachsmyrte eine gute Wahl, um Besserung zu bewirken.

Zubereitung und Dosierung: Von einem Aufguss nimmt man dreimal am Tag eine halbe Tasse ein, von einer Tinktur ebenfalls dreimal täglich 10 bis 20 Tropfen. Äußerlich lässt sich Wachsmyrte in der Nacht als feuchter Umschlag anwenden. Dann lindert sie durch Krampfadern hervorgerufene Beschwerden oder hilft dabei, dass Krampfadern gar nicht erst entstehen.

Warnhinweise: Zu Beginn einer Behandlung sollten die ersten Dosierungen verdünnt werden, da diese Pflanze Reizungen hervorrufen kann. Wer irgendeine entzündliche Reaktion oder Reizung im Bereich des Magens an sich feststellt, sollte Wachsmyrte nur sparsam verwenden. Bei hohen Dosierungen kann die Pflanze Brechreiz auslösen.

Indischer Wassernabel (Gotu kola)

(Centella asiatica)

Familie: Apiaceae (Doldenblütler)
Verwendeter Pflanzenteil: Kraut
Wirkungen und Eigenschaften: kühlend und anfeuchtend, erweichend, dabei leicht bitter; entzündungswidrig
Beeinflusste Organsysteme: Haut, Stoffwechsel, Nerven- und Gefäßsystem
Spezifische Indikationen: Wie der Name schon nahelegt, ist der Indische Wassernabel eine tropische Sumpfpflanze. Man sieht es ihr nicht an, aber sie ist als Doldenblütler ein Verwandter der Engelwurz und des Pastinaks. Sie kennt jedoch keine Jahreszeit, denn sie bringt stetig neue unscheinbare Blüten und neue Blätter hervor, die Ausläufer und damit ganze Teppiche bilden können.

In Asien gilt Gotu kola, wie es dort genannt wird, als heiliges Kraut. Es heißt, man solle jeden Tag ein Blatt essen, um ein langes und erfülltes Leben zu haben. Deswegen wird der Wassernabel auch als Zusatz in Salaten gegessen; zusammen mit Löwenzahn, Brennnessel, Klebkraut und Rote Beete gemischt mit etwas Apfel und Ingwer, ist er die Zutat für einen köstlichen Smoothie.

Das »heilige« Kraut blickt auf eine lange Tradition im Ayurveda und in der Traditionellen Chinesischen Medizin zurück. Es enthält zahlreiche Spurenelemente, Triterpene, ätherische Öle, Phytosteriole und sogar Alkaloide, weshalb man sie nicht in Unmengen verzehren sollte.

Der Indische Wassernabel stärkt allgemein die Lebenskraft und das Gedächtnis. Er wirkt antisklerotisch, beruhigend bei nervösen Unruhezuständen und Schlaflosigkeit nach Überanstrengung, und auch die Libido wird durch ihn günstig beeinflusst. Eine antirheumatische und tumorhemmende Wirkung wird diskutiert.

Üblich ist die Anwendung des Wassernabels bei chronisch trockenen Hautleiden, allergischen Ekzemen und zur Wundheilung, äußerlich in Form eines Badezusatzes, einer Lotion oder Creme, und innerlich als Tee oder Tinktur. Neuerdings hat seine hautverjüngende Wirkung auch die Kosmetikindustrie entdeckt.

Kombinationsmöglichkeiten: Der Indische Wassernabel ist eine gute Ergänzung zu anderen Hautmitteln wie der Sarsaparille und natürlich zu seinen verwandten Doldenblütlern – siehe Pastinak und »Theriak des armen Mannes« (Seite 338).

Passende Konstitutionstypen: Der Indische Wassernabel eignet sich für alle drei Konstitutionstypen.

Zubereitung und Dosierung: Am besten frisch als Salat oder getrocknet (gerne in Mischungen) für einen Aufguss.

Wegerich

(Plantago)

Familie: Plantaginaceae (Wegerichgewächse); Spitzwegerich: *Plantago lanceolata* mit langen, schmaleren Blättern; Breitwegerich: *Plantago major* mit breiten Blättern

Verwendete Pflanzenteile: alle oberirdischen Teile

Wirkungen und Eigenschaften: harntreibende, schleimlösende, reizlindernde, alterierende (umstimmende, zustandsverändernde), zusammenziehende, wundheilende Wirkung; Qualität: kühl; leicht bitterer Geschmack

Beeinflusste Organsysteme: Verdauungssystem, Harnsystem, Atmungssystem, Urogenitalsystem, Haut

Spezifische Indikationen: Der Wegerich hat eine milde, reizlindernde und zusammenziehende Wirkung, er beruhigt und stärkt die Schleimhäute von Magen und Darm und jene in den Harnwegen. Er lindert Entzündungen sowie Reizungen in diesen Körperregionen auf ganz ähnliche Weise wie Bisse und Hautabschürfungen: Die Blutgefäße ziehen sich unter der Einwirkung dieser Pflanze leicht zusammen, was bei dabei hilft, Blutungen zu verringern. Die harntreibenden, zusammenziehenden und alterierenden Eigenschaften des Wegerichs kräftigen das gesamte Urogenitalsystem und lindern Infektionen der Nieren und der Blase. Entzündete und schmerzende Schleimhäute, die durch eine Bronchitis oder Husten hervorgerufen wurden, profitieren von den sanft schleimlösenden und beruhigenden Wirkungen der Pflanze. Die zusammenziehende Wirkung wird auch bei der Behandlung von Durchfall, Verstopfung, Hämorrhoiden, Magengeschwüren und Blasenentzündung genutzt, wenn es in Verbindung mit diesen Leiden zu Blutungen kommt. Als Wickel hat Wegerich spezifische Heilkräfte durch seine entgiftende Wirkung auf Bisse und Insektenstiche, bei denen der Körper mit Giftstoffen in Kontakt kommt. Minuten nach der Anwendung hören die durch Schlangen- oder Spinnenbisse verursachten Schmerzen auf; das Gleiche gilt für Bienenstiche und andere durch Insekten zugefügte Wunden. Wenn wir die Pflanze einige Tage lang auf die betreffende Stelle einwirken lassen, zieht sie Splitter aus der Haut und heilt Wunden und Verbrennungen. Auch bei der Behandlung einer Blutvergiftung ist Wegerich von Nutzen, da er Schwellungen verringert und die Heilung stark eiternder Wunden unterstützt. Bei den

durch den Kontakt mit dem Eichenblättrigen Giftsumach *(Toxicodendron pubescens)* auftretenden Beschwerden ist er ebenfalls ein hervorragendes Heilmittel. Alles in allem sind die Wegeriche sehr zuverlässige Heilpflanzen zur Erstversorgung, welche die Feld-, Wald- und Wiesenapotheke für uns bereithält, denn da dieses kleine, häufig vorkommende Unkraut fast überall wächst, ist es meist schnell verfügbar.
Kombinationsmöglichkeiten: Wegerich mit Beinwell ist für die Behandlung von Magenblutungen oder blutenden Hämorrhoiden gut. Mit Sternmiere, Beinwell, Ringelblume und Kanadischer Gelbwurz *(Hydrastis canadensis)* zusammen lässt sich eine gute Heilsalbe herstellen, die vielfältig einsetzbar ist und alle möglichen Beschwerden lindert.
Passende Konstitutionstypen: Diese Heilpflanze eignet sich bei Problemen im Bereich des Verdauungssystems für den Krieger und den Seher. Sie beruhigt einen entzündeten und gereizten Magen. Frischer Wegerichsaft, den wir in eine Tasse mit warmem Wasser geben, ist bei Magengeschwüren ein hervorragendes Heilmittel. Wegerich kann innerlich und äußerlich angewandt bei Hämorrhoiden eingesetzt werden und ist auch ein nützliches Heilmittel bei der Behandlung von chronischem Durchfall, der durch entzündete und gereizte Darmschleimhäute verursacht wird. In den Harnwegen wirkt er ähnlich beruhigend und lindert Beschwerden. Bei einer Inkontinenz, die mit Gewebereizungen zusammenhängt, ist die Pflanze besonders hilfreich.
Zubereitung und Dosierung: Diese Heilpflanze trocknet schlecht, weil einige ihrer Inhaltsstoffe (wie zum Beispiel Aucubin) sehr instabil sind. Wahrscheinlich eignet sich für eine therapeutische Verwendung der Extrakt aus der frischen Pflanze am besten; auch als frisch angelegter Wickel wirkt Wegerich gut. Zur inneren Anwendung stellt man einen frischen Saft her und gibt davon 1 Teelöffel in 1 Tasse warmes Wasser, die man dann vor jeder Mahlzeit zu sich nimmt. Von einem Tee trinkt man dreimal am Tag 1 Tasse. Bei einer Tinktur sind dreimal täglich 20 bis 40 Tropfen eine gute Dosierung. Für die äußerliche Anwendung nimmt man den frischen Saft der zerquetschten Blätter (die man dazu kräftig zwischen den Handflächen hin und her rollt) oder die gekauten Blätter. Damit kann man vor Ort und ohne Zeitverzug einen erstklassigen Umschlag zur Behandlung von Insektenbissen und Insektenstichen herstellen und anlegen. Wegerich ist für die Versorgung solcher Wunden ausgesprochen nützlich, da er die Schwellung verringert und allergische Reaktionen abschwächt.

Weidenröschen

(Epilobium parviflorum, E. angustifolium)

Familie: Onagraceae (Nachtkerzengewächse)
Verwendeter Pflanzenteil: blühendes Kraut
Wirkungen und Eigenschaften: kühlend und zusammenziehend
Beeinflusstes Organsystem: Harnorgane
Spezifische Indikationen: In der Volksmedizin kennt man das Weidenröschen schon lange als wirkungsvolles Mittel bei Reizblase und Blasenentzündung. Wirklich bekannt wurde es aber erst durch die Kräuterkundige Maria Treben, die das rosa blühende Kraut bei benigner Prostatahyperplasie (Prostatavergrößerung)

empfahl, um die typischen Beschwerden beim Harnlassen zu lindern. Zahlreiche Anwender konnten die gute Wirkung bestätigen, die wohl auf ein besonderes Gemisch von Flavonoiden und Gerbstoffen zurückzuführen ist.

Das Weidenröschen enthält Phytosterole, vor allem -Sitosterol, die sich als tumorhemmend erwiesen haben und die auch in Brennnessel, Kürbis und Sägepalme vorhanden sind, mit denen man es auch gut kombinieren kann.

Passende Konstitutionstypen: Die Pflanze ist für alle drei Konstitutionstypen passend.

Zubereitung und Dosierung: Am besten von einem Tee, in einer Mischung zusammen mit Goldrute und Zitterpappel, täglich 3 Tassen trinken. Als Tee für die Prostata: 2 Teile Zitterpappelblätter, 2 Teile Goldrutenkraut, 2 Teile Weidenröschenkraut, 1 Teil gemahlene Sägepalmenfrüchte, 1 Teil Frauenmantelkraut, 2 Teile Brennnesselwurzel mit heißem Wasser überbrühen und vor dem Abseihen 5 Minuten abgedeckt ziehen lassen.

Weißdorn

(Crataegus spp.*)*

Familie: Rosaceae (Rosengewächse)

Verwendete Pflanzenteile: reife Beeren (traditionell), Blätter sowie junge (weiße oder rosafarbene) Blüten, die vor dem vollständigen Aufblühen gesammelt werden

Wirkungen und Eigenschaften: stärkt Herz und Blutgefäße, gefäßerweiternde, harntreibende, zusammenziehende, blutdrucksenkende und beruhigende Wirkung; Qualität: warm; saurer und süßer Geschmack

Beeinflusste Organsysteme: Herz und Blutgefäße, besonders die Herzkranzgefäße, Verdauungssystem

Spezifische Indikationen: Weißdorn ist eine besonders gute Heilpflanze zur Kräftigung der Strukturen des Herz-Kreislaufsystems – besonders zur Stärkung des Herzens selbst und zur Verstärkung der Arterien. Es hat sich gezeigt, dass die Flavonoide dieser Pflanze die Widerstandsfähigkeit des Endothels (der inneren Auskleidungen der Herzgefäße) gegenüber Schädigungen steigert. Solche Schädigungen können sonst zu einer Ansammlung von Ablagerungen an den Gefäßwänden, zu Schlaganfällen oder zum Herzinfarkt führen. Neben diesen Wirkungen auf die Strukturen scheint Weißdorn in einem gewissen Ausmaß auch die Funktionen von Herz und Kreislauf zu regulieren. So verbessert er die Blutzufuhr zum Herz und wirkt sich positiv auf die Herzkranzgefäße aus. Das hilft bei Angina und verbessert insgesamt die Versorgung des Herzens mit Sauerstoff und Nährstoffen. Anscheinend wird auch die Fähigkeit des Herzmuskels, sich zusammenzuziehen, gesteigert, der Puls verlangsamt und der Rhythmus des Herzschlags normalisiert. Gleichzeitig wird der Sauerstoffbedarf des Herzens selbst vermindert. Im Grunde ermöglicht Weißdorn dem Herzen eine gesunde Runderneuerung. Die Pflanze unterstützt die effiziente und wirkungsvolle Tätigkeit dieses Organs bei verringertem Bedarf an Sauerstoff und Glukose.

Verwendet man Weißdorn über längere Zeit hinweg ohne Unterbrechungen, kommen auch die tonisierenden Wirkungen dieser Pflanze zum Tragen. Dies geschieht zwar ganz allmählich, aber dafür sind die Ergebnisse dann von Dauer.

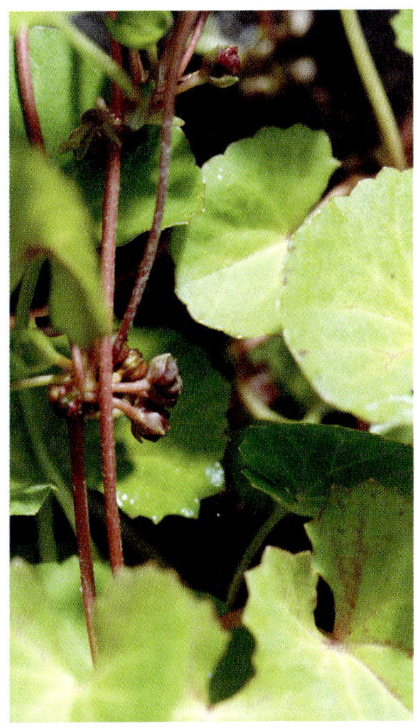

Indischer Wassernabel *(Centella asiatica)*

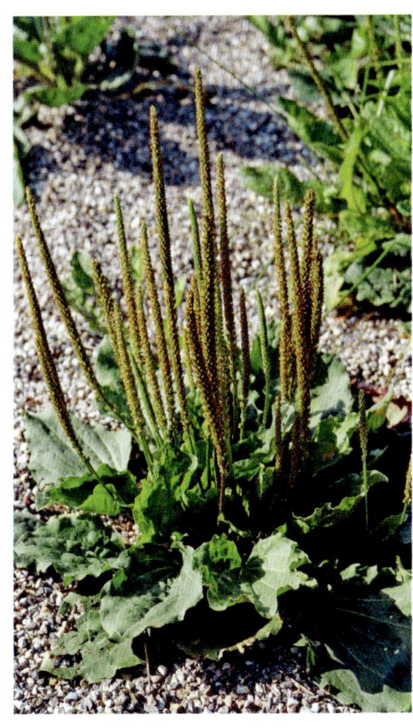

Breitwegerich *(Plantago major)*

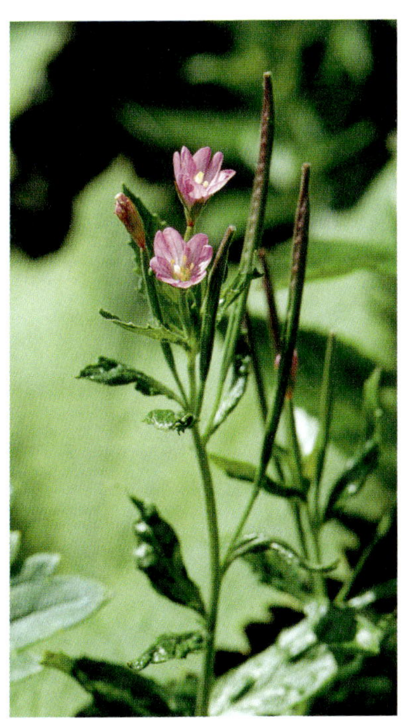

Kleinblütiges Weidenröschen *(Epilobium parviflorum)*

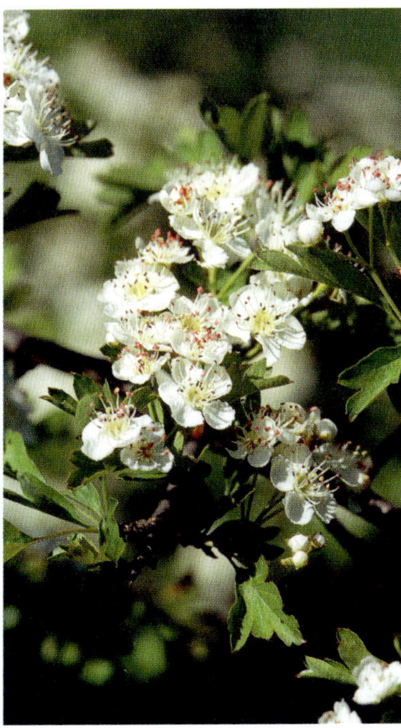

Weißdorn *(Crataegus* spp.*)*

Die Beeren des Fiederblatt-Weißdorns *(Crataegus pinnatifada)* bieten eine etwas herbere Geschmacksvariante dieser Pflanzengattung. Die Chinesen benutzen sie häufig, um vor allem Verstopfungen aufzulösen, besonders wenn dieser Verdauungsstau auf Fleisch und fettreiche Nahrung zurückzuführen ist. Diese Beeren regen allgemein den Appetit und die Verdauung an und verschaffen auch bei Blähungen und Durchfall Erleichterung.

Passende Konstitutionstypen: Weißdorn ist potenziell für jeden Konstitutionstyp ein hervorragendes Stärkungsmittel. Er eignet sich besonders gut als Tonikum zur Vorbeugung gegen Herzkrankheiten, wenn es diese Krankheiten in der Familie schon früher gegeben hat. Weißdorn ist aber auch ein allgemein herzstärkendes Mittel, wenn man älter wird. Spezifisch ist es jedoch die von den Merkmalen des Kriegers geprägte Konstitution, die besonders von dieser Heilpflanze profitiert, denn Weißdorn kräftigt die Strukturen von Herz und Gefäßen und insbesondere die der Herzkranzgefäße. Allgemein beugt Weißdorn gut gegen weitere, durch Bluthochdruck hervorgerufene Schädigungen vor; er unterstützt das Herz, senkt gleichzeitig den Blutdruck und ist auch ein gutes vorbeugendes Mittel gegen Angina.

Kombinationsmöglichkeiten: Weißdorn lässt sich zur Behandlung von hohem Blutdruck gut mit Schafgarbe, Lavendel und Herzgespann kombinieren. Spezifisch gegen Herzrasen (zu schnellen oder arrhythmischen Herzschlägen) hilft eine Kombination aus Weißdorn, Herzgespann und Drachenfrucht. Zusammen mit Ginkgo und Rosskastanie lässt sich Weißdorn gut als Gefäßtonikum verwenden.

Zubereitung und Dosierung: Forschungsergebnisse weisen darauf hin, dass Weißdornblüten mehr auf das Herz einwirkende Inhaltsstoffe besitzen als die Beeren. Trotzdem werden die Beeren nach wie vor sehr empfohlen, wenn es um das Herz geht. Dreimal am Tag trinkt man 1 Tasse von einem (heißen oder kalten) Aufguss. Von einer Tinktur sind dreimal am Tag 30 bis 50 Tropfen die richtige Dosierung. Von den Beeren lässt sich sehr gut ein alkoholischer Auszug herstellen, beispielsweise ein köstlich berauschender Weinauszug (der trotzdem ein Heilmittel ist). Einmal (oder vielleicht zweimal) am Tag kann davon ein Weinglas getrunken werden.

Wilde Yamswurzel

(Dioscorea villosa)

Familie: Dioscoreaceae (Yamswurzelgewächse)

Verwendete Pflanzenteile: Rhizome (Wurzelstöcke) und Wurzel

Wirkungen und Eigenschaften: krampflösende, schweißtreibende, galleflussfördernde Wirkung; Qualität: warm; süßer und bitterer Geschmack

Beeinflusste Organsysteme: Geschlechtsorgane, Stütz- und Bewegungsapparat (Muskeln und Skelett), Verdauungssystem

Spezifische Indikationen: Hauptsächlich wirkt die Wilde Yamswurzel krampflösend. Sie hat eine besondere Affinität zur glatten Muskulatur, aus denen die Hohlgefäße und Hohlorgane des Körpers bestehen. Die Hauptregionen im Körper, in denen diese Pflanze ihre Wirkung entfaltet, sind Gallenblase und Gallengänge, Dünn- und Dickdarm und die Gebärmutter. Ihre krampflösende Eigenschaft hilft bei der Linderung bestimmter Arten von Schmerzen, nämlich bei den scharfen, stechenden Schmerzen, die zusammen mit Krämpfen auftreten (wie die Schmerzen, die auch mit dem Becherkätzchen behandelt werden können – siehe dort). Bei dumpfen, unspezifischen Schmerzen ist die Wilde Yamswurzel nicht die Pflanze der Wahl. Neben ihrer krampflösenden Wirkung scheint diese Heilpflanze auch entzündungshemmende Eigenschaften zu besitzen. Ihr hoher Gehalt an Saponin ist ein Hinweis darauf, dass diese Wirkung vielleicht steroidaler Natur ist und sich deswegen besonders gut für die Behandlung von rheumatischer Arthritis eignet.

Kombinationsmöglichkeiten: Mit Ingwer und Kamille zusammen lassen sich mit der Wilden Yamswurzel gut Darmkoliken abschwächen. Sollte es dabei zu einer erhöhten Gasentwicklung kommen, kann noch eine windtreibende Pflanze hinzugefügt werden. Zusammen mit Schneeball und Traubensilberkerze lässt sie sich zur Behandlung von rheumatischer Arthritis einsetzen; mit Becherkätzchen *(Garrya flavescens),* Kalmus und Ingwer zusammen hilft sie bei Dickdarmkrämpfen; bei akuten Gebärmutterkrämpfen ist die Zweierkombination aus Wilder Yamswurzel und Becherkätzchen hilfreich. Gemeinsam mit Eibischwurzel und Holunderblüten eignet sich die Wilde Yamswurzel gut zur Behandlung von Entzündungen in den Ausstülpungen der Schleimhäute des Dickdarms (Divertikulitis) und von Blinddarmentzündungen.

Passende Konstitutionstypen: Die Wilde Yamswurzel ist ein sehr nützliches Stärkungsmittel für die Konstitution des Sehers, da sie sein überaktives vegetatives Nervensystem beruhigt und die glatte Muskulatur in seinem Bauch entspannt. Das erlaubt auch ein viel besseres Funktionieren seiner oft übermäßig zusammengezogenen inneren Organe. Gallenblase und Gallengänge sind gelockert, was den Fluss der Gallenflüssigkeit verbessert und Gallenkoliken verhindert. Auch der Dickdarm ist dann entspannt, was vor Darmkoliken bewahrt und eine längere Durchgangszeit der Nahrung durch den Darm (die zu Darmkrämpfen bei gleichzeitiger Verstopfung führen kann) verhindert. Bei den Frauen mit der Konstitution des Sehers schützt die Pflanze vor Gebärmutterkrämpfen und Schmerzen in den Eierstöcken.

Zubereitung und Dosierung: Von einer Abkochung sind dreimal am Tag ½ bis 1 Tasse empfehlenswert; von einer Tinktur nimmt man dreimal täglich 15 bis 30 Tropfen.

Yohimbe

(Pausinystalia yohimbe)

Familie: Rubiaceae (Rötegewächse)
Verwendeter Pflanzenteil: innere Rinde
Wirkungen und Eigenschaften: Aphrodisiakum; anregende, kräftigende Wirkung
Beeinflusste Organsysteme: Nervensystem, Geschlechtsorgane, Kreislauf, Atmungssystem
Spezifische Indikationen: Yohimbe hat eine starke, den Geschlechtstrieb anregende, aphrodisische Wirkung und wird seit Ewigkeiten in Afrika in Form einer Abkochung zur Steigerung der sexuellen Lust verwendet. Wenn die sexuellen Zentren durch geistige und körperliche Müdigkeit und Depressionen nur noch in eingeschränktem Ausmaß erregbar sind, erscheint Yohimbe als eine vielversprechende Pflanze – allerdings sind gewisse Warnhinweise angebracht.

Der Yohimbe-Baum produziert ein sehr stark wirksames Alkaloid, das Yohimbin, das Alpha-Adrenozeptoren blockiert und erwiesenermaßen Erektionsstörungen

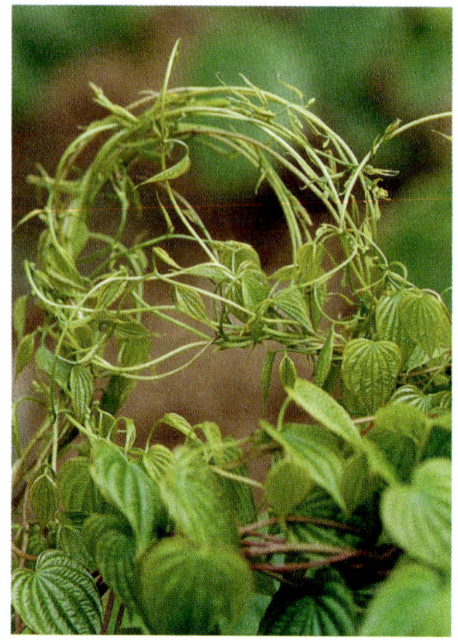

Wilder Yams *(Dioscorea villosa)*

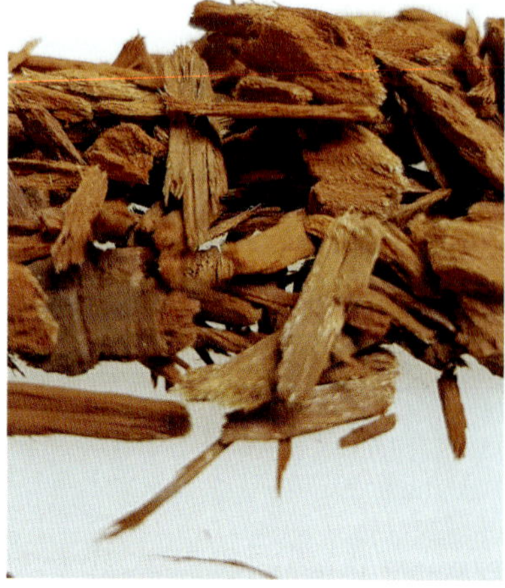

Yohimbe *(Pausinystalia yohimbe)*

behebt. Der Yohimbe erweitert die Blutgefäße besonders der Geschlechtsorgane und wird wegen dieser Wirkung mit großer Begeisterung als sexuelles Aufputschmittel genutzt. Er hemmt auch Monoaminooxidase, ist also ein MAO-Hemmer, und wirkt dadurch Depressionen entgegen. Der Wirkstoff Yohimbin blockiert bestimmte Reaktionen des Sympathikus oder bestimmte Aktivitäten des Adrenalins im Körper – wiederum besonders in den Genitalien. Beispielsweise erzeugen Angst und Stress bestimmte Reaktionen im Sympathikus und rufen auch Aktivitäten des Adrenalins hervor, die dann zu einer Erschlaffung des Penis führen. Dadurch, dass das Yohimbin diese Aktivität an den Alpha-Adrenozeptoren blockieren kann, bewirkt die Pflanze die besagte Erweiterung der Blutgefäße, was den Penis anschwellen lässt und den Beginn lustvoller Vergnügungen einläutet. Das ist auch sehr nützlich, um den Angstmustern ihre Kraft zu nehmen, die Männer haben, wenn Erektionsstörungen auf emotionale Ursachen zurückzuführen sind.

Es heißt allerdings, dass die Einnahme von Yohimbe zwecklos ist, wenn der Grund für die Impotenz ein organisches Problem mit den Nerven ist. Ebenso wird erzählt, dass eine Verwendung gefährlich sein kann, wenn die Erektionsstörungen durch eine chronische, mit einer Entzündung einhergehende Erkrankung der Geschlechtsorgane oder der Prostata verursacht werden.

Im Allgemeinen wird empfohlen, Yohimbe nicht mit Tyramin zu kombinieren (einer Monoaminverbindung, die aus der Aminosäure Tyrosin entsteht). Theoretisch kann diese Kombination sehr hohen Blutdruck hervorrufen. Wer also mit Yohimbe eine Party für sein Geschlecht veranstalten will, sollte sich deswegen auf keinen Fall die üblichen (tyraminhaltigen) Accessoires wie Rotwein (insbesondere Chianti) und Wermutwein (Vermouth) einverleiben und ebenso unbedingt auf Bananen, Käse, Leber, Fleischzubereitungen wie Würste aller Art, Salami oder große Mengen Schokolade verzichten – und auch ausgesprochen vorsichtig mit koffeinhaltigen Getränken umgehen. Außerdem sei der Hinweis gestattet, dass Yohimbe keinerlei anabolische Wirkungen hat. Er steigert nicht die Testosteronwerte; er hilft dem Testosteron nur dabei, das zu tun, was es am liebsten macht. Und das funktioniert auch bei Frauen, bei denen er ein wenig die Sensibilität der Nerven in den Geschlechtsorganen steigert – und das ist dann für alle gut.

Warnhinweise: Man sollte die Kraft dieser Pflanze respektieren. Sie wirkt auf jeden anders. Ich rate dazu, sehr vorsichtig zu beginnen, die Vernunft nicht auszuschalten und mit den Wirkungen von Yohimbe auf maßvolle Weise zu experimentieren. In hohen Dosierungen wirkt die Pflanze wie eine Droge, und es sind definitiv Nebenwirkungen möglich. Die Liste der Warnhinweise für eine Verwendung von Yohimbe liest sich wie die auf dem Beipackzettel eines pharmazeutischen Medikamentes. Tatsächlich warnen die Mediziner unablässig vor dem potenziellen Risiko von Yohimbe. (Allerdings vernachlässigen sie es andererseits irgendwie, die potenziellen Schrecken einer Verwendung pharmazeutischer Medikamente auf die gleiche Weise zu thematisieren.) Die Studien über Yohimbe wurden allerdings mit dem reinen Alkaloid Yohimbin durchgeführt, nicht mit der ganzen Pflanze. Einige Vorsichtsmaßnahmen möchte ich dem Leser aber doch ans Herz legen (und damit von meinem Podest herabsteigen): Wer Yohimbe nimmt, sollte Lebensmittel meiden, die Tyramin enthalten (siehe die Auflistung oben). Yohimbe sollte mit keinerlei Drogen kombiniert werden, auch nicht mit Beruhigungsmitteln, Betäubungsmitteln, Antihistaminen oder großen Mengen Alkohol oder irgendeinem Rotwein. Bei Erkrankungen mit Entzündungen der Geschlechtsorgane, bei Herzproblemen, hohem Blutdruck, Nierenerkrankungen, Lebererkrankungen oder Magengeschwüren oder wenn irgendein inneres Organ oder das Nervensystem unter starkem Stress steht oder entzündet ist, sollte Yohimbe ebenfalls nicht genommen werden. Wer an einer post-traumatischen Belastungsstörung leidet oder Panikattacken hat, sollte diese Pflanze auch meiden. Das Gleiche gilt für Schwangere oder stillende Frauen. Wenn jetzt noch irgendjemand übrig geblieben ist – nur zu!

Zubereitung und ungefähre Dosierung: Für eine Abkochung gibt man ungefähr 30 Gramm von der Rinde in 2 Tassen Wasser und lässt das Ganze 5 bis 10 Minuten köcheln. Dann seiht man alles ab und fügt pro Tasse der Abkochung etwa 1000 Milligramm Ascorbinsäure (Vitamin C) hinzu. Dadurch werden die Inhaltsstoffe der Pflanze leichter in den Körper aufgenommen, was wiederum hilft, Übelkeit zu vermeiden. Etwa eine Stunde, bevor die Wirkung gewünscht wird, trinkt man 1 bis 2 Tassen von der Abkochung. Nach zwei aufeinanderfolgenden Wochen ausgedehnter Vergnügungen sollte man damit aufhören, die Pflanze zu nehmen. (Das reicht dann erst einmal, legt euch hin und ruht euch aus.) Als Tonikum ohne stimulierende Wirkung nimmt man dreimal täglich 25 bis 40 Tropfen von einer Tinktur für eine Zeit von bis zu 6 Wochen, um so die Spermienproduktion zu steigern und deren Beweglichkeit zu erhöhen. Am besten kombiniert man diese Tinktur mit der Einnahme anderer sexueller Stärkungsmittel wie Amerikanischem Ginseng, Flug-Hafer, Muira Puama, Ashwagandha, Sägepalme und Ähnlichem. Um die Pflanze als sexuell stimulierendes Mittel zu nutzen, nimmt man höhere Dosierungen und tut dies häufiger. Allerdings sollte man sich dabei genau beobachten – es ist immer besser, mit weniger zu beginnen und dann beim nächsten Mal vielleicht ein bisschen mehr zu nehmen als andersherum. Man kann durchaus auch ein umfangreicheres Vorspiel ausprobieren.

Zitterpappel (Espe)

(Populus tremula; P. tremoloides)

Familie: Salicaceae (Weidengewächse)
Verwendete Pflanzenteile: Rinde junger Äste, Blätter, Triebspitzen
Wirkungen und Eigenschaften: kühlend, beruhigend
Beeinflusste Organsysteme: Harnorgane, Stoffwechsel
Spezifische Indikationen: Aufgrund ihrer Salicylsäureverbindungen und Flavonoide wirkt die Zitterpappel entzündungshemmend, schmerzstillend und fiebersenkend. Man wendet sie gerne an bei Blasenentzündung, Prostataentzündung, neuralgischen und rheumatischen Schmerzen, auch bei Kopfschmerzen; sie wirkt zudem gleichzeitig blutverdünnend und hilft bei entzündlichen Magen-Darm-Leiden.
Kombinationsmöglichkeiten: Die Zitterpappel wirkt gut zusammen mit anderen Blasenmitteln. Zusammen mit Kapuzinerkresse wirkt sie bei Infektionen oder bei Prostatitis und gutartiger Prostatavergrößerung (Prostataadenom) – z.B. in Form von Angocin Antiinfekt (Repha) bei Infektionen oder von Proscenat spag. Tropfen von Pekana bei Prostatitis und Prostataadenom.
Passende Konstitutionstypen: Die Zitterpappel gilt unter den Bachblüten als Mittel für Ängstliche und vom Leben Überforderte. Sie ist geeignet für Männertypen, die ihre Angst stetig unterdrücken und den Krieger leben wollen, dabei aber eher den Sehertyp repräsentieren, dessen Qualitäten sie aber nicht zu schätzen wissen. Die Zitterpappel ist also besonders für den empfindsamen Seher geeignet.
Zubereitung und Dosierung: Von einem Tee zusammen mit Kürbispulver und Goldrute trinkt man täglich etwa 3 Tassen. Als Tee für die Prostata nimmt man ein Gemisch aus 2 Teilen Zitterpappelblätter, 2 Teilen Goldrutenkraut, 2 Teilen Weidenröschenkraut, 1 Teil gemahlenen Sägepalmenfrüchten, 1 Teil Frauenmantelkraut und 2 Teilen Brennnesselwurzel. Diese Pflanzenmischung überbrüht man mit heißem Wasser und lässt sie vor dem Abseihen 5 Minuten abgedeckt ziehen.

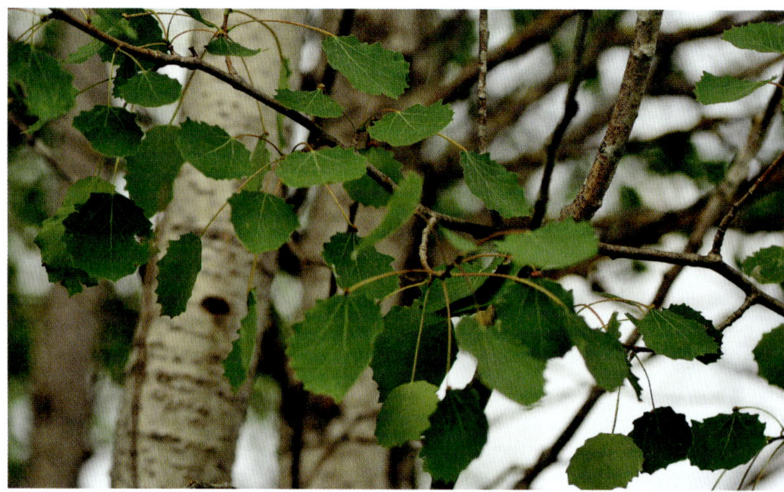

Zitterpappel *(Populus tremula)*

KAPITEL 12

Und nun stellt sich die Frage: Wohin fällt die Saat männlicher Reife?

Unsere ehrwürdigen Männer

> *»Das Lob oder die Anschuldigungen anderer beachte ich nicht. Ich folge einfach meinen eigenen Gefühlen.«*
> **Wolfgang Amadeus Mozart**

Eine letzte Beobachtung möchte ich noch gerne in diesem Buch über die Pflege der männlichen Gesundheit ansprechen. Sie hat etwas mit alten Männern zu tun. Das Wissen über alte Männer erinnert mich an das Allgemeinwissen über die Prostata: Es ist sehr spärlich. Wo sind sie, die alten Männer? Wer sind sie? Was machen sie?

Ich denke häufig in meinen Kindheitserinnerungen an meinen Großvater. Für mich war er ein großes, ruhiges, lebendiges Mysterium. Ich saß oft auf der obersten Treppenstufe seiner hölzernen Veranda vor dem Haus neben ihm und schaute zu, wie er sich seinen Tabak zu einer dieser typisch krummen und fast flachen Zigaretten zusammenrollte, sie anzündete und dann wer weiß wohin mit seinem tiefen Blick ins Leere schaute. Häufig pfiff er urplötzlich Teile einer unbekannten Melodie oder sang irgendein Lied ruhig vor sich hin. Wenn ich meine Großeltern besuchte, legte er zur Begrüßung immer seine langen Arme um mich herum, wenn er mich sah, und machte das ein zweites Mal, wenn ich wieder ging. Zwischen diesen beiden Umarmungen überließ er mich meistens der Gesellschaft meiner Großmutter. Wenn wir drei woandershin wollten, fuhr er seinen gepflegten Chevrolet mit einer Geschwindigkeit von keinen sechzig Stundenkilometern Höchstgeschwindigkeit durch die Gegend; er hatte keine Eile. Auf langen Reisen waren meine »Sind wir endlich da?«-Fragen eine unvermeidliche Begleitmusik.

Eigentlich habe ich ihn nicht gekannt. Ich wünschte mir, er hätte einmal einen ganzen Tag mit mir verbracht, aber ich war zu jung und zu schüchtern, um überhaupt zu wissen, dass ich das wollte, und so bat ich ihn auch nie darum. Als ich dann etwa zwölf Jahre alt war, beobachtete ich, wie er langsam starb. Er verlor an Gewicht, seinen Humor, seinen Verstand und fing an, ohne Vorwarnung zusammenhanglos mit sich selbst zu sprechen. (Da ich es ja gewohnt war, ihm bei seinen Liedern auf seiner Veranda zuzuhören, machte ich mir darüber keine großen Gedanken.)

Großvater Green war der erste alte Mann, bei dem ich es schade fand, ihn nicht näher gekannt zu haben. Schon zu jener Zeit wusste ich als kleiner Junge im tiefsten Inneren meines Herzens, dass der Großvater die vielen Dinge weiß, die alte Männer eben wissen. Was immer Altersweisheit auch sein mochte, das Thema war damals für mich wichtig und ist es noch heute. Zu jener Zeit wusste ich nicht, wie ich ihn dazu bringen sollte, mit mir zu sprechen. Viele Jahre nach seinem Tod fragte ich dann einmal meinen Vater, was für ein Mensch denn sein Vater gewesen war und wie er über ihn dachte, aber er hat meinen Brief mit diesen Fragen nie beantwortet.

So verstarb mein Großvater, aber ich habe ihn nicht vergessen. Ich sehe ihn heute in anderen alten Männern, und sie berühren mein Herz und mein Gemüt auf eine tiefe und intime Weise, ohne davon zu wissen. Ich beobachte auch, dass diese Männer ignoriert werden, als ob sie unsichtbar wären, dass man ihnen keinerlei Beachtung schenkt und sich über sie lächerlich macht oder sie bestenfalls höflich duldet. Ich bin mir sicher, dass auch sie wie mein Großvater auf irgendeine männliche Art etwas zu dieser Isolation beitragen, aber es hat für mich den Anschein, als ob auch die männliche Gemeinschaft die alten Männer als Quellen für mögliche Einblicke in ihre männliche Gemütsart, diesen männlichen »Spirit«, ignoriert. Aber wir könnten uns diese Quelle ganz leicht erschließen, wenn wir einfach auf die Älteren in unserer Gemeinschaft zugingen und wenn diese auch umgekehrt ihren Enkeln die Hände reichten. Ich hoffe aufrichtig, dass ich selbst in hohem Alter immer noch das Vertrauen der jungen Menschen genieße. Den Kindern aus der Generation meiner Tochter möchte ich bestimmt ein Super-Großvater sein, und besonders einem kleinen Jungen, der geduldig und schüchtern neben mir sitzt und mich schweigend bei allem Geheimnisvollen beobachtet, was ich so tue. Ich werde versuchen, mich mit ihm zu unterhalten und einige Samenkörner zu pflanzen, aus denen Blumen zwischen unseren Generationen und um diese herum heranwachsen können; und ich werde ihm dabei helfen, mit mir zu sprechen – ihm zuliebe und sicherlich auch mir zuliebe.

Hier möchte ich noch eine kurze Geschichte über einen anderen wunderbaren alten Mann hinzufügen. Er war mein Onkel und ist vor Kurzem im Alter von 96 Jahren verstorben.

Wenn sogar ein alter Hut eine heilsame Medizin sein kann

Dieser alte Mann ist ein guter Freund von mir. Er heißt Wilbur. Irgendwann einmal hat er mir erzählt, dass er lieber George genannt werden würde, aber alle, die ich kenne und die ihn kennen, nennen ihn Wilbur. Wahrscheinlich wird es gar nicht mehr so lange dauern, bis er sterben wird. Er erzählt mir Geschichten aus seinem Leben, einem langen, wundervollen Leben voller Abenteuer und vielen glücklichen Fügungen. Er trägt einen Hut – und setzt ihn nur zum Schlafen ab. Ich möchte zumindest wetten, dass er das tut. Vielleicht schläft er aber auch mit Hut. Ich bin mir jedenfalls sicher, dass er ihn in seinen Träumen immer auf dem Kopf hat.

Jedem fällt der Hut meines Freundes auf. Im Urlaub, auf Weltreisen, in Restaurants, auf Ausflügen in die Geschäfte vor Ort – wo immer er auch auftaucht, nehmen die Menschen seinen Hut wahr. Fremde beginnen rasch, seinen Hut zu erkennen. Bevor sie George selbst begegnen und sogar wenn sie ihm nie begegnet sind, ist George für sie »der Mann mit dem Hut«. Wenn sie ihn dann tatsächlich einmal selbst treffen, gehen sie mit ihm um wie mit einem alten Bekannten, denn mit seinem Hut sind sie ja bereits auf angenehme Weise vertraut. Es ist ein freundlicher Hut, ein sehr einfacher Hut, er ist schlicht und hat überhaupt nichts Seltsames oder Ausgefallenes. Er ist weiß (zumindest war er das einmal, als er neu war), besteht aus Baumwolle und hat ringsherum eine einfache, etwa fünf Zentimeter breite

Krempe. Diese Krempe hängt ein wenig herab und hat einen widerspenstigen Rand, der Georges Ohren oben berührt; seine Ohren sind groß, sie erinnern an die Ohren eines Buddha. Wenn George mich sieht, begrüßt er mich immer mit einem »Hi, Jimmy!«. Ich hatte ihm einmal gesagt, dass ich lieber mit James angesprochen werden wollte, aber da er mich schon als Baby kannte, bin ich eben einfach Jimmy für ihn. Er ist jetzt sehr alt und einer der wenigen Menschen, die ich kenne und die mich kannten, als ich Jimmy war, und so stört es mich nicht weiter.

George erzählt Geschichten. Sonst macht er nicht viel anderes mehr. Er erzählt Geschichten aus seinem faszinierenden Leben. Er sitzt in seinem Sessel und erzählt wilde, bunte Geschichten. Nachdem er mich mit seinem »Hi, Jimmy!« begrüßt hat, dauert es nicht lange, und er erzählt mir eine Geschichte. Gelegentlich kenne ich sie schon, aber sie ist trotzdem faszinierend, und es stört mich überhaupt nicht, sie ein weiteres Mal zu hören. Es sind so viele Geschichten, dass ich ein und dieselbe Geschichte eigentlich nie zu oft gehört habe. Ab und zu stelle ich eine Frage, um Unstimmigkeiten aufzuspüren, aber er kam dadurch nicht ein einziges Mal bei irgendwelchen Details ins Straucheln.

Mittlerweile mache ich das gar nicht mehr. Ich glaube, diese Geschichten sind alle wahr. Nicht eine einzige Geschichte hat jemals ein Wort der Kritik oder ein negatives Urteil über andere enthalten. Es gibt Helden darin und Widersacher, aber nie die Guten oder die Schurken – es waren wohl einfach faszinierende Leute, denen er begegnet war, mit denen oder für die er gearbeitet oder mit denen er sich irgendwo auf der Welt herumtrieben hatte. George ist nie reich gewesen; er hat einiges an Geld verloren, ist Stadtmensch und Wanderarbeiter gewesen, einige sind hinter ihm her gewesen, von vielen ist ihm geholfen worden. Er ist alleinstehend und auch verheiratet gewesen. Zuletzt hat er meine Tante Mamie geheiratet. Sie sind fast fünfzig Jahre verheiratet gewesen, bevor sie starb. Mamie hat Georges Leben in Bewegung gehalten. Sie war temperamentvoll und eine attraktive Frau – und die zentrale Figur in vielen seiner besten Geschichten. Als Mamie noch bei uns war, sagte sie häufig: »Wilbur, erzähl ihnen doch mal die Geschichte von …«

Eines Tages erwähnt George, dass es sein Hut ist, dem er sein ganzes Glück und die vielen guten Fügungen zuschreibt. Vor 35 Jahren hat er begonnen, den Hut zu tragen, nachdem er ihn auf dem Weg von seiner Arbeit nach Hause gekauft hatte. Damals hatte er sechs Stück gekauft. »Ich bin froh, dass ich das gemacht habe, weil ich sie heutzutage in keinem Geschäft mehr finden kann«, sagte er einmal. Heute hat er einen auf seinem Kopf und noch zwei andere in der Schublade. Ein Hut hält ungefähr zehn Jahre und so bleiben ihm noch ungefähr 25 Hut-Jahre. Mittlerweile ist er vierundneunzig und ich weiß nicht, was er machen wird, wenn er seinen letzten Hut aufgetragen hat. Ich habe ihn das auch nie gefragt, bin mir aber sicher, er hat dafür bereits einen Plan.

Einmal frage ich ihn, warum er überhaupt einen Hut trägt und warum er ihn scheinbar niemals absetzt. (Das tut er in der Tat nur gelegentlich, um seinen Kopf zu reiben, es verhält sich auch nicht so, als ob er irgendetwas darunter verstecken will.) Er trägt ihn im Haus und er trägt ihn im Freien, mit zwangloser Kleidung, aber auch bei offiziellen Anlässen, bei Tisch und anderswo. Er sagt mir, dass er ihn trage, damit er ihm bei seiner Phobie helfe. Ich frage ihn, wovor er denn Angst habe. Er antwortet: »Ich habe Angst davor, wahnsinnig zu werden – aber solange ich diesen Hut trage, kann mir das nicht passieren.« Perfekt! Ich bin entzückt. Ich liebe diesen Mann.

Er erzählt mir, dass dieser Hut ihn nicht nur gesund halte, sondern dass er ihm auch Glück bringe. Absichtlich oder unbeabsichtigt ist der Hut meines Freundes George in den letzten dreieinhalb Jahrzehnten sein Türöffner für Bekanntschaften und Freundschaften mit unzähligen Fremden überall auf diesem Planeten gewesen. Ich bin mir sicher, dass dieses kleine modische Detail ihm den Weg zu den zahllosen Geschichten geebnet hat, die er mit anderen teilt. Der Hut verströmt sofort etwas Liebenswertes, wirkt freundlich und herzlich und echt. Für George und alle, die ihm begegnen, ist er absolut heilsam – wie Medizin. Seinem treu ergebenen Träger verspricht er dauerhafte Gesundheit; er führt ihn zu Abenteuern, Wohlstand, Freundschaft, einer gesunden Gemeinschaft und zu Wohlbefinden – immer einer von sechs alten Hüten, die ihn vor 35 Jahren jeweils nur einen halben Dollar gekostet haben.

Vielleicht sollten wir Männer alle einmal darüber nachdenken, wieder einen Hut zu tragen, wie es früher üblich war. George würde wahrscheinlich die Achseln zucken, wenn er diesen Vorschlag hört, und dazu sagen: »Ja, vielleicht … Weißt du, als ich in Alaska bei der Eisenbahn arbeitete, da kannte ich einen Mann …«

Eine Anmerkung zum Abschluss

Niemand weiß, was alles in einem Männerherz stecken kann. Am wenigsten wissen es wahrscheinlich wir Männer selbst, die wir uns um den männlichen Gemütszustand kümmern. Wir wissen, dass Männer kraftvolle, feinfühlige und auch schwache Wesen sind, die über die Fähigkeit verfügen, sich zu entfalten und sich weiterzuentwickeln oder aber unsere planetarische Heimat zu verwüsten. Zwischen den gegenwärtig vorhandenen Polen patriarchalischer Macht wissen wir immer noch nicht, ob Männer entweder genügend Geduld aufbringen, um die Gefühle und die Weisheit ihrer weiblichen Seite in ausreichendem Maße wahrzunehmen und sie zu verstehen, oder ob sie intelligent genug sind, um die angemessenen Entscheidungen zur Unterstützung des Lebendigen zu treffen. Wir wissen, dass der kollektive Geist der Männer genährt werden muss. Er muss von seiner Spezies mit der Frage des Überlebens konfrontiert werden und sich wieder neu auf die heiligen Gesetze des Lebens und einen Gleichgewichtszustand ausrichten lassen – und er muss sich selbst auf den praktisch durchführbaren Plan der Natur einlassen, der Wohlbefinden und dauernde Fülle bedeutet.

Gegenwärtig hält sich der Mensch arroganterweise für die höchste Lebensform auf diesem Planeten, obwohl er doch tatsächlich nur Bruder oder Schwester oder ein Teil der höchsten Lebensform ist – ein Teil des unübertrefflichen, lebendigen Planeten Gaia selbst. *Homo sapiens* ist einfach nur zufällig die Spezies, die über die intellektuellen Fähigkeiten verfügt, diese Tatsache zu vergessen. *Homo* ist das lateinische Wort für »Mensch« und *sapiens* das lateinische Wort für »weise«. Ich vertraue darauf, dass wir uns damit eine zutreffende Bezeichnung für uns selbst gegeben haben. Uns als einen dynamischen Teil der Schönheit dieses Planeten Erde, unserer Urmutter, zu betrachten und zu erleben – das ist unsere Gesundheit. Mutter Erde versorgt uns in großer Fülle mit allem, was wir brauchen. Eine erneuerte, einfache, nährende Beziehung zu Pflanzen erinnert unser Herz und unseren Intellekt an diese Verbindung.

Das Erforschen einer ganzheitlichen Gesundheitsfürsorge für den Mann ist eine Reise in das Wesentliche unserer Zukunft. Männer werden durch Frauen ausbalanciert; Frauen werden durch Männer inspiriert. Das umfasst auch die männlichen und weiblichen Anteile in uns selbst. Könnten wir nicht alle damit beginnen, miteinander in einen Austausch zu treten, und das ganz spielerisch tun? Müssen wir so ernst, so paranoid und so vorsichtig und zurückhaltend im Umgang miteinander sein? Macht es nicht viel mehr Sinn, all die vielen verschiedenen Spezies, die mit uns zusammen unsere sinnliche und himmlische Heimat bewohnen, zu hegen und zu beschützen? Die Gesundheit von Männern und Frauen ist einfach das Abbild spontaner, kreativer, glücklicher Wesen, die Macht über sich selbst haben.

Es gibt ein Lied des Mannes. Diese Musik ist unser Leben.

Danksagung

Während wir bei unserem Studium der Pflanzenheilkunde unserer Vorstellung von Gesundheit und Wohlbefinden folgen, uns um die Pflanzenschätze dieser Erde kümmern und uns in der Kunst der natürlichen Heilweisen üben, werden wir doch immer wieder daran erinnert, dass wir auf den Schultern großer Vorgänger stehen. Mit liebevollen Erinnerungen ist es mir eine Ehre, meine Kollegen und Kolleginnen kennengelernt zu haben, die allesamt große Kenntnisse auf dem Gebiet der Pflanzenheilkunde besaßen, diese zur Heilung anderer einsetzten und die inzwischen die Reise zu den elysischen Gefilden voller Wildpflanzen und exotischer Gewürze angetreten haben. Ich bin ein glühender Verehrer eurer Arbeit und bin euch zutiefst dankbar!

Gail Ulrich (1951–2000)
Jeannine Parvati Baker (1949–2005)
Jesse Longacre (1952–1993)
Silena Heron (1947–2005)
Wade Boyle (1951–2000)
William LeSassier (1951–2003)

Jeder von euch, euer Wissen, euer Mut, euer Humor und eure Begleitung standen diesem Kräuterbuch Pate. Ihr seid die Visionäre und Troubadoure der Wissenschaft, an die ich glaube, und wegweisende Pioniere im gegenwärtig angesagtesten Bereich der Heilkunst. Es dauert nicht mehr lange, und ich bin an eurer Seite.

Ebenso geht ein herzliches Dankeschön an die Heilpflanzenkundigen Jodi Shagg und Candis Cantin für ihre unbezahlbare Hilfe bei dieser zweiten Ausgabe meines Buches.

Literatur- und Quellenverzeichnis

Anand, Margot: Tantra – oder die Kunst der sexuellen Ekstase, München: Goldmann, 21. Aufl., 1995

Baïracli-Levy, Juliette de: Das Kräuterhandbuch für Stall und Weide, Frankfurt a. M.: Zweitausendeins 1987

Bardehle, Doris, und Stiehler, Matthias. Erster deutscher Männergesundheitsbericht, München: Zuckschwerdt Verlag 2010

Batmanghelidj, Fereydoon: Wasser – die gesunde Lösung. Ein Umlernbuch, Freiburg i. Br.: VAK-Verlag, 19. Aufl. 2014

Baumann, Christine: Darm – natürlich gesund, Aarau: AT Verlag 2016

Béliveau, Richard, und Gingras, Denis: Krebszellen mögen keine Himbeeren, München: Goldmann Verlag 2018

Blaschek, Wolfgang: Wichtl – Teedrogen und Phytopharmaka, Stuttgart: Wissenschaftliche Verlagsgesellschaft, 6. Auflage 2016

Bly, Robert: Eisenhans. Ein Buch über Männer, München: Droemer Knaur Verlag 1993

Brauschweig, Ruth von, und Werner, Monika: Praxis Aromatherapie, Stuttgart: Haug Verlag, 3. Auflage, 2012

Brendler, Thomas, Grünwald, Jörg, und Jänicke, Christof: Handbuch Phytotherapie, Stuttgart: Wissenschaftliche Verlagsgesellschaft 2003

British Herbal Medicine Association: British Herbal Pharmacopoeia, Keighley: British Herbal Medicine Association 1983

Brooks, Svevo: Von der Kunst, gut zu leben, München: Droemer Knaur 1991

Buchbauer, Gerhard, Steflitsch, Wolfgang, und Wolz, Dietmar: Aromatherapie in Wissenschaft und Praxis, Wiggendbach: Stadelmann Verlag 2013

Bühring, Ursula: Praxis-Lehrbuch Heilpflanzenkunde, Stuttgart: Haug Verlag, 4. Auflage 2014

Cech, Richo: Making Plant Medicine, Williams: Horizon Herbs Publication 2000

Chia, Mantak: Tao Yoga der heilenden Liebe. Der geheime Weg zur weiblichen Liebesenergie, München: Heyne 2010

Chia, Mantak: Tao-Yoga der Liebe. Der Weg zur unvergänglichen Liebeskraft, München: Heyne 2008

Christopher, John R.: School of Natural Healing, Springville: Christopher Publications 1976

Cousins, Norman: Der Arzt in uns selbst. Wie Sie Ihre Selbstheilungskräfte aktivieren können, Darmstadt: Schirner 2008

Diamond, Jed: Der Feuerzeichen-Mann. Wenn Männer in die Wechseljahre kommen, München: C. H. Beck 1999

Ellingwood, Finley: American Materia Medica. Therapeutics and Pharmacognosy, Portland: Eclectic Medical Publications 1898

Fauteck, Jan-Dik, und Jansen, Gerd: Pflanzen der Lust, Wien: Brandstätter Verlag 2019

Felter, H. W., und Lloyd, J. U.: King's American Dispensary, 2 Bde, Portland: Eclectic Medical Publications 1898

Felter, H. W.: The Eclectic Materia Medica. Pharmacology and Therapeutics, Portland: Eclectic Medical Publications 1922
Foster, Steven: Herbal Renaissance. Growing, Using and Understanding Herbs in the Modern World, Salt Lake City: Gibbs Smith 1993
Green, James: Herbal Handbook Regarding Health Maintenance and Curative Self-Care, Eigenverlag 1978
Green, James: The Herbal Medicine-Maker's Handbook, Berkeley: Crossing Press 2000
Griggs, Barbara: Green Pharmacy, Rochester: Healing Arts Press 1997
Griggs, Barbara: Kräuterhexe. Das grüne Handbuch für Schönheit und Gesundheit, für das Haus und die Küche, Düsseldorf: Econ 1995
Grünberger, Felix, und Hirsch, Siegrid: Die Kräuter in meinem Garten, Treffling: Freya Verlag, 20. Auflage, 2015
Haas, Elson M.: Das Entgiftungsprogramm, München: Goldmann 1998
Haas, Elson M.: Gesund durch alle vier Jahreszeiten. Der umfassende Ratgeber zu Gesundheit und Ernährung im Zyklus des Jahres, München: Goldmann 1988
Haller, Albert von: Gefährdete Menschheit. Ursache und Verhütung der Degeneration, Stuttgart: Hippokrates, 8. Aufl. 1994
Hicks, Esther und Jerry: Ein neuer Anfang. Das Handbuch zum Erschaffen deiner Wirklichkeit, München: Ansata 2015
Hicks, Esther und Jerry: Wunscherfüllung. Die 22 Methoden, Berlin: Ullstein, 5. Aufl., 2011
Hobbs, Christopher: Medicinal Mushrooms, Capitola: Botanica Press 2003
Hobbs, Christopher: Natural Liver Therapy, New York: Penguin Putnam 2002
Hoffmann, David: Das Findhorn-Kräuter-Heilbuch. Heilpflanzen und geistige Heilung. Das Handbuch zum kundigen Umgang mit den Geschenken der Natur, München: Heyne, 2. Aufl. 1995
Hoffmann, David: Die große Pflanzen-Apotheke. Heilen und gesund bleiben mit den Kräften der Natur. Über 200 Heilkräuter und ihre Wirkung, München: Mosaik 1997
Hoffmann, David: Mit Kräutern gegen Stress. Ein medizinischer Ratgeber, Augsburg: Weltbild 1992
Hoffmann, David: Mit Kräutern jung bleiben. Heilpflanzen für Gesundheit und Lebensfreude, München: Droemer Knaur 1995
Hollis, James: Im Schatten des Saturn. Männer und ihre Geheimnisse, München: dtv Verlag 1999
Huibers, Jaap: Mann sein … Mann bleiben mit Kräutern und richtiger Ernährung, Freiburg i. Br.: Aurum Verlag 1983
Hüther, Gerald: Männer – das schwache Geschlecht und sein Gehirn, Göttingen: Vandenhoeck & Ruprecht 2009
Kaptchuk, Ted: Das große Buch der chinesischen Medizin. Die Medizin von Yin und Yang in Theorie und Praxis, München: Droemer Knaur 2010
Katz, Aaron: Dr. Katz's Guide to Prostate Health. From Conventional to Holistic Therapies, Topanga: Freedom Press 2006
Keville, Kathi, und Green, Mindy: Aromatherapie. Die umfassende Einführung in eine alte Heilkunst, Freiburg i. Br./Basel/Wien: Herder 1999
Lad, Vasant, und Frawley, David: Die Ayurveda-Pflanzenheilkunde. Der Yoga der Kräuter, Aitrang: Windpferd Verlag, 10. Aufl., 2011
Lavabre, Marcel: Mit Düften heilen. Das praktische Handbuch der Aromatherapie, Freiburg i. Br.: Bauer, 3. Aufl., 1999
Leutnant, Natalia: Ginseng, Taigawurzel, Rosenwurz. Adaptogene – Wunderheilpflanzen für die heutige Zeit, Aarau: AT Verlag 2018
Madejsky, Margret, und Rippe, Olaf: Traditionelle Heilpflanzenkunde und Phytotherapie, Aarau: AT Verlag, 4. Auflage 2019
Madejsky, Margret: Praxishandbuch der Frauenkräuter, Aarau: AT Verlag 2019

Miller, Bryan und Light: Ayurveda und Aromatherapie. Eine neue Power-Therapie verbindet die älteste Naturheilkunde der Welt mit den schönsten Düften der Natur, Aitrang: Windpferd 1996
Mowrey, Daniel: Herbal Tonic Therapies, New Canaan: Keats 1993
Muir, Charles, und Caroline: Tantra. Die Kunst bewussten Liebens, München: Heyne 1995
Müller-Ebeling, Claudia, und Rätsch, Christian: Lexikon der Liebesmittel, Aarau: AT Verlag 2003
Nedoma, Gabriela: Natürliche Aphrodisiaka, Stuttgart: Ulmer Verlag 2018
Nordwig, Hellmuth, und Zoller, Andrea: Heilpflanzen der Ayurvedischen Medizin, Stuttgart: Haug Verlag 1997
Ornstein, Robert, und Sobel, David: Das Gehirn, Schlüssel zur Gesundheit, Freiburg i. Br.: VAK-Verlag 1995
Passwater, Richard: The New Supernutrition, Riverside: Pocket Books 1991
Pitchford, Paul: Healing with Whole Foods, Berkeley: North Atlantic Books 2002
Priest, A. W. und L. R.: Herbal Medication, Romford, Essex: Fowler 1982
Rätsch, Christian: Heilpflanzen der Antike, Aarau: AT Verlag 2014
Rhyner, Hans Heinrich: Heilpflanzen im Ayurveda, Aarau: AT Verlag 2006
Robbins, Tom: Pan Aroma. Jitterbug Perfume, Hamburg: Rowohlt, 24. Aufl., 2011
Ruoff, Marianne: Löwenzahn und Löwenkraft, Aarau: AT Verlag 2018
Ruoff, Marianne: Schachtelhalm. Drachenmedizin aus der Urzeit, Aarau: AT Verlag 2019
Sabnis, Nicky Sitaram: Das große Ayurveda-Kochbuch, Aarau: AT Verlag, 6. Auflage 2004
Schleimer, Jochen: Naturheilkundliche Behandlung männlicher Sexualstörungen, Stuttgart: Sonntag Verlag 1995
Schnaubelt, Kurt (Hg.): Ganzheitliche Aromatherapie, München: Elsevier 1997
Schnaubelt, Kurt: Praxis der Neuen Aromatherapie. Rezepte und Anwendungen, Berlin: Egmont vgs, 1998
Schwanitz, Dietrich: Männer – eine Spezies wird besichtigt, Frankfurt a. M.: Eichhorn 2001
Sheldon, William: Atlas of Men. A Guide for Somatotyping the Adult Male of All Ages, New York: Harper 1954
Sheldon, William: Varieties of Human Temperament. A Psychology of Constitutional Differences, New York: Harper 1942
Shook, Edward: Advanced Treatise on Herbology, Mokelumne Hills: Trinity Center Press 1978
Smith, Ed: Therapeutic Herb Manual, Williams: Herb Pharm 2006
Sollmann, Christian: Pflanzliche Urtinkturen und homöopathische Heilmittel selbst herstellen, Aarau: AT Verlag 2014
Thomas, Lewis: Das Leben überlebt. Geheimnis der Zellen, Köln: Kiepenheuer und Witsch 1976
Tierra, Lesley: Healing with the Herbs of Life, Berkeley: Crossing Press 2003
Tierra, Michael: Planetary Herbology, Twin Lakes: Lotus Press 1988
Tierra, Michael: Westliche Heilkräuter in TCM und Ayurveda, München/Jena: Urban und Fischer 2001
Tilford, Gregory: From Earth to Herbalist. An Earth-Conscious Guide to Medicinal Plants, Missoula: Mountain Press 1998
Tompkins, Peter, und Bird, Christopher: Das geheime Leben der Pflanzen, Frankfurt a. M.: Fischer 2018
Valnet, Jean: Aromatherapie, München: Heyne 1996
Van Wyk, Ben-Erik, Wink, Coralie und Michael: Handbuch der Arzneipflanzen, Stuttgart: Wissenschaftliche Verlagsgesellschaft, 3. Aufl., 2015
Van Wyk, Ben-Erik: Handbuch der Nahrungspflanzen. Ein illustrierter Leitfaden, Stuttgart: Wissenschaftliche Verlagsgesellschaft 2005
Vogel, Alfred: Der kleine Doktor. Hilfreiche Ratschläge für die Gesundheit, Teufen: Verlag A. Vogel, 73., überarbeitete Aufl., 2015
Wabner, Dietrich: Taschenlexikon der Aromatherapie, Bad Kötzting: Verlag Systemische Medizin 2013

Weed, Susun: HeilWeise, München: Frauenoffensive, 4. Aufl. 2000
Weiß, Rudolf Fritz: Lehrbuch der Phytotherapie (überarbeitet von Volker Fintelmann), Stuttgart: Haug Verlag, 13. Auflage, 2016
Weiss, Rudolf Fritz: Lehrbuch der Phytotherapie, Stuttgart: Hippokrates, 12., überarbeitete Auflage, 2009
Wieck, Wilfried: Männer lassen lieben – die Sucht nach der Frau, Frankfurt a. M.: Fischer 1990
Wilkens, Johannes, Meyer, Frank und Mandera, Ruth: Arnika, Königin der Pflanzen, Aarau: AT Verlag 2018
Willfort, Richard: Gesund durch Wildkräuter, Linz: Rudolf Trauner Verlag, 26. Auflage, 1997
Wood, Matthew: Die Weisheit der Pflanzen. Überliefertes Heilwissen für die Praxis von heute, Aarau/München: AT Verlag 2012
Worwood, Valerie: Liebesdüfte, München: Goldmann Verlag 1997
Zilbergeld, Bernie: Die neue Sexualität der Männer, Tübingen: Deutsche Gesellschaft für Verhaltenstherapie, 4. Auflage, 2000

Glossar

Adrenalin: Auch Epinephrin genannt. Ein vom Nebennierenmark ausgeschüttetes Hormon, das als Reaktion auf einen Reiz des Sympathikus seine Wirkung entfaltet. Einige Wirkungen davon sind die physiologischen Entsprechungen von Angst und Aufregung.

adrenergisch: Durch Adrenalin bewirkt, auf Adrenalin ansprechend. Der Begriff bezieht sich auf Nerven, die bei Anregung an ihren Enden Adrenalin freisetzen.

adstringierend: Zusammenziehend. Die Eigenschaft einer Substanz, die Tannine enthält und eine zusammenziehende Wirkung auf die Gewebe hat, indem sie Eiweiß (Protein) ausscheidet und dadurch Sekretabsonderungen vermindert.

akut: Ausgeprägte Symptome, die eine gewisse Stärke und Schwere zeigen, die rasch zu einem kritischen Zustand führen.

Allopathie: Das medizinische System bzw. die medizinische Theorie, die bei ihrer praktischen Anwendung Krankheiten dadurch bekämpft, dass sie Heilmittel verwendet, deren Wirkungen sich von der behandelten Krankheit unterscheiden. (Das Wort stammt von *allo*, das »anders« oder »alternativ« bedeutet und *pathos* mit der Bedeutung »Krankheit« oder »Leiden«.)

Alpha-Adrenozeptor: Ein bestimmter Typ von Rezeptoren, von dem man annimmt, dass er auf den Membranen der Nervenzellen des Sympathikus zu finden ist. Damit lassen sich die spezifischen Eigenschaften von Wirkstoffen erklären, die nur ganz bestimmte Aktivitäten des sympathischen Nervenystems beeinflussen.

Altersdemenz: Ein im Alter auftretender Verlust an intellektuellen Fähigkeiten, wie logisches Denken und Erinnerungsvermögen.

Anabolismus: Stoffaufbau. Der Aufbau von Substanzen im Körper durch Stoffwechselprozesse, bei dem Energie verbraucht wird, um aus einfacheren Molekülen komplexere herzustellen. Diese werden bei der Synthese von allen vom Körper benötigten chemischen Verbindungen und Zellgeweben gebraucht. Die Nerven des Parasympathikus steuern die Organe und den Blutfluss, um anorganische Stoffe in das lebendige Zellplasma der Körperzellen umzuwandeln und dienen so dem Aufbau und der Wiederherstellung von Körpergeweben und Energiereserven.

Antioxidans: Eine Substanz, die Zellbestandteile vor Schäden schützt, die durch den chemischen Prozess der Oxidation bewirkt werden.

Assimilation (Assimilierung): In der Biologie die Umwandlung von den von außen in den Körper aufgenommenen Nährstoffen in körpereigene Stoffe.

ätherisches Öl: Schnell verdunstendes Öl, das sich durch diese Eigenschaft von einem fetten Öl unterscheidet, das nicht so leicht verdunstet. Ätherische Öle sind keine echten Öle, verhalten sich aber bei Kontakt mit Wasser wie Öle.

atonisch: Mangelzustand an Muskel- oder Gefäßtonus sowie an Lebenskraft und Vitalität.

Aufguss/Auszug: Ergebnis, wenn etwas in einer Flüssigkeit eingeweicht wurde, um auf diese Weise etwas Lösliches daraus zu extrahieren.

Avitaminose: Vitaminmangelkrankheit.

Ayurveda: Die indische Wissenschaft von der Gesundheit.

Bachblütenessenzen: Feinstoffliche Essenzen aus Wildblüten, die so entstanden sind, dass man der Pflanze durch die Kraft der Sonne oder durch Kochen ihre Heilstoffe entzogen hat, die dann im Wasser zurückgeblieben sind. Das System der Herstellung und des Gebrauchs dieser Essenzen zur Heilung wurde vor mehr als achtzig Jahren vom englischen Arzt Edward Bach entwickelt.

binär: Zweigliedrig.

Blähungen: Gasansammlungen in Magen und Darm; Folge: das spontane (und möglicherweise geräuschvolle) Freisetzen dieser Gase in Gesellschaft anderer.

Blutplättchen: Zellbestandteile des Blutes, die auf die Blutgerinnung einwirken.

Chi (Qi): Ein in der chinesischen Medizin verwendeter Begriff für die alles verbindende Energie in allem. Sie lässt sich am besten als Funktion und weniger als eine Art Substanz begreifen. Alles besteht aus Chi und wird durch dieses definiert. Das Chi beschützt und wärmt den Körper; es ist die Ursache jeglicher Regung und der Quell der Harmonie im Körper.

chronisch: Über lange Zeit andauernd. Seit langer Zeit an einer Krankheit leiden oder eine bestimmte Gewohnheit haben.

diastolisch: Phase des im Rhythmus des Herzschlages ablaufenden Herzzyklus, in der sich das Herz entspannt und dabei mit Blut füllt.

ektomorph: Siehe auch Zerebrotonier. Mit diesem Begriff bezeichnete William Sheldon Menschen mit einem drahtigen, knochigen Körperbau, die kantig und schlank erscheinen. Dieser Typ entspricht dem Dosha Vata im Ayurveda und dem Konstitutionstyp Seher.

empirisch: Nur auf Erfahrungen oder Beobachtungen beruhend.

endomorph: Siehe auch Viszerotonier. Mit diesem Begriff bezeichnete William Sheldon Menschen mit einem rundlichen, eher ovalen Körperbau; sie sind schwer, aber nicht zwangsläufig fettleibig. Dieser Typ entspricht dem Dosha Kapha im Ayurveda und dem Konstitutionstyp Monarch.

Energetik: Die Energie oder Qualität einer Pflanze, beispielsweise heiß, kalt, trocken, feucht, schwer, leicht, bitter, süß, sauer, scharf-würzig, zusammenziehend oder salzig.

fettes Öl: Ein Öl, das nicht leicht verdunstet. Dazu gehören zum Beispiel die üblichen Pflanzenöle.

freie Radikale: Sehr reaktionsfreudige Molekülfragmente; sie sind im Allgemeinen schädlich für den Körper.

freie Radikalfänger: Substanzen, die freie Radikale beseitigen oder unwirksam machen.

Galle: Eine sehr bittere, grünlichgelbe Flüssigkeit, die von der Leber abgesondert und in der Gallenblase gespeichert wird – und dann nach Bedarf in den Dünndarm zurückfließt. Die Galle unterstützt die Verdauung von Fetten und hilft dabei, Fäulnisprozesse im Darm zu unterbinden.

Gerontologie: Die Wissenschaft über das Phänomen des Alterns.

Gewebe: Eine Ansammlung von funktionell ähnlichen Zellen und den Substanzen des Zellzwischenraumes.

Glycerin: Der süße Bestandteil von Öl. Eine klare, farblose, weichmachende, sirupartige Flüssigkeit, die süß schmeckt und mit Alkohol und Wasser mischbar ist. Die Substanz wird durch Hydrolyse von Fetten gewonnen.

Glyzerid: Ein Pflanzenextrakt, der mit Glycerin als Hauptlösungsmittel zubereitet wird.

Harnvergiftung: Urämie. Die Rückhaltung von Harnbestandteilen im Blut, weil die Nieren nicht mehr in der Lage sind, sie auszuscheiden.

Hoden: Die männlichen Geschlechtsdrüsen.

Homöopathie: Das Wort leitet sich von *homeo* mit der Bedeutung »ähnlich« oder »gleich« und *pathos* mit der Bedeutung »Krankheit« oder »Leiden« ab. Es bezeichnet ein System des Heilens, das auf dem Ähnlichkeitsprinzip beruht: Ähnliches möge durch Ähnliches geheilt werden. (Similia similibus curentur.) Die Homöopathie wurde zu Beginn des 19. Jahrhunderts von Samuel Hahnemann begründet. Er lehrte, dass Heilmittel zunächst an normalen Menschen geprüft werden sollten und dass ein Mittel dann eine bestimmte Krankheit heilen kann, wenn es bei einem gesunden Menschen Symptome hervorruft, die denen dieser Krankheit ähneln.

homolog: In der Position oder Struktur, im Wert oder in den Proportionen übereinstimmend.

Hydrolyse: Reaktion mit Wasser.

hyperaktiv: Ungewöhnlich aktiv, überaktiv.

hypoaktiv: Ungewöhnlich wenig aktiv, geringfügig aktiv.

Inkontinenz: Die Unfähigkeit, das Harnlassen oder die Darmentleerung zu kontrollieren, sodass beides unwillkürlich und unfreiwillig stattfindet.

Interferon: Ein komplexes Eiweißmolekül, das bei Virenbefall von Zellen des Immunsystems gebildet wird. Es kann die Reproduktion von Viren unterbinden und nicht infizierte Zellen vor einer viralen Infektion schützen.

in vitro: Im Reagenzglas, im Becherglas, in einer Petrischale oder Ähnlichem.

in vivo: In einem lebenden Organismus wie einem Menschen, einem Tier oder einer Pflanze.

Kapha: In der Wissenschaft des Ayurveda verweist dieser Begriff auf das, was die Dinge zusammenhält und erhält. Es sorgt für die Substanz des Körpers und unterstützt ihn und somit das körperliche und emotionale Zuhause, in dem wir wohnen.

kardiovaskulär: Herz und Blutgefäße bzw. die Herzkranzgefäße betreffend.

Katabolismus: Stoffabbau. Der Abbau von organischen Substanzen in Geweben des Körpers von komplexen in einfachere Substanzen, durch den Energie frei wird. Ein katabolischer Zustand tritt beispielsweise dann ein, wenn der Sympathikus die inneren Organe und die Blutzirkulation auf einen hohen Verbrauch an Energie und Ressourcen vorbereitet, um mit einem externen Stressfaktor umzugehen.

Krieger, Konstitutionstyp: Jemand mit einem annähernd dreieckigen und muskulösen Körperbau, das heißt mit breiten Schultern und schmalen Hüften; das entspricht im Ayurveda dem Dosha Pitta sowie dem mesomorphen Körperbau eines Somatotoniers nach William Sheldon.

leicht flüchtig: Schnell verdunstend.

limbisches System: Ein miteinander vernetztes System von Bereichen im Gehirn, das mit Grundbedürfnissen und Urgefühlen wie Hunger, Schmerz, Vergnügen, Befriedigung, Sex und instinktiver Motivation in Verbindung gebracht wird.

Lipid: Ein Fett oder eine fettähnliche Substanz.

MAO-Hemmer: Monoaminoxidase-Hemmer. Eine Gruppe von Antidepressiva, die bei Depressionen verschrieben wird.

Mark: Das tiefliegende oder innere Gewebe eines Organs oder einer Drüse.

mesomorph: Siehe auch Somatotonier. Mit diesem Begriff bezeichnete William Sheldon Menschen mit einem grob dreieckigen und muskulösen Körperbau, das heißt mit breiten Schultern und schmalen Hüften. Dieser Typ entspricht dem Dosha Pitta im Ayurveda und dem Konstitutionstyp Krieger.

Monarch, Konstitutionstyp: Jemand mit einem rundlichen, eher ovalen Körperbau. Ein solcher Mensch ist normalerweise schwer, aber nicht zwangsläufig fettleibig, was dem Dosha Kapha im Ayurveda und dem endomorphen Körperbau eines Viszerotoniers nach William Sheldon entspricht.

Mutagen: Ein Wirkstoff, der biologische Mutationen hervorruft.

Neurologie: Die Wissenschaft, die sich mit dem Nervensystem befasst.

neurozirkulatorisch: Das Nervensystem (das den Kreislauf kontrolliert) und den Kreislauf selbst mit seiner dynamischen Blutzirkulation betreffend.

Östrogen: Auch Estrogen. Ein überwiegend weibliches Hormon, das die Eizellenreifung anregt. Die Substanz hat biologisch die Wirkung von Hormonen, die sexuelles Verlangen hervorrufen. Östrogen fördert auch Aggressivität.

Oxidation: Im engeren Sinne eine chemische Reaktion mit Sauerstoff.

Parasympathikus: Der Teil des vegetativen (oder autonomen, nicht kontrollierbaren, eine unwillkürliche Steuerungsfunktion ausübenden) Nervensystems, der auf das Körperinnere einwirkt und die dort ablaufenden Prozesse reguliert sowie auf diese reagiert. Werden die zum Parasympathikus gehörenden Nerven stimuliert, führt das unter anderem zu einer Entspannung der Blutgefäße und dadurch zu deren Erweiterung, einem verlangsamten Herzschlag, einer Absenkung des Blutdrucks, einem Zusammenziehen der Pupillen und der Bronchiolen, einer gesteigerten Absonderung dünnflüssigen Speichels, einer verstärkten Aktivität im Verdauungskanal und zu einer allgemein stärkeren Sekretbildung in den Drüsen (mit Ausnahme der Schweißdrüsen).

pathologisch: Der durch eine Krankheit hervorgerufene Zustand eines Organs oder einer Körperflüssigkeit.

peripher: Eine gewisse Distanz vom Zentralnervensystem entfernt. (Bei höheren Tieren und bei einigen niederen Tieren bildet sich ein zentrales Nervensystem mit Verbindungen zur Peripherie des Körpers aus.) Auch die vom zentralen Blutkreislauf (dem Herz und den großen Blutgefäßen) entfernten Blutgefäße.

Pheromon: Ein Begriff, der sich aus den griechischen Worten *pherein* mit der Bedeutung »mit sich tragen« und *horman* mit der Bedeutung »anregen« herleitet. Es bezeichnet den zur richtigen Zeit und am richtigen Ort in die Umgebung freigesetzten Duftstoff, der für ein anderes Mitglied der eigenen Art gedacht ist. Es ist eine chemische Verbindung, die ein Tier herstellt und absondert und die das Verhalten und die Entwicklung anderer Mitglieder der gleichen Spezies beeinflusst.

phytomedizinisch: Auf die Pflanzenmedizin bezogen, die sich mit Pflanzenkrankheiten und -schädigungen beschäftigt.

Phytotherapie: Pflanzenheilkunde. Die therapeutische Verwendung von Pflanzen.

Pitta: In der Wissenschaft des Ayurveda bedeutet dieser Begriff »das, was die Dinge umwandelt«. Es ist die Kraft (das Feuer), mit der wir Nahrung verdauen; es sind Erfahrungen, es ist das Feuer des Enthusiasmus in unserem Leben.

probiotisch: Mit Bakterien versehen, die die Darmflora fördern.

Progesteron: Ein vor allem weibliches Geschlechtshormon, das zu den Steroidhormonen gehört und die Gebärmutterschleimhaut zur Einbettung einer fruchtbaren Eizelle anregt. Bei Schwangerschaft produziert der weibliche Körper große Mengen dieses Hormons.

räuchern: Die zeremonielle Verwendung von Rauch zur Reinigung und zum Schutz eines Ortes.

Reduktionismus: Ein Forschungsansatz, bei dem man sich auf das Individuum, auf voneinander getrennte Einzelteile und einzelne Bestandteile eines Ganzen konzentriert sowie die dahinterstehende Theorie.

Saponin: Alle Stoffe aus einer Gruppe von Glucosiden mit der charakteristischen Eigenschaft, einen seifigen Schaum zu erzeugen.

Schlaganfall: Hirnschlag. Kann zu plötzlichem Koma und Lähmungen führen und tödlich enden. Ursache ist eine Hirnblutung oder eine Störung der Blutversorgung im Gehirn.

Schwindel: Das Empfinden, das Gleichgewicht zu verlieren. Taumel.

Seher, Konstitutionstyp: Jemand mit drahtigem, knochigem Körperbau, kantig und schlank, was dem Dosha Vata im Ayurveda und dem ektomorphen Körperbau eines Zerebrotoniers nach William Sheldon entspricht.

Sekundärwirkung: Einer Pflanze zugeschriebene Wirkungen, die deren Hauptwirkung und Systemaffinität verstärken.

Sesquiterpene: Kohlenstoffverbindungen, die vor allem in aus Pflanzen gewonnenen ätherischen Ölen vorkommen.

Skrotum: Der Hodensack.

somatisch: Den physischen Körper betreffend oder auf diesen einwirkend.

Somatotonier: Einer der drei Körperbautypen (Somatotypen) William Sheldons, der diesen Begriff prägte und diesen somatotonischen Körperbautyp auch als mesomorph bezeichnete. Menschen mit diesem Körpertyp sind von ihrem Temperament her tendenziell dominant, selbstsicher, kraftvoll, durchsetzungsfähig, lieben Wettbewerb und neigen zu Hitzigkeit.

Spermatogenese: Prozess der Spermienbildung.

spp.: Abkürzung für species pluralis. Sie bezeichnet mehrere, nicht näher benannte Arten einer bestimmten Gattung.

standardisierter Extrakt: Normierter Extrakt. Ein Extrakt, der in Übereinstimmung mit einer ganzen Reihe willkürlich gesetzter Standards zubereitet wird. Diese Standards beruhen üblicherweise auf genau spezifizierten Mengen eines oder mehrerer isolierter Inhaltsstoffe.

Stärkung des Immunsystems: Stärkung der Abwehrkräfte.

Sympathikus: Der Teil des vegetativen (oder autonomen, nicht kontrollierbaren, eine unwillkürliche Steuerungsfunktion ausübenden) Nervensystems, der besonders die Reaktionen des Körpers auf Reize aus der äußeren Umgebung steuert und so den Körper mit Kampf, Flucht oder Schreckstarre reagieren lässt. Eine Reizung der zu diesem System gehörenden Nerven führt normalerweise zu einer Verengung der Blutgefäße, die zu dem von ihnen versorgten Körperteil führen (siehe auch Stichwort Alpha-Adrenozeptor). Das erhöht den Blutdruck, lässt Haare abstehen und verursacht Gänsehaut, führt zu einer Weitung der Pupillen, hemmt den Speichelfluss, beschleunigt den Herzschlag und unterdrückt die Aktivitäten im Magen-Darm-Trakt. Ganz allgemein kommt es in Notsituationen zu diesen Wirkungen wie beim Erschrecken (und bei lang andauerndem Stress). Die Wirkungen sind mit einem hohen Energieverbrauch verbunden, da der Körper flüchten oder kämpfen muss oder mit Schreck reagiert. Diese Reaktionen werden durch die Freisetzung eines Transmitterstoffs (eines Hormons) namens Noradrenalin bewirkt.

Synergie: Synergismus. Das Zusammenwirken unterschiedlicher Komponenten, das dann dazu führt, dass die Gesamtwirkung als Ganzes größer ist als die Summe der unabhängig voneinander erfolgenden Einzelwirkungen.

System: Die Kombination verschiedener Teile zu einem Ganzen, wie sie beispielsweise beim Nervensystem oder Verdauungssystem anzutreffen ist.

Systemaffinität: Die Affinität (die dynamische biomedizinische Beziehung bzw. Anziehungskraft) der Wirkungen einer Pflanze in Bezug auf ein bestimmtes funktionelles System im Körper.

systemisch: Wirkungen über Systeme. Im Bereich des gesamten Körpers.

systolisch: Phase des im Rhythmus des Herzschlages ablaufenden Herzzyklus, in der sich das Herz zusammenzieht.

Tai Chi: Auch unter der Bezeichnung »Tai Chi Chuan« bekannt. Es gilt als »der Weg zu guter Gesundheit« und ist eine Form der Kampfkunst, bei der Bewegungen und Gleichgewicht, Anmut, Dehnung, regelmäßige Übung und Selbstdisziplin wichtig sind.

Tannin: Gerbstoff. Ein wichtiger Pflanzenstoff, der sich vor allem durch seine zusammenziehenden (adstringierenden) Eigenschaften auszeichnet.

Testosteron: Männliches Geschlechtshormon; ein überwiegend in den Hoden produziertes Androgen und somit eine Substanz, die für die Ausbildung männlicher Merkmale verantwortlich ist. Testosteron steigert auch die Aggression.

Thallus: Die Gesamtheit der Struktur einer einfachen Pflanze, die weder über Wurzel, Spross noch Blatt verfügt.

Tinktur: Ein Pflanzenextrakt, der mit Äthylalkohol als Hauptlösungsmittel zubereitet wird.

Tinnitus: Ein subjektiv wahrgenommenes Ohrgeräusch, das aus Pfeifen, Zischen oder Rauschen bestehen kann.

Trester: Die (breiartigen) Pressrückstände, die nach der Extraktion der löslichen Bestandteile einer Pflanze in einem Lösungsmittel oder nach der Gewinnung des Saftes aus einer Frucht übrig bleiben.

urogenital: Die Geschlechtsorgane und das Harnsystem und deren Funktionen betreffend.

Vata: In der Wissenschaft des Ayurveda bedeutet dieser Begriff »Wind« oder »das, was die Dinge bewegt«. Es ist das Grundprinzip von Bewegung und wird mit den Elementen Luft und leerer Raum (Äther) in Verbindung gebracht. Es ist die Kraft, die biologische Bewegung steuert; sie ist die Grundkraft des Nervensystems.

vegetatives Nervensystem (VNS): Dieser Teil des Nervensystems wird auch »autonomes Nervensystem (ANS)« genannt. Es kontrolliert die Steuerung unwillkürlich ablaufender Körperfunktionen. Er reguliert die Funktionen der Drüsen, insbesondere der Speichel-, Magen- und Schweißdrüsen, ferner die Prozesse im Nebennierenmark, im Gewebe der glatten Muskulatur und die Funktionen des Herzens. Das vegetative Nervensystem besteht aus Sympathikus und Parasympathikus.

venös: Zu den Venen gehörend.

Verdauungssystem: Magen und Darm.

Verdauungstrakt: Das schlauchförmige, die Nahrung transportierende Organsystem des Körpers, das vom Mund bis zum Anus reicht.

Viszerotonier: Einer der drei Körperbautypen (Somatotypen) William Sheldons, der diesen Begriff prägte und diesen viszerotonischen Körperbautyp auch als endomorph bezeichnete. Menschen mit diesem Körpertyp sind von ihrem Temperament her tendenziell gesellig, versöhnlich, unterwürfig und eher langsam und entspannt.

Yang: Wie das praktische Erleben der Energie oder der Eigenschaften der Sonnenseite eines Hügels: heiß, fest, hell, trocken; ferner nach außen gerichtet, aggressiv, kreativ.

Yin: Wie das praktische Erleben der Energie oder der Eigenschaften der Schattenseite eines Hügels: kalt, nachgiebig, dunkel, feucht; ferner innerlich, passiv, rezeptiv.

Zerebrotonier: Einer der drei Körperbautypen (Somatotypen) William Sheldons, der diesen Begriff prägte und diesen zerebrotonischen Körperbautyp auch als ektomorph bezeichnete. Menschen mit diesem Körpertyp neigen von ihrem Temperament her zu Angespanntheit und Unsicherheit, sind tendenziell sorgfältig bis pedantisch, feinfühlig, ein wenig ungelenk und eher in sich gekehrt.

Zwölffingerdarm: Der erste Teil des Dünndarms, der vom Magen aus weiterführt.

Zur Bestimmung der Konstitutionstypen

Die folgende Auflistung typischer Eigenschaften soll Ihnen helfen, den eigenen Konstitutionstyp (mehr dazu auf Seite 204ff.) zu bestimmen. Antworten Sie aufrichtig und ehrlich, nur so kommen Sie zu einem Resultat, das Ihnen auch wirklich nützt. Die Verwendung eines solchen Werkzeugs zur Selbstbeurteilung und die eigene Einordnung kann durchaus gewisse Schwierigkeiten mit sich bringen. Die meisten Menschen neigen dazu, die Bedeutung der Grundkomponente des Sehers für sie zu überschätzen, und unterschätzen die Bedeutung der anderen beiden Komponenten. Männer unterschätzen außerdem meist den Einfluss ihrer Kriegerenergie; Frauen tun das Gleiche mit ihrer Kraft der Monarchin. Trotzdem kann man mit hinreichender Genauigkeit eine Selbsteinschätzung bei sich vornehmen. Wenn danach noch Unklarheiten bestehen, sollte man sein Augenmerk auf sein physiologisches Profil lenken: die eigene Morphologie (die Formen des Körpers), Appetit, Verdauung, Ausscheidung, Hautbeschaffenheit, Reaktion auf Stress, die bevorzugte Umgebung, das Lieblingsklima und die einem angenehmsten Temperaturen.

Um die eigene Konstitution zu bestimmen, kann man aus den folgenden Gruppen von Merkmalen alles auswählen, was vom eigenen Gefühl her auf einen selbst zutrifft. Zur Bestimmung der Hauptkomponenten des Konstitutionstyps Monarch, Krieger und Seher kreuzt man in jedem der Abschnitte die zu einem passenden Beschreibungen an und erfährt durch Zusammenzählen der ausgewählten Antworten, welche Hauptkomponenten (normalerweise eine oder zwei) überwiegen und wo der eigene Konstitutionstyp einzuordnen ist. Wenn beispielsweise 5-mal Merkmale des Monarchen, 11-mal Merkmale des Kriegers und 27-mal Merkmale des Sehers auftauchen, ist die entsprechende Konstitution wahrscheinlich vor allem vom Seher und sekundär vom Krieger geprägt, entspricht also dem Konstitutionstyp Seher-Krieger (mehr zu diesen Mischtypen auf Seite 223ff.). Die meisten von uns haben eine bestimmte, vorherrschende Komponente als Grundlage ihrer Konstitution, auf die dann eine sekundäre Komponente einen starken Einfluss ausübt. Die dritte Komponente ist zwar auch bis zu einem gewissen Grad vorhanden, aber oft nur in sehr vager, unbestimmter Form. Sehr wenige Personen haben in ihrer Konstitution nur eine einzige vorherrschende Komponente oder sind aus drei Komponenten zusammengesetzt.

Allgemeines

Monarch

- ☐ Ich habe einen stämmigen Körper mit grob strukturierten, großen Knochen.
- ☐ Ich nehme schnell zu und habe Schwierigkeiten abzunehmen.
- ☐ Meine Kraft und meine Ausdauer verlassen mich nie.
- ☐ Meine Haare sind dicht, glänzen und sind ein wenig gewellt.
- ☐ Meine Augen sind groß und anziehend.
- ☐ Mein Körper ist insgesamt deutlich entspannt.
- ☐ Im Wesentlichen bin ich friedlich, stabil, ruhig und zufrieden.
- ☐ Ich atme langsam, regelmäßig, tief und in den Bauch hinein. Äußere Anzeichen für Spannungen gibt es bei mir nicht.

Krieger

- ☐ Ich bin von mittlerem Körperbau, habe normale Knochenstrukturen und neige zu einer kräftigen Muskulatur.
- ☐ Ich stehe in aufrechter Haltung, und wenn ich sitze, ist mein Rücken gerade.
- ☐ Ich habe dünnes oder feines Haar.
- ☐ Ich habe eine helle Haut und bekomme leicht Sonnenbrand.
- ☐ Ich habe immer Lust, etwas zu unternehmen.
- ☐ Ich habe einen flotten Schritt, mein Gang wirkt entschlossen.
- ☐ Ich neige dazu, bei ganz normalen Gesprächen lebhafte Gesten mit dem Kopf und meinen Händen zu machen.
- ☐ Ich fühle mich meistens zuversichtlich und kraftvoll und bin fröhlich und impulsiv.
- ☐ Ich kann Schmerzen gut aushalten und habe oft ein richtiges Vergnügen daran, mich körperlich zu verausgaben und stark anzustrengen.
- ☐ Körperliche Ängste kenne ich nicht.
- ☐ Ich kann mich auf meine körperlichen Kräfte verlassen. Das Gleiche gilt für meine Körperkoordination.

Seher

- ☐ Mein ganzes Leben lang hatte ich einen tendenziell dünnen und knochigen Körper.
- ☐ Gewöhnlich nehme ich schnell ab.
- ☐ Ich finde es schwierig, zuzunehmen.
- ☐ Meine Haare sind tendenziell trocken oder wuschelig und lockig oder gekräuselt.
- ☐ Meine Haut neigt dazu, rau und trocken zu sein und schuppt sich, auch wenn ich nicht in einem trockenen Klima lebe.
- ☐ Ich bewege meinen Körper steif umher, meine Lippen sind angespannt, und auch mein Gesicht drückt häufig Ängstlichkeit und Anspannung aus.
- ☐ Meine Hände balle ich häufig zu Fäusten und verstecke sie. Oft stecken sie in meinen Taschen.
- ☐ Wenn ich sitze, habe ich häufig ein Bein eng um das andere geschlungen.
- ☐ Meine Atmung ist flach und geräuschlos und kann auch etwas schnell sein.
- ☐ Ich reagiere stark auf Schmerzen und andere Reize.
- ☐ Ich blinzle auffällig schnell mit den Augen und mache das normalerweise recht häufig.
- ☐ Ich mache mir oft Sorgen, bin ängstlich, angespannt und unsicher.

Soziale Interaktionen

Monarch

- ☐ Ich bin mitfühlend und nicht leicht zu verärgern.
- ☐ Ich habe von Natur aus einen guten Draht zu anderen Menschen.
- ☐ Ich liebe Geselligkeit und habe ganz allgemein ein starkes Bedürfnis nach dem Zusammensein mit Menschen.
- ☐ Ich bin tolerant gegenüber anderen Menschen und begegne ihnen mit Liebe, und es würde mich sehr stören, von anderen abgeschnitten zu sein.
- ☐ Gewöhnlich bin ich bezüglich allem, was mit Status, Prestige und meinem Ansehen und dem anderer zu tun hat, bestens informiert. Ich weiß, an wen ich mich bei welcher Sache zu wenden habe und wann ich zu diesen Personen gehe.
- ☐ Ich habe ein Bedürfnis danach, ständig Wohlwollen und Wertschätzung mir gegenüber deutlich gezeigt zu bekommen.
- ☐ Andere Menschen halten mich für großzügig, liebevoll und freundlich und vielleicht für ein wenig unselbstständig.
- ☐ Ich neige dazu, recht konventionell zu sein, da ich den Wunsch habe, von allen um mich herum geliebt zu werden.
- ☐ Ich brauche häufig eine Bestätigung durch die Mitglieder meiner Familie und regelmäßig einen deutlich ausgedrückten Beweis ihrer Zuneigung.
- ☐ Äußere Zeichen der Liebe und Zuneigung sind für mich ganz wichtig.

Krieger

- ☐ Ich liebe Wettkämpfe und körperliche oder intellektuelle Herausforderungen.
- ☐ Mein Rufen, mein Lachen und mein Husten sind explosiver Natur, laut und erinnern an einen Pistolenschuss.
- ☐ Im Allgemeinen bin ich kaum geräuschempfindlich und mache auch häufig selber Krach.
- ☐ Als Kind war ich beim Spielen ziemlich rabiat und zupackend.
- ☐ Wenn ich jemanden anspreche oder mich an jemanden wende, muss das auf direkte und unverblümte Art erfolgen.
- ☐ Ich tue wirklich alles, was getan werden muss, um mein Ziel zu erreichen.
- ☐ Ich bin eine gute Führungskraft und setze mich durch. Einige sehen diese Eigenschaft von mir als etwas an, das Sentimentalität ausschließt; andere setzen es mit Rücksichtslosigkeit gleich.
- ☐ Bei der Planung und Umsetzung neuer Ideen gehe ich systematisch an die Sache heran und achte dabei auf ihre praktische Durchführbarkeit.
- ☐ Ich liebe es, Ideen in die Tat umzusetzen, doch die alltägliche Routine und die ganzen Details bei der Durchführung eines Projektes mag ich nicht besonders.

Seher

- ☐ Ich kann mich sehr gut auf soziale Aktivitäten einlassen, aber mich dabei auch schnell völlig verausgaben.
- ☐ Ich kann mich schnell mit jemandem anfreunden, aber diese Beziehungen sind häufig nur von kurzer Dauer.
- ☐ Ich mag keine lauten oder plötzlichen Geräusche.
- ☐ Ich bin extrem empfindlich gegenüber allem, was ich über meine Sinne wahrnehme.
- ☐ Bin ich unter vielen Menschen, neige ich dazu, dass mir die ganzen Reize zu viel werden und ich mich manchmal völlig überfordert fühle.
- ☐ Ich ziehe es vor, unerkannt zu bleiben und nicht laut begrüßt zu werden.
- ☐ Ich werde völlig steif und gerate durcheinander, wenn ich plötzlich in eine Situation gerate, in der ich mit Menschen zusammentreffe. Häufig bin ich dann völlig unsicher.
- ☐ Ich schwanke dauernd zwischen meiner Sehnsucht nach Gesellschaft und meinem Drang nach Einsamkeit hin und her.
- ☐ Auf andere könnte ich unbeteiligt und etwas verschlossen wirken.

Ausdruck von Gefühlen

Monarch

- ☐ Es ist nicht leicht, mich wütend zu machen. Erzürnt man mich jedoch, dann vergesse ich eine Beleidigung nie.
- ☐ Ich bin direkt und aufrichtig. Was ich nach außen zum Ausdruck bringe, zeigt, was ich innerlich fühle.
- ☐ Ich bin von Natur aus mitfühlend und anteilnehmend.

Krieger

- ☐ Wenn man mich kränkt, kann ich vor Wut explodieren. Diese Wut kann dann untergründig noch lange schwelen.
- ☐ Die Vorstellung, alt zu werden, ist für mich schrecklich.
- ☐ Grundsätzlich verspüre ich körperlich überhaupt keine Furcht.

Seher

- ☐ Wenn man mich in Rage versetzt, kann es bei mir schnell zu einem Wutausbruch kommen. Allerdings verfliegt die Wut dann auch genauso schnell und ist rasch vergessen.
- ☐ Ich kann etwas mit angespannter Aufmerksamkeit verfolgen und nervös, neugierig und schreckhaft sein.

Stimmung, Gemütslage

Monarch

- ☐ Ich lasse mich nicht hetzen, bin besonnen und bedächtig. Auf mich kann man sich verlassen.

Krieger

- ☐ Ich bin erstaunlich offen und freimütig und kenne weder schnelle Stimmungsschwankungen noch rasche Veränderungen in meinen inneren Einstellungen.

Seher

- ☐ Ich habe ein starkes Bedürfnis danach, ungestört für mich zu sein.
- ☐ Meistens bin ich gerne allein, und es gefällt mir, keinen Menschen zu sehen. Davon ausgenommen sind ein oder zwei mir sehr vertraute Menschen.

Innere Einstellungen

Monarch

- ☐ Meine inneren Einstellungen zu verschiedenen Dingen ändern sich nicht schnell oder gar plötzlich.
- ☐ Man kann recht gut vorhersagen, wie ich mich verhalte. Mit mir zu leben, bedeutet, mich zu kennen.
- ☐ Meine Grundphilosophie lautet: »Leben und leben lassen.«
- ☐ Wenn ich ein Gespräch führe, geht es dabei um ganz normale Dinge und konventionelle Themen. Zu strittigen Fragen äußere ich mich nicht.
- ☐ Auf die mir angenehme Weise mache ich einfach immer weiter. Dabei zerbreche ich mir nicht vorher den Kopf über Dinge, die noch nicht passiert sind, sondern reagiere auf sie, wenn sie eintreten.

Krieger

- ☐ Ich habe den tiefen und anhaltenden Wunsch, in der Welt Bedeutung zu erlangen und Macht über andere Geschöpfe und meine Umgebung auszuüben.
- ☐ Ich bin innerlich dazu bereit, Verantwortung zu übernehmen, andere zu führen und Anweisungen zu erteilen.
- ☐ Ich bin typischerweise jemand, der aus sich herausgeht, und bin häufig großzügig.
- ☐ Auch unter widrigen Umständen vergeht mir das Lachen nicht.

Seher

- ☐ Ich kann schnell meine Meinung ändern, kann von einer bestimmten gedanklichen und philosophischen Ausrichtung sehr schnell auf eine andere umschwenken, meine Gefühle und meine Ansichten an die neue Ausrichtung anpassen und neue Allianzen schmieden. Ein solcher Wechsel ist für Menschen, die sich emotional auf mich eingelassen haben, natürlich oft verwirrend.
- ☐ Meine inneren Einstellungen werden viel stärker durch meine inneren Prozesse und deren Dynamik kontrolliert als durch äußere Faktoren.
- ☐ Gewöhnlich lässt sich nicht vorhersagen, was ich denke.

Bewusste Ausrichtung

Monarch

- ☐ Tendenziell halte ich mich an das, was sich unmittelbar praktisch durchführen lässt. Das ist für mich real.
- ☐ Ausgehend von meinen aktuell vorhandenen Bedürfnissen bin ich ganz auf konkrete Dinge ausgerichtet.
- ☐ Mit vollem Bauch dazusitzen und nichts anderes zu tun, als zu verdauen, bedeutet für mich, das Leben in vollen Zügen zu genießen.

Krieger

- ☐ Ich bin handlungsorientiert und habe dabei meine unmittelbaren Bedürfnisse im Blick.
- ☐ Ich lebe in der Gegenwart und habe relativ wenig Interesse an der Vergangenheit oder der Zukunft.

Seher

- ☐ Meine Aufmerksamkeit lässt sich ganz schnell von fast jedem ablenkenden Reiz in Beschlag nehmen.
- ☐ In jeder Situation bin ich mir immer der vielen möglichen Alternativen und Konsequenzen bewusst und kann mich dann nur schwer für etwas Bestimmtes entscheiden oder zur Tat schreiten.
- ☐ Ich erlebe intensive Gefühle, behalte die aber normalerweise für mich.

Bevorzugte Umgebung

Monarch

- ☐ Ich liebe das Wasser und schwimme gerne.
- ☐ Die meisten klimatischen Verhältnisse vertrage ich gut, bevorzuge jedoch warmes Wetter.
- ☐ Kalte, feuchte, neblige Gegenden interessieren mich nicht besonders.

Krieger

- ☐ Ich bin sehr gerne draußen im Freien an einem Platz, an dem ich deutlich zu sehen bin.
- ☐ Hoch gelegene Berglandschaften und sonniges Wetter gefallen mir gut.
- ☐ Ich mag kälteres Klima. Hitze gefällt mir nicht, schwüle Hitze noch weniger.

Seher

- ☐ Normalerweise mag ich heißes Wetter. Wind oder Trockenheit gefallen mir aber nicht.
- ☐ An offenen, ungeschützten Plätzen fühle ich mich nicht wohl.
- ☐ Ich falle nicht gerne auf. Am liebsten sitze ich an Tischen in der Ecke oder an einer Wand, aber nicht an frei stehenden Tischen in der Mitte eines Raumes.

Freiheit

Monarch

- ☐ Ich liebe die Freiheit, mich wohlzufühlen, einen vollen Bauch zu haben und in weltlichen Freuden aufzugehen.

Krieger

- ☐ Ich genieße die Freiheit zum direkten und meinen Bedürfnissen entsprechenden Handeln, ohne dabei durch Zurückhaltung, Hemmungen oder Zögerlichkeit eingeschränkt zu sein.

Seher

- ☐ Mir gefällt die Freiheit, meine Selbstwahrnehmung zu erweitern.

Antrieb

Monarch

- ☐ Ich bin mit mir recht zufrieden und wahrscheinlich weniger stark als andere motiviert, mich selbst weiterzuentwickeln.
- ☐ Ich weiß ganz konkret, was mich antreibt, und weiß auch ganz genau, was ich will.

Krieger

- ☐ Ich bin bereit, Risiken einzugehen, und nutze mit Eifer meine Chancen. Glücksspiele gefallen mir.
- ☐ Ich mag den Widerstand meiner Konkurrenten.
- ☐ Ich gehe klar in eine bestimmte Richtung und verfolge diese bereitwillig.
- ☐ Ich schiebe nichts auf die lange Bank. Lethargie oder Trägheit kenne ich nicht. Ich lasse nicht zu, mich in meinem Handeln durch irgendetwas aufhalten zu lassen.
- ☐ Ich habe den Schwung, Hindernisse mit großer Kraft zu überwinden.

Seher

- ☐ Ich bin weder getrieben noch abhängig davon, Zuneigung zu zeigen oder zu bekommen, und verspüre auch kein Bedürfnis, zur Tat zu schreiten.
- ☐ Meine Aufmerksamkeit für das, was gerade an äußeren Reizen auf mich zukommt, steuert mich. Ich reagiere auf alles, was geschieht.
- ☐ Meine Fantasie und meine Vorstellungskraft scheinen häufig mit mir durchzugehen.
- ☐ Ich bin recht flexibel und anpassungsfähig, was es mir ermöglicht, gut zurechtzukommen, besonders wenn ich Spaß habe.

Krisen und Probleme

Monarch

- ☐ Wenn ich Probleme habe, suche ich mir Menschen, die mich unterstützen und beraten. Ich bringe meine Gefühle zum Ausdruck und ziehe mich nicht zurück und bin allein.
- ☐ Wenn mich etwas ärgert oder aufregt, tue ich mir Gutes, indem ich etwas esse und so meine Gefühle besänftige.
- ☐ Wenn es richtig eng wird, bleibe ich konzentriert und kümmere mich um das Problem.

Krieger

- ☐ Ich finde, dass sich durch Bewegung emotionaler Frust, Stress und Spannungen abbauen lassen.
- ☐ Bei Problemen habe ich das starke Bedürfnis, aktiv zu werden. Ich muss dann etwas tun, um den Stress aus dem Kopf zu bekommen.

Seher

- ☐ Habe ich Probleme, verspüre ich zu Beginn eher Angst oder Besorgnis. Da ich jedoch innerlich recht autark bin, behalte ich meine Probleme normalerweise für mich und spreche nicht darüber.
- ☐ Wenn ich aufgebracht bin, kann ich meinen Appetit verlieren und überhaupt keine Lust mehr haben, irgendetwas zu tun.
- ☐ Wenn ich mit einem Problem konfrontiert bin, ziehe ich mich zurück, bin für mich und denke gründlich darüber nach. Ich kann mich dann sehr intensiv mit der Sache auseinandersetzen und lasse mich in dieser Zeit auch nicht gerne von außen ablenken oder dabei von jemandem stören.

Verstand und Gedächtnis

Monarch

- ☐ Ich halte mich nicht für einen Theoretiker oder jemanden, der ein Vorhaben in die Tat umsetzt. Ich könnte aber mein Können als Firmenleiter unter Beweis stellen.
- ☐ Mein Gedächtnis ist nicht besonders gut, aber sobald ich eine klare Vorstellung von etwas habe, vergesse ich das auch nicht.

Krieger

- ☐ Ich finde, ich gehe sehr methodisch vor, wenn ich etwas plane oder neue Ideen konkret Gestalt annehmen lasse.
- ☐ Mir gefällt es sehr, Ideen mit meinem Handeln Wirklichkeit werden zu lassen, aber die alltägliche Routine bei der Durchführung eines Projektes mag ich nicht besonders.
- ☐ Normalerweise kann ich mir etwas gut merken und vergesse es nur langsam.
- ☐ Ich ändere meine Meinung oder meine inneren Einstellungen nur selten.

Seher

- ☐ Mir gefällt es nicht, wenn mich jemand plötzlich stört und meine Aufmerksamkeit von etwas ablenkt, auf das ich mich gerade konzentriere. Ich bemühe mich selbst darum, nie ohne einen triftigen Grund jemand anderen zu stören und von seiner Sache abzulenken.
- ☐ Ich erinnere mich leicht an etwas und vergesse schnell.

Einstellung zum Tod

Monarch

- ☐ Ich hasse den Gedanken an den Tod.

Krieger

- ☐ Vor dem Tod habe ich nicht mehr Angst als vor anderen Sachen.

Seher

- ☐ Ich bin richtig neugierig auf den Tod.

Nahrung

Monarch

- ☐ Ich habe einen starken Appetit, aber Hunger bekomme ich nur langsam.
- ☐ Ich finde, die Hauptmahlzeit am Tag ist besonders an einem Feiertag für das Familienleben von großer Bedeutung.
- ☐ Ich genieße es, in Gesellschaft anderer und mit guter Bedienung ausgiebig zu speisen, etwas Besonderes zu essen und eine richtige Feier daraus zu machen.

Krieger

- ☐ Ich muss nicht oft essen, kann aber große Mengen vertilgen.
- ☐ Ich halte für lange Zeit große Anstrengungen aus, ohne dabei zu essen.

Seher

- ☐ Mein Appetit schwankt unberechenbar. Ich kann am Tag drei Mahlzeiten zu mir nehmen und am nächsten Tag überhaupt keinen Appetit haben. Normalerweise habe ich im Tagesverlauf für das Essen keine feste Struktur.
- ☐ Meine Verdauung reagiert viel zu stark auf emotionale Reize oder sogar auf normale soziale Situationen.
- ☐ Anscheinend benötige ich wegen meiner hohen Stoffwechselrate häufigere Mahlzeiten als andere.

Schlaf und Träumen

Monarch

- ☐ Schlaf gefällt mir sehr. Ich schlafe tief und ungestört und kann viele Stunden hintereinander schlafen.
- ☐ Ich schlafe schnell und leicht ein. Es ist schwierig, mich aufzuwecken.
- ☐ Normalerweise bin ich mir mehr oder weniger bewusst darüber, was ich geträumt habe. Meine Träume sind eher friedlich. Viel passiert in ihnen nicht.

Krieger

- ☐ Mein Schlaf ist tief und sehr erfrischend.
- ☐ Ich träume kaum und erinnere mich beim Aufwachen selten an meine Träume.
- ☐ Das Aufstehen am Morgen ist angenehm. Früh auf den Beinen zu sein, ist bei mir die Regel, und im Allgemeinen ist der Morgen meine beste Tageszeit.
- ☐ Auch bei sehr wenig Schlaf funktioniere ich gut, sogar wenn ich viele Nächte hintereinander mit wenig Schlaf auskommen muss.

Seher

- ☐ Ich sinke nur sehr langsam in den Tiefschlaf.
- ☐ Ich wache sehr leicht auf und finde es schwierig, wieder einzuschlafen.
- ☐ Ich finde es schwierig, morgens aus dem Bett zu kommen.
- ☐ Ich habe nur einen leichten Schlaf. Meine Entspannung ist sogar in der Phase des tiefsten Schlafes nur unvollständig.
- ☐ Ich träume viel und intensiv.

Stimme und Sprache

Monarch

- ☐ Ich würde sagen, meine Stimme bleibt gleich. Ich spreche ruhig und mühelos; alles ist gut durchdacht.
- ☐ Meine Stimme ist nicht gehetzt; ich zensiere mich nicht. Die Worte fließen einfach dahin.

Krieger

- ☐ Meine Stimme ist im allgemeinen Geräuschpegel eines überfüllten Raumes gut zu hören und dringt gut durch.
- ☐ Meine Stimme trägt auffallend gut und lässt sich über eine überraschende Distanz hinweg deutlich vernehmen.

Seher

- ☐ Ich halte mich mit meiner Stimme zurück, sodass sie nur die Person erreicht, die ich gerade anspreche.
- ☐ Ich halte meine Stimme gut unter Kontrolle, damit ich nicht die Aufmerksamkeit anderer auf mich ziehe.

Gewohnheiten

Monarch

- ☐ Mir gefällt es, wenn in meinem Leben Routine vorherrscht.
- ☐ Gewohnheiten sind etwas Angenehmes für mich. Ich genieße die behagliche Routine eines mir vertrauten Handlungsmusters oder einer vertrauten Form, nach außen zu treten.

Krieger

- ☐ Bei mir wird etwas schnell zur Gewohnheit.

Seher

- ☐ Ich finde es herausfordernd, im Leben eine Routine aufrechtzuerhalten.
- ☐ Ich finde es schwierig, Gewohnheiten aufzubauen, sogar regelmäßiges Essen, Schlafen, Bewegen oder Entspannen kann ich mir nicht angewöhnen.

Gesamtzahl von Merkmalen

_______ Monarch

_______ Krieger

_______ Seher

Produktliste

zusammengestellt von Olaf Rippe

PFLANZENNAME	FIRMA	ZUSAMMENSETZUNG	WIRKPROFIL
Alfalfa			
Alfalfa Vegi Kapseln	Hannes Pharma	pro Kapsel 407 mg Alfalfa Konzentrat	siehe Monografie
Alfalfa 500 mg Tabletten	Fairvital	pro Tablete 500 mg Alfalfa	siehe Monografie
Alfalfa Urtinktur	DHU	alkoholischer Auszug	siehe Monografie
Alfalfa Pulver	Allcura	Pulver	siehe Monografie
Ampfer			
Atusa spag. Peka Mischung	Pekana	Aralia racemosa D12, Cuprum aceticum D4, Bryonia cretica spag. Peka D6, Hyoscyamus niger spag. Peka D4, Rumex crispus D2, Phosphorus D6	Reizhusten, Überanstrengung der Stimme, Bronchitis, asthmatoide Bronchitis
Rumex crispus Urtinktur	Spagyra	alkoholischer Auszug	siehe Monografie
Rumex acetosa	Kräuterladen	Sauerampferkraut geschnitten oder gemahlen	siehe Monografie
Sticta Pentakan Liquidum	DHU	Lobaria pulmonaria Ø, Bryonia D2, Cephaelis ipecacuanha D3, Rumex crispus D1, Euspongia officinalis D2	Krampfhusten
Artischocke			
Cynara scolymus Urtinktur	Ceres	alkoholischer Auszug	siehe Monografie
Defaeton spag. Peka N Tropfen	Pekana	Peumus boldus spag. Peka D6, Dioscorea villosa D4, Strychnos ignatii spag. Peka D6, Cynara scolymus D12, Fumaria officinalis spag. Peka D6, Rhamnus frangula D8, Rheum D8	Leberstoffwechselstörungen, Obstipation
Entregin spag. Peka Tropfen	Pekana	Citrullus colocynthis D4, Podophyllum peltatum D4, Veratrum album D4, Artemisia abrotanum spag. Peka Ø, Cynara scolymus Ø, Potentilla anserina spag. Peka Ø	nervöse Darmstörungen mit Durchfallneigung und Dyspepsie

ENT Komplex 1 Kardinal Tinktur	Evolutions	Destillat und alkoholischer Auszug von Birke, Brennnessel, Klette, Ingwer, Löwenzahn, Mariendistel, Spargel, Spitzwegerich, Steinklee, Tausendgüldenkraut, Wacholder, Walnuss, Yucca, Zitrone	Übersäuerung bei übermäßigem Stress, Entgiftung und Entlastung des Stoffwechsels (Gicht, Rheuma, Allergien), Regulation des Säure-Basen-Haushalts
Hechocur spag. Peka N Tropfen	Pekana	Chionanthus virginicus D2, Iberis amara D6, Lycopodium clavatum D4, Mandragora e rad. spag. Peka D12, Phosphorus D10, Peumus boldus spag. Peka D6, Cynara scolymus D8, Taraxacum officinale spag. Peka D8	Zur Anregung und Regeneration der Leberfunktionen, Fettstoffwechselstörungen, Hypercholesterinämie
Ashwagandha			
Apatogon Tabletten	Wohldorff	Ashwagandha 150 mg, Eleutherokokkus 100 mg, Rosenwurz 250 mg, Vitamin B6, Folsäure	Reizbarkeit, Erschöpfung, Überforderungssyndrom, nervöse Schlaflosigkeit
Anti-Stress-Komplex Kapseln	Evolutions	Ashwagandha 100 mg, Eleutherokokkus 50 mg, Raupenpilz chin. 100 mg, Rosenwurz 150 mg, Süßholzwurzel 50 mg	Reizbarkeit, Erschöpfung, Überforderungssyndrom
Ashwagandha	Kräuterladen	Wurzel geschnitten und gemahlen	siehe Monografie
Neurobalance Tee	Salus	Ashwagandhawurzel (20 %), Apfelfrüchte, Passionsblumenkraut (10 %), Melissenblätter (10 %), Hagebuttenschalen, Aronia, Eukalyptusblätter, Orangenschalen süß, Acerolafruchtpulver (5 %), Pfefferminzblätter, Zimtrinde	ausgleichend für Nerven und Psyche
Neurobalance Kapseln	Salus	Ashwagandhawurzelextrakt, Melissenblätterextrakt, Passionsblumenextrakt, Lavendelextrakt	ausgleichend für Nerven und Psyche
Neurobalance Tonikum	Salus	Ashwagandhawurzelextrakt 600 mg	ausgleichend für Nerven und Psyche
Baldrian			
Avena comp. Globuli	Wala	Avena sativa D2, Concae D6, Phosphorus D24, Sulfur D24, Valeriana D2	Ein- und Durchschlafstörungen
Baldrian	Kräuterladen	Wurzel geschnitten und gemahlen	siehe Monografie
Calmedoron Tropfen	Weleda	Avena sativa Ø, Humulus lupulus Ø, Passiflora Ø, Valeriana Ø, Coffea D60	Nervosität und Einschlafstörungen
Calmedoron Globuli	Weleda	Avena sativa Ø, Humulus lupulus Ø, Passiflora Ø, Valeriana Ø, Coffea D60	Nervosität und Einschlafstörungen

Schwedentrunk Elixier	Infirmarius	Aromatisch bitterer Extrakt aus Angelikawurzel, Baldrianwurzel, Enzianwurzel, Kardamomensamen und Zimtrinde; Vitamin C, Mannitol, Natriumbenzoat, Zitronensäure, Sorbitol	Anregung des Verdauungsstoffwechsel, bei diabetischer Stoffwechsellage, Erschöpfung, Anregung der Leberfunktion
Stressbalance plus Lavendel Kapseln	Orthotherapia	Extrakte aus Baldrian 300 mg, Hopfenblüte 90 mg, Lavendel 100 mg, Melisse 160 mg, Passionsblume 55 mg	Unruhezustände, Angstzustände, nervöse Schlaflosigkeit und Erschöpfung
Valeriana Tinktur	Ceres	alkoholischer Auszug	siehe Monografie
Bärentraube			
Bärentraube	Kräuterladen	Blätter geschnitten und gemahlen	siehe Monografie
Cystinol N Tropfen	Schaper und Brümmer	Extrakt aus Bärentraube und Goldrute	Blasenreizung, Begleitmittel bei Prostatitis
Cystinol akut	Schaper und Brümmer	Trockenextrakt aus Bärentraube ca. 250 mg	Blasenentzündung
Infi-Betula Tropfen	Infirmarius	Betula pendula e foliis Ø, Arctostaphylos uva-ursi D2, Cytisus scoparius D2, Echinacea D2, Equisetum arvense D2, Hypericum perforatum D2, Levisticum officinale D2, Rosmarinus officinalis D2, Salvia officinalis D2, Taraxacum officinale D2	Ableitung über Niere und Blase, Neigung zu Nieren- und Blasensteinen, Prostataleiden, nervöse Reizblase
Solunat Nr. 16 (früher Renalin) Tropfen	Soluna	Spag. Zubereitung aus Agropyron, Uva ursi, Betula, Capsella, Equisetum, Ononis Herb. et Rad., Petroselinum, Fruct. et Rad., Solidago, Cytisus cum Cuprum colloidale Urtinktur spag.	Kardinalmittel für Erkrankungen der Urogenitalorgane, Begleitmittel bei Prostataleiden
Uva ursi Urtinktur	DHU	alkoholischer Auszug	siehe Monografie
Becherkätzchen *(Garrya flavescens)*			
Garrya flavescens C12 Globuli	Remedia	Globuli	siehe Monografie
Beinwell			
Beinwell	Kräuterladen	Wurzel geschnitten und gemahlen	siehe Monografie
Beinwell spag. Essenz	Aurora Pharma	Destillat	siehe Monografie
Metasymphylen Tropfen	Meta Fackler	Bryonia D2, Ferrum sesquichloratum D2, Hypericum D3, Mandragora D6, Stannum metallicum D8, Symphytum officinale D6	Verbesserung des Gelenkstoffwechsels, Neigung zu Rheuma und Arthrose, Alterungserscheinungen im Bewegungsapparat
Steirocall Tropfen	Steierl	Acidum silicicum D12, Calcium carbonicum D12, Calcium phosphoricum D12, Acorus calamus D6, Equisetum arvense D6, Ilex aquifolium D6, Symphytum officinale D6, Alchemilla vulgaris Dil. D6	Status nach Knochenbruch, Osteoporose, Bänderschwäche

Symphytum extern Urtinktur	DHU	alkoholischer Auszug	
Symphytum D3 Tabletten	DHU	Tabletten	
Symphytum comp. Globuli, Amp.	Wala	Allium cepa D3, Arnica D5, Stannum metallicum D14, Symphytum off. D2	Traumatische und entzündliche Gelenksleiden, Tennisellbogen, Sehnenscheidenentzündung
Bohnenkraut			
Bohnenkraut	Kräuterladen	Kraut geschnitten	siehe Monografie
Bohnenkraut ätherisches Öl	Maienfels Naturkosmetik	Wasserdampfdestillat	siehe Monografie
Satureja spag. Tropfen	Spagyros	Destillat nach Zimpel	siehe Monografie
Satureja Urtinktur	Spagyra	alkoholischer Auszug	siehe Monografie
Brennnessel			
Brennnessel	Kräuterladen	Blätter oder Wurzel geschnitten und gemahlen, Samen ganz	siehe Monografie
Brennnessel spag. Essenz	Aurora Pharma	Destillat	siehe Monografie
ENT Komplex 1 Kardinal Tinktur	Evolutions	Destillat und alkoholischer Auszug von Birke, Brennnessel, Klette, Ingwer, Löwenzahn, Mariendistel, Spargel, Spitzwegerich, Steinklee, Tausendgüldenkraut, Wacholder, Walnuss, Yucca, Zitrone	Übersäuerung bei übermäßigem Stress, Entgiftung und Entlastung des Stoffwechsels (Gicht, Rheuma, Allergien), Regulation des Säure-Basen-Haushalts
Prostagutt forte flüssig oder Kapseln	Willmar Schwabe	1 ml enthält Extakte aus Sabal 80 mg, Brennnessel 60 mg (1 Kapsel = 160 mg Sabal, 120 mg Brennnessel)	Prostataadenom, erektyle Dysfunktion bei Prostataleiden, Blasenreizung mit häufigem Handrang und Nykturie
Prostamed Urtica Kapseln	Gustav Klein	1 Kapsel enthält 240 mg Extrakt aus Brennnesselwurzel	Beschwerden beim Wasserlassen bei Prostataadenom
Prostan Kapseln	Orthotherapia	Inhaltsstoff pro Kapsel Vitamin D 5 µg, Vitamin E 9,4 mg, Vitamin B6 4,1 mg, Vitamin C 40 mg, Zink 2,9 mg, Brennnesselwurzel-Extrakt 38 mg, Dunaliella-salina-Alge 2,4 mg, Kürbiskerne 150 mg, Lycopin 0,3 mg, Omega-3-Fettsäuren 18 mg, Sägepalmen-Extrakt 65 mg	Prostatahypertrophie
Testo Ultra	Testosterone Enhancer	Extrakt aus Elfenblumen (Epimedium), Tongkat-Ali-Wurzel (Eurycoma longifolia), Sägepalme (Serenoa repens), Brennnesselwurzel	Erektyle Dysfunktion
Urtica Tinktur	Ceres	alkoholischer Auszug	siehe Monografie

Bürzeldorn *(Tribulus terrestris)*			
Tribulus terrestris D1 Dilution	Homeocur	alkoholischer Auszug	siehe Monografie
Bulgarischer Tribulus Complex 1500	Vivid Sports Nutrition	Extrakt aus Tribulus mit Arginin, Maca, Zink und Vitamin B6	Testosteronmangel, erektile Dysfunktion
Tribulus + Arginin + Maca + Komplex Kapseln	Fuerstenmed	Extrakt aus Tribulus terrestris, Macapulver, Granatapfel, Eleutherokokkus, L-Arginin	allgemein zur Kräftigung bei nachlassender Spannkraft
Chili			
Capsicum Urtinktur = D1	DHU/Hanosan	alkoholischer Auszug	siehe Monografie
Capsaicin Caps Kapseln	Velag Pharma	pro 2 Kapseln 700 mg Chilipulver	siehe Monografie
Chili	Kräuterladen	ganz, geschrotet, gemahlen	siehe Monografie
Damiana			
Damiana	Kräuterladen	geschnitten, gemahlen	siehe Monografie
Damiana Urtinktur = D1	DHU	alkoholischer Auszug	siehe Monografie
Cefagil Tabletten, Tropfen, Amp.	Cefak	Damiana Ø, Tropfen enthalten Damiana D2, Ampullen enthalten Damiana D7	bei sexueller Unlust und Schwäche beider Geschlechter
Manuia	DHU	Damiana Ø, Ginseng Ø, Acid phos. D2, Ambra D3	Erschöpfung, auch mit Depression, Nervosität, mangelnder Konzentration, Prüfungsstress, Schlafstörungen und bei sexueller Unlust
Virilis Gastreu S R41	Dr. Reckeweg	Acid. phos. D12, Agnus castus D8, Damiana D6	Erschöpfung und sexuelle Unlust
Yohimbin Vitalkomplex	Hevert	Acidum picrinicum D6, Damiana D2, Strychninum phosphoricum D4, Yohimbinum hydrochloricum D4	Alterungserscheinungen mit sexueller Unlust, Erschöpfung, nachlassender Konzentration; wirkt auf beide Geschlechter
Dang shen *(Codonopsis pilosula)*			
Codonopsis radix	Herbasinica	Trockendroge	siehe Monografie
Glockenwindenwurzel Tropfen	Aframed	alkoholischer Auszug	siehe Monografie
Eibisch			
Althaea Urtinktur	DHU	alkoholischer Auszug	siehe Monografie
Eibisch	Kräuterladen	Blüten ganz, Wurzel geschnitten und gemahlen	siehe Monografie
Solunat Nr. 15 (früher Pulmonik) Tropfen	Soluna	Spagyrische Zubereitung aus Althaea, Drosera, Eucalyptus, Hyssopus, Marrubium, Polygala amara, Pulmonaria, Salvia, Verbascum, Viola, Acidum silicicum, Kalium stibyltartaricum, Urtinktur spag.	Kardinalmittel bei Erkrankungen der Lunge und Bronchien

Eidechsenschwanz, Kalifornischer (Yerba Mansa)			
Anemopsis californica C12	Remedia	Globuli	siehe Monografie
Mansawurzel Tropfen	Aframed	alkoholischer Auszug	siehe Monografie
Engelwurz			
Angelica archangelica Tinktur	Ceres	alkoholischer Auszug	siehe Monografie
Engelwurz	Kräuterladen	Samen ganz, Kraut geschnitten, Wurzel geschnitten und gemahlen	siehe Monografie
Chinesische Engelwurz (Angelica sinensis), Dan Gui	Kräuterladen	geschnitten und gemahlen	siehe Monografie
Engelwurz spag. Essenz	Aurora Pharma	Destillat	siehe Monografie
Quinta Essentia 21 Kardinal Tinktur	Evolutions	Destillat und alkoholischer Auszug von Engelwurz, Benediktenkraut, Bitterklee, Buchweizen, Gundelrebe, Hamamelis, Holunder, Kalmus, Königskerze, Koriander, Liebstöckel, Löwenzahn, Mariendistel, Meisterwurz, Mistel, Rosskastanie, Silberdistel, Tausendgüldenkraut, Traubenkerne, Weißdorn, Zinnkraut	Generell zur Anregung aller Ausscheidungsprozesse, Ausleitung von Umweltgiften und Immuntoxinen
SCH-Komplex 4 Kardinal Tinktur	Evolutions	Destillat und alkoholischer Auszug von Engelwurz, Bärlauch, Bertram, Brennnessel, Chlorella, Ingwer, Koriander, Mariendistel, Meisterwurz, Sarsaparilla, Walnuss, Wegwarte	Anregung der Stoffwechselprozesse im Verdauungsbereich, Ausleitung von Umweltgiften und Immuntoxinen, bei schlechtem Spermiogramm infolge von Toxinen
Schwedentrunk Elixier	Infirmarius	Aromatisch bitterer Extrakt aus Angelikawurzel, Baldrianwurzel, Enzianwurzel, Kardamomensamen und Zimtrinde; mit Vitamin C, Mannitol, Natriumbenzoat, Zitronensäure, Sorbitol	Anregung des Verdauungsstoffwechsel, bei diabetischer Stoffwechsellage, Erschöpfung, Anregung der Leberfunktion
Solunat Nr. 2 Tropfen (früher Aquavit)	Soluna	Spagyrische Extraktion aus Angelikawurzel, Anis, Chinarinde, Colasamen, Dostenkraut, Galgantwurzel, Ingwerwurzel, Johanniskraut, Koriander-, Kubeben-, Kümmelfrüchten, Lavendelblüten, Majorankraut, Meisterwurz, Melisse, Muskatsamen, Pfeffer, schwarz und weiß, Rosmarin, Salbei, Tausendgüldenkraut, Wacholderbeeren, Ysopkraut, Zimtrinde Goldchloridlösung D2	Lebenselixier; Anregung der Verdauungsfunktion und von Stoffwechselprozessen, Ausscheidung von Toxinen, nachlassende sexuelle Spannkraft

Solunat Nr. 19 (Früher Stomachik) Tropfen	Soluna	Spagyrische Zubereitung aus Acorus, Alpinia, Angelica, Artemisia absinthium, Artemisia vulgaris, Centaurium, Citrus, Gentiana, Juniperus, Melissa, Mentha, Peucedanum, Rosmarinus Urtinktur spag.	Amaratropfen zur Anregung der Verdauungsorgane
Fenchel			
Fenchel	Kräuterladen	Früchte braun, ganz und gemahlen, und grün, ganz	siehe Monografie
Carbo Similiaplex Tropfen	Pascoe	Carbo vegetabilis D12, Basilicum D2, Gratiola D3, Salvia officinalis D3, Foeniculum Ø, Oleum carvi D1	Funktionelle Dyspepsie mit Blähungen, Dysbiose
Foeniculum Urt. = D1	DHU	alkoholischer Auszug	siehe Monografie
Hausmann's Komplex 81	Infirmarius	Carum carvi D3, Chamomilla recutita D2, Chelidonium majus D4, Foeniculum vulgare D2, Lycopodium clavatum D4	Funktionelle Dyspepsie mit Blähungen, Dysbiose; gerne zusammen mit Bittermitteln anwenden (z. B. Schwedentrunk)
Solunat Nr. 12 (früher Ophthalmik) Tropfen	Soluna	Spagyrische Zubereitung aus Euphrasia, Hypericum, Rosa, Rosmarinus, Verbena, Foeniculum, Aurum chloratum Urtinktur spag.	Stärkung der Sehkraft, bei Überanstrengung der Augen (z. B. durch Bildschirmarbeit), Sehstörungen infolge Stress
Gagel			
Isotoma fluviatilis C12 Globuli	Remedia	alkoholischer Auszug	siehe Monografie
Gelbholzbaum *(Xanthoxylum)*			
Xanthoxylon Komplex	Nestmann	Xanthoxylon frax. D4 Dil., Chamomilla D3 Dil., Cantharis D4 Dil., Hamamelis D2 Dil., Viola tricolor D3 Dil.	Blasenstörungen
Xanthoxylon S Oligoplex	Meda	Xanthoxylon D3, Chamomilla D3, Cocculus D4, Plantago major D1	siehe Monografie
Xanthoxylon fraxineum Urtinktur = D1	Spagyra	alkoholischer Auszug	siehe Monografie
Gelbwurz *(Hydrastis canadensis)*			
Hydrastis canadensis D2	Spagyra / DHU	Globuli, Dilution	
Hydrastis complex Dil.	Hanosan	Hydrastis canadensis Ø 1, Echinacea Ø, Thuja occidentalis Ø, Asa foetida Ø, Atropa belladonna Ø, Conium maculatum Ø, Kalium bichromicum D2, Mercurius solubilis Hahnemanni D2	Eiterprozesse
Lymphdiaral Basistabletten	Pascoe	Taraxacum Ø, Calendula Ø, Arsenicum album Dil. D8, Chelidonium Dil. D2, Leptandra Ø, Echinacea Ø, Phytolacca Dil. D2, Carduus marianus Dil. D1, Condurango Dil. D2, Hydrastis Ø, Lycopodium Dil. D2, Sanguinaria Ø	Abwehrsteigerung, Anregung lymphatischer Abwehrprozesse, Entgiftung bei Immunerkrankungen

Ginkgo			
Ginkgo	Kräuterladen	Blätter geschnitten und gemahlen	siehe Monografie
Ginkgo spag. Essenz	Aurora Pharma	Destillat	siehe Monografie
Ginkgo Tinktur	Ceres	alkoholischer Auszug	siehe Monografie
Gingium	Hexal	Extrakt 40 mg pro Tablette	siehe Monografie
Metaginkgo S Tropfen oder W Tropfen	Meta Fackler	Espeletia D4, Ginkgo biloba D6, Plumbum metallicum D8, Secale cornutum D4, Tabacum D6	arterielle Durchblutungsstörungen, Sklerose, Hypertonie, allg. bei Alterungserscheinungen (zusammen mit Lebermitteln und Weißdorn)
Ginseng			
Ginseng	Weleda	Urtinktur	siehe Monografie
Ginseng	Kräuterladen	Wurzel geschnitten und gemahlen	siehe Monografie
Ginseng SL Florafarm Kapseln	Florafarm	1 Kapsel enthält 500 mg weiße Ginsengwurzel	weißer Ginseng hoher Qualität
Manuia	DHU	Damiana Ø, Ginseng Ø, Acid phos. D2, Ambra D3	Erschöpfung, auch mit Depression, Nervosität, mangelnder Konzentration, Prüfungsstress, Schlafstörungen und bei sexueller Unlust
Men's Best Kardinal Tinktur	Evolutions	Destillat und alkoholischer Auszug von Brokkoli, Cranberry, Ginseng, Goji, Granatapfel, Hopfen, Karotte, Kürbis, Mariendistel, Maca, Muira puama, Propolis, Schisandra, Tomaten, Traubenkern, Weißdorn	für ein langes und erfülltes Männerleben; Anti-Aging, Ausleitung von Toxinen, Prophylaxe von Prostataleiden und Karzinom
STA Komplex 6 Kardinal Tinktur	Evolutions	Destillat und alkoholischer Auszug von Aroniabeere, Astragalus, Cordyceps, Eisenkraut, Gelee Royal, Ginseng, Guarana, Hafer, Rosenwurz, Schisandra, Taigawurzel	allgemein bei Schwächezuständen zur Leistungssteigerung, bei Stress, Burnout, Überforderungssyndrom
Ginseng, Sibirischer *(Eleutherococcus senticosus)*			
Apatogon Tabletten	Wohldorff	Ashwagandha 150 mg, Eleutherokokkus 100 mg, Rosenwurz 250 mg, Vitamin B6, Folsäure	Reizbarkeit, Erschöpfung, Überforderungssyndrom, nervöse Schlaflosigkeit
Anti-Stress Komplex Kapseln	Evolutions	Ashwagandha 100 mg, Eleutherokokkus 50 mg, Raupenpilz chin. 100 mg, Rosenwurz 150 mg, Süßholzwurzel 50 mg	Reizbarkeit, Erschöpfung, Überforderungssyndrom
Eleucurarina Tropfen	Harras Pharma	Fluidextrakt aus Eleutherokokkus	Erschöpfung, Störungen der Rekonvaleszenz, Infektanfälligkeit, Fatigue-Syndrom, Adjuvans in der Tumortherapie, Metastasenprophylaxe
Eleutherococcus Urtinktur = D1	Spagyra	alkoholischer Auszug	siehe Monografie
Eleutherokokkus	Kräuterladen	Taigawurzel geschnitten, gemahlen	siehe Monografie

PAR Komplex 3 Kardinal	Evolutions	Destillat und alkoholischer Auszug von Grapefruitkern, Knoblauch, Lapacho, Myrrhe, Nelke, Papaya, Propolis, Schwarze Wallnuss, Eleutherokokkus, Wacholder	Infektanfälligkeit, Ausleitung von Resttoxinen nach Infektionen, Störungen der Rekonvaleszenz
STA Komplex 6 Kardinal Tinktur	Evolutions	Destillat und alkoholischer Auszug von Aroniabeere, Astragalus, Cordyceps, Eisenkraut, Gelee Royal, Ginseng, Guarana, Hafer, Rosenwurz, Schisandra, Taigawurzel	allgemein bei Schwächezuständen zur Leistungssteigerung, bei Stress, Burnout, Überforderungssyndrom
Goji			
Goji	Kräuterladen	Beeren ganz	siehe Monografie
Goji Beere Kapseln	Hannes Pharma	pro Kapsel 450 mg Goji-Extrakt	siehe Monografie
Men's Best Kardinal Tinktur	Evolutions	Destillat und alkoholischer Auszug von Brokkoli, Cranberry, Ginseng, Goji, Granatapfel, Hopfen, Karotte, Kürbis, Mariendistel, Maca, Muira puama, Propolis, Schisandra, Tomaten, Traubenkern, Weißdorn	Für ein langes und erfülltes Männerleben; Anti-Aging, Ausleitung von Toxinen, Prophylaxe von Prostataleiden und Karzinom
Goldmohn			
Dormi Gastreu S Tropfen	Dr. Reckeweg	Eschscholzia californica D2, Humulus lupulus D2, Passiflora incarnata D2, Zincum valerianicum Dil. D6, Avena sativa Dil. D1, Coffea Dil. D4, Valeriana Ø	Nervöse Schlafstörungen, Erregungszustände
Eschscholzia californica Urtinktur	Hanosan	alkoholischer Auszug	siehe Monografie
Eschscholzia californica	Kräuterladen	Kraut geschnitten und gemahlen	siehe Monografie
Passiflora Pentarkan Dil.	DHU	Passiflora Ø, Zincum met. D6, Humulus lupulus Ø, Escholtzia Ø	nervöse Schlafstörungen, Erregungszustände
Somcupin spag. Peka N Tropfen	Pekana	Argentum nitricum D4, Eschscholtzia californica D12, Lactuca virosa D4, Aurum chloratum natronatum D6, Coffea arabica D10, Staphisagria D4, Zincum isovalerianicum D5, Avena sativa spag. Peka Ø	Schlafstörungen, nervöse Erschöpfung bei Dauerstress
Gummikraut *(Grindelia)*			
Grindelia	Kräuterladen	Kraut geschnitten	siehe Monografie
Grindelia robusta spag.	Ionis Spagyrik	Destillat	siehe Monografie
Grindelia robusta Urtinktur = D1	DHU	alkoholischer Auszug	siehe Monografie
Grindelia Oligoplex Dil.	Meda	Grindelia D3, Agnus castus D2, Ceanothus D3, Cinchona D2, Chionanthes D4, Trigonella foenum-graecum D3, Myricaria germanica D3	Immunmodulation, Bluterkrankungen mit Milzbeteiligung, chronische Stoffwechselleiden

Hausmann's Komplex 87 Tropfen	Infirmarius	Aconitum napellus D6, Arctium D3, Ceanothus americanus D4, Grindelia robusta D4, Veronica virginica D6	Ableitung über Leber-Milz bei chronisch entzündlichen Prozessen, rheumatisch-neuralgische Schmerzen, Infektanfälligkeit durch Immuntoxine
Gurmar *(Gymnema)*			
Gymnema Sylvestre 400 mg Kapseln	Vitaking	Extrakt 400 mg	siehe Monografie
Hafer			
Avena sativa Tinktur	Ceres	alkoholischer Auszug	siehe Monografie
Avena sativa Urtinktur	DHU/Hanosan	alkoholischer Auszug	siehe Monografie
Avena comp. Globuli	Wala	Avena sativa D2, Concae D6, Phosphorus D24, Sulfur D24, Valeriana D2	Ein- und Durchschlafstörungen
Aurum/Apis regina comp. Globuli und Amp.	Wala	Acidum phosphoricum D4, Apis regina D5, Aurum chloratum D6, Avena sativa D2, Hypericum perforatum D20, Strychnos ignatii D4	Stimmungsschwankungen, nervöse Herzstörungen, reaktive seelische Störungen
Calmedoron Tropfen	Weleda	Avena sativa Ø, Humulus lupulus Ø, Passiflora Ø, Valeriana Ø, Coffea D60	Nervosität und Einschlafstörungen
Calmedoron Globuli	Weleda	Avena sativa Ø, Humulus lupulus Ø, Passiflora Ø, Valeriana Ø, Coffea D60	Nervosität und Einschlafstörungen
Echtronerval	Weber und Weber	Avena sativa Ø, Crocus sativus Dil. D2, Gelsemium sempervirens Dil. D3, Hypericum perforatum Ø, Myristica fragrans Dil. D3, Passiflora incarnata Ø	seelische Labilität, Unruhe, Schlafstörungen, Angstzustände, Status nach Trauer
Hafer	Kräuterladen	geschnitten	siehe Monografie
Infi-Avena N Tropfen	Infirmarius	Avena sativa D1, Arnica montana D6, China D4, Cola D3, Cypripedium calceolus D4, Hypericum perforatum D4, Lavandula angustifolia D3, Melissa officinalis D2, Origanum majorana D3, Rauwolfia serpentina D4, Salvia officinalis D4, Valeriana officinalis D4	Erschöpfungssyndrom, sexuelle Apathie, nervöse Schlafstörungen, auch mit Herzsensationen, schwankender Blutdruck, dabei ängstlich, nervös, erschöpft; Appetitlosigkeit (alles schwer verdaulich, Stein im Magen)
Kürbis-Thuja Komplex Essenz	Evolutions	Destillate von Kürbis, Thuja, Waldrebe, Wasserdost, Hafer, Kleines Weidenröschen	Harnwegsinfekte, Blasenreizung, Prostatabeschwerden
P-Sta spag. Peka Tropfen	Pekana	Piper methysticum spag. Peka D8, Acidum phosphoricum D3, Agaricus muscarius D6, Avena sativa spag. Peka D1, Anacardium D10, Ignatia spag. Peka D4, China spag. Peka D3, Sabadilla D4	Nervenüberreizung, Unruhe, Stresskrankheiten, Schlafstörungen, reaktive Symptome nach Trauma, Angst

STA Komplex 6 Kardinal Tinktur	Evolutions	Destillat und alkoholischer Auszug von Aroniabeere, Astragalus, Cordyceps, Eisenkraut, Gelee Royal, Ginseng, Guarana, Hafer, Rosenwurz, Schisandra, Taigawurzel	allgemein bei Schwächezuständen zur Leistungssteigerung, bei Stress, Burnout, Überforderungssyndrom
Vollmers Grüner Hafertee	Salus	1,2 g enthalten Haferkraut 0,9 g, Brennnesselblätter 0,12 g, Alpenfrauenmantel 0,06 g und Himbeerblätter	Entschlackung bei Gicht und Rheuma
Helmkraut			
Scutellaria lateriflora Urtinktur	DHU	alkoholischer Auszug	siehe Monografie
Scutellaria lateriflora spag.	Ionis Spagyrik	Destillat	siehe Monografie
Helmkraut	Kräuterladen	Kraut geschnitten und gemahlen	siehe Monografie
Herzgespann			
Herzgespann	Kräuterladen	Kraut geschnitten	siehe Monografie
Leonurus cardiaca Urtinktur	DHU	alkoholischer Auszug	siehe Monografie
Solunat Nr. 5 Tropfen (früher Cordiak)	Soluna	Spagyrische Extraktion von Herzgespann, Johanniskraut, Melisse, Rosenblüten, Rosmarin, Weißdornblättern/-blüten, Weißdornfrüchten, Wiesenknopfkraut sowie Goldchloridlösung D2	seelische Störungen mit Herzbeteiligung, Herzklopfen, Blutdruckschwankungen, Herzkrämpfe, Stress-Krankheiten mit Herzbeteiligung
Solunat Nr. 17 Tropfen (früher Sanguisol)	Soluna	Destillat von Herzgespann, Johanniskraut, Melisse, Rosenblüten, Rosmarin, Weißdornblättern/-blüten/-früchten, Wiesenknopfkraut sowie Goldchloridlösung D2 und Safrantinktur	depressive Verstimmungen, nervöse Herzstörungen
Himbeere			
Himbeere	Kräutergarten München	Blätter geschnitten	siehe Monografie
Rubus idaeus spag.	Ionis Spagyrik	Destillat	siehe Monografie
Rubus idaeus e foliis Urtinktur	Spagyra	alkoholischer Auszug	siehe Monografie
Hopfen			
Calmedoron Tropfen und Globuli	Weleda	Avena sativa Ø, Humulus lupulus Ø, Passiflora Ø, Valeriana Ø, Coffea D60	Nervosität und Einschlafstörungen
Hopfenzapfen	Kräuterladen	ganz, geschnitten	siehe Monografie
Lupulus Urtinktur	Ceres, DHU, Weleda	alkoholischer Auszug	siehe Monografie
Men's Best Kardinal Tinktur	Evolutions	Destillat und alkoholischer Auszug von Brokkoli, Cranberry, Ginseng, Goji, Granatapfel, Hopfen, Karotte, Kürbis, Mariendistel, Maca, Muira puama, Propolis, Schisandra, Tomaten, Traubenkern, Weißdorn	für ein langes und erfülltes Männerleben; Anti-Aging, Ausleitung von Toxinen, Prophylaxe von Prostataleiden und Karzinom

Igelkraftwurz (Devil's club)			
Igelkraftwurz Öl	Maienfelser	Destillat	siehe Monografie
Oplopanax horridus C7 Globuli	Remedia	Globuli	siehe Monografie
Ingwer			
ENT Komplex 1 Kardinal Tinktur	Evolutions	Destillat und alkoholischer Auszug von Birke, Brennnessel, Klette, Ingwer, Löwenzahn, Mariendistel, Spargel, Spitzwegerich, Steinklee, Tausendgüldenkraut, Wacholder, Walnuss, Yucca, Zitrone	Übersäuerung bei übermäßigem Stress, Entgiftung und Entlastung des Stoffwechsels (Gicht, Rheuma, Allergien), Regulation des Säure-Basen-Haushalts
Ingwer spag. Essenz	Aurora Pharma	Destillat	siehe Monografie
Ingwer	Kräuterladen	geschält geschnitten und gemahlen, natur geschnitten	siehe Monografie
Solunat Nr. 2 Tropfen (früher Aquavit)	Soluna	Spagyrische Extraktion aus Angelikawurzel, Anis, Chinarinde, Colasamen, Dostenkraut, Galgantwurzel, Ingwerwurzel, Johanniskraut, Koriander-, Kubeben-, Kümmelfrüchten, Lavendelblüten, Majorankraut, Meisterwurz, Melisse, Muskatsamen, Pfeffer, schwarz und weiß, Rosmarin, Salbei, Tausendgüldenkraut, Wacholderbeeren, Ysopkraut, Zimtrinde, Goldchloridlösung D2	Lebenselixier; Anregung der Verdauungsfunktion und von Stoffwechselprozessen, Ausscheidung von Toxinen, bei nachlassender sexueller Spannkraft
Zingiber officinalis Urtinktur = D1	DHU	alkoholischer Auszug	siehe Monografie
Jambu *(Spilanthes acmella)*			
Spilanthes acmella C9 Globuli	Remedia	Globuli	siehe Monografie
Johanniskraut			
Aurum/Apis regina comp. Glob. und Amp.	Wala	Acidum phosphoricum D4, Apis regina D5, Aurum chloratum D6, Avena sativa D2, Hypericum perforatum D2, Strychnos ignatii D4	Stimmungsschwankungen, nervöse Herzstörungen, reaktive seelische Störungen
Echtronerval	Weber und Weber	Avena sativa Ø, Crocus sativus Dil D2, Gelsemium sempervirens Dil. D3, Hypericum perforatum Ø, Myristica fragrans Dil. D2, Passiflora incarnata Ø	seelische Labilität, Unruhe, Schlafstörungen, Angstzustände, Status nach Trauer
Johanniskraut	Kräuterladen	geschnitten, gemahlen	siehe Monografie
Hypericum Steierl Tropfen	Steierl Pharma	Hypericum perforatum Ø, D6, D12	Stimmungsschwankungen und leichte Depressionen, reaktive Depressionen
Hypericum Tinktur	Ceres	alkoholischer Auszug	siehe Monografie

Infi-Avena N Tropfen	Infirmarius	Avena sativa D1, Arnica montana D6, China D4, Cola D3, Cypripedium calceolus D4, Hypericum perforatum D4, Lavandula angustifolia D3, Melissa officinalis D2, Origanum majorana D3, Rauwolfia serpentina D4, Salvia officinalis D4, Valeriana officinalis D4	Erschöpfungssyndrom, sexuelle Apathie, nervöse Schlafstörungen, auch mit Herzsensationen, schwankender Blutdruck, dabei ängstlich, nervös, erschöpft; Appetitlosigkeit (Stein im Magen)
Johanniskraut spag. Essenz	Aurora Pharma, Ionis Spagyrik	Destillat	siehe Monografie
Neuropas Balance Tabletten	Pascoe	60 mg Johanniskraut, 28 mg Baldrianwurzeln, 32 mg Passionsblumenkraut	beruhigend, schlaffördernd und die Stimmung aufhellend
Solunat Nr. 2 Tropfen (früher Aquavit)	Soluna	Spagyrische Extraktion aus Angelikawurzel, Anis, Chinarinde, Colasamen, Dostenkraut, Galgantwurzel, Ingwerwurzel, Johanniskraut, Koriander-, Kubeben-, Kümmelfrüchten, Lavendelblüten, Majorankraut, Meisterwurz, Melisse, Muskatsamen, Pfeffer, schwarz und weiß, Rosmarin, Salbei, Tausendgüldenkraut, Wacholderbeeren, Ysopkraut, Zimtrinde sowie Goldchloridlösung D2	Lebenselixier; Anregung der Verdauungsfunktion und von Stoffwechselprozessen, Ausscheidung von Toxinen, nachlassende sexuelle Spannkraft
Solunat Nr. 5 Tropfen (früher Cordiak)	Soluna	Spagyrische Extraktion von Herzgespann, Johanniskraut, Melisse, Rosenblüten, Rosmarin, Weißdornblättern/-blüten/-früchten, Wiesenknopfkraut sowie Goldchloridlösung D2	Seelische Störungen mit Herzbeteiligung, Herzklopfen, Blutdruckschwankungen, Herzkrämpfe, Stress-Krankheiten mit Herzbeteiligung
Solunat Nr. 17 Tropfen (früher Sanguisol)	Soluna	Destillat von Herzgespann, Johanniskraut, Melisse, Rosenblüten, Rosmarin, Weißdornblättern/-blüten/-früchten, Wiesenknopfkraut sowie Goldchloridlösung D2 und Safrantinktur	Depressive Verstimmungen, nervöse Herzstörungen
Jujube *(Ziziphus jujuba)*, Chinesische Dattel			
Ziziphus jujuba	Kräuterladen	Dattel ganz	siehe Monografie
Ziziphus jujuba C12	Remedia	Globuli	siehe Monografie
Frustus Jujubae Kapseln	Hannes Pharma	pro Kapsel 500 mg Extrakt aus Fructus Jujubae	siehe Monografie
Jujube Kapseln	Greenfood	pro Kapsel 480 mg	siehe Monografie
Jujubae Fructus	Herbasinica		
Kakao			
Cacao C1 Globuli	Homeocur	Globuli	siehe Monografie
Kakaoextrakt Bio	Primavera	Destillat	siehe Monografie
Kakao	Kräuterladen	Kakaobohnen geröstet, Kakaoschalen geschnitten	siehe Monografie

Kamille			
Chamomilla Tinktur	Ceres DHU	alkoholischer Auszug	siehe Monografie
Chamomilla/ Malachit comp. Dil.	Weleda	alkoholische Zubereitung aus Chamomilla Radix D3, Kalium aceticum comp. D6 (besondere Herstellung von Safran, Koralle und Antimon mit Wein), Malachit D6, Tabacum D10	Stress, den man in den Verdauungsorganen spürt, Ulzera, Druck- und Völlegefühl, Blähungen, Nahrungsunverträglichkeiten
Kamillenöl blau kbA	Maienfelser	Destillat	siehe Monografie
Kamille		Blüten ganz und gemahlen	siehe Monografie
Oleum Chamomillae infusum	Caelo	Ölauszug	siehe Monografie
Kava-Kava			
Metakavernit Tropfen	Meta Fackler	Argentum nitricum D5, Mandragora D6, Piper methysticum D6, Sumbulus moschatus D4	Nervosität und Unruhe, Folgen von Stress, Schlafstörungen, Ängstlichkeit; Begleitmittel bei psychosomatischen Erkrankungen
Metakaveron Globuli	Meta Fackler	Argentum nitricum D5, Sumbulus moschatus D2, Mandragora D6, Piper methysticum D2	Nervosität und Unruhe, Folgen von Stress, Schlafstörungen, Ängstlichkeit; Begleitmittel bei psychosomatischen Erkrankungen, Schulstress
Piper methysticum D5 Globuli	DHU	Globuli	siehe Monografie
Piper methysticum spag.	Ionis Spagyrik	Destillat	siehe Monografie
P-sta spag. Tropfen	Pekana	Piper methysticum spag. D8, Acidum phosphoricum D3, Agaricus muscarius D6, Avena sativa spag. D1, Anacardium D10, Ignatia D4, China spag. D3, Sabadilla D4	Nervenüberreizung, Unruhe, Stresskrankheiten, Schlafstörungen, reaktive Symptome nach Trauma, Angst
Klette			
Arctium lappa	Kräuterladen	Wurzel geschnitten und gemahlen, Blätter geschnitten	siehe Monografie
Arctium lappa Urtinktur	DHU	alkoholischer Auszug	siehe Monografie
Arctium lappa spag.	Ionis Spagyrik	Destillat	siehe Monografie
ENT Komplex 1 Kardinal Tinktur	Evolutions	Destillat und alkoholischer Auszug von Birke, Brennnessel, Klette, Ingwer, Löwenzahn, Mariendistel, Spargel, Spitzwegerich, Steinklee, Tausendgüldenkraut, Wacholder, Walnuss, Yucca, Zitrone	Übersäuerung bei übermäßigem Stress, Entgiftung und Entlastung des Stoffwechsels (Gicht, Rheuma, Allergien), Regulation des Säure-Basen-Haushalts
Hausmann's Komplex 87 Tropfen	Infirmarius	Aconitum napellus D6, Arctium D3, Ceanothus americanus D4, Grindelia robusta D4, Veronica virginica D6	Ableitung über Leber/Milz bei chronisch entzündlichen Prozessen, rheumatisch-neuralgische Schmerzen, Infektanfälligkeit durch Immuntoxine

Klettenlabkraut			
Galium aparine Urtinktur	DHU	alkoholischer Auszug	siehe Monografie
Klettenlabkraut	Kräuterladen	geschnitten	siehe Monografie
TO-EX spag. Peka N Tropfen	Pekana	Echinacea spag. Peka D12, Argentum nitricum D4, Bryonia cretica spag. Peka D4, Clematis recta D3 Ledum palustre D6 Hydrastis canadensis D4 Galium aparine D6 Glechoma hederacea spag. Peka D6	zur allgemeinen Ausleitung von Stoffwechselgiften und Umwelttoxinen
Knoblauch			
Allium sativum Urtinktur	DHU	alkoholischer Auszug	siehe Monografie
Knoblauchsaft Schönenberger	Salus	Presssaft	siehe Monografie
Kwai forte Tabletten	Klosterfrau	1 Dragee enthält 100 mg Knoblauchzwiebel-Pulver	siehe Monografie
Knorpeltang, Irländisch Moos *(Chondrus crispus)*			
Carrageen C-Potenzen	Remedia	Globuli	siehe Monografie
Carrageen Tropfen	Aframed	alkoholischer Auszug	siehe Monografie
Knorpeltang	Kräuterladen	Irisch Moos (Chondrus crispus) geschnitten	siehe Monografie
Knöterich, Vielblütiger			
Fo Ti 400 mg	Hanoju	Kapseln 400 mg	siehe Monografie
Knöterich, Vielblütiger	Kräuterladen	Polygonum-multiflorum-Stücke	siehe Monografie
Kreosotbusch *(Larrea mexicana)*			
Larrea mexicana C3 Dil./Globuli	Spagyra	alkoholischer Auszug	siehe Monografie
Larrea mexicana spag.	Ionis Spagyrik	Destillat	siehe Monografie
Kürbis			
Cucurbita pepo Urtinktur/D1 Globuli	Spagyra	alkoholischer Auszug	siehe Monografie
Euviril Aprosta N Kapseln	Euviril	Granatapfelfruchsaftkonzentrat 220 mg, Extrakte aus Kürbiskern 200 mg, Granatapfel 180 mg, Cranberry 200 mg, Roggen 60 mg, Grüntee 50 mg, Leinsamen 50 mg, Tomaten 25 mg, Vitamin C 80 mg, Vitamin E 12 mg, Zink 5 mg, Selen 110 µg, Vitamin D3 5 µg	Prostatahypertrophie, nächtlicher Harndrang
Granu Fink Prosta forte 500 mg Kapseln	Granu Fink	1 Kapsel enthält 500 mg Dickextrakt aus Kürbissamen	Prostatahypertrophie, nächtlicher Harndrang
Granu Fink plus Sabal Kapseln	Omega Pharma	Kürbissamen und Kürbissamenöl, Extrakt aus Sägepalmenfrüchten	Blasenreizung, Prostatabeschwerden
Kürbiskerne	Kräuterladen	Kürbiskerne ohne Schale, ganz	siehe Monografie

Men's Best Kardinal Tinktur	Evolutions	Destillat und alkoholischer Auszug von Brokkoli, Cranberry, Ginseng, Goji, Granatapfel, Hopfen, Karotte, Kürbis, Mariendistel, Maca, Muira puama, Propolis, Schisandra, Tomaten, Traubenkern, Weißdorn	Für ein langes und erfülltes Männerleben; Anti-Aging, Ausleitung von Toxinen, Prophylaxe von Prostataleiden und Karzinom
Men's Formel P 8 Kapseln	Evolutions	pro Kapsel Extrakte von 150 mg Sägepalme, 150 mg Kürbiskerne, 50 mg Weidenröschen, 12 mg Vitamin E, 11 mg Zink, 1 mg Lycopin, 15 µg Vitamin D3	Blasenreizung, Prostatabeschwerden
Prostamed Tabletten	Klein	1 Kautablette enthält 200 mg Kürbissamenpulver, 100 mg gereinigten Trockenextrakt aus entöltem Kürbissamenpulver, 6,3 mg Zitterpappelblättern, 2,6 mg Goldrutenkraut	Harnwegsinfekte, Blasenreizung, Prostatabeschwerden
Prostan Kapseln	Orthotherapia	1 Kapsel enthält Vitamin D 5 µg, Vitamin E 9,4 mg, Vitamin B6 4,1 mg, Vitamin C 40 mg, Zink 2,9 mg, Brennnesselwurzel-Extrakt 38 mg, Dunaliella salina Alge 2,4 mg, Kürbiskerne 150 mg, Lycopin 0,3 mg, Omega 3 Fettsäuren 18 mg, Sägepalmen-Extrakt 65 mg	Prostatahypertrophie, nächtlicher Harndrang
Kukuma, Gelbwurz			
Choleodoron Tropfen	Weleda	1 g enthält Chelidonium majus Ø 67,5 mg, Curcuma xanthorrhiza rhizoma, ethan. Decoctum 0,25 g	Regulierung der Gallentätigkeit
Cholesterinum Similiaplex R Tropfen	Pascoe	Cholesterinum D4, Fel tauri Dil. D4, Oleum Ricini D4, Atropinum sulfuricum D6, Natrium chloratum D4, Curcuma Ø	Regulierung der Gallentätigkeit, Hypercholesterinämie
Curcuma Extrakt 95 %	Evolutions	pro Kapsel 430 mg Curcuma, 6 mg Pfeffer	Regulierung des darmassozierten Immunsystems, Darmdysbiose, funktionelle Dyspepsie, Begleitung in der Tumortherapie
Curcuma longa Urtinktur = D1	Spagyra	alkoholischer Auszug	siehe Monografie
Javanische Gelbwurz (Curcuma xanthorrhiza)	Kräuterladen	geschnitten und gemahlen	siehe Monografie
Lerchensporn			
Corydalis cava D4 Dil.	Spagyra	alkoholischer Auszug	siehe Monografie
Corydalis cava spag.	Ionis Spagyrik	Destillat	siehe Monografie
Corydalis rhizoma	Herbasinica	getrocknet	siehe Monografie
Lerchensporn	Kräuterladen	Lerchenspornwurzelstock geschnitten, gemahlen	siehe Monografie

Löwenzahn			
ENT Komplex 1 Kardinal Tinktur	Evolutions	Destillat und alkoholischer Auszug von Birke, Brennnessel, Klette, Ingwer, Löwenzahn, Mariendistel, Spargel, Spitzwegerich, Steinklee, Tausendgüldenkraut, Wacholder, Walnuss, Yucca, Zitrone	Übersäuerung bei übermäßigem Stress, Entgiftung und Entlastung des Stoffwechsels (Gicht, Rheuma, Allergien), Regulation des Säure-Basen-Haushalts
Löwenzahnblüten	Kräutergarten München	Blüten ganz, Blätter oder Wurzel geschnitten und gemahlen	siehe Monografie
Metaharonga Tropfen	Meta Fackler	Asa foetida D3, Eichhornia D2, Haronga Ø, Nux vomica D4, Okoubaka D2, Syzygium jambolanum Ø, Taraxacum D1	diabetische Stoffwechsellage, Nahrungsmittelunverträglichkeiten und -allergien, stressabhängige Verdauungsbeschwerden
Solunat Nr. 8 (früher Hepatik) Tropfen	Soluna	Spagyrische Zubereitung von Agrimonia, Aloe, Anagallis, Silybum, Chelidonium Herba et Radix, Cichorium Herba et Radix, Hepatica, Picrasma, Taraxacum, Zincum aceticum	allgemeines Kardinalmittel zur Leberentlastung
Taraxacum Tinktur	Ceres	alkoholischer Auszug	siehe Monografie
Taraxacum comp. Tropfen	Ceres	Taraxacum Ø, Carduus marianus Ø, Chelidonium D4	Regeneration der Leberfunktionen, Störungen der Gallensekretion
Maca			
Bio Maca Tabletten	Terra Elements	500 mg pro Tablette	Steigerung der sexuellen Spannkraft, allgemein zur Kräftigung
Euviril testoforte	Euviril	pro Tagesportion (4 Kapseln) D-Asparaginsäure 600 mg, Maca 400 mg, Taurin 200 mg, Koffein 200 mg, Schwarzer-Pfeffer-Extrakt 20 mg, Zink 20 mg, Vitamin D3 20 µg	Steigerung der sexuellen Spannkraft, allgemein zur Kräftigung
Maca 500	Endima	2 Kapseln enthalten 1000 mg Maca, 0,42 Vitamin B6, 24 mg Vitamin C	nachlassende sexuelle Spannkraft im Alter oder durch lange Krankheit oder Stress
Maca	Kräuterladen	gemahlen	siehe Monografie
Men's Best Kardinal Tinktur	Evolutions	Destillat und alkoholischer Auszug von Brokkoli, Cranberry, Ginseng, Goji, Granatapfel, Hopfen, Karotte, Kürbis, Mariendistel, Maca, Muira puama, Propolis, Schisandra, Tomaten, Traubenkern, Weißdorn	für ein langes und erfülltes Männerleben; Anti-Aging, Ausleitung von Toxinen, Prophylaxe von Prostataleiden und Karzinom
Mädesüß			
Filipendula ulmaria Tinktur	Ceres	alkoholischer Auszug	siehe Monografie
Mädesüß	Kräuterladen	Blüten ganz und Kraut geschnitten	siehe Monografie

Mahonie			
Berberis aquifolium Urtinktur = D1	DHU	alkoholischer Auszug	siehe Monografie
Mahonia aquifolium spag.	Ionis Spagyrik	Destillat	siehe Monografie
Mahonia Gastreu	Reckeweg	Arsenicum album Dil. D12, Berberis aquifolium Dil. D4, Graphites Dil. D12, Hydrocotyle asiatica Dil. D4	chronische Hautleiden; Schuppenflechte, atopische Ekzeme
Mahonienwurzelrinde	Kräuterladen	geschnitten, gemahlen	siehe Monografie
Mais			
Maidis stigma spag.	Ionis Spagyrik	Destillat	siehe Monografie
Maishaar (Maisbart)	Kräuterladen	geschnitten	siehe Monografie
Zea mays Urtinktur	DHU	alkoholischer Auszug	siehe Monografie
Mariendistel			
Carduus marianus Tinktur	Ceres, DHU	alkoholischer Auszug	siehe Monografie
ENT Komplex 1 Kardinal Tinktur	Evolutions	Destillat und alkoholischer Auszug von Birke, Brennnessel, Klette, Ingwer, Löwenzahn, Mariendistel, Spargel, Spitzwegerich, Steinklee, Tausendgüldenkraut, Wacholder, Walnuss, Yucca, Zitrone	Übersäuerung bei übermäßigem Stress; Entgiftung und Entlastung des Stoffwechsels (Gicht, Rheuma, Allergien), Regulation des Säure-Basen-Haushalts
Hepaplex Tropfen	Steierl	Berberis vulgaris D3, Chelidonium majus D4, Silybum marianum D1, Veronica virginica D4, Stannum metallicum D10	Hypercholesterinämie, Entgiftung und Anregung der Leberfunktion, Erschöpfung, zur Ableitung bei Hypertonie, allgemein zur Ausleitung bei chronischen Krankheiten
Legalon Kapseln	Madaus	pro Kapsel 156 mg Extrakt aus Mariendistelsamen	siehe Monografie
Mariendistel spag. Essenz	Aurora Pharma	Destillat	siehe Monografie
Mariendistel	Kräuterladen	Kraut geschnitten, Samen ganz oder gemahlen	siehe Monografie
Men's Best Kardinal Tinktur	Evolutions	Destillat und alkoholischer Auszug von Brokkoli, Cranberry, Ginseng, Goji, Granatapfel, Hopfen, Karotte, Kürbis, Mariendistel, Maca, Muira puama, Propolis, Schisandra, Tomaten, Traubenkern, Weißdorn	für ein langes und erfülltes Männerleben; Anti-Aging, Ausleitung von Toxinen, Prophylaxe von Prostataleiden und Karzinom
Metaheptachol N Tropfen	Meta Fackler	Berberis D2, Carduus marianus Ø, Chelidonium D6, Flor de piedra D6, Quassia amara D2, Stannum metallicum D8	Entlastung und Entgiftung des Leberstoffwechsels, Begleitmittel bei chronischen Krankheiten zur Ableitung (z. B. Herz- und Blutdruckleiden), Folgen von Umweltgiften, chronische Müdigkeit

Metamarianum B12 N Tropfen	Meta Fackler	Absinthium D1, Agrimonia eupatoria D2, Berberis D2, Carduus marianus Ø, Chelidonium D6, Cyanocobalaminum D3, Flor de piedra D6, Magnesium sulfuricum D2, Quassia amara D2, Stannum metallicum D8	dyspeptische Oberbauchbeschwerden, Sodbrennen, Druck- und Völlegefühle, Blähungen, Stressmagen, Störungen der Darmperistaltik
Phyto L Tropfen	Steierl	Chelidonium majus D5, Silybum marianum D5, Vitex agnus-castus D5	hormonelle Dysfunktion, Anregung der Stoffwechselbilanz, Ableitung von Stoffwechseltoxinen mit hormonartigen Wirkungen (z. B. Phtalate), reaktive erektile Dysfunktionen im Alter und durch Toxine
SCH-Komplex 4 Kardinal Tinktur	Evolutions	Destillat und alkoholischer Auszug von Engelwurz, Bärlauch, Bertram, Brennnessel, Chlorella, Ingwer, Koriander, Mariendistel, Meisterwurz, Sarsaparilla, Walnuss, Wegwarte	Anregung der Stoffwechselprozesse im Verdauungsbereich, Ausleitung von Umweltgiften und Immuntoxinen, bei schlechtem Spermiogramm infolge von Toxinen
Mönchspfeffer			
Agnolyt Tropfen	Meda	alkoholischer Auszug	siehe Monografie
Mönchspfeffer	Kräuterladen	Samen ganz, gemahlen	siehe Monografie
Phyto L Tropfen	Steierl	Chelidonium majus D5, Silybum marianum D5, Vitex agnus-castus D5	hormonelle Dysfunktion, Anregung der Stoffwechselbilanz, Ableitung von Stoffwechseltoxinen mit hormonartigen Wirkungen (z. B. Phtalate), reaktive erektile Dysfunktionen im Alter und durch Toxine
Viragil Tropfen	Steierl	Acidum picrinicum D4, Vitex agnus-castus D4	sexuelle Erschöpfung und erektile Dysfunktionen im Alter und nach langen Stressphasen
Virilis Gastreu S R 41 Tropfen	Dr. Reckeweg	Acidum phosphoricum D12, Agnus castus D8, Damiana D6	Sexuelle Erschöpfung und erektile Dysfunktionen im Alter und nach langen Stressphasen
Vitex agnus castus Urtinktur = D1	DHU	alkoholischer Auszug	siehe Monografie
Mumijo (Shialit)			
Mumijo Kapseln	Eder	Mumijopulver 400 mg, Chrom 60 µg, Selen 30 µg, Vitamin B12 1µg	siehe Monografie
Mutterkraut			
Chrysanthemum parthemium spag.	Ionis Spagyrik	Destillat	siehe Monografie
Chrysanthemum parthemium Urtinktur	Spagyra	alkoholischer Auszug	siehe Monografie
Mutterkraut Kapseln	Diamant	Kapseln	siehe Monografie
Mutterkraut	Kräuterladen	geschnitten, gemahlen	siehe Monografie
Nemagran Dil.	Nestmann	alkoholischer Auszug	Migräne

Pastinak			
Aslan Herrenkapseln	Aslan	Inhaltsstoffe pro Kapsel: Kürbiskernöl 115 mg, Pastinakpulver 100 mg, Lecithin 100 mg, Guarana 25 mg, Zink 2,3 mg, Petersilienöl 2 mg, Pantothensäure 0,9 mg, Biotin 40 µg	nachlassende sexuelle Spannkraft
Pastinaca sativa D4 Dil.	Spagyra	alkoholischer Auszug	siehe Monografie
Pastinakentropfen	Aframed	alkoholischer Auszug	siehe Monografie
Pastinak	Kräuterladen	Wurzel geschnitten	siehe Monografie
Pflaume, Afrikanische *(Pygeum africanum)*			
Pygeum Phytosterol	Hirundo Products	alkoholischer Auszug	siehe Monografie
Potenzholz			
Men's Best Kardinal Tinktur	Evolutions	Destillat und alkoholischer Auszug von Brokkoli, Cranberry, Ginseng, Goji, Granatapfel, Hopfen, Karotte, Kürbis, Mariendistel, Maca, Muira puama, Propolis, Schisandra, Tomaten, Traubenkern, Weißdorn	für ein langes und erfülltes Männerleben; Anti-Aging, Ausleitung von Toxinen, Prophylaxe von Prostataleiden und Karzinom
Potenzholz	Kräuterladen	geschnitten, gemahlen	siehe Monografie
Ptychopetalum olacoides spag.	Ionis Spagyrik		siehe Monografie
Ptychopetalum Urtinktur = D1	DHU		siehe Monografie
Super Miraforte Kapseln	Life Extensions	2 Kapseln (Tagesdosis) enthalten Muira puama (Rinde) 425 mg, Chrysin 750 mg, Maca (Wurzel) 160 mg, Brennnessel-Wurzelextrakt 141 mg, Zink (Monomethionin) 7,5 mg, Bioperin piperin (aus schwarzem Pfeffer) 7,5 mg, Norway Spruce (Picea abies) Lignan-Extrakt 16,7 mg	erektile Dysfunktion
Quecke			
Elymus repens Urtinktur	Spagyra	alkoholischer Auszug	siehe Monografie
Quecke	Kräuterladen	Wurzel geschnitten	siehe Monografie
Rosenwurz			
Apatogon Tabletten	Wohldorff	Ashwagandha 150 mg, Eleutherokokkus 100 mg, Rosenwurz 250 mg, Vitamin B6, Folsäure	Reizbarkeit, Erschöpfung, Überforderungssyndrom, nervöse Schlaflosigkeit
Anti-Stress Komplex Kapseln	Evolutions	Ashwagandha 100 mg, Eleutherokokkus 50 mg, Raupenpilz chin. 100 mg Rosenwurz 150 mg, Süßholzwurzel 50 mg	Reizbarkeit, Erschöpfung, Überforderungssyndrom
Rghodiola Intercell Kapseln	Intercell Pharma	1 Kapsel enthält Rosenwurz 200 mg, Magnesium, Vitamin-B-Komplex, Vitamin D3	Erschöpfungssyndrom

Rhodio-Loges Tabletten 200 mg	Loges	Extrakt aus Rosenwurz	Steigerung der Resilienz, bei Stressfolgen
Rhodiola spag. und Tinktur	Ionis Spagyrik	Destillat und Tinktur	siehe Monografie
Rosenwurz	Kräuterladen	geschnitten, gemahlen	siehe Monografie
STA Komplex 6 Kardinal Tinktur	Evolutions	Destillat und alkoholischer Auszug von Aroniabeere, Astragalus, Cordyceps, Eisenkraut, Gelee Royal, Ginseng, Guarana, Hafer, Rosenwurz, Schisandra, Taigawurzel	allgemein bei Schwächezuständen zur Leistungssteigerung, bei Stress, Burnout, Überforderungssyndrom
Vitango Tabletten	Schaper und Brümmer	1 Tablette enthält 200 mg Rosenwurz	Steigerung der Resilienz, bei Stressfolgen
Rosmarin			
Infi-Betula Tropfen	Infirmarius	Betula pendula e foliis Ø, Arctostaphylos uva-ursi D2, Cytisus scoparius D2, Echinacea D2, Equisetum arvense D2, Hypericum perforatum D2, Levisticum officinale D2, Rosmarinus officinalis D2, Salvia officinalis D2, Taraxacum officinale D2	Ableitung über Niere und Blase, Neigung zu Nieren- und Blasensteinen, Begleitmittel zur Behandlung von Prostataleiden, nervöse Reizblase
Rosmarin spag. Essenz	Aurora Pharma	Destillat	siehe Monografie
Rosmarin	Kräuterladen	ganz, geschnitten, gemahlen	siehe Monografie
Rosmarinus recens Tinktur	Ceres, DHU	alkoholischer Auszug	siehe Monografie
Solunat Nr. 2 Tropfen (früher Aquavit)	Soluna	Spagyrische Extraktion aus Angelikawurzel, Anis, Chinarinde, Colasamen, Dostenkraut, Galgantwurzel, Ingwerwurzel, Johanniskraut, Koriander-, Kubeben-, Kümmelfrüchten, Lavendelblüten, Majorankraut, Meisterwurz, Melisse, Muskatsamen, Pfeffer, schwarz und weiß, Rosmarin, Salbei, Tausendgüldenkraut, Wacholderbeeren, Ysopkraut, Zimtrinde sowie Goldchloridlösung D2	Lebenselixier; Anregung der Verdauungsfunktion und von Stoffwechselprozessen; Ausscheidung von Toxinen, bei nachlassender sexueller Spannkraft
Solunat Nr. 5 Tropfen (früher Cordiak)	Soluna	Spagyrische Extraktion von Herzgespann, Johanniskraut, Melisse, Rosenblüten, Rosmarin, Weißdornblättern/-blüten/-früchten, Wiesenknopfkraut sowie Goldchloridlösung D2	seelische Störungen mit Herzbeteiligung, Herzklopfen, Blutdruckschwankungen, Herzkrämpfe, Stress-Krankheiten mit Herzbeteiligung
Solunat Nr. 17 Tropfen (früher Sanguisol)	Soluna	Destillat von Herzgespann, Johanniskraut, Melisse, Rosenblüten, Rosmarin, Weißdornblättern/-blüten/-früchten, Wiesenknopfkraut sowie Goldchloridlösung D2 und Safrantinktur	depressive Verstimmungen, nervöse Herzstörungen

Rosskastanie			
Aesculus cortex eth. Decoct. D1	Weleda	alkoholischer Auszug	siehe Monografie
Aesculus e semine W 5 % Öl	Wala	Ölauszug	siehe Monografie
Aesculus Tinktur	Ceres, DHU	alkoholischer Auszug	siehe Monografie
Gemmo Aesculus hippocastanum D1	Spagyros	Auszug mit Glycerin	siehe Monografie
Poikiven Tropfen	Combustin	Aesculus hippocastanum D1, Arnica montana Ø, Silybum marianum D1, Hamamelis virginiana D1, Lachesis mutus D6, Lycopodium clavatum D4, Melilotus officinalis D3	Varikosis, venöse Stase, Krampfadern, Hämorrhoiden
Rosskastanie Komplex Essenz	Evolutions	Destillat aus Rosskastanie, Buchweizen, Ringelblume, Hamamelis	Varikosis, venöse Stase, Krampfadern, Hämorrhoiden
Rosskastanie *(Aesculus hippocastanum)*	Kräuterladen	Rinde geschnitten, Früchte geschnitten und gemahlen	siehe Monografie
Sägepalme			
Granu Fink plus Sabal Kapseln	Omega Pharma	Kürbissamen und Kürbissamenöl, Extrakt aus Sägepalmenfrüchten	Blasenreizung, Prostatabeschwerden
Men's Formel P 8 Kapseln	Evolutions	je Kapsel Extrakte von 150 mg Sägepalme, 150 mg Kürbiskerne, 50 mg Weidenröschen, 12 mg Vitamin E, 11 mg Zink, 1 mg Lycopin, 15 µg Vitamin D3	Blasenreizung, Prostatabeschwerden
Prostagutt forte flüssig oder Kapseln	Willmar Schwabe	1 ml enthält Extakte aus Sabal 80 mg, Brennnessel 60 mg (1 Kapsel enthält 160 mg Sabal, 120 mg Brennnessel)	Prostataadenom, erektile Dysfunktion bei Prostataleiden, Blasenreizung mit häufigem Handrang und Nykturie
Prostan Kapseln	Orthotherapia	je Kapsel Vitamin D 5 µg, Vitamin E 9,4 mg, Vitamin B6 4,1 mg, Vitamin C 40 mg, Zink 2,9 mg Brennnesselwurzel-Extrakt 38 mg, Dunaliella-salina-Alge 2,4 mg, Kürbiskerne 150 mg, Lycopin 0,3 mg, Omega-3-Fettsäuren 18 mg, Sägepalmen-Extrakt 65 mg	Prostatavergrösserung, nächtlicher Harndrang
Prosta Urgenin Kapseln	Madaus	pro Kapsel 320 mg Extrakt aus Sägepalmfrüchten	Miktionsstörungen bei Prostataleiden
Protitis comp. Tropfen	Pflüger	Chondrodendron D3, Conium maculatum D4, Delphinium staphisagria D3, Lytta vesicatoria D4, Piper cubeba D3, Serenoa repens D1	Blasenreizung, Prostatabeschwerden
Sabal Pentakan H Tropfen	DHU	Sabal serrulatum Ø, Echinacea purpurea Ø, Cantharis Dil. D4, Mercurius bijodatus Dil. D8	Blasenentzündung, auch in Verbindung mit Prostataleiden
Sabal serrulatum Urtinktur	DHU	alkoholischer Auszug	siehe Monografie

Saburgen Tropfen	Weber und Weber	Clematis recta D1, Lytta vesicatoria D4, Chondrodendron Ø, Populus tremuloides Ø, Serenoa repens Ø	Blasenentzündung auch in Verbindung mit Prostataleiden
Sägepalme Früchte	Kräuterladen	ganz, geschnitten und gemahlen	siehe Monografie
Ursinol S Tabletten	Steierl	Chimaphila umbellata Trit. D2, Populus tremuloides Trit. D2, Serenoa repens Trit. D2	Blasenentzündung, auch in Verbindung mit Prostataleiden
Sarsaparilla			
Derivatio Tabletten	Pflüger	Anagallis arvensis D4, Argentum metallicum D30, Arnica montana D15, Aurum metallicum D15, Bryonia D4, Carbo vegetabilis D30, Chelidonium majus D6, Citrullus colocynthis D5, Cytisus scoparius D6, Digitalis purpurea D5, Selenicereus grandiflorus D4, Silybum marianum D3, Smilax D6, Stannum metallicum D8, Strophanthus gratus D6, Taraxacum officinale D6, Veronica virginica D4, Viscum album D4	Entgiftung von Umwelttoxinen; zur Ableitung bei chronischen Stoffwechselerkrankungen
Metatendolor Tropfen	Meta Fackler	Bryonia D4, Guajacum D6, Ledum D4, Rhododendron D6, Rhus toxicodendron D12, Smilax sarsaparilla D4, Thuja D12	Gelenk- und Muskelschmerzen, rheumatische Symptomatik, auch infolge von Infektionskrankheiten oder Insektenbissen, neuralgische Schmerzen
Proal spag. Peka N Tropfen	Pekana	Smilax officinalis D8, Euphrasia officinalis spag. Peka D3, Juglans regia spag. Peka D6, Ailanthus altissima D4, Gratiola officinalis D4, Okoubaka aubrevillei D3, Taraxacum officinale spag. Peka D12	allergische Diathese, auch Status nach Antibiotika mit Dysbiose des Darms
RHE Komplex 7 Kardinal Tropfen	Evolutions	Destillat und alkoholischer Auszug von Bambus, Birke, Brennnessel, Holunder, Orthosiphon, Löwenzahn, Pfeffer, Sandsegge, Sarsaparilla, Wacholder, Weidenrinde, Weihrauch, Zinnkraut	Ableitung über die Niere bei rheumatischen Entzündungen und Gelenksleiden, Osteoporose, Entsäuerung
Sarsaparilla Urtinktur = D1	DHU	alkoholischer Auszug	siehe Monografie
Sarsaparilla	Kräuterladen	Wurzel geschnitten, gemahlen	siehe Monografie
SCH-Komplex 4 Kardinal Tinktur	Evolutions	Destillat und alkoholischer Auszug von Engelwurz, Bärlauch, Bertram, Brennnessel, Chlorella, Ingwer, Koriander, Mariendistel, Meisterwurz, Sarsaparilla, Walnuss, Wegwarte	Anregung der Stoffwechselprozesse im Verdauungsbereich, Ausleitung von Umweltgiften und Immuntoxinen, bei schlechtem Spermiogramm infolge von Toxinen

Sassafras			
Sassafras Urtinktur = D1	Spagyra	alkoholischer Auszug	siehe Monografie
Sassafras	Kräuterladen	Holz geschnitten, gemahlen	siehe Monografie
Schafgarbe			
Millefolium N Oligoplex Dil.	Meda	Millefolium Dil. D2, Belladonna Dil. D4, China Dil. D2, Nux vomica Dil. D4, Thlaspi bursa pastoris Dil. D2	Krämpfe, blutstillend und krampflösend
Millefolium Pentarkan Tabletten	DHU	Millefolium Urt., Sabina Trit. D3, Erigeron canadensis Trit. D1	blutstillend und krampflösend
Millefolium Tinktur	Ceres, DHU	alkoholischer Auszug	siehe Monografie
Schafgarbe Blätter mit Blüten	Kräuterladen	Blätter geschnitten, gemahlen, Blüten ganz	siehe Monografie
Sonnenhut			
Echinacea angustifolia/pallida/purpurea spag.	Ionis Spagyrik	Destillat	siehe Monografie
Echinacea Essenz	Wala	Essenz zur äußerlichen Therapie	siehe Monografie
Echinacea Tinktur	Ceres, DHU	alkoholischer Auszug	siehe Monografie
Esberitox Tabletten	Schaper und Brümmer	Trockenextrakt aus einer Mischung von Färberhülsenwurzelstock, Purpursonnenhutwurzel, Blassfarbener Sonnenhutwurzel, Lebensbaumspitzen und -blättern	Stärkung des Immunsystems, Erkältungen, auch zur Prophylaxe
Infi-Betula Tropfen	Infirmarius	Betula pendula e foliis Ø, Arctostaphylos uva-ursi D2, Cytisus scoparius D2, Echinacea D2, Equisetum arvense D2, Hypericum perforatum D2, Levisticum officinale D2, Rosmarinus officinalis D2, Salvia officinalis D2, Taraxacum officinale D2	Ableitung über Niere und Blase, Neigung zu Nieren- und Blasensteinen, Begleitmittel zur Behandlung von Prostataleiden, nervöse Reizblase
Sabal Pentakan H Tropfen	DHU	zu gleichen Teilen Sabal serrulatum Urt., Echinacea purpurea Urt., Cantharis Dil. D4, Mercurius bijodatus Dil. D8	Blasenentzündung, auch in Verbindung mit Prostataleiden
Sonnenhut spag. Essenz	Aurora Pharma	Destillat	siehe Monografie
Sonnenhut Kraut	Kräuterladen	Kraut oder Wurzel geschnitten, gemahlen	siehe Monografie
Spaltkörbchen *(Schisandra)*			
Schisandra chinensis spag.	Ionis Spagyrik	Destillat	siehe Monografie
Schisandra Essenz	Aurora Pharma	Spagyrische Essenz	siehe Monografie
Schisandra Kapseln	Hannes Pharma	pro Kapsel 500 mg Schisandrapulver	siehe Monografie
Schisandra	Kräuterladen	Früchte ganz, gemahlen	siehe Monografie

STA Komplex 6 Kardinal Tinktur	Evolutions	Destillat und alkoholischer Auszug von Aroniabeere, Astragalus, Cordyceps, Eisenkraut, Gelee Royal, Ginseng, Guarana, Hafer, Rosenwurz, Schisandra, Taigawurzel	allgemein bei Schwächezuständen zur Leistungssteigerung, bei Stress, Burn-out, Überforderungssyndrom
Men's Best Kardinal Tinktur	Evolutions	Destillat und alkoholischer Auszug von Brokkoli, Cranberry, Ginseng, Goji, Granatapfel, Hopfen, Karotte, Kürbis, Mariendistel, Maca, Muira puama, Propolis, Schisandra, Tomaten, Traubenkern, Weißdorn	für ein langes und erfülltes Männerleben; Anti-Aging, Ausleitung von Toxinen, Prophylaxe von Prostataleiden und Karzinom
Süßholz			
Anti-Stress Komplex Kapseln	Evolutions	Ashwagandha 100 mg, Eleutherokokkus 50 mg, Raupenpilz chin. 100 mg Rosenwurz 150 mg, Süßholzwurzel 50 mg	Reizbarkeit, Erschöpfung, Überforderungssyndrom
Multiplasan Antistress 80	Plantatrakt	Wurzel	siehe Monografie
Glycirrhiza glabra D4 Dil.	Spagyra	alkoholischer Auszug	siehe Monografie
Glycirrhiza glabra spag.	Ionis Spagyrik	Destillat	siehe Monografie
Süßholz	Kräuterladen	ganz, geschnitten, gemahlen	siehe Monografie
Tee			
Camellia sinensis D1	Homeocur	alkoholischer Auszug	siehe Monografie
Camellia sinensis spag.	Ionis Spagyrik	Destillat	siehe Monografie
Tragantwurzel *(Astragalus)*			
Allvent intens Kapseln	Weber und Weber	Extrakt aus Astragalus	allergische Diathese, Heuschnupfen
Astragalus	Kräuterladen	geschnitten und gemahlen	siehe Monografie
Astragalus exscapus D3 Ampullen	Weleda	Ampullen	siehe Monografie
Astragalus D15	Spagyra	alkoholische Potenz	siehe Monografie
Astragalus Kapseln	Hannes Pharma	eine Kapsel enthält 400 mg Wurzelpulver	siehe Monografie
Maxidus	Herbaigreenlab	pro Kapsel Eurycoma longifolia 154 mg, Flos Catharmi 24,5 mg, Rhizoma Cucurmae Longae 49 mg, Ginkgo biloba 49 mg, Herba Epimedii 24,5 mg, Herba Cistanches 24,5 mg, Astragalus membranaceus 24,5 mg, Fructus Momordica charantia 30,0 mg	sexuelle Schwäche, Status nach Überarbeitung und Stress mit Lustlosigkeit
STA Komplex 6 Kardinal Tinktur	Evolutions	Destillat und alkoholischer Auszug von Aroniabeere, Astragalus, Cordyceps, Eisenkraut, Gelee Royal, Ginseng, Guarana, Hafer, Rosenwurz, Schisandra, Taigawurzel	allgemein bei Schwächezuständen zur Leistungssteigerung, bei Stress, Burn-out, Überforderungssyndrom

Traubensilberkerze *(Cimicifuga)*			
Cimicifuga	Kräuterladen	Wurzel geschnitten, gemahlen	siehe Monografie
Cimicifuga comp. Dil.	Weleda	Onopordum acanthium, Flos rec. hergestellt mit 1 % Hyoscyamus niger, Herba rec. Ø, Primula veris, Flos rec. Hyoscyamus niger, Herba rec. Ø, Bryophyllum Dil. D1, Cimicifuga racemosa, ethanol. Decoctum Dil. D5, Leonurus cardiaca Dil. D2	klimakterische Symptome mit Herzbeteiligung, nervöse Herzbeschwerden, Schlafstörungen mit Herzklopfen
Pascolibrin Tropfen	Pascoe	Passiflora D2, Ignatia D4, Cocculus D4, Ambra D6, Cimicifuga D4	Stimmungssschwankungen, besonders in Midlife-Crisis, nervöse Erschöpfungszustände, Unruhe und Erregbarkeit, Überforderungssyndrom, Überarbeitung
Wachsmyrte *(Myrica cerifera)*			
Myrica cerifera Urtinktur	Spagyra	alkoholischer Auszug	siehe Monografie
Synergon Kompl. Taraxacum S Nr. 164	Kattwiga	Silybum marianum D2, Cinchona pubescens D4, Digitalis purpurea D4, Podophyllum peltatum D5, Bryonia D3, Taraxacum officinale D3, Fel tauri D3, Chelidonium majus D6, Myrica cerifera D1, Veronica virginica D2, Berberis vulgaris Urtinktur, Mucuna pruriens D3, Lycopodium clavatum Urtinktur	Stoffwechselstörungen der Leber, Leberentgiftung
Wasseranemone *(Anemopsis californica)*			
Anemopsis californica C12	Remedia	Globuli	siehe Monografie
Wassernabel *(Centella asiatica)*, Gotu Kula			
Cutro spag. Peka Tropfen	Pekana	Helianthemum canadense D3, Centella asiatica D4, Daphne mezereum spag. Peka D12, Ranunculus bulbosus D4, Smilax officinalis D12, Ledum palustre D6, Fumaria officinalis spag. Peka D6, Viola tricolor spag. Peka D4	Hautentzündungen und Hautallergien, auch infolge von Infektionskrankheiten
Hydrocotyle Urtinktur = D1	DHU	alkoholischer Auszug	siehe Monografie
Hydrocotyle spag. Tropfen	Spagyros	Destillat	siehe Monografie
Wassernabel (Centella asiatica), Gotu Kula	Kräuterladen	geschnitten, gemahlen	
Wegerich Spitz-/Breit-			
Plantago lanceolata Urtinktur	Ceres, DHU	alkoholischer Auszug	siehe Monografie
Plantago major Urt.	DHU	alkoholischer Auszug	siehe Monografie

ENT Komplex 1 Kardinal Tinktur	Evolutions	Destillat und alkoholischer Auszug von Birke, Brennnessel, Klette, Ingwer, Löwenzahn, Mariendistel, Spargel, Spitzwegerich, Steinklee, Tausendgüldenkraut, Wacholder, Walnuss, Yucca, Zitrone	Übersäuerung bei übermäßigem Stress, Entgiftung und Entlastung des Stoffwechsels (Gicht, Rheuma, Allergien), Regulation des Säure-Basen-Haushalts
Spitzwegerich	Kräuterladen	geschnitten, gemahlen	siehe Monografie
Breitwegerich	Kräuterladen	geschnitten	siehe Monografie
Weidenröschen			
Epilobium angustifolium Urtinktur	Spagyra	alkoholischer Auszug	siehe Monografie
Epilobium palustre D4 Dil.	DHU	alkoholischer Auszug	siehe Monografie
Epilobium parviflorum Tinktur	Ceres	alkoholischer Auszug	siehe Monografie
Men's Formel P 8 Kapseln	Evolutions	je Kapsel Extrakte von 150 mg Sägepalme, 150 mg Kürbiskerne, 50 mg Weidenröschen, 12 mg Vitamin E, 11 mg Zink, 1 mg Lycopin, 15 µg Vitamin D3	Blasenreizung, Prostatabeschwerden
Kürbis-Thuja-Komplex Essenz	Evolutions	Destillate von Kürbis, Thuja, Waldrebe, Wasserdost, Hafer, kleines Weidenröschen	Harnwegsinfekte, Blasenreizung, Prostatabeschwerden
Weidenröschen spag. Essenz	Aurora Pharma	Destillat	siehe Monografie
Weidenröschen Tinktur	Bergila	alkoholischer Auszug	siehe Monografie
Weidenröschen	Kräuterladen	geschnitten	siehe Monografie
Weißdorn			
Crataegus Tinktur	Ceres, DHU	alkoholischer Ansatz	siehe Monografie
Crataegus comp. Tropfen	Weleda	Aurum met. praep. D15, Cactus grandiflorus D4, besondere Zubereitung aus Onopordon acanthium Flos, Hyoscyamus niger Herba, Primula veris Flos, Cor D6, Crataegus D3	Missempfindungen im Herzbereich, Stressfolgen mit Herzbeteiligung, Blutdruckschwankungen, Status nach fieberhaften Krankheiten als Herzstütze
Crataegutt Filmtabletten	Schwabe	Tabletten	siehe Monografie
Crataegutt Tropfen	Schwabe	alkoholischer Auszug	siehe Monografie
Habstal-Cor N Tropfen	Steierl	Crataegus Ø, Digitalis purpurea D2, Spigelia anthelmia D4, Strophanthus gratus D4	Angina pectoris, Herzstress, nervöse Herzstörungen, leichte Formen von Herzinsuffizienz
Men's Best Kardinal Tinktur	Evolutions	Destillat und alkoholischer Auszug von Brokkoli, Cranberry, Ginseng, Goji, Granatapfel, Hopfen, Karotte, Kürbis, Mariendistel, Maca, Muira puama, Propolis, Schisandra, Tomaten, Traubenkern, Weißdorn	Für ein langes und erfülltes Männerleben; Anti-Aging, Ausleitung von Toxinen, Prophylaxe von Prostataleiden und Karzinom

Metarubini N Tropfen	Meta Fackler	Adonis vernalis D2, Cactus D2, Camphora D2, Crataegus Ø, Kalium carbonicum D2, Veratrum album D4	zur Kreislaufregulation, bei Blutdruckstörungen, Missempfindungen im Herzbereich, Herzklopfen, »Managerherz«-Syndrom
Solunat Nr. 5 Tropfen	Soluna	Spagyrische Extraktion von Herzgespann, Johanniskraut, Melisse, Rosenblüten, Rosmarin, Weißdorn-blättern/-blüten/-früchten, Wiesenknopfkraut sowie Goldchloridlösung D2	seelische Störungen mit Herzbeteiligung, Herzklopfen, Blutdruckschwankungen, Herzkrämpfe, Stress-Krankheiten mit Herzbeteiligung
Solunat Nr. 17 Tropfen	Soluna	Destillat von Herzgespann, Johanniskraut, Melisse, Rosenblüten, Rosmarin, Weißdornblättern/-blüten/-früchten, Wiesenknopfkraut sowie Goldchloridlösung D2 und Safrantinktur	depressive Verstimmungen, nervöse Herzstörungen
Weißdorn Blätter mit Blüten	Kräutergarten München	Blätter und Blüten geschnitten und gemahlen, Beeren ganz und gemahlen, Blüten gerebelt	siehe Monografie
Yams			
Dioscoreae Rhizoma	Herbasinica	Trockendroge	siehe Monografie
Dioscorea villosa D2 Dil.	DHU	alkoholischer Ansatz	siehe Monografie
Phytocortal N Tropfen	Steierl	Bellis perennis D5, Chelidonium majus D5, Dioscorea villosa D5	Anregung der Nebennierenfunktion bei Status nach Dauerstress
Yamswurzel wild Kapseln	Hannes Pharma	1 Kapsel enthält 400 mg Konzentrat der Yamswurzel	siehe Monografie
Yams	Kräuterladen	Wurzel geschnitten und gemahlen	siehe Monografie
Yohimbe			
Damiana Komplex Tropfen	Hanosan	Damiana D1, Belladonna Ø, Acid. Phos D1, Yohimbinum D2	erektyle Dysfunktion
Pausinystalia yohimbe spag.	Ionis Spagyrik	Destillat	siehe Monografie
Yohimbe D6 Dil.	Spagyra	alkoholischer Auszug	siehe Monografie
Yohimbehe Cortex conc.	Klenk	Trockendroge (apothekenpflichtig)	siehe Monografie
Yohimbin Vitalkomplex	Hevert	Acidum picrinicum D6, Damiana D2, Strychninum phosphoricum D4, Yohimbinum hydrochloricum D4	Alterungserscheinungen mit sexueller Unlust, Erschöpfung, nachlassender Konzentration (wirkt auf beide Geschlechter)
Yohimbe 500 mg Kapseln	eurovital	Extrakt aus Yohimberinde 500 mg	sexuelle Unlust und Potenzstörungen (Vorsicht bei Bluthochdruck)

Zitterpappel			
Akutur spag. Peka Tropfen	Pekana	Acidum benzoicum e resina D4, Solidago virgaurea Ø, Cantharis D4, Populus tremuloides spag. Peka D2, Acidum nitricum D4, Apis mellifica D3, Pulsatilla pratensis spag. Peka D4, Zingiber officinale D3	Blasenentzündung, Prostatitis mit Störungen der Harnentleerung, neuralgische Schmerzen im Genitalbereich; nicht anwenden bei Bienenallergie
Populus tremula Ø	Spagyra, DHU	alkoholischer Auszug	siehe Monografie
Prostamed Tabletten	Klein	Kürbissamenpulver, Zitterpappelblätter, Goldrutenkraut	Blasenentzündung, Prostatitis, Prostataadenom
Urisinol Dil. und Urisinol S Tabletten	Steierl	Chimaphila umbellata (Doldiges Winterlieb) D2, Populus tremuloides (Amerikanische Zitterpappel) D2, Serenoa repens (Sägepalme) D2	Blasenentzündung, Prostatitis, Prostataadenom
Zitterpappel	Kräuterladen	Rinde und Blätter geschnitten	siehe Monografie

Autor und Herausgeber

James Green
ist Heilpraktiker, Gründungsmitglied der American Herbalists Guild und der United Plant Savers sowie Gründer der Firma Simplers Botanicals. Er leitet in ganz Kanada und in den USA Workshops zum Thema männliche Gesundheit und über die Zubereitung und Anwendung von pflanzlichen Arzneien. Er lebt in Kalifornien.

Olaf Rippe
Herausgeber der deutschen Ausgabe. Er ist Heilpraktiker in eigener Praxis und Mitbegründer von Natura Naturans, Arbeitsgemeinschaft für Traditionelle Abendländische Medizin, München. Schwerpunkte seiner Seminar- und Praxistätigkeit sind Kräuterheilkunde, Paracelsusmedizin, Humoralmedizin und Homöopathie.
www.olaf-rippe.de
www.natura-naturans.de

Bildnachweis

Mit Ausnahme der unten aufgeführten, sind sämtliche Fotos von Olaf Rippe.

Seite 49, 61, 234 Mitte: Margret Madejsky
Seite 89: anzeletti/Getty Images/iStockphoto
Seite 161: David Carrero Fernández-Baillo, CC BY-SA 3.0,
https://creativecommons.org/licenses/by-sa/3.0/legalcode
Seite 299, rechts: Walter Siegmund, CC BY 2.5,
https://creativecommons.org/licenses/by/2.5/legalcode
Seite 306, unten: INRA, Jean Weber
Seite 318, oben: NPL - Arco Images GmbH
Seite 318, Mitte: Fanghong, CC BY-SA 3.0,
https://commons.wikimedia.org/w/index.php?curid=323451
Seite 318, unten: Stan Shebs, CC BY-SA 3.0,
https://creativecommons.org/licenses/by-sa/3.0/legalcode
Seite 325, unten rechts: Vahe Martirosyan, CC BY 2.0,
https://creativecommons.org/licenses/by/2.0/legalcode
Seite 356: alexmak7/shutterstock.com
Seite 363, rechts: Adam Gladstone/shutterstock.com

Register

B

C

D

E

F

G

H

I

J

K

L

M

N

O

P

Q

R

S

T

U

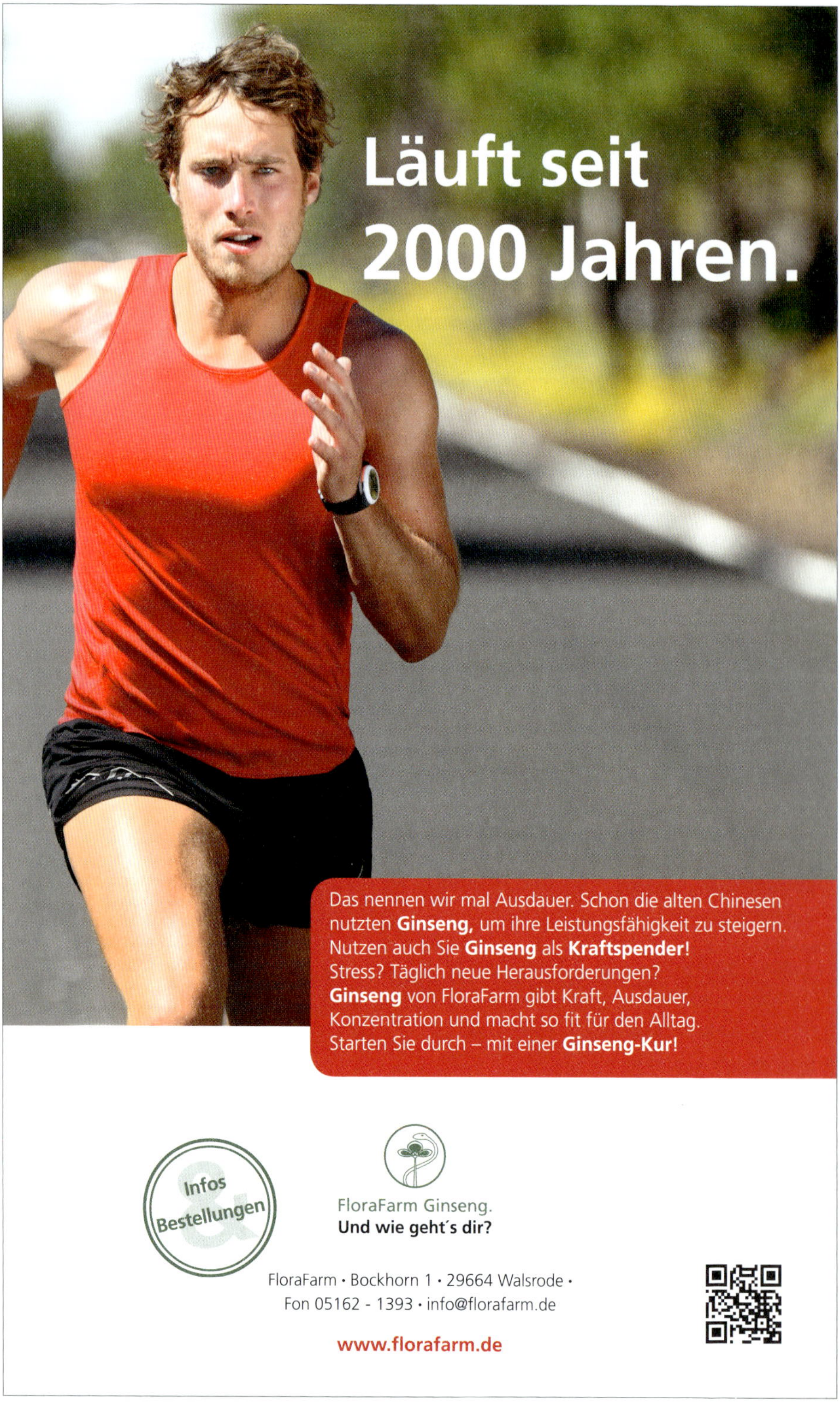

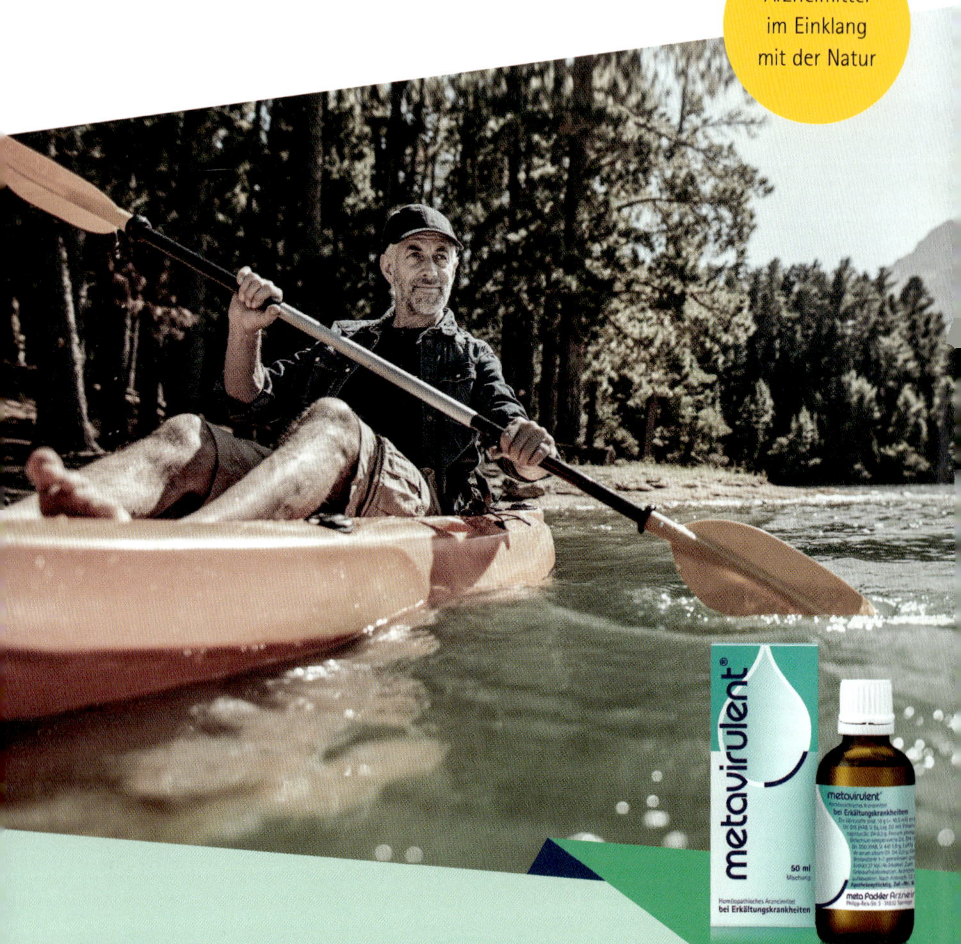